CARL MARIA MERKEL

Gruppendynamische Konvergenztherapie bei Alkoholkranken

CARL MARIA MERKEL

Gruppendynamische Konvergenztherapie bei Alkoholkranken

Mit 33 Abbildungen und 98 Tabellen

Verlag für Medizinische Psychologie im Verlag
Vandenhoeck & Ruprecht in Göttingen

Beihefte zur Zeitschrift
„Gruppenpsychotherapie und Gruppendynamik“
Heft 5

CIP-Kurztitelaufnahme der Deutschen Bibliothek

Merkel, Carl Maria

Gruppendynamische Konvergenztherapie bei Alkoholkranken. – Göttingen: Verlag für Med. Psychologie im Verl. Vandenhoeck & Ruprecht, 1976.
(Gruppenpsychotherapie und Gruppendynamik: Beih.; H. 5)
ISBN 3-525-45284-5

Druck: Hubert & Co., Göttingen

Vorwort

Die vorliegende Arbeit entstand auf Anregung von Herrn Prof. Dr. A.M.DÄUMLING. Sie ist eine Fortführung verschiedener klinisch-psychologischer Untersuchungen, die von ihm zur Erhellung der Persönlichkeit des Alkoholkranken in den vergangenen Jahren initiiert wurden (u.a. BRENK, 53; GOERTZ, 167; MARCKWORT, 307).
Für seine Unterstützung bei der Planung der Arbeit und für viele wertvolle Hinweise bei der Ausarbeitung möchte ich Prof. DÄUMLING herzlich danken.

Des weiteren gilt mein Dank der Leitung des Jüd. Krankenhauses Berlin, insbesondere dem ltd. Oberarzt Dr. med. L. SCHMIDT für die Möglichkeit, die Untersuchung im Rahmen der Psychosomatischen Abteilung durchzuführen. Für seine bereitwillige Förderung und Unterstützung der Arbeit danke ich ihm freundlich.

Eine sehr große Hilfe bei der Durchführung und Auswertung der Untersuchung stellte die engagierte Mitarbeit der hauptverantwortlichen Stationsschwestern, Frau G. GEBERT und Frau M. FRIESE, sowie von Frau Dipl.-Psych. G.KÖGEL, Frau LEPKE, Soz.Arbeiterin, den Stationsschwestern u.-ärzten dar. Ihnen danke ich besonders herzlich.
Weiterer Dank gilt allen, die mir beim Ordnen und bei der statistischen Verarbeitung des umfangreichen Datenmaterials beratend und ausführend geholfen haben: besonders Herrn cand. psych. E.KEIPER, Frau Dipl.-Psych. Dr. B.KULICK, Frau Dipl.-Psych. B.WEHNER und Herrn Dipl.-Psych. W.WITTMANN; sowie Frau DANCS vom Psychol. Institut der Universität Freiburg für die Einführung in die Anwendung von Rechenprogrammen.

Schließlich danke ich der Deutschen Hauptstelle gegen Suchtgefahren (DHS) Hamm für die Ausleihe notwendiger Literatur; der Deutschen Gesellschaft zur Erforschung und Behandlung der Alkohol- und Drogenabhängigkeiten e.V. (GCAA) für ein Forschungsstipendium und dem Leiter des Rechenzentrums der Universität Freiburg, Dr. SCHIRDEWAHN, für die Genehmigung der Rechenzeiten.

Mein besonderer Dank gilt dem Herrn Erzbischof von Freiburg, Dr. H.SCHÄUFELE, für die finanzielle Unterstützung meiner Arbeit.

Inhaltsverzeichnis

1. Merkel, Gruppendynamik

1. Einleitung

Die vorliegende Arbeit hat das Ziel, Veränderungen relevanter Persönlichkeitsbereiche bei Alkoholkranken im Verlauf und in der Folge einer intensiven, mittelfristigen, stationären Therapie zu erfassen. Ausgangsüberlegung ist dabei, daß sich spezifische Persönlichkeitsveränderungen vom Beginn bis zum Ende der stationären Therapie und in einer halbjährigen Nachklinikzeit ergeben (vgl. BOESCH, 47, S.937). Die Veränderungen werden mit Hilfe einer Batterie psychodiagnostischer Tests erfaßt und den Normwerten dieser Tests sowie den entsprechenden Befunden verschiedener Vergleichsgruppen von Nicht-Alkoholikern gegenübergestellt. Wir hoffen, von diesen Veränderungen Rückschlüsse auf die Persönlichkeit von alkoholischen Suchtkranken und auf die Effektivität des angewandten therapeutischen Konzeptes ziehen zu können.

1.1. Therapeutischer Ansatz

Nach dem allmählichen Abklingen der harten Drogenwelle ist Alkohol als die "Droge Nr. 1" (HOLZGREVE, 226, S.5f.; JANZ,238, S.5ff.;KIELHOLZ, 252,S.504) in den vergangenen 3-4 Jahren immer öfter zum Thema der öffentlichen Medien geworden.

Die Statistiken auf Landes- und Bundesebene sowie die wissenschaftlichen Untersuchungsergebnisse sprechen eine zu deutliche Sprache von den verheerenden Auswirkungen dieser Sucht auf die Gesundheit der Betroffenen, auf Ehe- und Familienleben, Wirtschaft, Verkehrssicherheit, Kriminalität u.a., als daß die Öffentlichkeit darüber uninformiert bleiben dürfte. (vgl. GESUNDHEITSBERICHT d. Bundesministers f. Jugend, Familie, Gesundheit, 1971, abgekürzt GB 552,S.123; HOLZGREVE, 225; 226; FEUERLEIN, 125;126; JANZ, 237; 238; KIELHOLZ, 252; WIESER, 533; ROMMENEY, 393; WEHOWSKY, 518; 519; SCHMIDT, 430.)

Von der Deutschen Hauptstelle gegen Suchtgefahren in Hamm, Westfalen (DHS), den konfessionellen und überkonfessionellen Abstinenzverbänden sowie einem Kuratorium aus Wissenschaftlern und Forschern verschiedener Fachrichtungen wird übereinstimmend auf die neuesten allgemeinen Tendenzen hingewiesen:

- Zunahme des süchtigen Trinkens in allen Bevölkerungsschichten,
- Zunahme besonders bei Frauen und Jugendlichen, ja schon bei Kindern,
- zeitlich früherer Beginn,
- Bevorzugung von "harten Getränken" (z.B. Schnaps),
- Zunahme der Polytoxikomanie.

Diese Ausmaße lassen Alkoholismus zur weitestverbreiteten unbehandelten Volkskrankheit werden. "Alkoholismus ist nach wie vor das größte sozialmedizinische Problem Europas" (KIELHOLZ, 252,S.16; HOLZGREVE, 226,S.5ff.; FEUERLEIN in BELLEBAUM,35,S.47).

Der Anzahl von mindestens 600.000 "offiziell" vermuteten Alk.-Kranken (1972!) - und einer wohl doppelt so hohen Dunkelziffer - steht eine Zahl von ca. 2100 Behandlungsplätzen in Fachkliniken, Krankenhäusern und Heilstätten gegenüber! In der Regel muß mit einer monatelangen Behandlungsdauer - in Heilstätten 6-9 Monaten - gerechnet werden (GB, 552, S.123). Eine Folge davon ist eine vielmonatige Wartezeit auf einen Klinikplatz. Infolge ihres Prozeßcharakters wird die Alk.-Krankheit dadurch umso gefährlicher, nicht nur für den Betroffenen, sondern auch für seine Angehörigen und die Allgemeinheit überhaupt.

Es fällt auf, daß i.G. zu den aktuellen Medienhinweisen auf das Ausmaß dieser Sucht und der Beschreibung ihrer Schäden und Auswirkungen die Frage nach den Therapiemöglichkeiten wesentlich seltener in den Blickpunkt gerückt wird, geschweige denn die Prophylaxe ernstlich gefördert würde, obwohl es - so STROTZKA (476) - wie bei keinem anderen Leiden darauf ankommt, "daß man den Alk.-Kranken noch zu einem Zeitpunkt erreicht, wo der Phasenverlauf der Erkrankung noch nicht zu organischen Defekten geführt hat, die den Verlust der Plastizität der Persönlichkeit bedeuten." (S.88); (vgl. ferner GB, 552, S. 123.) Gründe hierfür liegen zweifellos in den Schwierigkeiten, Therapieprozesse und -erfolge exakt festzuhalten. Meist begnügt man sich mit Querschnittsuntersuchungen oder Zwei-Punkt-Erhebungen, die entsprechend der Heilstättenbelegung nur mit männlichen oder nur mit weiblichen Suchtkranken durchgeführt werden. Erschwerend kommt hinzu, daß die therapeutischen Vorgehensweisen sich in den einzelnen Einrichtungen sehr voneinander unterscheiden (Behandlungsdauer, Methode u.a.). In manchen psychiatrischen Anstalten werden Alk. z.B. mit anderen Indikationen zusammen "verwahrt" und nur entgiftet; in Allgemein-Krankenhäusern werden nur akute Komplikationen oder Folgekrankheiten des Alkoholismus behandelt (vgl. FAZ, 1974, Nr. 37). Die ambulante Gruppenarbeit der Abstinenzverbände - meist von ehemaligen Alk.-Kranken ehrenamtlich durchgeführt - beschränkt sich auf die Betreuung und soziale und motivationale Festigung und zielt nicht auf die wissenschaftliche Erforschung effektiver Therapiemethoden.

Weitere Faktoren, die großangelegte Untersuchungen verhindern, sind fehlende Geldmittel, Zeit, Fachkräfte und Untersuchungsleiter. Die von den Kliniken aufgestellten Jahresstatistiken enthalten vornehmlich medizinisch-soziologische Daten, nicht jedoch die Basiserfahrungen der Therapeuten (Ärzte, Psychologen, Sozialarbeiter), die dadurch in der Fachwelt unbekannt bleiben.

Natürlich sind für das Fehlen von Untersuchungen aus dem Bereich der Alk.-Therapie nicht nur die Multikonditionalität der Krankheit (vgl. GOERTZ, 167; ODERMATT, 342, S. 100 ff.; FEUERLEIN, 126, S. 17 ff, MARCKWORT, 307, S. 1ff.), die Beschränktheit wissenschaftlicher Forschung in den Krankenhäusern und Kliniken herkömmlicher Art (vgl. STROTZKA,476,S.72f.; ROHDE, 390,S.47) und Persönlichkeitsvariablen von Therapeuten verantwortlich, sondern auch die Alk.-Kranken selbst. Ihre geringe Motivation zur Behandlung, fehlende Krankheitseinsicht und Abwehrmechanismen u.a. (FOX, 138,S.143) und das relativ geringe Interesse der nicht unmittelbar betroffenen Öffentlichkeit haben bisher breitangelegte Untersuchungen zum Thema der Alk.-Therapie verhindert (vgl. GB 552,S.123; BRÄUGIGAM, 51, S. 154). Nicht zu vergessen sind auch die starken gesellschaftlichen Vorurteile gegenüber "dem" Alkoholiker, der nicht als Kranker, sondern als halt- und hoffnungsloser Säufer und Willensschwächling gesehen wird (HOLZGREVE, 226, S.15; WIESER, 531, S.501ff.). Gerade hier ist jedoch eine eminent wichtige Aufgabe der wissenschaftlichen Forschung gegeben, nämlich Vorurteile abzubauen durch die Veröffentlichung von Untersuchungen über Therapiemöglichkeiten und Therapieerfolge.

In den letzten 6-8 Jahren scheinen nun einige Erkenntnisse und Behandlungsformen sich allgemein durchgesetzt zu haben (- nicht zuletzt durch die Anerkennung des chronischen Alkoholismus als Krankheit i.S. der RVO durch Beschluß des Bundessozialgerichtes vom 18. 6. 1968):

1. Alkoholismus ist eine Krankheit, die den ganzen Menschen und seine Umwelt erfaßt, nicht nur sein Leberleiden oder seine Schlafstörungen betrifft (= sozio-psycho-somatische Erkrankung).
2. Der ganze Mensch samt seiner Umwelt muß in den Therapieprozeß einbezogen werden (sozio-psycho-somatische Therapie).

Hinzukommt, gefördert vor allem durch die Arbeit der Anonymen Alkoholiker (AA), als weitere Erkenntnisse vieler "Alkohologen" (= Fachleute aus dem medizinischen, sozialen und psychologischen Bereich, die sich speziell mit der Erforschung und Therapie der Alk.-Krankheit befassen), daß Alk.-Kranke sich selbst am besten in ihrem Suchterleben und -erleiden verstehen und sich auch gegenseitig am besten helfen können; ferner, daß ein Alk. - weil durch das 1. Glas immer rückfallgefährdet - nie "geheilt" ist (vgl. BRÄUTIGAM, 51, S.161; ferner MENTZEL, 320, S.276f.; SCHMIDT, 429, S.524; ZAPOTOCZKY, 548, S.147 f.).

Von großer Bedeutung ist schließlich die Tatsache, daß es wohl keine klinische Einrichtung mehr geben dürfte, die nicht in irgendeiner Form Gruppenarbeit und Gruppentherapie zu den wichtigen Faktoren ihres Behandlungsprogramms zählen würde. (vgl. z.B. SANDMANN, 410, S.53; KRYSPIN-EXNER et al., 270,S.10; GLATT, 161, S.70;KJØLSTADT,250,S.10; HUDOLIN,228,S.231f. u.A.). Ferner gewinnen immer stärker sozialtherapeutische Gesichtspunkte Geltung, sei es die "Umgebungstherapie" (ROOT, 394), die therapeutische Gemeinschaft (BRENK, 53) oder spezifische Formen der Gruppentherapie wie Sozio- und Psychodrama (LEUTZ, 291; PLÖGER, 356).

Zusammenfassend können wir festhalten: die Aktualität des Problems, der Mangel an Untersuchungen aus dem Bereich der Alk.-Therapie und die große Bedeutung der Gruppentherapie in der Behandlung von Suchtkranken schienen uns gewichtige Gründe für die Wahl unseres Themas zu sein.

1.2. Forschungstheoretischer Bezugsrahmen

Unser Thema ist einem Teilgebiet der Angewandten Psychologie, nämlich der klinischen, zuzuordnen. 'Angewandte Psychologie' meint die Lehre

1. von den speziellen Problemen des Erlebens und Verhaltens in verschiedenen Lebensbereichen
2. von den Forschungs-, Diagnostik- und Therapiemethoden, mit denen konkrete Aufgaben angegangen werden
3. von der praktischen Anwendung theoretischer psychologischer Erkenntnisse auf Individuen und Gruppen (DÄUMLING, A.M., Vorlesung WS 1969).

'Klinische Psychologie' zielt in Anlehnung an die Medizin auf die Gesunderhaltung und Heilung der Persönlichkeit, und zwar unter dem übergeordneten Gesichtspunkt der Psychohygiene (einschließlich des pränatalen Stadiums). Entwicklungs-, Sozial- und Persönlichkeitspsychologische Aspekte, die in unserem Thema bedeutsam werden, sind in ihrer Beziehung zur Angewandten Psychologie zu sehen. Zentrale Bedeutung hat die Frage der Persönlichkeit bzw. Persönlichkeitsveränderung des Alk.-Kranken. Unter den verschiedenen, die Entstehung und Aufrechterhaltung der Sucht beeinflussenden Faktoren (soziale, somatische, chemische u.a.) stellt die Persönlichkeit zweifellos den entscheidenden Faktor dar (vgl. KIELHOLZ, 254, S.24: Trias der Entstehungsursache). Deshalb und weil jede alkoholtherapeutische Bemühung sich zuerst und zuletzt mit der Persönlichkeit befassen muß, steht die Frage nach der Persönlichkeit des Suchtkranken im Zentrum unseres Themas.

Wir haben uns zur Aufgabe gestellt: Auswirkungen eines definierten Therapiekonzeptes auf bestimmte Persönlichkeitsbereiche von Alk.-Kranken zu untersuchen. Diese Arbeit bildet eine Art Fortsetzung der Untersuchungen von GOERTZ, (167,) und MARCKWORT (307), die die Bedeutung einzelner Persönlichkeitsbezüge für die Trinkmotivation abzuklären suchten (GOERTZ, 167, S.9).

Nach Darstellung eines Behandlungskonzeptes und dessen Auswirkungen auf bestimmte Persönlichkeitsbereiche diskutieren wir Vor- und Nachteile dieses Therapiemodells in bezug auf Rehabilitation von Alk.-Kranken und erörtern sodann Forderungen, die an Prophylaxe und Psychohygiene des Individuums und der Gesellschaft zu stellen sind (vgl. DÄUMLING, 77, S.90ff.).

1.3. Orientierende Übersicht

Unsere Arbeit gliedert sich in 5 Kapitel. Das 1. Kap. enthält eine Zusammenfassung der wichtigsten Theorien und Forschungsergebnisse zur Persönlichkeit des Alk.

Im 2. Kap. stellen wir einige der derzeit hauptsächlich angewandten Therapieformen dar. Schwerpunkt dabei ist die Darstellung des Therapiekonzeptes des Jüdischen Krankenhauses Berlin.

In einem weiteren Teil (Kap. 3) erörtern wir sodann grundsätzliche methodische Schwierigkeiten klinischer Untersuchungen.

Nach Darstellung der eigenen Untersuchung (Kap. 4: Plan, Durchführung, Ergebnisse) diskutieren wir abschließend (Kap. 5) die Untersuchungsergebnisse und mögliche psychohygienische Konsequenzen.

2. Stand der Forschung

2.1. Bisherige Beschreibungen der Persönlichkeit des Alkoholkranken

Wenn wir uns in der Fachliteratur nach Beschreibungen der Persönlichkeit von Alk.-Kranken umschauen und Fragen der Entstehungsbedingungen des Alkoholismus außer acht lassen (vgl. hierzu die Zusammenfassung der somatologischen, der soziologischen und psychologischen Entstehungsbedingungen des Alk. bei GOERTZ, 167,S.12ff.,FEUERLEIN,129,S.399ff.,SANDMANN,409,S.22; ferner zur Psychogenese KUTTER in LOCH,300,S.225),dann fällt als erstes auf, daß in der klinischen Psychologie nur sehr wenige diesbezügliche Hinweise zu finden sind. Es dominieren weitgehend Charakterisierungen der Psychiatrie und - von ihr beeinflußt - medizinische und soziologische bzw. sozialwissenschaftliche Persönlichkeitsbeschreibungen. Der Mangel auf seiten der Klinischen Psychologie ist wohl vor allem darin begründet, daß sie als relativ junger Zweig der Angewandten Psychologie bis in jüngste Zeit noch nicht den ihr gemäßen Platz in den meist von Nervenärzten geleiteten Kliniken und Heilstätten fand, zum andern jedoch auch noch relativ wenig testpsychologische Methoden entwickelt hat, um z.B. langzeitliche Persönlichkeitsänderungen durch Längschnittstudien und Mehr-Punkt-Erhebungen festzustellen.

2.1.1. Charakterisierungen der suchtkranken Persönlichkeit, wie wir sie <u>in heutigen</u> deutschen <u>psychiatrischen Lehrbüchern</u> vorfinden, beschreiben meist einen im Laufe des chronischen Alkoholismus eingetretenen Folgezustand. So wird beispielsweise von einer "Vergröberung, Nivellierung, Aushöhlung" und schließlich von einem "schweren Abbau der ursprünglichen Persönlichkeit" gesprochen (WEITBRECHT,520 ,S.147); oder von einer eingetretenen "Entdifferenzierung", vom "Absinken des geistigethischen Niveaus", vom"Unvermögen zur Selbstbesinnung, Selbstkritik und zur Verantwortlichkeit" u.a.m. (LAUBENTHAL,283,S.15f.)

oder - in einer Untergliederung der Symptome bei chronischem Alkoholismus - von charakterlicher Willensschwäche, Unzuverlässigkeit im Beruf, Arbeitsscheu, rücksichtslose Vernachlässigung der Familie, die der Not ausgesetzt wird.... zuchtloses Sichgehenlassen, sittlicher Verfall (ethische Depravation) (KLOOS,261 ,S.376) oder davon, daß die chronische Alkoholintoxikation zu einer charakteristischen Wesensveränderung führt, "die auf einer zunehmenden Intensivierung, Labilität, Inkontinenz und Vergröberung der Gefühle beruht..." (STAEHELIN,469,S.85.)

Diese wenigen Ausschnitte aus heutigen Schulbüchern der Psychiatrie (vgl. die umfangreiche Zusammenstellung bei ANTONS, 9 ,S.8-11) mögen genügen, um einige Mängel der psychiatrischen Alk.-Persönlichkeitscharakterisierung aufzuzeigen, die ANTONS präzise zusammenfaßt, wenn er schreibt:

1. in der deutschen Schulpsychiatrie werden - wenig differenzierend - die psychischen und sozialen Folgen langjährigen Alkoholmißbrauchs als "Depravation" oder "Abbau der Persönlichkeit" beschrieben

2. es liegen keine exakten Angaben vor
   a) bzgl. Trinkmenge und -zeit, die zu den genannten Persönlichkeitsveränderungen führten
   b) in wievielen Fällen und in welcher Population die genannten Phänomene nachgewiesen wurden
   c) welche Altersgruppen besonders betroffen sind, und gegen welche Kontrollen diese Befunde abgesichert sind (vgl. ANTONS 9 ,S.11)

3. fällt die geringe Bindung an eine Fachterminologie auf. "Stark wertende, affektgeladene Worte stehen oft an Stelle von wissenschaftlichen Begriffen, moralische Bewertungen an Stelle von objektiven Befunden" (ebd. S.12; vgl. ferner SCHRAPPE, 442, S.32; BATTEGAY, 25, S.52-58).

Zu erwähnen sind in diesem Zusammenhang die ebenfalls in die Psychiatrie eingeflossenen geistes- und sozialwissenschaftlichen Deutungen der Persönlichkeit des Suchtkranken wie z.B. LOLLI's Kennzeichnung des Süchtigen als eines Menschen, der unfähig zur liebenden Synthese sei; oder ZUTT's philosophisch zu nennende Deutung des Süchtigen als eines Menschen, der seiner "autonomen Selbstverwirklichung, der Freiheit des verantwortlichen persönlichen Agierens ausweicht und dafür die 'schwelgende Hingabe an dem basalen Lebensstrom' wählt" (vgl. SANDMANN, 407, S.17)

Sozialwissenschaftliche Gesichtspunkte , wie sie von der Psychiatrie - besonders seit dem Emporkommen der Sozialpsychiatrie - als Folge des Alkoholismus herausgestellt wurden, betonten vor allem die Fehlanpassung des Alk. infolge seines Trinkens sowie unterdurchschnittliche Bindungsfähigkeit an einen Partner und sein geringes Interesse für das Leben in Primär- und Sekundärgruppen (SANDMANN,407 ,S.17; FEUERLEIN, 123, S.924).

2.1.2. Versteht die psychiatrische Forschung die Alk.-Persönlichkeit mehr als einen Folgezustand mit Schädigungen im psychischen und sozialen, doch vor allem im somatischen Bereich (vgl. die Übersichtstabelle über Veränderungen der Hirnstruktur bei Alk. bei ANTONS, 9 ,S.13f.; ferner SANDMANN,407,S.19), so fällt bei den Sucht-Persönlichkeitsbeschreibungen psychosomatisch orientierter Forscher das Bemühen auf, "die Bedeutung des Psychischen und des Somatischen beim Zustandekommen der Sucht und bei ihrem Verlauf gewissenhaft gegeneinander abzuwägen" (SANDMANN,407 ,S.20), wertende Äußerungen zu vermeiden, sich statt dessen mehr auf die Beschreibung süchtiger Verhaltensauffälligkeiten zu beschränken, ferner psychodynamische Persönlichkeitsfaktoren einzubeziehen.

So schreibt beispielsweise BRÄUTIGAM(51): "Charakterzüge, die allen Alkoholikern gemeinsam sind, gibt es nicht, doch kehren mit großer Regelmäßigkeit gewisse typische Bilder wieder. Am häufigsten findet man gerade unter den aktiven bis zur Selbstzerstörung trinkenden Alkoholikern extravertierte, kontaktfreudige, vitale und aktive Menschen. Wenn Unsicherheit und Schwäche vorhanden sind, so werden diese in einer euphorischen Gestimmtheit, großspurigem Auftreten und Prahlerei überspielt.

Andererseits gibt es die ausgesprochen selbstunsicheren Alkoholiker, die sich nicht durchsetzen können, ohne Widerstandskraft sind unfähig, Spannungen, Angst und Enttäuschungen zu ertragen (Frustrationsintoleranz).

Dazwischen gibt es zunächst ganz unauffällig wirkende Menschen, Hausfrauen, Ärzte, Handwerker, bei denen man die Neigung zum Alkohol nie vermuten würde". (S.158)
"Psychodynamisch fundierend" sind nach BRÄUTIGAM "Züge der Oralität mit Tendenzen zur Regression auf eine orale Abhängigkeit, Riesenerwartungen, Fantasien der Omnipotenz" (ebd.).

Ähnlich findet HAU (192,S.211)in einem psychosomatischen Klinikkollektiv folgende"fünf psychodynamischen Suchtkonstanten":

1. Illusionärer Geltungsanspruch
2. aggressive Gehemmtheiten
3. resignativer Masochismus
4. geringe Spannungstoleranz mit
5. Drang nach Sofortbefriedigung" (S.211)

(vgl. zum Nachweis tiefenpsychologischer Konstrukte wie Oralität, Abhängigkeit, Frustrationstoleranz, Ich-Schwäche und Über-Ich-Unreife als dynamisch-genetischen Determinanten der Alk.-Persönlichkeit die Arbeiten von GOERTZ (167); MARCKWORT (307); ABRAHAM (1); BLUM (42); FENICHEL (120); MITSCHERLICH (324).

Hingewiesen sei ferner in diesem Zusammenhang auf "Wesenszüge der Alkoholikerpersönlichkeit" wie sie RAUCHFLEISCH (375,S.27) mit einer Reihe von psychologischen Tests (u.a. PFT, Rorschach, Benton, MMPI) fand, deren Befunde faktorenanalytisch ausgewertet wurden: "unreflektierte passive Affektlabilität, Aversionen gegen emotional ansprechende Situationen, dysphorische Erlebnisinhalte, zentrale orale Fixierungen, kompromißloses Schwanken zwischen ungesteuerter Befriedigung der durchbrechenden Es-Impulse und einseitiger Erfüllung der versagenden Über-Ich-Forderung" (vgl. FEUERLEIN, 129 ,S.392; ferner BLUM, 42,S.259-279; HOBI, 212, S.136-143).

2.1.3. Die von KUTTER (in LOCH, 300 S.224) gegebene <u>Beschreibung der Psychodynamik des Suchtkranken</u> sei als weiteres Beispiel heutiger Alk.-Persönlichkeitsbeschreibung angeführt. Danach liegt ichpsychologisch "eine insuffiziente psychologische Struktur" vor, die auf der Unfähigkeit beruht, sich allein beruhigen zu können; die Droge ist als Ersatz dieser mangelhaften Fähigkeit zu sehen. Triebpsychologisch handelt es sich nach KUTTER bei der Sucht um "eine Störung der sexuellen Vorstufe der 'Oralität'." "In der Sucht werden infantile sexuelle Bedürfnisse befriedigt. Anstatt sexueller Lust im engeren Sinne, also genitaler Lust, wird nach Regression auf frühere Entwicklungsstufen eine Art primitiver narzißtischer Genuß gesucht, der durch Introjektion gewonnen wird. Die Droge spielt dabei die Rolle eines Liebesobjektes, und zwar eines Partialobjektes. Sie ist für den Süchtigen ein geliebter Teil der Mutter oder des Vaters, der in infantiler Gier ersehnt und einverleibt wird" und damit in den Zustand der Befriedigung führt (S. 224).

Im Unterschied zu KUTTER, für den die psychologischen Vorgänge beim Suchtkranken immer auch durch pharmakologische, genauer pharma-toxische Prozesse überlagert sind, meint MATTUSEK, die Pharmakologie des Suchtmittels sei unerheblich und die Persönlichkeitsfaktoren allein seien bei der Sucht entscheidend. SANDMANN (409, S.20) bemerkt dazu, daß darin "ein philosophisches oder psychoanalytisches Vorurteil sichtbar" würde, ferner, daß ihm MATTUSEK's Aussage, der Alk. habe wegen seiner Oralität einen 'verschlingenden Weltentwurf',ebenso unerlaubt vereinfachend erscheine wie "die Annahme des Schweizer Psychotherapeuten (korr. Psychiaters, der Verf.) C.G.JUNG's, daß die Alkoholsucht auf dem 'spirituellen Durst des Menschen nach Ganzheit' beruhe." (MATTUSEK, 309;310)

Auch wenn uns die Unterschiedlichkeit der Standpunkte zwischen Psychiatrie und Tiefenpsychologie durch einen Vertreter der erstgenannten Disziplin zu stark pointiert zu sein scheint (- insofern die bildhafte Beschreibung des Tiefenpsychologen eine Darstellungsform sui generis ist und nicht bemüht ist, mit der Beschreibungsform des Psychiaters übereinzustimmen -), so scheint es uns doch wichtig, kritisch zu der auf dem FREUD'schen Persönlichkeitsmodell aufbauenden Beschreibung der Alk.-Persönlichkeit zu bemerken, daß zwar, verglichen mit der psychiatrischen Charakterisierung die psychodynamischen Komponenten gesehen werden, doch die Persönlichkeit gewissermaßen zusammengeschrumpft erscheint auf bestimmte Grundstörungen und deren Ausweitung. Gegen diese "Reduktion aller Eigenarten und Probleme des erwachsenen Menschen auf .... infantile Verfestigungsvorgänge" (THOMAE, 493,S.53) sind wohl mit Recht große Bedenken anzumelden.

2.1.4. Unter einer ganz anderen Bedeutung des Begriffes der "Verfestigung" beschreibt ein Vertreter einer dynamischen Persönlichkeitspsychologie den Suchtkranken (THOMAE,493,S.60ff.). "Verfestigung" stellt danach neben "Richtung", "Orientierung" und "Bindung" einen Grundvorgang jeder Lebensgeschichte dar, der sich als Prozeß im somatischen, psychischen und geistigen Bereich niederschlagen kann.

Als Beispiele für Verfestigungen ganzer Einstellungen zu Situationen bzw. ganzer Situationen im Daseinsvollzug nennt THOMAE (493,S.63)u.a. die Phänomene der Sucht und des Zwangs.

"Bei der Sucht verfestigt sich jeweils eine spezifische innere und äußere Ausgangslage (Gefühl des Ungenügens, der Unlust, der Leere) (v.GEBSATTEL, JASPERS) und eine bestimmte Weise, diesem Übel durch Berauschungen zu entgehen, schließlich, als prägnantestes Glied in der verfestigten Struktur, ein bestimmtes Erlebnis der Befreiung und Lösung, dann wieder ein Nachlassen der befreienden Wirkung, erneutes Greifen nach dem Heilmittel usw. Mit anderen Worten: eine spezifische Ausgangslage als Auslöseschema, eine sehr spezialisierte Technik der Behebung dieser Ausgangslage als Wirkschema und eine bestimmte, wenn auch sehr fragile Endlage als Richtungsfaktor verfestigen sich zu einem einheitlich funktionierenden Ganzen, das alle Äußerungen und Regungen des Erlebenden in seine Mitte nimmt." (S.63)
Zu bemerken ist hierzu, daß 'Verfestigung' einen Basalvorgang der Persönlichkeit darstellt, die als lebenslanger Prozeß aufgefaßt wird und sich somit wesentlich von der tiefenpsychologischen Auffassung unterscheidet mit ihrer Überschätzung der Auswirkungen von früh erworbenem Gedächtnisgut und infantiler Gewohnheitsbildung und Unterschätzung der lebenslangen Plastizität des Menschen (vgl. THOMAE, 493,S.53).

2.1.5. Einen weiteren deskriptiven Beitrag zur Persönlichkeitsbeschreibung des Suchtkranken finden wir in der Kennzeichnung des Alkoholikers durch die Weltgesundheitsorganisation (WHO). Diese teilt in Übernahme der JELLINEK'schen Definition die Menschen hinsichtlich ihrer Einstellung zum Alk.-Konsum in folgender Weise ein:

I. Nicht-Trinker	
II. Trinker	Nicht-Alkoholiker
A. mäßig	
B. exzessiv (ausschweifend)	
1. unregelmäßig exzessiv	
2. gewohnheitsmäßig exzessiv	Alkoholiker
a. nicht süchtig	
b. süchtig	

Unter "Alkoholiker" verstehen wir folglich sowohl nicht süchtige als auch süchtige exzessive Gewohnheitstrinker. Der Unterschied zwischen beiden Gruppen besteht darin, daß die erstgenannten nicht-süchtigen Gewohnheitstrinker (II. B2a) ihren Alk.-Konsum noch willensmäßig steuern können, während dies bei den süchtigen Alkoholikern nicht mehr der Fall ist. Diese haben beim Alkoholtrinken das Selbstkontrollvermögen (RIETH,384,S.44) verloren oder sind unfähig geworden, ohne eine ständige Alkoholzufuhr auszukommen. Nach JELLINEK's Einteilung sind die süchtigen Gewohnheitstrinker dem Gamma- bzw. Deltatyp zuzuordnen. Diese beiden Gruppen sind nach dem Urteil des Deutschen Bundessozialgerichts seit 1968 als Kranke i.S. der Reichsversicherungsordnung (RVO) zu bezeichnen und zu behandeln.

JELLINEK unternahm aufgrund einer umfangreichen Untersuchung (N=2000) amerikanischer Trinker als erster den Versuch, die Vielfalt der Erscheinungsformen des Alkoholismus zu systematisieren. Analog zur Botanik sah er Alkoholismus als ein Genus mit vielen Spezies. Unter Zugrundelegung der Anfangsbuchstaben des griechischen Alphabets kam er dabei zu folg. Unterscheidung bzw. Typologie:

1. Als Alpha-Alkoholismus wurde von ihm jene Form des fortge-

setzten Alkoholtrinkens bezeichnet, die der Erleichterung seelischer Spannungszustände oder körperlicher Beschwerden dient. Es besteht hierbei eine rein psychische Abhängigkeit vom Alkohol. Das Trinken ist 'undiszipliniert' insofern es die allgemeinen Trinksitten (Zeit, Gelegenheit, Ort, Menge) überschreitet. In der Regel kommt es nicht zum Kontrollverlust oder zur Unfähigkeit, dem Alkohol zu widerstehen, und auch nicht - trotz lebenslangem 'übermäßigem' Trinken - zu einem Prozeß oder zur Sucht. Der Alpha-Alk. scheint das Symptom einer anderen zugrundeliegenden körperlichen oder psychischen Störung oder Krankheit zu sein, doch keine Krankheit für sich. Schaden entsteht hauptsächlich durch die Störung und das Oberflächlichwerden der zwischenmenschlichen Beziehungen (vgl. WEHOWSKY, 519; SCHMIDT, 430, S.310).

2. Als Beta-Alkoholismus nennt JELLINEK eine Form übermäßigen Trinkens, bei der weder eine körperliche noch eine psychische Alkoholabhängigkeit entsteht und somit auch kein Kontrollverlust eintritt. Es ist eine "schlechte Trinkangewohnheit", ein Trinkstil, der in angelsächsischen Ländern vorherrschend ist und in meist abendlichen Trinkexzessen mit hochprozentigen Alkoholika besteht. In Verbindung mit unregelmäßigen Eßgewohnheiten kommt es zu körperlichen Schäden und Krankheiten wie Polyneuritis, Leberzirrhose, Gastritis und in der weiteren Folge zu herabgesetzter Produktivität und Verkürzung der Lebensdauer.

3. Der Gamma-Alkoholismus ist nach JELLINEK die eigentlich krankhafte Suchtform des Alkoholismus. Wir finden hier ein deutlich erkennbares Fortschreiten von der psychischen zur physischen Abhängigkeit und schwerste sozio-psycho-somatische Schäden. Die somatische Manifestierung der Alkoholsucht zeigt sich

a) in einer erworbenen, zunehmenden Gewebstoleranz gegenüber dem Alkohol;

b) in einer Anpassung des Zellmetabolismus an Alkohol; in fortgeschrittenem Stadium kommt es beim Absetzen des Alkohols zu

c) Entziehungssymptomen und einem dranghaften Verlangen nach Alkohol (= körperliche Abhängigkeit) und
d) zur Ausbildung des Kontrollverlustes, dem Nicht-Aufhören-Können. Dieses Phänomen kann durch kleinste Mengen Alkohol ausgelöst werden (vgl. RIETH, 384,S.44ff.; SCHMIDT,430,S.4).

Der Kontrollverlust tritt nicht plötzlich auf, sondern eher fortschreitend. Erst einige Jahre nach der ersten Intoxikation ist er voll ausgeprägt. Neben der körperlichen Invalidisierung kommt es beim Gamma-Alkoholismus über den sozialen Abstieg bis zur völligen sozialen Depravation und im geistig-seelischen Bereich bis zu schwersten psychotischen Zuständen.

4. Der Delta-Alkoholismus stellt nach JELLINEK die andere krankhafte Suchtform des Alkoholismus dar. Auch hier kommt es wie beim Gamma-Typ zu einer Anpassung des Zellstoffwechsels, zu einer zunehmenden Gewebstoleranz und zu Abstinenzsymptomen. Statt des Kontrollverlustes finden wir jedoch bei ihm die "Unfähigkeit zu widerstehen." Der "Delta-Alkoholiker" muß, um den Abstinenzerscheinungen zu entgehen stets einen gewissen Alkohol-Blutspiegel aufrechterhalten (vgl. TESSMANN, 486,S.48). Er ist nicht in der Lage, auch nur für 1-2 Tage ohne Alkohol auszukommen. Durch die Möglichkeit, jederzeit die Trinkmenge kontrollieren zu können, unterscheidet er sich vom Gamma-Alk. Infolge des geringen Leidensdruckes (- dem Gamma-Alk. vergleichbare soziale und psychische Störungen fehlen weitgehend -) begibt er sich vor allem der Folgekrankheiten wegen in ärztliche Behandlung (vgl. WEHOWSKY,519,S.4).

5. Beim Epsilon-Alkoholismus schließlich handelt es sich um den Trinker (volkstümlich:"Quartalsäufer", medizinisch:"Dipsomaner"), bei dem es zu periodischen Ausbrüchen exzessiven Trinkens kommt.
Als Pseudo-Epsilon-Alkoholismus oder pseudo-periodischer Alkoholismus wird ferner eine Form des Alkoholismus bezeichnet, bei dem Gamma-Alk. das Trinken monatelang zu unterlassen vermögen, "dann aber keine andere Lösung finden als "freiwillig" zum

Rückfall zu kommen", nach dem sie reumütig zur 'Nüchternheit' zurückkehren (WEHOWSKY, S.519,o.A.).

Beim Gamma- und Delta-Alkoholismus (und wahrscheinlich auch beim noch kaum untersuchten Epsilon-Alk.) können wir von einer eigentlichen Krankheit sprechen. Hier zeigen sich mit der Anpassung des Zellmetabolismus und des Kontrollverlustes bzw. der Unfähigkeit, dem Trinken zu widerstehen, psychopathologische Veränderungen.

Hinzuweisen ist ferner noch darauf, daß Alpha- und Beta-Alk. in einen Gamma- oder Delta-Alkoholismus übergehen können.

Im weiteren Verlauf unserer Arbeit verwenden wir zur Charakterisierung unserer Pbn. die Begriffe Alkoholiker und Alkoholkranker in der nämlichen Bedeutung. Wir verstehen darunter süchtige, exzessive Gewohnheitstrinker, "deren Abhängigkeit vom Alkohol einen solchen Grad erreicht hat, daß sie deutliche Störungen und Konflikte in ihrer körperlichen und geistigen Gesundheit, ihren sozialen und wirtschaftlichen Funktionen aufweisen." (GB, 552, S.124).

Diese Definition ist zwar eher eine Beschreibung der sozio-psycho-somatischen Störungen, die bei einem Alkoholtrinkenden Menschen auftreten können als eine Persönlichkeitsdefinition, wie wir sie im psychologischen Fachbereich erwarten, doch gegenüber Beschreibungen des Suchtkranken unter wertenden Gesichtspunkten oder globalen psychiatrischen Kategorisierungen von Endzuständen her oder tiefenpsychologischen Konstrukten hat unsere Definition den großen Vorteil, 1. den Krankheitscharakter des Alkoholismus deutlich zu machen, 2. frei von Wertungen zu sein, 3. sich mit der Beschreibung der Symptome zu begnügen und 4. der Multidimensionalität der Krankheit Rechnung zu tragen.

2.2. Bisher in der Alkoholkranken-Behandlung hauptsächlich angewandte Therapieformen

Zunächst: wir wollen die Darstellung der ursprünglich vorwiegend medikamentösen Behandlungsformen (z.B. - Konditionierung durch einen Ekelreflex mit Apomorphin oder Antabus -), der einzelberaterischen Bemühungen, sowie der Therapieversuche mit LSD und anderen Halluzinogenen (vgl. FEUERLEIN, 129,S.397;ferner GLATT,161,S.74;JELLINGER,243,S.63ff.;PANSE,347,S.343). aus Platzgründen verzichten. Die letztgen. Formen dürften durch die geringe Einbeziehung der gestörten Sozialbeziehungen des kranken Individuums kaum eine größere Bedeutung gewinnen. Umso mehr wollen wir uns den sozialtherapeutischen Methoden zuwenden, die in den letzten Jahren zunehmend an Bedeutung gewonnen haben, (MAAS,303;NORMANN,339;ROOT,394;RIEDEL,378;STROTZKA,476) vor allem durch die Gruppenarbeit bzw. Gruppentherapie (vgl. BATTEGAY et al.27;BRÄUTIGAM, 51,S.161; FEUERLEIN,129,S.396; FOX,138,S.141-149;KJØLSTADT,259,S.5-12;SCHLEICHER,417,S.13-17.)

2.2.1. Die Erkenntnis der therapeutischen Wirkung von Gruppengesprächen und schrittweiser Selbsterforschung in der Gruppengemeinschaft (vgl. HEIGL-EVERS,195 ,S.417) erwuchs vor allem aus der jahrzehntelangen Gruppenarbeit der AA und der Abstinenzverbände (wie z.B. KREUZBUND, BLAUES KREUZ, GUTTEMPLER), viele Jahre bevor gruppendynamische und gruppenpsychotherapeutische Techniken erforscht worden waren (vgl. WEHOWSKY, 519, o.A.)

Doch zunächst zu einer Klärung der verschiedenen Begriffe. Nach der Definition der "American Association of Group Workers" (in STROTZKA,476,S.31) ist Gruppenarbeit dadurch gekennzeichnet, daß sie auf ein bestimmtes gemeinsames Ziel gerichtet ist und die wechselseitige Beeinflussung der Persönlichkeiten innerhalb der Gruppe und zwischen der Gruppe und ihrer Umgebung berücksichtigt. Sie stellt damit eine ideale Lehr- und Lernmethode dar, besonders wenn es sich um die Veränderung stark fixierter Vorurteile und Einstellungen handelt; sie "läßt die Persönlichkeit" des Gruppenmitgliedes "durch die Sozialbeziehungen wachsen." (STROTZKA,476,S.31ff.;RIEDEL,378)

Gruppenpsychotherapie hingegen zielt stärker auf die"Behandlung der individuellen psychischen Störungen einzelner Teilnehmer" und nützt hierfür planvoll die "Motivationskräfte aus, die kleinen Gruppen eigen sind" (STROTZKA, ebd. S.32). Sozial- und

Tiefenpsychologie bilden die theoretische Basis beider Methoden.

Als ein weiterer gleichsam übergeordneter Begriff ist in diesem Zusammenhang die Gruppentherapie zu nennen (vgl. WIESENHÜTTER, 528, S.173f.). Wir verstehen darunter ganz allgemein einen psychotherapeutischen Ansatz, der sich der dynamischen Zusammenhänge und Abläufe in Gruppen bedient, um ein für die Selbstverwirklichung der Pat. optimales Klima zu schaffen (vgl. DORSCH, 93). Bezeichnend für die Gruppentherapie bei Alk.-Kranken ist die gegenüber der Gruppenpsychotherapie anderer psychiatrischer Erkrankungen größere Wirklichkeitsnähe. Diese ergibt sich durch das Einbeziehen der alltäglichen Lebenssituationen und Probleme der Pat., die sich aus dem Bemühen um Nüchternheit ergeben. Ferner sind die Alk.-Gruppen einerseits heterogen in bezug auf Alter, Geschlecht, Religion, soziale Schicht u.a., doch auch wieder homogen, da alle das gemeinsame Problem des Alkoholismus haben (vgl. ROOT, 394, S.6; ferner KJØLSTADT, 259, S.6-9.)

Wie BATTEGAY et al. (28, S.90), FEUERLEIN (129,S.396), GLATT (160;161), SCHULTE (443,S.393) u.a. betonen, kommt gerade beim Alk. der in der Gruppensituation durch Mitglieder mit der gleichen Alkoholerfahrung gegebenen Information eine besonders starke Überzeugungskraft zu (vgl.PANSE,347,S.340ff.; SCHLEICHER, 417,S.13f.).

Die heute angewandten Formen von Gruppentherapie stellen meist Mischtechniken dar, bestehend aus Gespräch und Aktivität unter Einbeziehung auch übender Behandlungsmöglichkeiten (HEIGL-EVERS, 195,S.417; 419f.).

Im Verlauf unserer Arbeit werden wir - wenn nicht besonders gekennzeichnet - die Begriffe Gruppentherapie und Gruppenpsychotherapie in gleicher Bedeutung verwenden.

Wenn wir nun nach dem Beitrag der drei therapeutischen Schulrichtungen fragen, die heute besonders von Bedeutung sind:
- die tiefenpsychologische, - die verhaltens- und
- gesprächstherapeutische, dann stellen wir folgendes fest:

2.2.2. Gemäß dem tiefenpsychologischen, genauer: psychoanalytischen Verständnis erscheint "die Sucht als Störung des An-

triebsbereiches (Labilität, fehlende Triebkontrolle),der Ich-struktur (Ich-Schwäche) und der Objektbeziehungen (fehlerhafte Realitätseinschätzung und -bewältigung),(vgl. KUTTER in LOCH, 300,S.224); ferner LISANSKY (297); SOLMS (463); WEXBERG (525).
Die psychoanalytische Therapie von Alk.-Kranken beschränkt sich im wesentlichen auf die Gruppenpsychotherapie, da - wie die Erfahrung zeigt - die Fähigkeit des Pat., tragfähige Objektbeziehungen herzustellen, weitgehend defekt ist.
Im gruppenpsychotherapeutischen Prozeß durchläuft der Alk. die charakteristischen Stufen von der Katharsis über zunehmende Einsicht zur Persönlichkeitswandlung (vgl. FREUD,149, S.125ff.; FOX, 138, S.144-149; RATTNER, 373,S.73-85).
Als spezifische Wirkungen der Gruppentherapie werden von AMMON (4,S.223ff.);FEUERLEIN(123,S.925;FOX,138,S.147;RATTNER,373,S.73f.) u.a. genannt: Ich-Stärkung bzw. -Entwicklung, Wir-Erlebnis, Konstituierung eines Über-Ich's, Etablierung zwischenmenschlicher Beziehungen. Das "Erlebnis des Angenommenwerdens" und der Entlastung von Schuldgefühlen, der Abbau von Abwehrmechanismen und rigiden Überichforderungen stellen für den entmutigten, gehemmten, isolierten Alk. eine nie zuvor erfahrend Hilfe dar, die Realität neu wahrzunehmen, sich selbst wieder zu akzeptieren und einsichtig und verantwortungsbewußt das Leben zu bewältigen (vgl. auch BATTEGAY,25,S.56; SANDMANN,410,S.53f.).
Als Sonderformen der Gruppenpsychotherapie sind schließlich noch Psycho- und Soziodrama, sowie Marathon-Trainings zu nennen, die sich in USA besonders bei Alk. mit einem massiven Abwehrsystem bewährt haben (vgl. FEUERLEIN,129,S.396; DICHTER,89, S.66-77); ferner Formen der Familientherapie (vgl.MEEKS,319).

2.2.3. <u>Im verhaltenstherapeutischen Ansatz</u> kann Alkoholismus als im wesentlichen durch die sog. klassische Konditionierung (PAWLOW) oder auch die instrumentelle Konditionierung (THORNDIKE, SKINNER) gelerntes Fehlverhalten aufgefaßt werden, das durch Analyse der Verhaltensmuster und Isolation der für das Verhalten wirksamen Faktoren therapeutisch modifizierbar ist.
Die häufigsten Behandlungsmethoden des Alk.-Kranken durch Verhaltenstherapie sind die Aversionstherapie, die systematische Desensibilisierung, verbale Aversionstherapie und das sog. "Tokensystem" (vgl. BINDER et al., 41, S.10-14;BINDER, 40, S.239-240; ferner KOCKOTT, 264, S.1-6; HALDER, 182, S.78).
Bei der i.S. des klassischen Konditionierens vorgehenden

Aversionstherapie wird dem Pat. zumeist ein elektrischer Schlag gegeben, sobald er z.B. nach einem alkoholischen Getränk greift. Damit wird eine Vermeidungsreaktion ausgebildet.
Die systematische Desensibilisierung geht von der Annahme aus, daß die meisten Alk. trinken, um ihre Angst und Spannung zu lösen (Konflikttrinker). Durch Verhaltensanalyse wird eine Hierarchie nach dem Schweregrad von angstauslösenden und zum Trinken führenden Situationen gebildet, die dann nach erfolgtem Entspannungstraining im Zustand der Entspannung vom Pat. der Reihe nach vorgestellt werden, wobei mit dem niedrigsten Reiz der Hierarchie begonnen wird.
Lernt der Pat. bei der systematischen Desensibilisierung mit Angst und Spannung auslösenden Situationen fertig zu werden, so wird in der verbalen Aversionstherapie versucht, beim Pat. in der Vorstellung solche Reize, die Suchtverhalten auslösen, mit unangenehmen Situationen zu koppeln, so daß sich über die Vorstellung eine bedingte Reaktion aufbaut.
Das Grundprinzip des "Tokensystems" ist das instrumentelle Lernen, indem gewünschte Verhaltensweisen mit Geldmarken (Token) belohnt werden, die gegen Annehmlichkeiten im Stationsleben eingelöst werden können; unerwünschtes Verhalten wird nicht belohnt. - Allerdings erscheint diese Methode nur in geschlossenen Heilstätten bei chronisch depravierten Alk. als angebracht (vgl. auch die Übersicht bei FEUERLEIN, 129, S.397).
Insgesamt bietet die Verhaltenstherapie fruchtbare Ansätze zur Therapie des Alkoholismus, jedoch kann auch sie nur Teil einer Gesamttherapie sein (vgl. KOCKOTT, 264, S.6; ferner bzgl. neuerer Versuche in der Alk.-Therapie SCHAEFER in HALDER, 182, S.78-81).

2.2.4. Die Client-centered-Therapie (ROGERS, 386;387) oder auch "Gesprächspsychotherapie" (TAUSCH, 484;485) stellt im Vergleich zur Verhaltenstherapie eine "Erlebnistherapie" dar (PONGRATZ,366,S.369). Sie geht vom positiven Charakter der menschlichen Natur und der Fähigkeit des Menschen zur Selbstverwirklichung als anthropologischen Annahmen aus. Störungen in der Persönlichkeitsentwicklung, so u.a. auch Alkoholismus, sind darauf zurückzuführen, daß dem betreffenden Menschen "Steine in den Weg seiner Persönlichkeitsentfaltung" gelegt worden sind. Diese Störungen erscheinen im Selbstkonzept, das als "Resultat von

Erfahrungen" gedacht wird, die der einzelne mit sich und anderen im Laufe seiner Entwicklung macht" (PONGRATZ,366,S.346). Ein gestörtes Selbstkonzept äußert sich dadurch, daß bestimmte Erfahrungen nicht zugelassen, ignoriert oder verzerrt werden, weil diese angstbesetzt sind. Zwischen dem Selbstkonzept und dem "Idealselbst" besteht eine Diskrepanz, die i.S. einer erfolgreichen Therapie durch Annäherung des Selbstbildes an das Idealbild verringert werden soll.

Für die Therapie bedeutet das, daß der Therapeut versucht, eine möglichst angstfreie Atmosphäre zu schaffen (Gegenkonditionierung), sich in das Erleben des Klienten einzufühlen und die so verstandenen emotionalen Erlebnisinhalte dem Klienten mitzuteilen.

Auf seiten des Klienten führt dieses besondere Therapeutenverhalten dazu, daß er mehr "über sich selbst, besonders über seine spezifisch persönlichen inneren Erlebnisse spricht, sich über sie klarer wird, oder daß er sich wenigstens deutlich um Klärung bemüht." (TAUSCH,484,S.239ff.)

Als wesentliche Änderungen bei Klienten (bzw. Patienten) durch Gesprächspsychotherapie führt TAUSCH (484,S.120, u. S.194) auf: "Größere Selbstachtung, Verminderung von allgemeiner Ängstlichkeit und Unsicherheit, Verminderung von Psychoneurotizismus, Zunahme von emotionaler Ruhe, realistischere Selbstwahrnehmung, Verminderung emotionaler Spannungen, größeres Ausmaß spontanen Verhaltens, das den eigenen Zielen mehr entspricht, Fortfall oder Verminderung von störenden Verhaltenssymptomen."(ebd.S.120)

<u>Abschließend</u> können wir bzgl. des Verhältnisses der tiefenpsychologischen,Verhaltens- und Client-centered-Therapie zueinander festhalten, daß sie als drei verschiedene, jedoch einander ergänzende Aspekte des Gegenstandes der Klinischen Psychologie aufgefaßt werden können (vgl. PONGRATZ, "Aspektiver Zugang" 366,S.375 ff.).

Für die Therapie folgt daraus, daß keine Therapieform mit ihren Techniken allein alle Störungen des Erlebens und Verhaltens erfolgreich behandeln kann (PONGRATZ,366,S.377).

Über die Indikation und Kombination der einzelnen Therapieformen läßt sich nach PONGRATZ das komplementäre Verhältnis der Therapien aufzeigen und als ein sinnvolles Ineinandergreifen verstehen: die tiefenpsychologische Behandlung des Störungsherdes, die verhaltenstherapeutische Behandlung der Störungssymptomatik und die Behandlung der zentralen Regulation i.S. der Selbstaktualisierung.

2.2.5. Neuere Ansätze in der Suchttherapie

An neueren therapeutischen Ansätzen in der Suchttherapie sind vor allem SYNANON (seit 1958), DAYTOP (seit 1963) und AREBA (seit 1969) zu nennen.

Hauptkennzeichen dieser Therapieformen, die vor allem bei jugendlichen Alkohol- und Drogensüchtigen sowie kriminell Gewordenen erfolgreich angewandt wurden sind:

a) die Betonung der Selbsthilfe und Freiwilligkeit

b) die strenge Disziplin

c) die gefühlsintensiven Gruppenbeziehungen

SYNANON (ein Kunstwort) ist nach Chuck DEDERICH, dem Begründer, eine neue Art von Gruppentherapie, ein "Tunnel zurück in die menschliche Gesellschaft" und in ein konstruktives Leben (YABLONSKY,554;CASRIEL,553,S.57ff.;SCHMIDBAUER et al. 419,S.135).

Von besonderer Bedeutung ist das "soziale Klima", das durch eine Art "Familienstruktur" bedingt ist und Merkmale einer "primitiven Stammesstruktur" aufweist. Damit ist eine Beeinflussung der Mitglieder auf einer unbewußten Ebene möglich. Betont werden: gutes Benehmen, Sauberkeit, stufenweise Übernahme von (Hausordnungs-) Aufgaben und radikale Wahrhaftigkeit. Philosophie, Religion und Brauchtum dienen ebenfalls dem Ziel, eine sinnvolle und beglückende Existenz durch Selbstverwirklichung zu finden. Als wichtigstes Prinzip ist das Prinzip der Modell- oder Leitbildwirkung der "Senioren" (= der nicht rückfällig Gewordenen) zu nennen. SYNANON i.e.S., als gruppenpsychotherapeutische Sitzung schließt vielerlei Formen ein, wie z.B. Elemente der Gestalttherapie, des Psychodramas und der Client-centered-Therapie.

DAYTOP (Drug Addicts Treated on Probation)(CASRIEL,453,S.57),1963 von A.BASSIN und D.CASRIEL mit finanzieller Unterstützung der amerikanischen Regierung gegründet, stellt eine therapeutische Gemeinschaft für Suchtkranke dar und ist nach dem SYNANON-Modell aufgebaut. Es verbindet ein Berufsausbildungsprogramm mit Elementen der Gruppendynamik und -therapie. Als Hauptkennzeichen finden sich neben der "Disziplin von Angriff und Begegnung" das Erlebnis des Zorns, der Liebe und der Gemeinschaft. (vgl.CASRIEL, 453,S.67f.). Bedeutsam für den Gruppenprozeß wurden nach CASRIEL die "Freimütigkeit" seiner Gruppenkatalysatoren (= von CASRIEL ausgebildete Gruppenleiter; Nicht-Psychiater und Nicht-Psychologen) in ihren Gefühlsäußerungen, sowie das Ausdehnen von Gruppensitzungen bis zu 16 Stunden (Marathons). (ebd.)

AREBA (Accelerated Re-education of the Emotions, Behavior and Attitudes), eine Weiterentwicklung der DAYTOP-Methoden und von D.CASRIEL und R.BRANCO "speziell für Rauschgiftsüchtige und andere infantile, nicht funktionstüchtige Personen aus der Mittel-

schicht gegründet" (CASRIEL,453,S.15), ist eine therapeutische Gemeinschaft, die straffe Organisation und unbeugsame Disziplin mit Begegnungs- und anderen Techniken verbindet (CASRIEL, 453,S.72).
Hauptkennzeichen des AREBA-Programms sind drei Phasen, die etwa im Zeitraum eines Jahres ablaufen. Zuerst leben und "arbeiten" die Rehabilitanden in der AREBA-Zentrale. Dabei stehen sie vom Aufstehen bis zum Schlafengehen unter ständiger Aufsicht. In der zweiten Phase "wohnen die Jugendlichen weiter im AREBA-Gebäude, dürfen jedoch zur Schule gehen oder eine Tätigkeit außer Haus übernehmen." (a.a.O. S.72). In der dritten Phase schließlich "können sie außerhalb des Gebäudes wohnen, arbeiten oder zur Schule gehen, aber sie müssen zu Gruppensitzungen oder zu sonstiger Therapie erscheinen." (CASRIEL,453,S.72).
Gruppenleiter sind ausschließlich AREBA-Mitglieder.

2.2.6. Zusammenfassung

Wenn wir die bisherigen Forschungsergebnisse überblicken, dann stellen wir fest, daß weder die unterschiedlichen persönlichkeitstheoretischen Ansätze noch die verschiedenen Therapieformen je für sich allein zu einer hinreichenden Erklärung bzw. Behandlung aller Störungen des Erlebens und Verhaltens des Alk.-Kranken ausreichen. Es erweist sich als notwendig, sowohl nach Möglichkeiten differenzierter und kombinierter Anwendung verschiedener therapeutischer Methoden zu suchen, als auch die Persönlichkeit des Suchtkranken hinsichtlich einer optimalen Therapie genauer zu erforschen.

Von besonderem Interesse scheint nun, daß wir in einem therapeutischen Konzept, das wir im folgenden darstellen wollen, den Versuch erkennen können, der multikonditionalen Genese des Alk. ein verschiedene Therapieformen umfassendes komplexes Behandlungsmodell gegenüberzustellen. Darüber hinaus zielt dieses Therapiekonzept vornehmlich auf die Struktur- und Einstellungsänderung der suchtkranken Persönlichkeit.

2.3. Das therapeutische Konzept des Jüdischen Krankenhauses

2.3.1. Entwicklung und derzeitige Situation der Psychosomatischen Abteilung

Das Jüdische Krankenhaus Berlin - ursprünglich der Jüdischen Gemeinde gehörend - wurde nach dem 2. Weltkrieg der Stadt Berlin als Rechtsträger übergeben. Es zählt etwa 800 Betten, die sich auf fünf Abteilungen verteilen: die chirurgische, technische, innere, Unfall- und Intensivstation. Aus der Inneren Abteilung entwickelte sich in den letzten 10 Jahren eine Psychosomatische Station, die sich unter Leitung von Oberarzt Dr. L. SCHMIDT auf die Therapie von Alkoholkranken spezialisierte.

SCHMIDT beobachtete über Jahre hinweg auf der Inneren Abteilung, auf der Intensiv- und Unfallstation, daß sich unter den Leberkranken, psychosomatisch Gestörten oder wegen Selbstmordversuch Eingelieferten zunehmend mehr Alkoholiker befanden; ferner, daß nach einer kurzen Entgiftungszeit und der Entlassung dieselben Patienten wiederkamen. Die rein somatische Diagnostik und - Therapie ohne ergänzende psychosoziale Behandlung schien somit einer "Sisyphosarbeit" (SCHMIDT) gleichzukommen.

Praktisches Kennenlernen verschiedener Therapiemodelle in der Bundesrepublik, in einigen europäischen Ländern, in den USA und Kanada veranlaßten ihn, neben den bis dahin in der BRD üblichen langfristigen Behandlungen von 6-12 Monaten und länger ein mittelfristiges, intensives Therapieprogramm von ca. 6 Wochen zu erstellen, dessen Effektivität im Ausland bereits bestens erprobt war (z.B. im Donwood-Hospital in Toronto oder im General Lutheran-Hospital in Chicago; s. SCHMIDT, 432, S.56) Die Vorteile der mittelfristigen gegenüber der langfristigen Behandlung schienen eindeutig:

1. Der Pat. entfremdet sich nicht seinem Milieu, in dem er leben und mit dem er sich auseinandersetzen muß.
2. Die Gefahr des psychischen Hospitalismus und einer Verkümmerung der Eigenaktivität ist geringer.
3. Die wirtschaftlichen Verhältnisse des Pat. werden weniger

stark belastet.

4. Der Arbeitsplatz des Pat. ist weniger gefährdet; bzw. die berufliche Wiedereingliederung erfolgt schneller.
5. Die Gefahr einer Diskriminierung ist geringer.
6. Die Kosten für die Behandlung und gegebenenfalls für den Unterhalt der Familie sind geringer.
7. Es können mehr Pat. klinisch behandelt werden (vgl. SCHMIDT, 432 , S.57; ferner FEUERLEIN, 123, S.925).

Die Entscheidung für eine 6-Wochenbehandlung impliziert eine Reihe von Fragen, auf die wir später bei der Klärung der differentia specifica des SCHMIDT'schen Konzeptes ausführlicher eingehen werden.

Vorweg war zu klären: welche Alkoholkranken sollen in diesem mittelfristigen Zeitraum auf welche Ziele hin, unter welcher Form von Leitung, durch welche therapeutischen Maßnahmen und in welcher Abfolge derselben behandelt werden!?

Zunächst suchte SCHMIDT Ärzte, Schwestern und andere Mitarbeiter für die Erprobung seines Konzeptes. Ca. 5 Jahre lang setzten sie sich mit Grundregeln der Sozialpädagogik auseinander, prüften ihre Motivation und Einstellung vor allem hinsichtlich ablehnender oder gar strafender Tendenzen gegenüber Alk.-Pat. 1965 begann dann SCHMIDT mit einer systematischen Alkoholikerbehandlung. Die Entwicklung der von ihm aufgebauten Psychosomatischen Abteilung bis 1973 zeigt eindrucksvoll Tab.53 (Anh. II, Tab. 53).

Das "Modell hat den Status einer offenen Krankenhausabteilung für Akutkranke" und nimmt nur freiwillige Pat. auf (vgl.SCHMIDT 432 S.58). Wie aktuell und notwendig sein mittelfristiges Intensivprogramm empfunden wurde und wird, läßt sich aus der zunehmend ansteigenden Behandlungsnachfrage erkennen. Im Untersuchungsjahr 1972 wurden laut Jahresbericht (1972) auf der Alkoholkrankenstation (PSA) insgesamt 452 Pat. behandelt: 246 Männer (54,4 %) und 206 Frauen (45,6 %). Der durchschnittliche Klinikaufenthalt betrug 38 Tage. Die Station verfügte plangemäß über 41 Betten; infolge der starken Nachfrage - die reguläre Wartezeit betrug 2 1/2 - 3 Monate; ca. 850 Anfragende mußten

(1972) abgewiesen werden - waren jedoch durchschnittlich 46 Betten belegt. Hinzu kam noch eine wechselnd große Anzahl von ambulanten Pat., die ebenfalls am Therapieprogramm sporadisch teilnahmen.

Den Alk.-Kranken stand ein therapeutisches Team zur Verfügung, das sich aus 30 Hauptverantwortlichen und 16 Mitarbeitern des therapeutischen Hilfspersonals zusammensetzte. Unter den Mitverantwortlichen befanden sich auch ehemalige Alkoholsüchtige, die "trocken" bzw. "nüchtern" geworden waren.

Der planmäßige Personalstand umfaßt den Leiter der Abteilung, Oberarzt Dr. SCHMIDT, Internist mit Zusatzausbildung in verschiedenen psychotherapeutischen Techniken, zwei Assistenzärzte, einen teilbeschäftigten Psychiater, eine Psychologin, eine Sozialarbeiterin, eine Sozialarbeiterpraktikantin, eine Oberschwester und elf Krankenschwestern, einige Schwesternschülerinnen sowie eine Sekretärin. Mit Ausnahme der Sozialarbeiterpraktikantin und der Schwesternschülerinnen hatten alle eine spezielle Schulung in den verschiedenen Formen und Behandlungsmöglichkeiten des Alkoholismus und standen in ständiger Fortbildung. Einbezogen in das therapeutische Programm sind ferner das stationäre Pflegepersonal und die auswärtigen therapeutischen Hilfskräfte, die regelmäßig bestimmte Gruppen leiten. Außerdem sind Praktikanten, Hospitanten, Famulanten, Diplomanden und Doktoranden zu erwähnen, die oft wochenlang ebenfalls am stationären Therapieprogramm engagiert teilnehmen; ferner das medizinisch-technische Personal (Labor, Röntgen, Bäder u.a.).

2.3.2. Die vier Schwerpunkte des SCHMIDT'schen Modells

SCHMIDT's Therapiemodell kennt vier Schwerpunkte, die in enger Beziehung miteinander stehen:

1. die betont patientenzentrierte Haltung und Motivation des Therapeuten sowie das therapeutische Klima
2. die differenzierte und gründliche Diagnostik
3. die Betonung der Aktivierung des Pat.
4. die multidimensionale, gruppendynamisch orientierte Therapie.

2.3.2.1. Von Anfang an betonte SCHMIDT, daß jede Therapie an Alk.-Kranken mit der Einstellung des Therapeuten zum Pat. steht und fällt. Der die ganze Persönlichkeit des Alkoholikers in Mitleidenschaft ziehende Krankheitsprozeß fordert den Einsatz der ganzen Persönlichkeit des Therapeuten. SCHMIDT stimmt hierin mit GLATT überein, der meint: "wichtiger als die Methoden ist die Haltung des Therapeuten." (ebd.,161,S.74;HOFFMANN,222,S.8.)

Die meisten Pat. sind nicht behandlungswillig, sondern voller Bitterkeit und feindseliger Abwehr. Sie gehen, solange es ihnen möglich ist, dem Arzt aus dem Wege (vgl. SCHULTE, 443, S.381). Es ist deshalb entscheidend für den Therapieprozeß, in welcher Haltung der Therapeut sich dem Pat. von der ersten Begegnung an zeigt (vgl. LANGEN, 280 , S.91), ob emotional warm, echt, einfühlend und akzeptierend (GLATT, 162 ,S.55, ROGERS,387,S. 416-429, TAUSCH, 484 ,S.112-125) einem Suchtkranken gegenüber, - oder moralisierend, einen Haltlosen und Willensschwächling bemitleidend, strafend, verachtend oder auch - unbewußt - ein Bedürfnis nach Überlegenheit an ihm befriedigend (vgl. FEUERLEIN, 149 ,S.15, RIETH,384, S.19; SCHMIDT, 430 , S.311; STEHMANNS, 470 ,S.72): alles Formen, die die Abwehrhaltung des Kranken verstärken würden.

Die Haltung des Verstehens setzt beim Therapeuten freilich nicht nur ein hohes Maß an Toleranz voraus, sondern auch Mut zur Selbst- und Fremdkritik (- gerade auch von seiten der Pat. -) und eine ständige Wachsamkeit hinsichtlich der eigenen Motivation.

Ein therapeutisches Klima, in dem jedem Pat. echt, akzeptierend, verständnis- und achtungsvoll begegnet wird, macht es ihm erst möglich, schrittweise aus sich herauszugehen und - wenn auch zunächst unter Angst - den Mitpatienten und Therapeuten gegenüber sich vorsichtig zu öffnen, und sich zu verhalten wie er "ist". Im Dialog mit dem anderen kommt er auch wieder zum Gespräch mit sich selbst (vgl. LANGEN, 280 S.89). Indem er sich frei von drohenden Sanktionen und Schuldgefühlen erlebt, kann er ein neues Selbstgefühl entwickeln, wieder an sich glauben, neue Verhaltensweisen lernen und schließlich zum "Mittherapeuten werden.

Auf seiten des Therapeuten freilich ist auf die Dauer diese "Streß-Therapie" ohne eine spezifische Psychohygiene nicht zu leisten. Unbedingt erforderlich sind planmäßiger Erfahrungsaustausch und gegenseitige Kontrolle im Team, systematische individuelle und gruppale Weiterbildung.

2.3.2.2. Ein zweiter Schwerpunkt des SCHMIDT'schen Behandlungsmodells ist die gründliche alkoholische Differentialdiagnose und die umfassende Diagnostik, der jeder Pat. wiederholt und von verschiedenen Fachleuten unterzogen wird. Jeder Pat. führt (vor der Aufnahme) auf der PSA ein Eingangsgespräch mit dem Leiter der Abteilung. Dabei geht es um eine erste Abklärung der jeweiligen Alkoholismusform aus Verlauf, Symptomatik und Folgen des Alkoholkonsums und um das vorläufige therapeutische Vorgehen.

Nach Aufnahme in die Klinik beginnt "die Behandlung in der Regel mit der Überwindung akuter Intoxikationserscheinungen" (SCHMIDT, 429 ,S.523). Als Mittel der Wahl bewährte sich hierbei Distraneurin (vgl. auch FEUERLEIN,128). Ziel dieser medikamentösen Therapie ist es, heftige Entziehungszeichen wie z.B. das Delirium tremens abzufangen; es darf jedoch dem Pat. mit seiner polyvalenten Suchtstruktur nicht die Gelegenheit gegeben werden, "von der Pulle zur Pille" umzusteigen. "Der Alk.-Kranke muß lernen, ohne chemische Flucht-, Ausweich- oder Lösungsmittel (Alkohol, Tablette) Stimmungsschwankungen, Spannungen und Probleme zu bewältigen" (SCHMIDT, 429,S.523).Da chronische Alkoholvergiftung "nahezu regelmäßig zu somatischen Schäden führt", wird immer auch eine umfangreiche internistische Untersuchung verbunden mit einer breiten Labor-, Röntgen-, EKG-u.a.-diagnostik durchgeführt. Daran schließen sich das psychodiagnostische Gespräch mit dem Psychologen, die Untersuchung mit verschiedenen Persönlichkeitstests, ferner die Diagnose und das therapeutische Gespräch des Psychiaters und des Sozialarbeiters mit dem Pat. Die letztgenannte Sozialdiagnose ist besonders wichtig, da in der Therapie u.U. jahrelang unterdrückte soziale Konflikte und Schwierigkeiten aufzudecken und durchzuarbeiten sind sowie oft milieutoxische Einflüsse abgebaut werden müssen (vgl. SCHMIDT, 429 ,S.523, STROTZKA,476,S81f). Diese, inklusive alkoholischer Differentialdiagnose, fünffache Diagnostik, zu der noch eine ausführliche psychosoziale und alkoholische Anamnese ca. 2 Wochen nach Klinikaufnahme kommen, dient nicht nur der möglichst genauen Eingrenzung und Erhellung der "theo-sozio- psycho-somatischen Schädigungen" (SCHMIDT,432 ,S.57), die im Verlauf der Alk.-Krankheit aufgetreten sind, sondern haben bereits eine wichtige therapeutische Funktion (vgl. LANGEN, 280 ,S.87; SCHRAML,439 ,S.219). Die relativ schonende Zweiersituation bringt nämlich den Pat. dem Therapeuten (- und umgekehrt -) emotional näher, als dies in der Gruppe möglich ist; und in der "revision de vie" werden erste kathartische Erlebnisse möglich.

Die umfangreiche Diagnostik ist schließlich deshalb so wichtig, weil bei der alkoholischen Suchtkrankheit eine Vielfalt von Bedingungsfaktoren in Frage kommt und so nur eine multikonditionale Behandlung möglich ist, die die somatische, psychopathologische, tiefen-, sozial- und entwicklungspsychologische Abklärung einschließt (vgl. GOERTZ 167 ,S.200 ; SCHMIDT,432, S.59 u. 63).

2.3.2.3. Aktivierung, nicht Passivierung des Kranken ist ein weiterer wichtiger Punkt des SCHMIDT'schen Konzeptes. Mit den Kranken zusammen wird deshalb vom Therapeuten ein Behandlungsplan aufgestellt und der Pat. motiviert, "vom 1. Tag an aktiv an seinem Behandlungsplan mitzuarbeiten". (SCHMIDT, 429, S.524; vgl. ferner GLATT, 161, S. 73).

Bei der ersten Begegnung des Therapeuten mit dem Pat. stehen zwar Verständnis, Anteilnahme und u.U. Tröstung im Vordergrund, gleichzeitig richtet der Therapeut jedoch auch einen eindringlichen Appell an den Pat., die gesunden "Persönlichkeitsanteile" zu aktivieren und entschlossen die Abstinenz und Gesundung anzustreben.

Schaubilder und -listen, die alle Untersuchungswerte eines Pat. enthalten und vom therapeutischen Hilfspersonal aufgezeichnet werden, dienen als Verstärker für diese Aktivierung, die sich über die gesamte Therapiezeit hinzieht. Dadurch kann der Pat. seinen Krankheitsverlauf und seine Gesundung Schritt für Schritt mitverfolgen.

2.3.2.4. Die Gruppentherapie. Das Hauptcharakteristikum des SCHMIDT'schen Konzeptes ist die spezifische Form seiner Gruppentherapie.

Die Erfahrung, daß 1. die einzel- und gruppenpsychoanalytische Behandlung als primäre und ausschließliche Behandlung von Alk. sich als wenig effektiv erwiesen hat (FEUERLEIN, 129, S.396; JANZ, 237, S.377; BRÄUTIGAM, 51,S.161; PANSE, 347,S.342f.) daß 2 von verhaltens- oder gesprächstherapeutischer Seite aus noch keine erprobten Gruppentherapiekonzepte bei Alk. bestehen, ließen SCHMIDT eine multidimensionale Therapie auf gruppendynamischer Basis erproben. Freilich kann in der kurzen Zeit von 6 Wochen eine stationäre Therapie nur eine "Initialtherapie" sein; doch durch die starke Betonung gruppendynamischer Prozesse in Alk.gruppen fand SCHMIDT das therapeutisch entscheidende Agens für sein Behandlungskonzept. Die Dynamik der Gruppen ermöglicht es, die massiven Abwehrmechanismen des Suchtkranken zu lockern, seine Isolation aufzulösen, seine Stimmungen aufzufangen und soziale Lernprozesse zu aktivieren, die für eine Umstrukturierung der Persönlichkeit wesentlich sind (vgl. auch FEUERLEIN, 123, S.925; MENTZEL, 321, S.91-97). Hinzu kam, daß SCHMIDT in gezieltem Wechsel und dem therapeutischen Prozeß angepaßt unterschiedliche gruppentherapeutische Verfahren und verschiedene Techniken anwandte. Ein Versuch, diese Vielschichtigkeit schematisch darzustellen, bietet Tab. 2, Schema S.40 Die Übergänge zwischen den verschiedenen Formen sind sowohl inhaltlich als auch zeitlich z.T. fließend.

2.3.2.4.1. Methodisch gesehen lassen sich 13 verschiedene Gruppenformationen in SCHMIDT's Konzept unterscheiden:
1. die Informationsgruppen, in denen es vor allem um die Vermittlung von Wissen geht. Themen hierbei sind z.B. "Formen des Alkoholismus" oder "Somatische Schäden des chronischen Alkohol-

ismus."
Technisch gesehen ist die Vorgehensweise vorwiegend didaktisch-informativ.

2. die Diskussionsgruppen. In ihnen werden die Inhalte aus den Informationsgruppen diskutiert und mit dem eigenen Erleben konfrontiert. Die Vorgehensweise ist eher psychagogisch-direktiv. Neben dem Ziel, die Informationen zu vertiefen, geht es außerdem um einen gruppendynamischen Aspekt: die Strukturierung bzw. Umstrukturierung der Informationsgruppe, damit ein "Gemeinschaftsgefühl" (ADLER) beim einzelnen und aus der Gruppe ein "reifendes Wir" (KÜNKEL) entstehen kann (vgl. DÄUMLING, 83 ,S.251).

3. Gruppen, die die Analyse von Trinkmotiven und der Persönlichkeitsstruktur zum Inhalt haben und durch eine analytisch-orientierte Vorgehensweise gekennzeichnet sind.

4. Gruppen, die sich selbst ein für ihre jeweilige Situation spezifisches Thema wählen und bearbeiten. Geht es in den Diskussionsgruppen neben der Vertiefung bestimmter Themen um den Strukturierungsprozeß der Gruppe, so lassen sich diese frei gewählten, themenzentrierten Gruppen am besten als "Entscheidungfindungsgruppen" charakterisieren. Gemeint ist, daß nach Information, Katharsis und Einsicht der Einzelne und die Gruppe mut- und hoffnungsvoll sich zu einem zufriedenen, nüchternen Leben entscheiden lernen.

5. Autogene Trainingsgruppen. Hier handelt es sich um konzentrative Selbstentspannungsübungen nach J.H.SCHULZ (445), die den Gruppenteilnehmern ein Instrument in die Hand geben, um auftretenden Spannungen aktiv begegnen zu können. Der Kürze der Zeit wegen beschränkt man sich dabei auf die Übungen der Unterstufe.

6. Gestufte Aktivhypnosegruppen. Die gestufte Aktivhypnose gehört nach LANGEN (280) wie das Autogene Training, an das sie sich eng anlehnt, zu den stützenden therapeutischen Verfahren. Sie versucht, "aktivierende und abkürzende Modifikationen an das Autogene Training heranzutragen, ohne aber den auf Selbst-

übung aufbauenden Charakter des Verfahrens zu ändern" (LANGEN, 280 ,S.113). Mit den Pat. zusammen werden in der Gruppe "Leitsätze" entwickelt, die eine Weiterführung der formelhaften Vorsatzbildungen des Autogenen Trainings darstellen. In diesen Leitsätzen wird versucht, "die Charaktereigenschaften anzusprechen, die der Pat. aus eigener Kraft nicht mobilisieren kann" (LANGEN,280, S.113). Beispiele bei SCHMIDT sind Sätze wie: "Ich bin ruhig und innerlich frei, frei von Alkohol".
oder: "Ich trinke keinen Alkohol
zu keiner Zeit
an keinem Ort
bei keiner Gelegenheit".

Die Vorgehensweise ist hierbei als suggestiv i.e.S. zu bezeichnen. Da die Hypnoseformeln von den Pat. in die Trainingsübungen übernommen werden, ist ein kontinuierlicher Übergang von der Hypnose zu einer aktiven autohypnoiden Therapie möglich (vgl. SCHMIDT, 432 ,S.62).

7. <u>Themenzentriert - arbeitende Gruppen.</u> Diese behandeln die Beziehungen zum Partner, zu Angehörigen, Kollegen und Vorgesetzten. Im Unterschied zur Gruppenform 4 ist hier das Thema als wichtiger Programmpunkt vorgegeben; ferner wird versucht, diese Einsichten und Erkenntnisse in einer weiteren Form, den

8. <u>Psycho- und Soziodramagruppen</u> affektiv zu verarbeiten. Im Nacherleben von Erlebnissen der Vergangenheit, in der Darstellung von zukünftigen Situationen und Szenen, im Spielen von Rollen und Konfliktsituationen erfolgt eine Handlungskatharsis, das "Ich" wird gefühlsmäßig flexibler und lernt, sich realitätsgerechter durchzusetzen.

9. Eine weitere wichtige Form von Gruppen stellen die <u>Begegnungs- oder Erfahrungsaustauschgruppen</u> mit ehemaligen Pat. dar. Die stationären Kranken lernen hierbei die verschiedenen Abstinenzgruppen wie Kreuzbund, Blaukreuz, Guttempler und vor allem die Anonymen Alkoholiker kennen, finden neue Kontakte und haben die Möglichkeit, Freundschaften über die Klinikzeit hinaus zu schließen. Sie erfahren in diesen Grüppen, die jeweils sonnabends stattfinden und bis zu 200 "Ehemalige", "Trockene" in

die Klinik führen, wie andere das gemeinsame Problem Alkohol sehen, die einen Schritt weiter sind und nicht mehr im "Schonraum Klinik" leben. Sie hören, wie diese Schicksalsgenossen "trocken" wurden, und wie sie versuchen,"nüchtern" zu werden. Sie sehen die gepflegte äußere Erscheinung der Freunde, erleben ihre rückhaltlosen Bekenntnisse und ihre ausgeglichene und gelassene Lebenseinstellung (vgl. MENTZEL, 320, S. 276-282; SCHMIDT, 425, S.1-6). Die Vorgehensweise dieser Gruppen ist gekennzeichnet durch psychagogisch-direktive, aber auch i.w.S. suggestive Momente. Thematisch spannen sie sich von der Frage: "Welchen Sinn sehe ich in meinem Leben?" bis zur Analyse der eigenen "Hemmungen", der "Angst" oder zu "Übungen zur Geduld."

10. Hier sind Gruppen zu nennen, die <u>verhaltenstherapeutisch</u> orientiert als Ziel die Anleitung zu Verhaltensmodifikationen haben. Nach der themenzentrierten Gruppenarbeit werden in Anlehnung an Desensibilisierung Übungen durchgeführt, bei denen es um den gezielten Abbau von Angst und Hemmungen in Situationen geht, in denen der Pat. früher Alkohol zu sich nahm.

11. Zum Gruppentherapiekonzept SCHMIDT's sind ferner auch <u>Patientengruppen</u> zu rechnen, die <u>ohne Leiter</u> und ohne vorgegebenes Thema zum Erfahrungsaustausch oder auch zur gemeinsamen Freizeitgestaltung zusammenkommen. Der besondere Wert dieser Gruppenform ist darin zu sehen, daß in der Freiwilligkeit sich ein selbständiges Problembewußtsein, verbunden mit Aktivität und sozialer Expansion anzeigt und damit ein weiterer Schritt zur Rehabilitation und Gesundung der Persönlichkeit erreicht wird.

12. Erwähnt werden muß noch <u>eine analytische Gruppe</u>, die wöchentlich für einige dafür geeignete Patienten und über einen mehrmonatigen Zeitraum (nach Klinikentlassung ambulant) durchgeführt wird.

13. Eine letzte Gruppe schließlich wird von einem Theologen geleitet und hat als Thema <u>Probleme der Sinnfülle des Lebens</u> und der religiösen Erfahrung.
Die Vorgehensweise hierbei ist weniger didaktisch-informativ

als vielmehr psychagogisch-meditativ.

Wie schon aus der Beschreibung der verschiedenen Gruppenformationen teilweise erkennbar, hängt die jeweilige Technik bzw. Vorgehensweise vom zu behandelnden Thema und dem erreichten Therapiestand beim Pat. bzw. bei der Gruppe ab. Schwerpunktsmäßig lassen sich bei fließenden Übergängen vier Hauptformen mit detaillierten Zielsetzungen unterscheiden:

1. eine mehr informativ-didaktische mit dem Ziel der Wissensvermittlung und Einsichtsförderung (s.Gruppe 1)

2. eine analytisch-aufdeckende Form mit dem Ziel der Einsichtsvermittlung und -vertiefung mittels Konfrontation, Klärung, Deutung und Durcharbeiten (vgl. GREENSON, 173 ,S.51)(s. Gruppe 3, 12, z.T. 7 und 8)

3. eine psychagogisch-direktive, deren Ziel die Verbesserung der sozialen Beziehungen und die Förderung der Persönlichkeitsreifung ist. (vgl. DÄUMLING, 83 ,S.263)(Gruppe 2, 4, 5, 9, 11, 13, z.T. 7 und 8)

4. schließlich eine eher suggestiv-direktive Form mit dem Hauptziel Ermutigung, "Ich-stärkung". (vgl. auch BRÄUTIGAM,51, S.48)(s.Gruppe 6, 9, z.T. 5)

Die psychagogisch-direktive Vorgehensweise stellt die Hauptform in der Gruppenarbeit dar. Nach DÄUMLING (83 ,S.263f.) impliziert die psychagogische Technik folgende Verlaufsform: Darstellung der eigenen psychischen Situation,

Lösung von Fixierungen und Hemmungen,

Sich-Einordnen in einen vorgegebenen Rahmen,

Erlebnis differenzierter Gemeinschaft und Gewinnung eines neuen Selbstverständnisses (ebd. S.263). "Direktiv" werden die Formen 3 und 4 genannt, weil der Therapeut "aktiv, anregend und Anweisungen gebend in das Gruppengeschehen eingreift" und "suggestiv bzw. als Verstärker wirkt" (BATTEGAY, zit. nach DÄUMLING, 83 ,S.260) (vgl. zu diesen vier Hauptformen FEUERLEIN, 129,S.396; bzgl.Vielfalt der Verfahren, WIESER,530,S.577)

2.3.2.4.2. Themen der Gruppenarbeit. Thematisch sind 4 Schwerpunkte in der Gruppenarbeit zu erkennen:

1. Die Entwicklung des chronischen Alkoholismus und seine Erscheinungsformen (nach JELLINEK)
2. Somatische Schäden im Verlauf des chronischen Alkoholismus
3. Persönlichkeitsstrukturanalyse, (u.a. Selbstbild, Motivation, Veränderung derselben, Abwehrmechanismen)
4. Fragen und Probleme des Heilungsverlaufs (u.a. Wege der Nachbehandlung, Regeln zum "Trockenbleiben".)(Vgl. SCHMIDT, 432, S.61)

2.3.2.4.3. Bezüglich des Therapieverlaufprozesses lassen sich zwar zeitweise Grobeinteilungen angeben wie z.B. Initial- oder Einleitungsphase, Durcharbeitungsphase, Beendigungsphase (vgl. FOX, 138 ,S.144 ff.), doch eine differenzierte Beobachtung zeigt, daß diese Phaseneinteilung das Geschehen nur unzureichend beschreibt, denn das soziale Lernen, die Aufnahme von neuen Kontakten, die Einübung der Abstinenz bedarf einer Vielzahl von Anläufen und Versuchen. Beispielsweise braucht der im Verlauf der Diagnostik seiner Gehemmtheit bewußt gewordene Pat. immer wieder die Erfahrung, wie seine Äußerungen rational und emotional von anderen Gruppenmitgliedern aufgenommen werden. Erst dieses feed-back im gruppendynamischen Prozeß, diese "Wiederspiegelung eigenen Verhaltens durch eine Gruppe" (DÄUMLING, 83 ,S.261) führt ihn einen Schritt weiter im Erproben neuer Verhaltensweisen; (vgl. auch BATTEGAY et al., 28, S.87f.)

Eine weitere Verstärkung erfährt dieser Prozeß durch den Wechsel in den Gruppenkonstellationen, Themen und Therapeuten.

SCHMIDT versucht, im Wissen um den "Rhythmus" des Therapie- und Gesundungsprozesses, eine stufenweise Annäherung an das Hauptziel: Verhaltensänderung durch Persönlichkeitsumstrukturierung mittels der Dynamik unterschiedlicher Therapiegruppen zu erreichen. "Rhythmus" meint - auf den Pat. bezogen -, daß der Pat. im Gesundungsprozeß z.B. hinsichtlich der Erkenntnisse lebensgeschichtlich bedeutsamer Zusammenhänge Fortschritte machen und doch wieder, zeitlich später, das Erkannte vergessen kann, um dann wieder zu einem späteren Zeitpunkt das schon früher Erkannte nunmehr klarer bewußt zur Verfügung zu haben. Diese Periodik bezieht sich sowohl auf kognitive wie motivationale Inhalte.

Hinzu kommt der Prozeß des Sich-Öffnens und Sich-Verschließens anderen Menschen (Mitpatienten, Therapeuten, Angehörigen) und Gruppen gegenüber, Versuche der Annäherung an andere bei gleichzeitigem inneren Widerstreben, "gute Vorsätze" und schnelle Aufschwünge bei mangelnder Ausdauer, Wechsel von Hoch- und Tiefstimmungen. (Vgl. BATTEGAY et al. 28, S.84.)

2.3.2.4.4. Zeitliche Einteilung und Gruppengröße

Pro Wochentag finden während der ganzen 6 Wochen 2-3 Gruppensitzungen von ca. 90 Minuten Länge statt. Programmgemäß entfallen ca. 20 Sitzungen auf die i.w.S. themenzentrierte Gruppenarbeit; ca. 12 auf die Diskussion der Themen; 6 auf das Erlernen der Unterstufe des Autogenen Trainings. Die restlichen Gruppenveranstaltungen nehmen kleinere Zeiteinheiten in Anspruch.

Die Anzahl der Gruppenmitglieder schwankt je nach Gruppenform in der analytischen von 6-8, in den Informationsgruppen von 20-25 Personen.

2.3.2.4.5. Die Rolle des Gruppentherapeuten

Die Vielfältigkeit der Themen und Gruppenformen, die das SCHMIDT'sche Konzept kennzeichnen, sowie die kurze stationäre Behandlungszeit fordern auch vom Gruppenleiter bzw. Gruppentherapeuten (- wir verwenden die Bezeichnung "Therapeut" für alle auf die Behandlung von Alk.-Kranken spezialisierten Fachleute, die Gruppen leiten, also: Arzt, Psychologe, Sozialarbeiter, Psychiater, leitende Schwestern -) neben dem fachlichen Wissen und Können auch ein hohes Maß an Umstellungsfähigkeit und Empathie. Je nach angewandtem Verfahren ist der Status des Gruppentherapeuten einmal mehr der eines "Lehrers" oder "Informators", ein anderes Mal eher der eines "Analytikers", "Psychagogen" und "Sozialpädagogen" oder auch der des Gruppenmitglieds mit wechselnden Rollen. Bei Behandlungsbeginn ist die Rolle des "Informators" stärker ausgeprägt, am Ende der Therapie mehr die des "Gruppenmitgliedes mit Spezialkenntnissen" (DÄUMLING, 82, S.122).

Dieser Wechsel der Gruppenleiteraufgaben je nach Therapieprozeßsituation, ferner die Tatsache, daß in der Regel ein Team von mehreren Therapeuten sich die Gruppenarbeit teilt, ist ein weiteres Kennzeichen des SCHMIDT'schen Behandlungskonzepts. Durch diesen Wechsel freilich, aber auch aufgrund der Kürze der Therapiezeit werden gruppenbedeutsame Prozesse auf der einen Seite fokussiert, andererseits - ein nicht unbedeutender Nachteil - möglicherweise nicht genügend bearbeitet und verdrängt.

2.3.3. Ergänzende therapeutische Maßnahmen

Neben den verschiedenen gruppentherapeutischen Verfahren stehen ergänzend und vertiefend fakultativ Methoden der Einzeltherapie. Diese reichen vom therapeutischen Einzelgespräch, Formen der stützenden Psychotherapie wie Suggestionstherapie, Persuasionsbehandlung, Einzelhypnose, gestufte Aktivhypnose (vgl. LANGEN, 278 , 279) bis zur Gesprächstherapie und Einzelpsychoanalyse. Da wir uns auf die besondere Form der Gruppentherapie im Jüdischen Krankenhaus beschränken wollen und diese genannten individuell verwendeten Therapieformen z.Z. der Untersuchung (April - Juli 1972) mit Ausnahme therapeutischer und analytisch fundierter Einzelgespräche nicht verwendet wurden, lassen wir sie wie auch die Darstellung der medikamentösen Therapie in unseren weiteren Ausführungen außer acht.

Hinzuweisen ist jedoch noch auf die Bedeutung der täglich "kleinen" (=zeitlich kürzeren) und einmal wöchentlichen "großen" Visite. Dabei werden - vor allem bei der letzteren - auf dem Hintergrund der Untersuchungsergebnisse und der Gruppeninformationen mit dem Pat. Problempunkte des individuellen Therapieprozesses besprochen (wie z.B. Krankheitseinsicht).

2.3.4. Vergleich des SCHMIDT'schen Konzepts mit anderen Behandlungsmodellen (differentia specifica)

Um die besonderen, unterscheidenden Kennzeichen des SCHMIDT'schen Konzeptes klarer herauszuarbeiten, stellten wir sie zunächst einigen von A.M.DÄUMLING (82 ,S.122) und von F.HEIGL für therapeutische Gruppen genannten Merkmalen gegenüber (vgl. Schema 1).

Schema 1: Gegenüberstellung von Therapiegruppen (und Trainingsgruppe nach Däumling)

(Tabelle 2) mit dem gruppentherapeutischen Konzept des Jüd. Krankenhauses Berlin

Therapie-Gruppe SCHMIDT	Therapie-Gruppe - HEIGL	Therapie-Gruppe DÄUMLING	Trainings-Gruppe DÄUMLING
1. Zeit / Abfolge			
stationär: 6 Wochen (ambulante Nachbehandlung u.U. jahrelang)	stat.: 8-12 Wochen ambul.: jahrelang	monatelang	1-3 Wochen permanent in "Klausur"
2. Frequenz			
3 - 4 Stunden täglich	1 - 2 Sitzungen wöchentlich	wöchentlich einzelne Stunden	wöchentlich einzelne Stunden
3. Teilnehmer / Klientel			
"freiwillige" Pat (Selektion) Gemeinsames Probl. Alkohol	Pat. mit schweren klin. Symptomen	Pat. leidend, gehemmt, verletzbar	Lernende nicht leidend, sehr versch. motiviert
4. Rahmen			
stationär: Gruppengemeinschaft gruppenexterne Kontakte System. Einbeziehen d. Angeh. (ambulant: ebenf. gruppenexterne Kontakte u. Einbez. d. Angeh.	stat.: enge Wohngem. ambulant: keine gruppenexterne Kontakte		
5. Ziele			
Hauptziele: Heilung d. Suchtabh., Persönlichkeitsumstrukturierung Soziale Wiedereingliederung Unterz.: Abstinenz, Solidarisierg.	Heilung; Einsicht in Gruppendynamik nebensächlich	Heilung Kontaktherstellung	Geschicklichkeit (skills) Verbesserung der Kooperation

6. Status und Funktion des Leiters			
Auf Alk.-Gruppentherapie spezialisiertes Fachteam. Je nach Thema und Situation wechselnde Funktionen (Informator, Psychagoge, Gruppenmitglied mit Spezialkenntnissen): aktiv-direktiv, klärend, konfrontierend, Verhaltensänderungen einübend	Therapeut in der Rolle des Beobachters u. Interpreten; Übertragung	Therapeut; kein Gruppenmitglied, da nicht Pat. Prestige automatisch	Trainer; kein Rangunterschied, aber Spezialkenntnisse. Prestige muß erworben werden
		beschützend, leitend, interpretierend	passiv, angstregulierend, fokussierend
7. Aufgabe			
u.a. Information, Diskussion, Lerngruppenbildung, Persönlichkeitsstrukturanalyse; Einüben neuer Verhaltensweisen		unbegrenzt, alte "patterns" abbauen	funktional begrenzt; neue "patterns" erlernen

Es fällt auf, daß SCHMIDT's Behandlungsmodell sich von den von DÄUMLING und HEIGL angeführten Charakteristika therapeutischer Gruppen bei grundsätzlicher Übereinstimmung durch eine stärkere Konzentration und Dynamik abhebt.

Erstere zeigt sich z.B. in der zeitlichen und frequentiellen Anordnung und auch in der spezifischen klinischen Behandlungsgruppe; letztere u.a. in den gestuften Aufgaben und Zielen der Gruppenarbeit und in dem dem jeweiligen Therapieprozeß entsprechendenVerhalten des Gruppenleiters bzw. -therapeuten. Zu diesem Wechsel (1.) des Gruppenleiters vom informierenden Fachspezialisten bei Behandlungsbeginn zum "Gruppenmitglied mit besonderen Kenntnissen" (DÄUMLING)kommt noch (2.) der Rollenwechsel des wenig integrierten und wenig aktiven, kranken Gruppenmitgliedes zum aktiv lernenden und (3.) der Wechsel der heterogenen lose verbundenen Gruppe insgesamt zur homogenen Solidaritätsgruppe.

Bei einer Gegenüberstellung der Therapiegruppe des Jüdischen Krankenhauses mit den Sensitivity-Trainingsgruppen DÄUMLING's (82 ,S.122) und HEIGL's (vgl.Schema 1; aus Platzgründen beschränkten wir uns auf die von DÄUMLING angeführten Merkmale) zeigt sich vor allem in der zeitlichen, frequentiellen und räumlichen Konzentration, z.T. auch in den Gruppenaufgaben und -zielen (Verhaltenstraining, Solidarisierung) sowie im Leiterverhalten eine Annäherung der SCHMIDT'schen Therapiegruppe an die Sensitivity-Trainingsgruppe.

Ein weiterer Vergleich, nämlich mit Merkmalen, die FENGLER (119 ,S.59-63) für Gruppenpsychotherapie (Gpsth.) und gruppendynamisches Laboratorium (Gdl.) zusammentrug, soll die Schwerpunkte des SCHMIDT'schen Konzeptes noch deutlicher erkennbar machen (Schema 2, Tab. 3, S. 43).

Bei dieser Gegenüberstellung fällt auf, daß global betrachtet im Merkmal 1 SCHMIDT's Konzept eher dem Gdl., im Merkmal 2 mehr der Gpsth. zuzuordnen ist. Beim Merkmal 2, Teilnehmer, ist freilich die Besonderheit des Suchtkrankenkollektivs zu berücksichtigen.
Im Merkmal 3, "Themen", zeigt sich, daß das Behandlungsmodell

Schema 2: Vergleich zwischen dem gruppentherapeutischen Konzept SCHMIDT's, der Gruppen-
(Tabelle 3) psychotherapie und Gruppendynamik

Gruppentherapie SCHMIDT	Gruppenpsychotherapie sensu FENGLER	Gruppendynamik sensu FENGLER
1. Organisatorische Gesichtspunkte zur Durchführung		
6 Wochen 3-4 Stunden täglich	Einzelne Sitzungen über langen Zeitraum verteilt	Viele Sitzungen in kurzem Abstand
Gruppengemeinschaft Gruppenexterne Kontakte Einbeziehung d. Angehörigen	Treffen meist ausschließlich zu den Sitzungen	Gemeinsames Leben während des Kursus
Allgemeinverbindliche feste Stationsordnung	Verpflichtung zur durchgängigen Teilnahme besteht nicht grundsätzlich	Verpflichtung zur durchgängigen Teilnahme
2. Teilnehmerkreis u. Kennzeichen der Teilnehmer		
Patienten mit akuten Intoxikationserscheinungen u. soziopsychosomatischen Störungen	Klienten	Gesunde Normale
	Persönlicher Leidensdruck	Institutioneller Leidensdruck
	Soziale Beschränkung oder Beeinträchtigung	Sozialkontakt im Rahmen des Durchschnitts
	Dysfunktion	Funktionsfähigkeit gegeben
	Gemeinsames Grundproblem aller Teilnehmer: Hilfe und Heilung	Kein gemeinsames Grundproblem
	Motivation: Heilung	Motivation: Lernen über sich und über Gruppen: gelegentl.: Ersatz für Psychotherapie
3. Themen		

3. Themen		
Information ü. Alk.-Krankheit u. ihre Auswirkungen. Erfahrungsaustausch u. Diskussion. Persönlichkeitsstrukturanalyse, (Trink-)Motivation, Abwehrmechanismen - Konfrontation mit sich selbst.	Phantasien, Träume, Assoziationen. Unbewußtes Material.	Subjektive Sicht der Realität. Bewußtes und vorbewußtes Material; unbewußtes Material in Ausnahmefällen oder zur bildhaften Darstellung der Interaktion
Primär: Analyse des gegenwärtigen Verhaltens u. Erlebens des Pat. u. Einübung neuer Verhaltensweisen. Sekundär: Einbeziehen ubw. Materials, sowie Analysen d. Ursachen, Ätiologie u. Biographie: "Tiefung".	Unbewußte Anteile der Motivation. Analyse der Ursachen des Verhaltens. Ätiologie, Biographie.	Bewußte und verbalisierbare Anteile der Motivation. Analyse der Art und Weise des Verhaltens in der Gegenwart.
Konfrontation mit der sozialen Umwelt, Gruppe. Starke Betonung d. Zukunft: Neue Lebensgestaltung. Regeln z. Trockenbleiben; Analyse zukünftiger Belastungen. Möglichkeiten der Nachbehandlg.	Volle Rollenanalyse. Totales Selbst, totale Bearbeitung. Leiden des Individuums und Möglichkeiten der Hilfe. Behebung von Schwierigkeiten.	Segmentierte Rollenanalyse. Teil der Person, Begrenzung auf Teilaspekte. Effektivität des normalen Verhaltens. Reflexion von Schwierigkeiten.
Thema "Gruppe" als notwendiges Therapeutikum für stationären und ambulanten Gesundungsprozeß betont.	Thema Gruppe am Rande, außer unter therapeutischen Gesichtspunkten.	Struktur und Prozeß der Gruppe als zentrales Thema.

4. Verhalten des Leiters		
aktiv-direktiv; autoritativ, appellativ (Einsicht, Selbstbeziehung), suggestiv, kooperativ; informierend, konfrontierend, korrigierend, motivierend, fokussierend, regulierend, integrierend; feedback gebend;	Deutliche Kontrolle.	Kein explizites Kontrollsyst.
	Leitung von fern.	Leitung aus der Nähe.
	Konstanter Abstand zur Gruppe.	Verringerung des Abstandes zur Gruppe.
	Große Bedeutung und Einfluß des Leiters.	Verringerung von Bedeutung und Einfluß des Leiters.
praktische Übungen u. Entspannungsverfahren durchführend.	Schutzfunktion	Schutzfunktion nur in geringem Umfang.
Wechselndes Verhalten je nach Thema u. Situation (Psychagoge, Gruppenmitglied mit Spezialkenntnissen)(ferner : Wechsel des Therapeuten.)	Erleichterungsfunktion.	Keine Erleichterungsfunktion.
	Übertragung.	Kooperation.
	Übertragung aufrechterhaltend.	Übertragung, sofern vorhanden, abbauen.
Frustration nicht vermieden, sondern bewußt als Übungsfeld einbezogen.	Vermeidung von Frustration.	Reflexion der Frustration.
	Macht der Therapie.	Macht der Gruppe.
Wechsel zwischen "Bedeutung von Information, Diskussion, Übungen und Bedeutung der Gruppe"	Interpretation.	Feedback.
	Verhaltenskorrektur durch Analyse.	Verhaltensänderung durch Anregung zum Experimentieren.
	Lockerung alter Verhaltensstrukturen vorrangig.	Experimentieren mit neuen Verhaltensformen vorrangig.
5. Verhalten der Teilnehmer		

5. Verhalten der Teilnehmer		
Anfangs reserviert bis feindselig abweisend, allmählich auftauend. Anfänglich starke Abhängigk. vom Leiter. Die ihm bzw. seinen Informationen gewidmete Aufmerksamkeit weicht in den Diskussionen einer mehr auf einzelne Gruppenmitglieder gerichteten Einstellung. Beginn der Selbstdarstellungsversuche (zeitl. Therapiemitte: "bekennen", "sich frei sprechen"). Entspannungstraining (AT). Dann wieder Verstärkung der Abhängigkeit vom Leiter(Gruppenhypnose). Insgesamt stark wechselnde Einstellung zum Therapeuten. Aufmerksamkeit für die Gruppenmitglieder unter therap. Gesichtspunkt. Eigene Heilung o.Gesundung i.Vordergrund, doch zugleich wachsende Orientierung an der Gruppe als"Therapeutikum der Zukunft". Bild von sich und den anderen Gruppenmitgliedern: Suchtkranke,hilfsbedürftig.	Abhängigkeit vom Leiter groß. Grad der ihm gewidmeten Aufmerksamkeit groß. Druck gegen die Führerrolle gering. Spannung wird vermindert. Volle Akzeptierung. Aufmerksamkeit gegenüber anderen Teilnehmern richtet sich auf therapeutische Aspekte (Heilung des anderen - eigene Heilung). Bild von sich und den anderen Gruppenmitgliedern: Klient, hilfsbedürftig.	Abhängigkeit vom Leiter gering Grad der ihm gewidmeten Aufmerksamkeit gering. Druck gegen die Führerrolle groß. Spannung bleibt relativ hoch. Partielle Akzeptierung. Aufmerksamkeit richtet sich auf die gesamte Gruppe, Beraten und Beratenwerden als ein Aspekt. Bild von sich und den anderen Gruppenmitgliedern: Nicht-Klient, lernbedürftig.

6. Ziele		
<u>Abstinenz</u>; <u>Heilung</u> psychosomatische Störungen.	Symptomerleichterung.	Behebung psychologischer Beeinträchtigung.
<u>Aktivierung</u> des Einzelnen (Selbstbeobachtung, -kontrolle).	Intensive Hilfe	Steigerung der Funktionsfähigkeit.
<u>Persönlichkeitsumstrukturierung</u> (Aufdecken von Gehemmtheiten; Einsichtsgewinnung in eigenes und fremdes Rollenverhalten; Erweiterung des Spannungsbogens) Einüben neuer Verhaltensweisen (Freizeitgestaltung). Regeln für das Trockenbleiben. "Zufriedene Nüchternheit". Herstellung und Vertiefung von <u>Gruppenkontakten</u>. Aktivierung und <u>Solidarisierung</u> der Gruppe. <u>Bildung</u> eines"reifenden Wir"(KÜNKEL in DÄUMLING 82 ,S.123).	Therapeutische Beeinflussung. Persönlichkeitsreife. Größere Akzeptierung der eigenen Person. Behebung von Leidensdruck, Angst und Anspannung.	Lernen über sich und Gruppen. Ausbildung, berufliche Fortbildung, personal growth. Besseres Verstehen der eigenen Person. Reflexion der eigenen Ängste und Befürchtungen.

des Jüdischen Krankenhauses von einer anfänglichen intensiven themenzentrierten Informations- und Diskussionsphase aus immer weitere Bereiche des Verhaltens und Erlebens der alk.-kranken Persönlichkeit einbezieht und auch zur Analyse unbewußter Motive, Konflikte und Hemmungsmechanismen kommt. Dieser Verlauf läßt bei Therapiebeginn eine größere Nähe unseres dargestellten Konzeptes zum Gdl., später dann zur Gpsth. erkennen, doch durch die breite und intensive Information und die gezielte Einübung neuer Verhaltensweisen erweist es seine Spezifität.

Der Wechsel in den Themen und Unterzielen der Gruppentherapie SCHMIDT's bedingt auch ein wechselndes Verhalten der Gruppenleiter und Teilnehmer bzw. Pat. Bedeutsam hierbei ist, daß die "Verringerung des Abstandes zur Gruppe," "Kooperation", "feedback" und andere Merkmale der Gdl. auch für das SCHMIDT'sche Konzept zutreffen; ferner, daß die für den psychoanalytischen Prozeß entscheidende Übertragung bei SCHMIDT (- nicht zuletzt durch das Therapeutenteam -) wesentlich reduziert ist, daß jedoch trotz dieser Verwandtschaft mit dem Gdl. das aktiv-direktive und stark engagierte, "mitreißende" Verhalten des Gruppenleiters das SCHMIDT'sche Modell gegenüber Gpsth. u. Gdl. in besonderer Weise kennzeichnet.

Im Merkmal 5, "Verhalten der Teilnehmer", zeigt sich ebenfalls ein je nach Thema und Situation verschieden starker Wechsel im Verlauf der Therapie. Insgesamt läßt sich in diesem Merkmal eine größere Nähe der SCHMIDT'schen Gruppentherapie zu den Kennzeichen der Gpsth. sensu FENGLER feststellen. Bezeichnend für SCHMIDT's Gruppe ist jedoch einmal der thematisch bedingte wiederholte Wechsel von Strukturierung und Nicht-Strukturierung der Gruppe verbunden mit einer wachsenden Selbstsicherheit der Teilnehmer, zum anderen die die soziale Isolation lösende (und damit verhaltensändernde) Erfahrung: "Nicht ich allein, auch die anderen"(BRÄUTIGAM,50,S.2698). Das Wissen um die Zugehörigkeit z einer Gruppe, die ihn akzeptiert, ermöglicht neue emotionale Lernprozesse und läßt die Erlebnis- und Wahrnehmungsfähigkeit der Pat. wachsen und sich verfeinern.

Auch im Merkmal 6, Ziele, finden wir eine große Ähnlichkeit zwischen dem SCHMIDT'schen Konzept und FENGLER's Gpsth.-merkmalen. Besonders charakteristisch für das erstere ist die klare und eindeutige Definition der Unterziele, nämlich: die auf Abstinenz und Behebung psychosomatischer Störungen (Schwitzen, Zittern u.a.) aufbauende Aktivierung des Einzelnen, das systematische Einüben neuer Verhaltensweisen, Solidarisierung und Vertiefung von Gruppenkontakten!

Deutlicher erkennbar als in der vorangegangenen Gegenüberstellung (Schema 1) gibt uns der Vergleich mit Merkmalen der Gpsth. und des Gdl. nach FENGLER (Schema 2) Hinweise auf wesentliche Eigenarten des SCHMIDT'schen Behandlungsmodells. In den Merkmalen, die das "Verhalten des Leiters" (4), der "Teilnehmer" (5) und die "Ziele" (6) betreffen, stellen wir im Therapieverlauf eine Akzentverschiebung von einer anfänglich psychotherapeutisch orientierten zu einer mehr gruppendynamisch ausgerichteten Gruppe fest; im Merkmal "Themen" (3) den umgekehrten Vorgang. In der SCHMIDT'schen Gruppe steht bei Therapiebeginn nicht die Analyse ubw. Materials, der Motive und Ursachen, sondern mehr das Konzept der Gdl.: Begrenzung auf Teilaspekte, feed-back, Einüben aufmerksamer Beobachtung, genauen Zuhörens u.a. (vgl. DÄUMLING 83 ,S.261).

<u>Zusammenfassend</u> können wir festhalten: die von SCHMIDT für die Behandlung von Alk.-Kranken entwickelte 6-Wochentherapie enthält sowohl wesentliche Merkmale der Gruppendynamik als auch der Gruppenpsychotherapie.

Inbezug auf 1. die Klientel: Alk.-Kranke,
2. den Gruppenleiter: auf Alk.-Krankentherapie spezialisierte Fachkräfte,
3. das vordringliche Ziel: Heilung der Suchtabhängigkeit nebst ihren Folgen

erweist sich SCHMIDT's Konzept als eine eigene Form von Gruppenpsychotherapie; inbezug auf die zeitliche, frequentielle und räumliche Anordnung sowie durch das starke Engagement des Gruppenleiters zeigt sich eine Verwandtschaft zur Gruppendynamik.

Merkmale sowohl der Gdl. als auch der Gpsth. finden wir bzgl. der "Gruppenthemen" im "Leiterverhalten" und hinsichtlich mancher Unterziele.

Da das Spezifische des SCHMIDT'schen Therapie-Konzeptes

1. in der Betonung der Gruppenarbeit und in den intensiven Gruppenprozessen liegt (gezielte Veränderung der Informations- zur Diskussions-, Konfrontations- und Lern- und Trainingsgruppe),

schien uns eine Kennzeichnung dieser Therapie als "gruppendynamische" geeignet, um sie von anderen Gruppentherapieformen abzuheben.

2. Da sie ferner keine Symptombehandlung anzielt, sondern eine Umstrukturierung der gesamten Persönlichkeit, und das Insgesamt der verschiedenen therapeutischen Einflußnahmen und Techniken diesem Ziel dienen, schien es uns weiterhin treffend, diese Form der Therapie als Konvergenztherapie zu kennzeichnen.

Im weiteren Verlauf der Arbeit möchten wir diese spezifische Form der Alkoholkrankentherapie des Jüdischen Krankenhauses Berlin als gruppendynamische Konvergenztherapie (gdKth) bezeichnen.

Da dieses gruppendynamische konvergente therapeutische Modell, obwohl seit ca. 7 Jahren erprobt, hinsichtlich seiner Effektivität empirisch noch nicht untersucht wurde, vor allem aber wegen des Mangels an wirksamen Suchttherapiekonzepten, schien es uns von großem Interesse, in einer breit angelegten psychologischen Studie einige Schwerpunkte dieses Modells zu untersuchen und vorzustellen. Infolge der Komplexität der klinischen Behandlung, die eine getrennte Erfassung aller therapeutisch-wirksamen Faktoren unmöglich macht, beschränken wir uns auf die Untersuchung einiger für die Therapie von Suchtkranken entscheidenden Problemkreise, nämlich: Aktivität, Stimmung, Soziales Verhalten, Freizeit, Psychovegetative Labilität. Um den Prozeß der Persönlichkeitsveränderung besser feststellen zu können, entschieden wir uns für eine Mehr-Punkt-Erhebung.

Unsere Grundannahmen lauteten:

1. Alkoholkranke sind sozio-psycho-somatisch-gestörte Persönlichkeiten.

2. Eine Therapie, die diese vielseitigen Störungen beseitigen will, muß multidimensional vorgehen.
3. Die gruppendynamische Konvergenztherapie des Jüdischen Krankenhauses Berlin hat als Ziel die Umstrukturierung der alkoholkranken Persönlichkeit.
4. Bei einer Längsschnittstudie (bzw. Mehr-Punkt-Erhebung), bei der zu Beginn der Therapie, am Ende derselben und 6 Monate später die Pat. untersucht werden, müßten sich, wenn die Therapie effektiv war und die für Längsschnitte typischen Fehlerfaktoren unberücksichtigt bleiben können (wie z.B. Wiederholungseffekt, Regression zum Mittelwert u.a.), signifikante Veränderungen der Persönlichkeitsstruktur zeigen.
5. Diese Veränderungen müßten an Persönlichkeitsfaktoren sichtbar werden, die als Indikatoren der sozio-psychosomatischen Störungen gelten können.
6. Indikatoren sozialer Störungen schienen uns zu sein:
   a) geringe Aktivität
   b) geringe Extraversion
   c) reduziertes Freizeitverhalten
   (jeweils verglichen mit Kontrollgruppen von Nicht-Alkoholkranken).
7. Indikatoren für psychische Störungen: das Ausmaß der Depression und der gedrückten Stimmung.
8. Indikatoren für psychosomatische Störungen: das Ausmaß der psychovegetativen Labilität, Nervosität und - mit Einschränkung - des Neurotizismus.

3. Untersuchungsplan zur gruppendynamischen Konvergenztherapie

3.1. Methodische Vorbemerkungen

In den Vorüberlegungen zu unserem Thema: "Gruppendynamische Konvergenztherapie bei Alk.-Kranken" stellten sich durch den Gesichtspunkt der Veränderung von Persönlichkeitsmerkmalen bei Suchtkranken folgende Probleme:

1. Persönlichkeitsveränderung in der Persönlichkeits- und Klinischen Psychologie
2. Therapieziele in der Alk.-Therapie
3. Erfolgs- und Prozeß- (bzw. Verlaufs-) forschung
4. Methoden zur Erfassung psychologischer Änderungen
5. Zum Problem der Veränderungsmessung
6. Fehlerquellen
7. Stichprobenprobleme

3.1.1. Wie PONGRATZ (366) in seinem "Lehrbuch der Klinischen Psychologie" betont, bildet die Persönlichkeitspsychologie ein grundlegendes Teilgebiet der Klinischen Psychologie (S.37).
Als Probleme, die in diesem Zusammenhang die Klinische Psychologie besonders nahe berühren, nennt er
- "das Problem der Kompatibilität der Einzigartigkeit der Persönlichkeit mit statistischen und typologischen Verallgemeinerungen": - die Anerkennung der unvergleichbaren Individualität und das Eingehen auf sie scheinen fundamentale Heilfaktoren zu sein (vgl. 366, S.41).
- ferner das Problem der Unterscheidung von zentralen und peripheren Persönlichkeitsmerkmalen. PONGRATZ meint:"daß zentrale Merkmale einer gestörten Persönlichkeit wie Selbstgefühl (bzw. Minderwertigkeitsgefühl), Kontaktfähigkeit, Werthaltung diagnostisch und therapeutisch größere Bedeutsamkeit besitzen können als ein symptomatisches Verhalten, das in dieser Terminologie als peripher zu beschreiben wäre. Hypothese bei dieser Aussage ist: Je zentraler eine Eigenschaft, desto mehr Erlebens- und Verhaltensweisen motivieren sie,desto weitreichender ist dann

der Therapieerfolg (vgl. 366, S.41f.).
- schließlich das Problem der Änderungsstabilität von Persönlichkeitszügen. Hier geht es in der Klinischen Psychologie um Fragen wie: ist ein Persönlichkeitsmerkmal stabil und modifikationsresistent? welche Merkmale sind von dieser Art?, sind diese Merkmale erlernt oder angeboren? (vgl. 366, S.42) THOMAE (488), der sich ausführlich mit dem Problem der Konstanz und Variabilität von Eigenschaften auseinandersetzte, stellt fest, daß Anpassungsformen (wie z.B. Introversion - Extraversion), Antriebe (Aktivität, Vitalität), Begabung, Gefühlsansprechbarkeit, Widerstandsfähigkeit, Selbstsicherheit, Steuerung, Stimmung relativ konstante Persönlichkeitsmerkmale darstellen (488, S.286ff.; S.326ff.; ferner PONGRATZ, 366, S.42).
Den Begriff der Persönlichkeitsveränderung bzw. des Strukturwandels der Persönlichkeit möchte THOMAE nur auf Tatbestände angewandt wissen, die folg. Bedingungen genügen:
1. es muß sich dabei um Änderungen an einem relativ konstanten Gefüge von Eigenschaften, Verlaufsgestalten, Motivationskomplexen u. dgl. handeln,
2. es muß sich um Änderungen handeln, deren Ergebnis selbst eine gewisse Dauer aufweist,
3. es müssen Änderungen nicht nur an Partialeigenschaften oder an Partialreaktionen festzustellen sein, sondern solche, die einen mehr oder minder weiten Bereich des Gefüges affizieren." (THOMAE, 487, S.65)

Nach THOMAE ist somit der Begriff des Strukturwandels als "eine nicht nur temporäre und nicht nur partielle Änderung bestimmter Konstanten des Gesamtverhaltens des Individuums" zu definieren (487, S.65; 488, S.328). Der Begriff umfaßt sowohl endogen bedingte (= gleichbedeutend mit der Entwicklung der Persönlichkeit von der Geburt bis zum Tod) als auch exogen bzw. reaktiv hervorgerufene Persönlichkeitsveränderungen.

Im Mittelpunkt unserer Arbeit steht vor allem das Problem des exogen bedingten Strukturwandels, d.h. die Frage der Änderung von Konstanten des Gesamtverhaltens durch Therapie und damit verbundenen Erlebnissen und Prägungen. Keine Berücksichtigung finden hierbei die von THOMAE erwähnten graduellen, meist unmerklichen Änderungen und Übergänge, wie sie als Versachlichung, Vertiefung, Verflachung, Distanzierung, Zentrierung, Sensibilisierung, Abstumpfung usf. in jedem menschlichen Leben in Erscheinung treten (THOMAE, 487, S.65; ferner THOMAE, 500, S.404f.).

Zwei weitere Fragen, die sich in diesem Zusammenhang stellen, beziehen sich einmal auf die Variationsbreite des Strukturwandels der Persönlichkeit, zum andern auf die Grundrichtungen des Strukturwandels.

1. Während die Charakterologie (bzw. Persönlichkeitspsychologie vgl. THOMAE, 487, S.75) sich bemüht, die Variationsbreite der Wandlungen der Persönlichkeit nachzuzeichnen, wie sie als "inneres Sichweiten oder Zusammenziehen, als Vertiefung oder Verflachung, als Hingabe, Flucht, Enttäuschung, vertiefte Hoffnung, als Verödung oder Verengung des Horizontes in Erscheinung treten" (THOMAE, 487, S.76), geht es in der Klinischen Psychologie primär um Störungen des psychischen Lebens, die es zu diagnostizieren, zu therapieren und zu verhüten gilt (vgl. PONGRATZ, 366, S.47). Psychische Störung setzt allerdings eine Norm voraus, von der das gestörte Verhalten abweicht, mag diese interpersonell, interinstitutionell, interkulturell noch so verschieden sein (ebd., S.47).

2. Die Frage nach der Grundrichtung des Strukturwandels
Den Standpunkt der Normalpsychologie kennzeichnet THOMAE wie folgt: "die Linie der möglichen und notwendigen Wandlungen der Persönlichkeit erstreckt sich nicht zwischen den Punkten Ruhe - Unruhe - Wiederherstellung der Ruhe oder Einheit - Uneinheitlichkeit - Wiederherstellung der Einheit, sondern in den mannigfachsten Richtungen, je nach Ausgangsthema und der Fülle der Erfahrungen, die auf das Individuum einwirkten." Persönlichkeit hat für ihn eine "echte Geschichte", deren "Signalgehalt in gleicher Weise die Auffassung und Verarbeitung der begegnenden Erfahrungen lenkt, die Antworten inbezug auf diese Erfahrungen bestimmt und zugleich mit dieser Beantwortung sich verändert" (487, S.77; ferner HEISS, 204, S.970). Als Grundrichtung der Persönlichkeitswandlung wird so "die Progression ins

noch nicht Erfahrene, Ungewisse, also die propulsive Bewegung deutlich." (ebd.)

Auf dieses Verständnis der Persönlichkeitsveränderung der Normalpsychologie hinzuweisen, schien uns insofern wichtig, als dadurch das Eingebettetsein auch von krankheits- und therapiebedingten Persönlichkeitsveränderungen in die allgemeine Psychologie deutlich gemacht, zum andern <u>das Problem der Therapieziele</u> erhellt wird.

3.1.2. Therapieziele in der Alk.-Therapie

Nach PONGRATZ (366) ist ein Ziel der Klinischen Psychologie die Behebung der sozialbedingten und sozialrelevanten psychischen Störungen bzw. die Wiederanpassung an die Norm. Zu bemerken ist hierbei freilich, daß je nach angewandter Psychotherapie sich das dieser Therapie zugrundeliegende Persönlichkeitsmodell oder "Richtbild vom Menschen" expliziert oder implizit auf das Therapieziel auswirkt (366, S.40). Beispielsweise - so PONGRATZ - steckt hinter der Bestimmung der Neurose als fehlangepaßtes Verhalten als Behandlungsziel die Anpassung; hinter der Beschreibung der Neurose als Gehemmtheit von originären Antrieben als Therapieziel die Beseitigung dieser Gehemmtheit; "wird als gesund beurteilt, wer sich selbst verwirklicht, dann ist die Therapie ein Prozeß der Selbstfindung und Selbstverwirklichung" (PONGRATZ, 366, S.40; vgl. ferner ROGERS: zur größeren Angepaßtheit durch Therapie in THOMAE, 500, S.329). Verstehen wir die Alk.-Krankheit als eine sozio-psycho-somatische Erkrankung, dann ergibt sich als Therapieziel die Beseitigung dieser sozio-psycho-somatischen Störung, m.a.W. die Wieder-Anpassung des kranken Individuums an die Norm (vgl. THOMAE, 500, S.328f.). Nun wird gerade in der Alk.-Therapie nicht von der Reduzierung einzelner Symptome als Therapieziel gesprochen, sondern meist von Persönlichkeitsveränderung, -reifung, -umwandlung oder -umstrukturierung (FEUERLEIN, 128, S.19); GLATT, 162, S.56; RIETH, 384, S.97; SCHMIDT, 424, S.53; ferner RIEMENSCHNEIDER 382: "Veränderung des Persönlichkeitsbildes"S.16-18.

Wenn wir jedoch genauer fragen, was darunter zu verstehen ist, dann finden wir zwar Begriffe wie "Heilung" oder Stabilisierung oder Ichstärkung, die alle eine Veränderung der Persönlichkeit z.B. gegenüber dem Behandlungsbeginn andeuten, doch sie erweisen sich zugleich insgesamt als zu global und zu schwer operational erfaßbar.

Wenn wir beispielsweise bei der Alk.-Krankheit das Erreichen einer partiellen oder der totalen Abstinenz oder die Besserung oder Beseitigung von bestimmten psychosomatischen Symptomen als Heilung betrachten, dann stellt sich zugleich die Frage: welcher Zeitraum ist z.B. notwendig (Katamnesen von Wochen, Monaten, Jahren, wieviele Jahre?), um mit Sicherheit sagen zu können: Jetzt ist diese Persönlichkeit wieder "heil", "gesund", "voll funktionsfähig", "sozial-unauffällig" bzw. "voll sozial wiederangepaßt" oder "rehabilitiert"?

Eine partielle Abstinenz - bezogen z.B. auf die Trinkmenge, -zeit, Einnahmeart - kommt als Therapieziel oder Besserungskriterium bei Gamma-Alkoholikern nicht in Betracht, da das "Trinken nach einem bestimmten System" ein spezifisches System der Krankheit darstellt.

Totale Abstinenz als Therapieziel wird "in allen veröffentlichten Studien über den Therapieerfolg bei Alk. als essentielles Erfolgskriterium betrachtet" (ANTONS, 9, S.31; SCHMIDT, 429, S. 524) ; so ist beispielsweise nach RIETH, 384, totale Abstinenz "eine unabdingbare Voraussetzung zur Heilung" (S.89); ebenso nennt FEUERLEIN, 128 "Abstinenz als Mindestkriterium des Behandlungserfolges" (S.17) (vgl. ferner BRÄUTIGAM, 51: "vollständige Abstinenz ist das unmittelbare Ziel der ärztlichen Einwirkungen (S.160); KIELHOLZ, 253: "Ziel jeder Alkoholikerbehandlung ist die Totalabstinenz" (S.457); ferner MARG u. BUSCHE, 308, S.425; WIESER, 530, S.576).

Doch"Trockenbleiben" bzw. Nicht-(Trink-) Aktivität allein scheint kein hinreichendes Kriterium für den Erfolg einer Therapie zu sein! (vgl. ANTONS, 9, S.31; FEUERLEIN, 129, S.334). Ungelöst bleibt z.B. das Problem der Suchtverlagerung (bzw. des Symptomwandels), statt Alkohol Tabletten (vgl. PANSE, 347,

S.171ff.), vor allem aber die Frage nach der Modifikation der u.U. in die frühe Kindheit zurückreichenden störenden Einstellungen und Verhaltensweisen, den "dynamisch-genetischen Determinanten der süchtigen Persönlichkeitsstruktur" (DÄUMLING, 78, S.80; GOERTZ, 167; MARCKWORT, 307; ferner HEISS, 204, S.970; SCHWIDDER, 447, S.7-24; HAU, 191, S.13ff.).

Nach MÜLLER (zit. in ANTONS, 9, S.31) kann dann, wenn "nur durch eine lebenslängliche Totalabstinenz eine weitere Gefährdung ausgeschlossen werden kann" nicht von "Heilung" gesprochen werden. Er schlägt für solche Fälle, "wenn die Totalabstinenz während mindestens 2 Jahren gehalten wurde" den Ausdruck "Stabilisierung" vor.

Auch nach Meinung der WHO und nach psychoanalytisch orientierten Autoren wie BLUM, (42 kann nur der als "geheilt" bezeichnet werden, der "völlig frei von der Sucht ist, derart, daß eventuell auch mäßiger Alkoholgenuß wieder möglich ist" (MÜLLER, a.a.O., S.31; vgl. auch JACOBSEN, ebd.). Heilung hierbei als restitutio ad integrum oder Wiederherstellung des vorsüchtigen Zustandes verstanden, genauer als Wiedertrinkenkönnen ohne Kontrollverlust, ist jedoch nach leidvoller Erfahrung unzähliger Alkoholiker und nach einhelliger Meinung der Fachleute bei Gamma-Alkoholikern nicht mehr möglich (vgl. FEUERLEIN, 128; GLATT, 161; KJØLSTADT, 259; KRYSPIN-EXNER, 269; MENTZEL, 320; RIETH, 384; SCHMIDT, 424; SCHRAPPE, 442; WIESER, 533, u.a.)

<u>"Heilung"</u> als Behandlungsziel erscheint als zu ungenau und operational mit unseren Methoden nicht erfaßbar.
<u>"Abstinenz"</u> ist zwar eindeutig umschreibbar, doch läßt dieser Begriff ebenso wie Symptombesserung oder -beseitigung die Frage nach der Beeinflussung oder Behebung der Grundkrankheit unbeantwortet. Auch ist daran zu denken, daß psychische, soziale und somatische Störungen eine unterschiedliche Relevanz zum Heilungsgeschehen haben; ferner, daß Symptomwandel (vgl. THOMAE, 500, S.329), Scheinheilung und "Heilung mit Hilfe von Prothesen" (CREMERIUS, 75, S.29f.) eine Therapieerfolgsmessung problematisch erscheinen lassen.
<u>"Stabilisierung"</u> schließlich ist ebenfalls nur eine sehr

globale Beschreibung einer Verhaltensänderung bzw. -verfestigung, die sich sowohl auf das weite Feld sozial-angepaßter Verhaltensweisen bezieht (vgl. MARG u. BUSCHE, 308, S.424: soziale Besserung) als auch i.S. von TAUSCH (484, S.204) als eine größere Kongruenz von Selbstbild und Wunschbild verstanden werden kann.

Die häufig im Zusammenhang einer therapeutischen Behandlung genannte Ich-Stärkung (vgl. BASTINE, 20, S.532) gehört ebenfalls zu den schwer erfaßbaren Therapiezielen. Ich-Stärke meint in der auf FREUD basierenden Psychotherapie zunächst intakte Ichfunktionen. Dazu gehören "der intrapsychische Ausgleich zwischen Es und Über-Ich, die Fähigkeit, die äußere Realität adäquat und logisch zu erfassen und von inneren Vorgängen zu trennen, die Anpassungsmöglichkeit an äußere Erfordernisse der Realität, die Fähigkeit, befriedigende und feste starke Objektbeziehungen zu haben, gekonnte Triebsteuerung, Frustrationstoleranz, stabile Abwehrfunktionen, Intaktheit von Wahrnehmung, Auffassung, Denken, Sprache und schöpferische Möglichkeiten." (BECK, 31, S.11; vgl. ferner die Übersicht bei GOERTZ, 167, S.70-78). Nach MARBERG (zit. in GOERTZ, 167, S.73) ist Ich-Stärke nur auf dem Wege des Aufbaus von Sicherheit (Urvertrauen) und schrittweiser Einübung in Verzichtleistungen" zu erwerben.

Auch hierbei stellt sich die Frage, inwieweit die durch eine Therapie gewonnene Sicherheit, das Ertragen von Spannungen, die Kontrolle von Triebimpulsen oder die erreichte kognitive Realitätsprüfung die Persönlichkeitsumstrukturierung repräsentiert und operational erfaßbar ist (vgl. bzgl. der Ich-Veränderungen, vor allem der Strukturverschiebungen, POHLEN, 360, S.93f.).

Zur Operationalisierung von "Erfolgskriterien" (- wir verwenden diesen neutralen Ausdruck anstatt des klinisch-medizinischen Begriffs der "Heilung" oder "Besserung" -) schlägt BASTINE (20) vor, Therapieverläufe nach den auftretenden Symptomen in einzelne Stadien "einzuteilen und für diese unterschiedliche Erfolgskriterien zu bestimmen" (S.533). Dieses aber stößt ebenfalls auf Schwierigkeiten. Bei einer Aufstellung von Therapie-Unterzielen wie: "Abbau süchtiger Fehlhaltungen" (FEUERLEIN, 129, S.393), oder "Erlernen sozial-angepaßter Verhaltensweisen" oder "Vermittlung von Werthaltungen" (ANTONS, 9, S.32; RIETH, 384, S.96) stellen sich unmittelbar als weitere Fragen: was ist unter "besserer Anpassung" zu verstehen? welches ist die Bezugsgruppe, an der dieses Verhalten gemessen wird? und: ist dieser Vergleich für den Erfolg oder Nichterfolg der Therapie ausschlaggebend? (BASTINE: normative Erfolgsmessung). CREMERIUS (75) meint: "Da es im Gebiet des Seelischen keine Normen gibt - das, was lange Zeit als solche erschien, hat sich als Wertvorstellung bestimmter Gruppen ergeben und kann im besten Fall im Sinne einer Konvention Verbindlichkeit erlangen" - fehle dieser Art des Vorgehens, nämlich Behandlungsergebnisse an der Norm zu vergleichen und die Änderung als Besserung darzustellen "die wissenschaftliche Objektivität" (S.90) (vgl. dagegen PONGRATZ, 366, S.51). Das mag zweifellos für Psychisches qua Psychisches zutreffen, doch nicht bei einer Komplexerkrankung wie der des chronischen Alkoholismus.

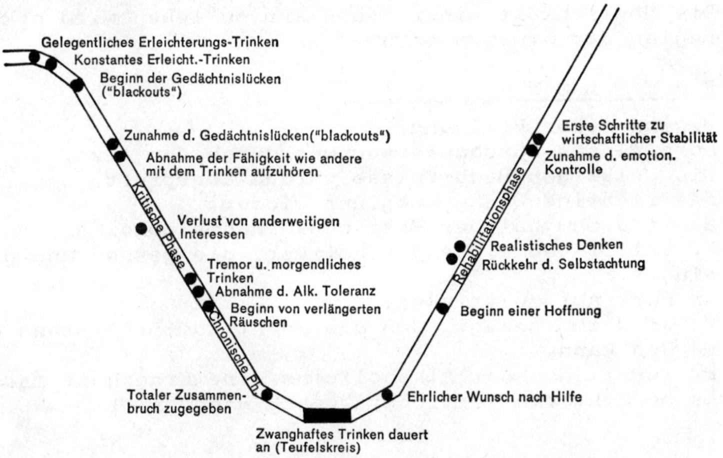

Abb. 1. Verlaufskurve der Alkoholsucht und ihrer Überwindung nach GLATT.
(in FEUERLEIN, 129, S.395)

Tabelle 1: G E S U N D U N G S P R O Z E S S (nach GLATT)

R E A D A P T I O N S Z E I T

34. Ein klarer und sinnvoller Weg zu leben eröffnet sich. Er reicht über die früheren Möglichkeiten hinaus.
33. Gruppentherapie und gegenseitige Hilfe gehen weiter.
32. Er erlangt die Fähigkeit, sich und andere zu akzeptieren.
31. Ausflüchte werden als solche erkannt.
30. Er hat durch die Nüchternheit seine Zufriedenheit gewonnen.
29. Er beachtet sein äußeres Auftreten.
28. Der Arbeitgeber vertraut ihm.
27. Die ersten Schritte für eine wirtschaftliche Stabilität werden unternommen.
26. Die Fähigkeit der emotionellen Kontrolle nimmt zu.
25. Es kommt zu einem richtigen Verhältnis zu echten Werten.
24. Er sieht Tatsachen mutig ins Gesicht.
23. Ideale entstehen neu.
22. Ein neuer Kreis beständiger Freundschaften bildet sich aus.
21. Neue Interessen werden wach.
20. Die Bemühungen werden durch die Familie und die Freunde anerkannt.

L A B I L I T Ä T S Z E I T

19. Einstellung auf die Bedürfnisse der Familie.
18. Natürliche Entspannung und Schlaf.
17. Der Wunsch auszuweichen verschwindet.
16. Realistisches Denken.
15. Die Selbstachtung kehrt zurück.
14. Eine regelmäßige Ernährung wird eingehalten.
13. Die Angst vor der unbekannten Zukunft nimmt ab.
12. Die Möglichkeit einer neuen Art zu leben wird erkannt.
11. Beginn der Gruppentherapie.

A U F H E L L U N G S Z E I T

10. Beginn neuer Hoffnung.
9. Körperliche Durchuntersuchung durch den Arzt.
8. Die geistigen Bedürfnisse werden überprüft.
7. Das richtige Denken beginnt wieder.
6. Es wird ihm bei der Bestandsaufnahme geholfen.
5. Er trifft ehemalige Alkoholiker, die gesund und glücklich sind.
4. Er hört auf zu trinken.
3. Es wird ihm gesagt, daß die Sucht zum Stillstand gebracht werden kann.
2. Er lernt, daß der Alkoholismus eine Krankheit ist.
1. Es besteht ein ehrlicher Wunsch nach Hilfe.

Aufgrund langjähriger Beobachtungen werden von GLATT in einer den JELLINEK'schen Phasen beim Gamma-Alk. ähnlichen Gliederung drei Zeiträume des Gesundungsprozesses unterschieden:
1. die Aufhellungszeit, 2. die Labilitätszeit, 3. die Readaptionszeit (Tab. 1). Die Beobachtungen beziehen sich auf Mikroeinheiten des sozialen, psychischen und körperlichen Verhaltens und können in ihrem Insgesamt als Indikatoren der Gesundung bzw. Rehabilitation gelten. Das normative Bild: er arbeitet wieder, oder: er findet Kontakt, scheint u.E. besser als zu sagen: er ist geheilt. GLATT verzichtet sowohl auf eine Vollständigkeit der Aufzählung wie auch auf eine psychologisch-exakte Definition der einzelnen Verhaltensmerkmale und beschränkt sich analog zu JELLINEK auf 34 Items, die dem Alk.-Kranken als Orientierungspunkte bei seinem Gesundungsprozeß dienen und als Nachweis einer sich umwandelnden und bestimmte Einstellungen ändernden Persönlichkeit. (Für den Therapeuten gilt der Tiefpunkt der Kurve als prognostisch günstiger Zeitpunkt für den Behandlungsbeginn.)(vgl.auch KRYSPIN-EXNER,270, S.92)

Zusammenfassend können wir festhalten: Komplexe Beeinflussungsarten wie Psychotherapien haben immer mehrdimensionale Auswirkungen auf Pat. (vgl. BASTINE, 20, S.533). Objektive Kriterien, um die Effektivität einer Therapie festzustellen, wie z.B. Abstinenz oder globale Begriffe, wie Persönlichkeitsstrukturierung erweisen sich generell als nicht ausreichend für die Beschreibung des Therapieerfolges oder als operational kaum faßbar. Deshalb beschränkten wir uns darauf, spezifische Persönlichkeitsbereiche und verschiedene operational definierbare Verhaltens- und Erlebnismerkmale zu untersuchen; wohl wissend, daß damit nur Teilaspekte erfaßt werden können. Eine weitere Einschränkung besteht darin, daß eine objektive Messung der meisten Persönlichkeitsbereiche nicht möglich ist. Deshalb mußten wir auf Tests, Fragebogen und Ratings zurückgreifen, die wiederum ihren je eigenen Gültigkeitsbereich haben und auf einem unterschiedlichen theoretischen Hintergrund entwickelt worden sind.

Es ist verständlich, daß daraus Diskrepanzen in den Testergebnissen auftreten können oder diesbezügliche Hypothesen nur scheinbar widerlegt werden.

3.1.3. Probleme der Erfolgs- und Prozeß- bzw. Verlaufsforschung

Nach traditioneller Auffassung läßt sich in der Therapiekontrolle eine Prozeß- (bzw. Verlaufs-) und eine Erfolgsforschung unterscheiden (BASTINE, 20, S.526ff.; PONGRATZ, 366, S.404f.; vgl. ferner die Kritik KIESLER's an dieser Einteilung in PONGRATZ S.404).

Erstere bezieht sich auf die mehrfache Untersuchung von "Variablen innerhalb der therapeutischen Behandlung": das Verhalten von Pat. und Therapeut, ihre Interaktionen und Verhaltensänderungen und wird als Mehr-Punkt-Erhebung bezeichnet; letztere "konzentriert sich auf Veränderungen der Pat. bzw. Klienten und erfaßt Variablen außerhalb der therapeutischen Kontakte". Als Zwei-Punkt-Erhebung (o. pre-post-design) bezeichnet man hierbei Untersuchungen, die vor Beginn und nach Beendigung der Therapie durchgeführt werden. Führt man mehrere Testerhebungen nach einzelnen Sitzungen durch, um die generalisierenden Auswirkungen der Therapie differenziert zu erfassen, so werden auch diese Mehr-Punkt-Erhebungen genannt. (PONGRATZ, 366,S.404)

Freilich können "Veränderungen der Pat. innerhalb der Therapie zur Voraussetzung oder Bedingung für Veränderungen außerhalb der therapeutischen Situation werden" (BASTINE, 20, S.526), sodaß eine scharfe Abgrenzung zwischen Erfolgs- und Prozeßforschung nicht möglich ist. Hinsichtlich der üblichen Zwei-Punkt-Erfolgsmessung ist kritisch zu bemerken, daß sie - da sie nur Ausgangs- und Endposition des Pat. ermitteln - keinerlei Aufschluß z.B. über das Ausmaß der Positionseffekte (= überhöhte oder übermäßig geringe Erwartungen des Pat. bei Behandlungsbeginn bzw. -ende) geben und auch nichts über den Verlauf ("Spitzen", "Abbrüche", "Wellenform" u.a.) der Besserung oder Veränderung aussagen. PONGRATZ (366) bemerkt hierzu, daß die Messung eines bestimmten Merkmals vor und nach der Therapie und der Vergleich beider Werte (z.B. mit Hilfe eines t-Tests für Paardifferenzen) bei einem signifikanten t-Wert nichts darüber aussagt, auf welches Faktum die nachgewiesene Änderung zurückzuführen ist, auf gleichzeitige Ereignisse, Faktoren der Reifung oder auch den zweimaligen Messungsvorgang.

Als Abhilfe der Mängel in der Erfolgsforschung schlägt BASTINE die "gleichzeitige Kontrolle von Prozeß-Merkmalen der Pat. und der Therapeuten" vor, während für die Prozeßforschung "die Registrierung des Behandlungserfolges notwendig ist, um Aussagen über die Relevanz der beobachteten Prozeßmerkmale" machen zu können (ebd. S.527f.; ferner PONGRATZ, 366, S.404).

Die Client-centered-Therapie nach ROGERS hat bisher die intensivsten Versuche unternommen, die Therapiesituation experimentell zu überprüfen. Dabei geht es ihr in erster Linie um Prozeßforschung. Hauptdimensionen bilden die Dimensionen Klient, Psychotherapeut (- "das wichtigste Forschungsthema der CCT", PONGRATZ -) und Zeit. Die auf Tonband- und Videogerät festgehaltenen therapeutischen Gespräche werden hinsichtlich formaler und inhaltlicher Kriterien ausgewertet. Anhand von 7-10-stufigen Skalen wird versucht, die einzelnen Merkmale des Therapeuten- und Klientenverhaltens objektiv zu messen (vgl. BASTINE, 20, S.529; TAUSCH,R. u.a., 485, S.312; KULICK, 276, S.28).

In Abhebung von der CCT ergeben sich bei der Verhaltenstherapie hinsichtlich einer Therapiekontrolle weitaus weniger Probleme. Der experimentelle Ansatz, die Beschränkung auf die Modifikation isolierter Verhaltenseinheiten, die Operationalisierung aller Variablen lassen die quantitativ erfaßbare Zu- oder Abnahme eines Symptoms gleichzeitig zum Erfolgs- bzw. Mißerfolgskriterium werden (vgl. KULICK, 276, S.29).

Wesentlich schwieriger erweist sich dagegen die Prozeßforschung in der analytischen Psychotherapie. Sowohl hinsichtlich der spezifischen Interaktion (u.a. Übertragungs- und Gegenübertragungsphänomene) zwischen Therapeut und Pat. als auch inbezug auf das globale Therapieziel: Herstellung der für die Ichfunktionen günstigsten psychologischen Bedingungen (FREUD, S. zit. in SCHRAML, 438, S.364) ergibt sich keine Möglichkeit der

Objektivierung der relevanten Variablen. Untersuchungen zur Therapieeffektivität finden sich lediglich in der Erfolgsforschung, und zwar vor allem als Zwei-Punkt- und Drei-Punkt-Erhebung, einschließlich Katamnese. In einigen neueren, interessanten Ansätzen finden sich auch Versuche, die Verlaufsformen bzw. Umstrukturierung spezifischer klinischer Gruppen zu erfassen (DÜHRSSEN, 96; ENKE, 104; POHLEN, 360;361).

3.1.4. Methoden zur Erfassung psychologischer Änderungen von Patienten bzw. Klienten

Wie TAUSCH (484, S.190) betont, sind vor allem "diagnostische Prozeduren" notwendig, die die relevanten Äußerungen bei Klienten bzw. Pat. möglichst objektiv und zuverlässig erfassen. TAUSCH meint, daß die Psychotherapieforschung hier in gewisser Weise vom Stand der Diagnostischen Psychologie, den dort vorhandenen Tests abhängig ist, die angemessene Zuverlässigkeit und Validität erst teilweise aufweisen (S.190).

In Anlehnung an BASTINE (20, S.528ff.; ferner TAUSCH, 484,S.191 f.; KULICK, 276, S.30) unterscheiden wir global 7 Erfassungsmethoden von Therapiekriterien in der Psychotherapie.

1. Objektive Ereignisse. Darunter fallen z.B. Fehlzeiten am Arbeitsplatz, Dauer der stationären Behandlung, Häufigkeit des Aufsuchens von Ärzten, getrunkene Alk.-menge u.a.m. Diese"sog. äußeren Kriterien" (TAUSCH, 484) erlauben eine eindeutige und objektive Kategorisierung, beispielsweise durch physikalische Messungen. Nachteilig ist allerdings, daß sie "nur indirekt Aufschluß über die psychologischen Änderungen bei den Klienten geben" (TAUSCH, S.191).

2. Verhaltensbeobachtungen. Hier werden "kürzere Verhaltenseinheiten in standardisierten Situationen von mehreren unabhängigen Beobachtern registriert, "z.B. in Form des durch Tonbandaufnahmen konservierten sprachlichen Verhaltens" (BASTINE, 20, S.529).

3. Physiologische Verfahren. Diese sind im allgemeinen kostspielig und aufwendig und auch noch wenig entwickelt.Sie haben

jedoch den "eminenten Vorteil, eine kontinuierliche fortlaufende Registrierung zu ermöglichen" (Beispiel: Kreislaufmessung)(KULICK, 276, S.30; ferner FAHRENBERG, 115, S.510).

4. sog. "Objektive Testverfahren" wie z.B. Wahrnehmungsprüfungen, psychometrische Tests u.a. (vgl. FAHRENBERG, 115, S.488 - 532). Diese in der Psychotherapie bisher wenig verwandten Verfahren haben den Vorteil, daß sie in ihrem Testprinzip dem Pat. weitgehend undurchschaubar sind und eine objektive Registrierung und Auswertung ermöglichen (FAHRENBERG, 115, S.488; TAUSCH, 484, S.191). Nach TAUSCH erscheint es allerdings fraglich, "ob mit diesen Verfahren, die durch Psychotherapie eintretenden relevanten Änderungen adäquat erfaßt werden" (S.191).

5. Subjektive Testverfahren (Persönlichkeitsfragebogen)(vgl. MITTENECKER, 329, S.461-487). Diese erfordern inhaltlich - wie z.B. im MPI oder MMPI - Stellungnahmen des Pat. zu verbalen Aussagen. Vorteile dieser Verfahren sind ihre umfangreiche Erprobung und die Kenntnis ihrer Testgütekriterien. Dadurch stehen für nahezu alle klinischen Gruppen bereits Vergleichsdaten zur Verfügung. Nachteilig ist ihre für den Pat. "wissentliche Durchführung und die Möglichkeit absichtlich unangemessener Beantwortung" (TAUSCH, 484, S.191; MITTENECKER, 329, S.479).

6. Schätzverfahren. Neben den subjektiven Tests haben die Selbst- und Fremdeinschätzungen auf Grund ihrer meist einfachen Skalenkonstruktion und vielfachen Anwendungsmöglichkeiten" die größte Verbreitung gefunden (Beispiel: Stimmungs- und Befindensskalen). Nach Meinung BASTINE's können Schätzverfahren "für komplexe oder differenzierte psychologische Merkmale, für lange oder kurze Zeiträume (z.B. als Erfolgs- oder Prozeßvariable) oder für verschiedene Beurteiler (z.B. Pat. Therapeut, oder unabhängige Person) erstellt werden" (20, S.531; vgl. ferner TAUSCH, 484, S.193: Beispiel f. einen Selbsteinschätzungsbogen).

7. Schließlich sind noch projektive Tests wie TAT, Rorschach, FPT zu nennen. Als Nachteile dieser Verfahren erwähnt TAUSCH

(484) die deutlich begrenzte Objektivität der Auswertung und die große Bandbreite, "die die Interpretation von Meßwertveränderungen erschwert"(KULICK, 276, S.30). Als Urteile führt TAUSCH die gegen eine evtl. Verfälschung seitens der Klienten weitgehend geschützte Durchführung an (a.a.O., S.192). Methodische Probleme ergeben sich nach BASTINE vor allem bzgl. der Auswahl der zu beurteilenden Verhaltensausschnitte. Die Verhaltensstichproben müssen seiner Meinung nach "objektiv abgegrenzt, reliabel und repräsentativ für den Therapieverlauf sein" (20, S.531)

3.1.5. Probleme der Verhaltensmessung

Ein wichtiges Problem ergab sich weiterhin durch unsere Absicht Veränderungen zu messen. Damit war gleichzeitig die Wahl getroffen, nicht eine Quer-, sondern eine Längsschnittstudie bzw. Mehr-Punkt-Erhebung zu machen. (vgl.hierzu THOMAE,501,S.101-103

Das einfachste Vorgehen, um Veränderungen festzustellen, ist die zweimalige Erhebung an den gleichen Pat., vor und nach der Therapie, und die Berechnung des Veränderungsgrades, d.h. der mittleren Veränderung (vgl. BASTINE, 20, S.534).

Bei Mehr-Punkt-Erhebungen geschieht die Datenanalyse nicht durch den statistischen Vergleich zwischen den beobachteten und den erwarteten Differenzen (wie bei der Zwei-Punkt-Erhebung), sondern durch Zeitreihenanalyse (vgl. KULICK, 276). Allerdings sind bei der Veränderungsmessung durch Differenzen einmal "die statistische Abhängigkeit der Differenz von ihrem Ausgangs- und ihrem Endwert, zum andern die Unreliabilität von Differenzen aus reliablen Meßwerten" zu berücksichtigen (vgl. BASTINE, 20, S.535).

Gemeint ist mit ersterem Problem die Tatsache, daß Pat. mit hohen Ausgangswerten allein auf Grund der statistischen Abhängigkeit der Differenzen höhere Veränderungsbeträge aufweisen als Pat. mit niedrigen Anfangswerten. Eine Interpretation, die annähme, daß Pat. mit hohem Ausgangs-Status durch die Therapie erfolgreicher behandelt werden könnten, wäre somit falsch (vgl.

POHLEN, 360, S.92). Als Lösung dieses "statistischen Artefakts" schlägt BASTINE "Partialkorrelationen" vor (a.a.O., S.535).

Das Problem der Unreliabilität von Differenzen ist dadurch bedingt, "daß die gegenwärtige Persönlichkeitstheorie und die verfügbaren Testverfahren die Erfassung konstanter Persönlichkeitscharakteristika anstreben" und damit für die Feststellung von Veränderungen weitgehend ungeeignet sind (vgl. BASTINE, 20, S.536). Die statistische Gesetzmäßigkeit beruht darauf, daß Differenzwerte, die aus den Testscores der psychodiagnostischen Verfahren gewonnen werden, nur dann reliabel sein können, wenn entweder Vor- und Nachtestmerkmal wenig stabil sind oder beide nicht miteinander korrelieren" (vgl. BASTINE, ebd.).

3.1.6. Fehlerquellen

Einige der wichtigsten Fehlerquellen in der Veränderungsmessung wollen wir - ohne auf ihre innere Abhängigkeit voneinander näher einzugehen - kurz beschreiben, da ihre ungenügende Kontrolle die Interpretation von Untersuchungsergebnissen erheblich in Frage stellt (vgl. CAMPBELL u. STANLEY, zit. in BASTINE, 20, S.541ff.).

1. Regression zum Mittelwert

Dieses Phänomen (vgl. KULICK, 276, S.48) bezieht sich auf die Tatsache, daß Pat. mit hohen Ausgangswerten "bei einer Wiederholung der Messung auf Grund der mangelnden Reliabilität des Verfahrens weniger extreme Meßwerte erhalten" (BASTINE, 20, S.542). Da allerdings den Therapie-Pat. ihre extreme Merkmalsausprägung nicht nur durch objektive Testverfahren, sondern auch auf Grund subjektiver Einschätzungen, Reaktionen der Umwelt, Arbeitsunfähigkeit u.a. belegt wird, sind statistische Regressionen wenig wahrscheinlich.

2. Übungs- und Gewöhnungseffekt

(vgl. BASTINE, a.a.O., S.542: "Testungseffekte") Diese bei Mehr-Punkt-Erhebungen und Zeitreihen auftretenden ungewollten Einflüsse auf Grund zunehmender Übung lassen sich durch Paralleltests, objektive Tests und personelle Trennung der diagnostischen Untersuchung von der Therapie weitgehend vermindern (vgl. KULICK, 276, S.47; KUHN zit. in KULICK, ebd.).

3. Motivationseinflüsse

THOMAE weist diesbezüglich auf Situationen hin, "bei denen die Motivationslage beim 'Testen' nicht sonderlich günstig ist", in denen jedoch "eine relativ periphere Erledigung des Problems als solche konstant über den äußeren Situationswechsel erhalten bleibt". - In solchen Fällen könne dann eine intraindividuelle Konstanz des Reagierens vorgetäuscht werden, welche für andere Situationen nicht repräsentativ ist (THOMAE, 500, S.418). Mit Recht betont der Autor, daß die intraindividuelle Variabilität des Verhaltens auch in biografischen Mikroeinheiten - wie dies eine Testsituation darstellt - nicht unbeträchtlich ist (ebd.; ferner VOGEL; 510, S.161ff.)

Wie bedeutsam der Faktor der emotionalen Beteiligung gerade bei Forschungsstudien in realen Therapiesituationen ist, betont BASTINE (vgl. ferner TAUSCH, 484, S.190). Er meint, daß Therapeut und Pat. - anders als "Versuchspersonen" in den meisten Bereichen der Psychologie - "elementar an dem Verlauf und dem Ausgang einer Therapie beteiligt" sind und daher die methodische Forderung nach Unvoreingenommenheit der Pat. nur selten zu verwirklichen ist (BASTINE, 20, S.523-525). Dies gilt insbesondere in der Suchttherapie, wo das starke Interesse von Therapeut und Pat. am positiven Verlauf und erfolgreichen Ausgang der Behandlung eine wesentliche Komponente des therapeutischen Konzeptes darstellt (GLATT,161, S.74)

4. Unterschiedliche Ausgangswerte

KULICK (276) versteht darunter "das Niveau individueller Meßwerte in einer Zeitreihe, um das die Meßwerte eines Individuums oder, gemittelt über alle Vpn.,die Meßwerte der Gruppe schwanken" (276, S.48). Pat., die hohe Ausgangswerte zeigen, "erhalten allein auf Grund der statistischen Abhängigkeit der Differenzen höhere Veränderungsbeträge als Pat. mit niedrigen Ausgangsscores (BASTINE, 20, S.535). Hinzu kommt, daß die Verringerung z.B. der neurotischen Beschwerden insgesamt eine andere Situation schafft, die nicht mehr mit der Ausgangssituation vergleichbar ist. Es besteht somit die Gefahr einer verkehrten Interpretation, daß nämlich "Pat. mit hohem Ausgangsstatus durch die Therapie erfolgreicher behandelt" worden wären (BASTINE ebd.; ferner THOMAE, 500, S.408).

5. Spontane Remission

Der kritische Hinweis EYSENCK's, wonach in der Neurosentherapie bei ca. 70% Pat. ohne irgendwelche Therapie nach mehr oder minder langen Zeiträumen infolge natürlicher Umstrukturierung mit einer Remission zu rechnen ist, ist zwar überlegenswert, doch in dieser Größenordnung wohl weder für neurotisch Erkrankte und noch weniger für chronische Suchtkranke zutreffend (vgl. hierzu auch TAUSCH, 484, S.190; TAUSCH, R. u. ROEDLER, 485, S.319; ferner THOMAE, 500, S.407f.).

CREMERIUS (75) weist darauf hin, daß bei seiner 8 - 10 Jahre nach Therapieabschluß erfolgten Katamnese EYSENCK's These nicht bestätigt wurde, sondern die Untersuchten "noch oder wieder an derselben oder an anderen neurotischen Erkrankungen litten" (S.88). WIESER (530) nennt auf Grund seiner Untersuchungen eine Zahl von 20 - 25 %, die als temporäre und Spontan-Remissionen von den jeweils berichteten Erfolgsquoten abzuziehen seien (S. 570; ferner ANTONS, 9, S.32; vgl. LANGEN, 280, S.83f.). BASTINE betont in diesem Zusammenhang, daß ein UL einen erheblichen Fehler begehen würde, wenn er in der Behandlungsgruppe Pat. zusammenfaßte, die unterschiedlich schnell "reifen", und bei denen ein besonders hoher Grad an "spontanen Remissionen" zu erwarten ist (20, S.543).

6. Die normale Verhaltensfluktuation

Wir verstehen darunter die Tatsache, daß gerade psychologische Messungen an verschiedenen Terminen nicht völlig vergleichbar sind, "da jede Situation als Erfahrung das Verhalten in weiteren ähnlichen Situationen mitbestimmt." KULICK meint, daß "durch die Veränderung der Reizsituation im Laufe einer Zeitreihe (z.B. durch fortschreitende Übung") die Vpn. u.U. von

Termin zu Termin unterschiedliche Fähigkeiten" einsetzen, sodaß zum Zeitpunkt X etwas anderes gemessen wird als zum Zeitpunkt Y (KULICK, 276, S.46). Nach THOMAE (500) läßt sich dieses Problem nur lösen, indem man nicht ständig versucht, diese intraindividuelle Variabilität als Folge methodischer Fehler anzusehen, sondern "an die Stelle dieses Konstanzpostulats .... jenes der 'normalen Fluktuation' setzt". Diese versteht der Autor nicht als willkürliche oder zufällige, sondern als zusammenhängend mit der sinnvollen Auseinandersetzung mit der jeweiligen Situation, d.h. mit der Variabilität der Ausgliederung konkreter aktueller Thematisierungen im subjektiven Lebensraum (THOMAE, 500, S.418; vgl. ferner PONGRATZ, 366, S.404,"Faktoren der Reifung").

7. Antworttendenzen

Gemeint ist damit zunächst, daß die Befragungssituation für die Pat. eine spezifische Bedeutsamkeit hat. Im Pat. ist einmal der Wunsch vorhanden, nach Abschluß der Therapie Erfolg zu sehen und von anderen wichtigen Bezugspersonen darin bestätigt zu werden, zum anderen jedoch empfindet er auch Dankbarkeit oder Anhänglichkeit gegenüber dem Therapeuten und möchte dessen Tüchtigkeit u.U. honorieren. Ferner ist an die Wirksamkeit des Faktors der Sozialen Desirabilität zu denken, d.h. an die allgemeine Reaktionseinstellung (response set) von Pbn., sich sozial positiv bewertete, erwünschte Eigenschaften zuzuschreiben (DREVER-FRÖHLICH, 95) und damit Ergebnisse vor allem von Fragebogenuntersuchungen zu verfälschen (vgl. MITTENECKER, 329, S.481f.). Nach CROWNE und MARLOWE (zit. in THOMAE, 500, S.418) ist die Reaktion von Pbn. auf Tests und Fragebogen "als Reaktion jeweils spezifischer Bedürfnisse, jeweils spezifischer Erwartungen und der subjektiven Bedeutsamkeit der Situation" anzusehen. Da vor allem die beiden letztgenannten Faktoren leicht Veränderungen unterworfen sind, "kann sich in jeder Untersuchung eine andere Struktur des Verhaltens entwickeln" (THOMAE, ebd.).

8. Gleichzeitig auftretende Ereignisse

Darunter sind äußere Vorgänge zu verstehen wie Jahreszeit,

Witterung, Politik, Sportereignisse und individuelle Erlebnisse beruflicher, familiärer und persönlicher Art, die während einer Behandlung auftreten und die Therapie beeinflussen können. Bei Pat. fällt auch die Medikation hierunter. BASTINE (20) schlägt als Lösung dieses Problems das Führen von Begleitfragebögen vor, in denen extreme und häufige Umweltveränderungen festgestellt werden können (vgl. S.541; PONGRATZ, 366, S.404).

3.1.7. Stichprobenprobleme

3.1.7.1. Nach CREMERIUS (75, S.90f.) ist die z.Z. meistangewandte Form der Leistungsprüfung psychotherapeutischer Verfahren die des statistischen Vergleichs einer Behandlungsgruppe mit einer Kontrollgruppe. Letztere ist "notwendig zum Nachweis, 1. daß die eingetretenen Änderungen nicht als Effekte wiederholter Testung anzusehen sind, 2. daß evtl. Änderungen bei Pat. als Effekte der Therapie anzusehen sind, da sie bei Pbn. ohne Therapie nicht in entsprechender Weise eintreten" (TAUSCH, 484, S.189). Voraussetzung des statistischen Vergleichs ist die Homogenität beider Gruppen. Diese zu erreichen, ist jedoch ein nahezu unlösbares Problem jeder Therapieerfolgsmessung.

Schwierigkeiten bei der Behandlungsgruppe sind vor allem durch die Unterschiedlichkeit in der Krankheitssymptomatik und Persönlichkeitsstruktur der Suchtkranken gegeben, dann durch die Form der Mehr-Punkt-Erhebung und die Anzahl der verwendeten Verfahren (zeitlicher und organisatorischer Aufwand), schließlich auch durch die klinische Situation wie: Änderung der Pat.-zusammensetzung (Alter, Geschlecht, Rückfällige), Drop-outs, Ausfälle im Therapeutenteam (Urlaub, Krankheit u.a.). Da diese Schwierigkeiten bei klinischen Gruppen immer auftreten und bis jetzt noch nicht befriedigend gelöst werden können, entschieden wir uns, auf den Anspruch der Repräsentativität unserer Stichprobe für ein größeres Alk.gesamt (Deutsche, bzw. Berliner Alk.) zu verzichten und uns auf ein Sample zu beschränken, das für das Jahresgesamt 1972 der im JKH behandelten Pat. repräsentativ ist.

Pragmatisch gingen wir dabei so vor, daß wir alle Neuaufnahmen in einem genügend großen Zeitraum in unsere UG aufnahmen. Damit schien eine Stichprobengröße gegeben, die hinsichtlich wesentlicher Merkmale dem Anspruch der Repräsentativität für die Pat.-Population des JKH 1972 Genüge tat. Die sich dadurch ergebende geschlechts- und altersspezifische Aufgliederung schien uns besonders wichtig für die Feststellung gruppenspezifischer Auswirkungen der Therapie und der Vergleichbarkeit mit den Ergebnissen anderer Untersuchungen.

3.1.7.2. Ähnliche Probleme wie für die Experimental- bzw. Behandlungsgruppe stellten sich auch für die Kontrollgruppe (vgl. DÜHRSSEN, 97, S.386; ferner LANGEN, 280, S.83-86). Nach BASTINE (20, S.549) haben sowohl Eigen- wie auch Fremd-Kontrollgruppen Vor- und Nachteile:

In Therapieuntersuchungen mit Eigen-Kontrollgruppen, in denen die Veränderungen von Pat. während der Behandlung verglichen werden mit ihren Verhaltensänderungen zu einer adäquaten Zeit vor Beginn der Therapie, ergeben sich zwar Vorteile durch die Ökonomie des Verfahrens und die Verminderung des Meßfehlers - infolge der Untersuchung identischer Personen -, doch nicht weniger gewichtig sind die verschiedenen Nachteile: Einmal entstehen Schwierigkeiten "durch die notwendigen Testwiederholungen, dann durch die fehlende Kontrolle über gleichzeitig auftretende Ereignisse, ferner durch die mangelnde Vergleichbarkeit von Therapie- und Wartezeit und schließlich durch Effekte des Wartens auf Therapie" (vgl. BASTINE, 20, S.548).

In Therapieuntersuchungen mit Fremd-Kontrollgruppen sind die Schwierigkeiten noch größer. Dies trifft vor allem beim Vergleich mit Nicht-Alk. zu, wo das Problem mangelnder Parallelisierbarkeit am stärksten ins Gewicht fällt. Außer der Therapie sind beispielsweise weitere "unvergleichbare" Faktoren die Alk.-abhängigkeit, der stationäre Aufenthalt, die medikamentöse Behandlung, die Einbettung der Untersuchung in den festen klinischen Ablauf; ferner, als mehr innere Faktoren, die divergierenden Behandlungsmotive und Abweichung von der Normalität.

Diese Schwierigkeiten treten sowohl bei Quer-, als auch bei

Längsschnittuntersuchungen bzw. Mehr- Punkt- Erhebungen auf. Sie machen besonders in letztem Fall eine Vergleichbarkeit von KG und UG nahezu unmöglich, da die vorausgesetzte Zuordnung beider Gruppen in möglichst vielen Merkmalskombinationen mit jedem weiteren Untersuchungstermin weniger gewährleistet ist.

Problematisch ist die Aufstellung einer Fremd-Kontrollgruppe, wenn die o.g. Merkmale (z.B. die Alkoholabhängigkeit) auch bei der KG gegeben sind, m.a.W. stationäre mit nicht-stationären Pat. verglichen werden. BASTINE (20, S.550) unterscheidet in der Psychotherapie drei Verfahren von Fremd-Kontrollgruppen:

1. Fremd-Kontrollgruppen, die vor ihrer Behandlung eine Wartezeit durchlaufen und dabei als Kontrolle für andere, in Behandlung befindliche Pat. dienen.

2. Vergleich verschieden behandelter Gruppen

3. nachträgliche Aufteilung einer therapeutisch-behandelten Stichprobe nach verschiedenen Prozeßvariablen.

ad 1. Schwierigkeiten bereiten <u>bei den Fremd-Wartegruppen</u> vor allem die <u>"Warte-Effekte"</u>, d.h. das Insgesamt möglicher Einflüsse - auch quasi-therapeutischer Art - auf den Wartenden: z.B. Gespräche mit Freunden, Angehörigen, Ärzten u.a.m., die nicht kontrollierbar sind (vgl. BERGIN in TAUSCH, 484, S.190). Bei Suchtkranken kommen erschwerend hinzu z.B. die Suizidgefährdung oder schwere psychotische und delirante Zustände, sodaß es auch aus ethischen Gründen unverantwortbar wäre, behandlungsbedürftige und -willige, schwerkranke Pat. wochen- bzw. monatelang auf einen Behandlungsplatz warten zu lassen (vgl. TAUSCH, 484, S.190).

ad 2. Nach BASTINE muß als Voraussetzung für den Vergleich verschieden behandelter Gruppen u.a. die "zufallsmäßige Zuordnung der Pat. in die einzelnen Behandlungsgruppen" und Vernachlässigung der Unterschiede der Pat. gegeben sein. Beide Forderungen werden meist nicht erfüllt, nicht zuletzt durch den begreiflichen Ehrgeiz vieler Autoren bzw. Therapeuten "absolute Besserungsraten der Psychotherapie zu ermitteln". Hinzu kommt, "daß alle Behandlungsarten von den gleichen Therapeuten durchgeführt werden müßten, da sonst die Ergebnisse mit Unterschieden der Therapeuten konfundiert sind" (BASTINE, 20, S.551).

Auswirkungen verschiedener Therapietypen - nicht die einzelner Merkmale - lassen sich feststellen bei einem Vergleich der von E. BRENK (53) untersuchten Alk.-Pat., die sich einer vier-monatigen analytischen Gruppenpsychotherapie unterzogen, und unseren mit der gd Kth behandelten Alk.-Pat. Allerdings sind auch in diesem Falle trotz weitgehend ähnlicher Untersuchungsverfahren die Bedingungsvariationen zwischen beiden Behandlungen zu komplex, um eine unabhängige echte Kontrollgruppe zu erhalten.

ad 3. Auch in der dritten von BASTINE genannten Fremd-Kontrollgruppe, die gekennzeichnet ist durch "die nachträgliche Untergliederung einer therapeutisch behandelten Stichprobe nach verschiedenen Prozeß-Variablen", ergibt sich zwar als ein Vorteil, daß sich erfolgreiche Therapie-Merkmale relativ ökonomisch erfassen lassen, doch daneben zeigt sich als Nachteil, daß die Gruppen zumeist nicht mehr nach den Ausgangswerten genau parallelisierbar sind (a.a.O., S.551).

Zusammenfassend können wir festhalten: die Schwierigkeiten, eine repräsentative und homogene klinische Experimental- (bzw. Behandlungs-) gruppe sowie eine parallelisierte repräsentative Kontrollgruppe zu erhalten, waren unter den gegebenen Umständen nicht lösbar. Wir beschränkten uns deshalb auf die Homogenität hinsichtlich einiger wesentlicher Merkmale und auf die Repräsentativität inbezug auf das Pat.-Kollektiv des JKH. In Ermangelung echter Kontrollgruppen griffen wir einmal auf die Normpopulation der verschiedenen von uns angewandten Testverfahren zurück, zum anderen auf nicht im strengen Sinne repräsentative Vergleichsgruppen.

3.1.8. Zusammenfassung und Überleitung

Unter Berücksichtigung der oben dargestellten vielfältigen Schwierigkeiten stellte sich uns abschließend die Frage nach der unserem Thema angemessensten Methode. In Anbetracht der relativ wenigen empirischen Arbeiten aus dem Bereich der Alk.-therapieforschung und der Notwendigkeit, neben den bisher bekannten Therapieformen nach erfolgreichen, neuen Behandlungsmethoden zu suchen, entschieden wir uns für eine experimentelle, deskriptive und hypothesenprüfende Vorgehensweise. Wir entwarfen einen Versuchsplan, um sowohl den kurzzeitigen wie auch den längerfristigen Therapieerfolg zu messen. Den Schwerpunkt legten wir dabei entsprechend den umfassenden Zielen der Konvergenztherapie weniger auf die Erfassung isolierter Verhaltensmerkmale als vielmehr auf Veränderungen in Persönlichkeitsbereichen, die für Suchtkranke relevant sind und als Indikatoren einer sozio-psycho-somatischen Restitution gelten können, nämlich: Sozialkontakte, Stimmung, Leistung, Interessen, Psychosomatische Beschwerden.

Methodisch entschieden wir uns hauptsächlich für die Anwendung von Fragebogen und Einschätzskalen, d.h. von "subjektiven Verfahren" (MITTENECKER, 329), da außer der Abstinenz keine objektiven psychologischen Kriterien für den Therapieerfolg zur Verfügung standen.

Bei der Hypothesenprüfung schien uns angesichts der Qualität unserer Daten die Verwendung von Verfahren der deskriptiven Statistik am angemessensten zu sein.

Zunächst jedoch ging es darum festzustellen, ob es sich bei unserer Stichprobe um eine Alkoholikergruppe mit einem relativ einheitlichen klinischen Krankheitsbild handelt (Gamma-Alkoholiker), sowie um die Beschreibung von Verhaltensmerkmalen, die in der einschlägigen Fachliteratur als typisch für chronische Alkoholiker betrachtet werden.

3.2 Methodik der Untersuchung

3.2.1 Die Untersuchungs- bzw. Behandlungsgruppe (UG)

Unsere UG bestand aus 128 Alkoholkranken (Alk.) der Psychosomatischen Abteilung (PSA) des JKH, die im Zeitraum von 3 1/2 Monaten aufgenommen wurden; davon waren 71 Männer und 57 Frauen. 86 % der Stichprobe stammte aus Westberlin, 14 % kam aus der Bundesrepublik.

Alle Pat. hatten sich freiwillig der Behandlung unterzogen und entsprachen nach ärztlicher Diagnose dem Aufnahmekriterium: chronischer Alkoholabusus mit einer vornehmlich dem JELLINEK'schen Gammatypus entsprechenden Verlaufsform. Elf Pat. brachen die Behandlung z.T. schon nach wenigen Tagen oder innerhalb der ersten drei Wochen ab, die übrigen (N = 117) führten die Therapie zu Ende.

Die folg. Aussagen der Expl. I beziehen sich jeweils auf die Stichprobenanzahl von N = 128 Pat.

Keiner der Alk.-Pat. kannte das Therapiekonzept des JKH z. Z. der Klinikaufnahme, und keiner der Pat. hatte bisher eine andere spezielle Alk.-Therapie mitgemacht. Ca. 35 % gaben zwar an, seit ihrer Alk.-Abhängigkeit ärztlich oder auch nervenärztlich behandelt worden zu sein, doch sei diese Behandlung nicht wegen des Alk.-Trinkens, sondern z.B. infolge von Suizidversuchen oder organischen Beschwerden erfolgt.

Die Motivation, sich der Alk.-Therapie zu unterziehen, war bei allen Pat. sehr hoch (vgl. Anhang II, Tab. 1); sie hatten z.T. 2-3 Monate auf einen Platz in der PSA gewartet. Verstärkend für die Motivation wirkten nicht zuletzt die Vorberatungen des Leiters der Abteilung, Dr. SCHMIDT, bei der Anmeldung bzw. die jedermann zugänglichen Beratungen des Sozialmedizinischen Dienstes (SMD) Berlin-Charlottenburg,(Leiter: Dr. SCHMIDT; Mitarbeiter: auf Alk.-Therapie spezialisierte Fachleute; hauptamtlich 2 Sozialarbeiter.).

Zur näheren Charakterisierung der UG stellen wir zunächst die wichtigsten biographischen, sozio-ökonomischen sowie die den chronischen Alk.-abusus kennzeichnenden Daten in Form von Tabellen dar:

3.2.1.1 Die Altersverteilung der erfaßten Alk.-Kranken lag zwischen 17 und 59 Jahren mit Schwerpunkt bei mittlerem und höherem Alter. In der Gesamtstichprobe ergab sich ein Durchschnittsalter von 40.0 J. (Männer: 39.7 J., Frauen: 40.4 J.) (vgl. ANTONS, 9, S.64; Mittel der Alk.-Männer: 37 J., Range: 25-45 J.; ferner HELMCHEN, 206, S.506; WANKE, 516, S.75).

Tabelle 4: Altersverteilung

Alter in Jahren	Männer N	Männer %	Frauen N	Frauen %	Gesamt N	Gesamt %
17 - 30	11	15.6	8	14.0	19	14.8
31 - 45	30	42.2	29	50.9	59	46.1
46 - 60	30	42.2	20	35.1	50	39.1
	71	100.0	57	100.0	128	100.0

Tabelle 5: Personeller Stand

Stand	Männer N	Männer %	Frauen N	Frauen %	Gesamt N	Gesamt %
verheiratet	35	49.3	19	33.3	54	42.2
geschieden	11	15.5	13	22.8	24	18.8
ledig	12	16.9	8	14.0	20	15.6
geschieden u. wiederverh.	10	14.1	9	15.8	19	14.8
verwitwet	2	2.8	7	12.3	9	7.0
verlobt	1	1.4	1	1.8	2	1.6
	71	100.0	57	100.0	128	100.0

Bezüglich des Personellen Standes zeigt Tab. 5, daß ca 57 % der Pbn. z.Z. des UT1 verheiratet waren und ca. 41 % allein lebten. Wesentlich mehr Männer als Frauen waren verheiratet; dagegen mehr Frauen als Männer geschieden (vgl. HELMCHEN, 206, S.506f.: Verheiratet (Männer u. Frauen) 40.9 %, geschieden (Männer u. Frauen) 27.9 %, ledig (Männer u. Frauen) 23.8 %).

Tabelle 6: Konfession der Pat.

Konfession	Männer N	Männer %	Frauen N	Frauen %	Gesamt N	Gesamt %
protestantisch/evgl.	45	63.4	43	75.4	88	68.8
katholisch	14	19.7	8	14.0	22	17.2
ohne	12	16.9	5	8.8	17	13.3
andere	--	----	1	1.8	1	0.8
	71	100.0	57	100.0	128	100.0

Tabelle 7: Art der religiösen Bindung

	Männer N	Männer %	Frauen N	Frauen %	Gesamt N	Gesamt %
lose kirchl.Bindung	33	46.5	40	70.2	73	57.0
keine kirchl. Bindg.	32	45.1	14	24.6	46	35.9
feste kirchl. Bindg.	6	8.4	3	5.2	9	7.1
	71	100.-	57	100.0	128	100.0

Der überwiegende Teil der Pat. bezeichnete sich als evangelisch bei loser oder gar keiner kirchlichen Bindung. Während bei den Frauen ca. 70 % ihre kirchliche Bindung als "lose" bezeichneten und nur 1/4 keine kirchliche Bindung angab, waren bei den Männern beide Statistiken annähernd gleich stark vertreten.

Hinsichtlich der Schulbildung hatten die meisten unserer Pat. Volksschulabschluß und ca. 1/5 den Abschluß an einer Mittel- oder Realschule (vgl. ANTONS, 9, S.64: 78 % männliche Volks-, 10 % männliche Mittelschüler).

Die berufliche Situation verdeutlicht Tab. 9, in der wir den erreichten Status der zuletzt ausgeübten beruflichen Tätigkeit gegenüberstellten.

Die Männer waren vor allem Handwerker und Facharbeiter, die Frauen vornehmlich Angestellte (vgl. HOLZGREVE, 225, S.13; MARCKWORT, 307, S.38).

Tabelle 8: Schulbildung

Schulbildung	Männer N	Männer %	Frauen N	Frauen %	Gesamt N	Gesamt %
Sonder- bzw. Hilfsschule	1	1.4	0	0	1	0.8
Volksschule (8 Klassen)	51	71.8	35	61.4	86	67.2
Mittel- bzw. Realschulabschluß	10	14.1	18	31.6	28	21.9
Abitur d. Gymnasiums	6	8.5	4	7.0	10	7.8
Hochschulbesuch	3	4.2	0	0	3	2.3
	71	100.0	57	100.0	128	100.0

Hinsichtlich der zuletzt ausgeübten beruflichen Tätigkeit zeigte sich bei den Männern ein Ansteigen der Hilfsarbeiter (bis auf 25%; GOERTZ: 30%) neben einem Rückgang der Facharbeitertätigkeit (ANTONS, 9, S.63; FEUERLEIN, 123, S.924); bei den Frauen eine Zunahme der Hausfrauen und ebenfalls eine Abnahme der Angestellten- und Facharbeiterberufe (vgl. MARCKWORT, 307, S.37ff.).

Was das eigene Einkommen betrifft, so verfügten die meisten Männer über 800.- bis 1500.- DM monatlich, die Mehrzahl der Frauen dagegen nur bis zu 800.- DM; hierunter fielen auch ca. 1/5 ohne eigenes Einkommen (vgl. hierzu: H.HARMSEN, 123, S.32: Durchschnittseinkommen der Frau brutto DM 466.-, netto DM 422.-; zit. nach dem Statist. Bundesamt).

Die intellektuelle Leistungsfähigkeit der UG, gemessen mit dem IST von AMTHAUER (6), erwies sich als durchschnittlich. Der mittlere Gesamt-SW betrug 95 bei einer Standardabweichung von 8.97 (vgl. Abb.2, S. 81).

Geschlechts- und altersspezifisch zeigten sich keine signifikanten Unterschiede (vgl. ANTONS, 9, S.91; Durchschnittswerte mit dem LPS; ebenfalls GOERTZ, 167, S.118ff., u. MARCKWORT, 307, S.32f.; Durchschnittswerte mit dem HAWIE: Gesamttest IQ 99 (Männer) bzw. 96 (Frauen)).

TAB.: 9 Berufliche Situation

	Erreichter Status						zuletzt ausgeübte berufliche Tätigkeit					
	Männer		Frauen		Gesamt		Männer		Frauen		Gesamt	
	N	%	N	%	N	%	N	%	N	%	N	%
Hilfsarbeiter	12	16,9	9	15,8	21	16,4	18	25,3	9	15,8	27	21,1
Facharbeiter	27	38,o	6	1o,5	33	25,8	19	26,8	2	3,5	21	16,4
Angest.	12	16,9	33	57,9	45	35,2	13	18,3	29	5o,9	42	32,8
höh.Angest.	8	11,2	2	3,5	1o	7,8	8	11,3	2	3,5	1o	7,8
Beamter	6	8,5	-	---	6	4,7	4	5,6	-	---	4	3,1
Selbständ.	6	8,5	4	7,o	1o	7,8	7	9,9	2	3,5	9	7,o
Hausfrau	-	---	2	3,5	2	1,5	-	---	1o	17,5	1o	7,8
Rentner	-	---	-	---	-	---	1	1,4	1	1,8	2	1,6
keiner Tätigk.nachgegangen	-	---	1	1,8	1	o,8	1	1,4	2	3,5	3	2,4
	71	1oo	57	1oo	128	1oo	71	1oo	57	1oo	128	1oo

TAB.: 10 Eigenes Einkommen

Einkommen	Männer N	%	Frauen N	%	Gesamt N	%
ohne eig.Eink.	6	8,5	12	21,1	18	14,1
bis 5oo DM mtl.	1	1,4	12	21,1	13	1o,2
bis 8oo DM mtl.	9	12,7	16	28,1	25	19,5
bis 1ooo DM mtl.	17	23,9	3	5,3	2o	15,6
bis 15oo DM mtl.	25	35,2	13	22,8	38	29,7
bis 2ooo DM mtl.	8	11,3	-	---	8	6,3
bis 3ooo DM mtl.	4	5,6	1	1,8	5	3,9
über 3ooo DM mtl.	1	1,4	-	---	1	0,8
	71	1oo,o	57	1oo,o	128	1oo,o

Abb. 2: IST - Profil der UG (N = 112)

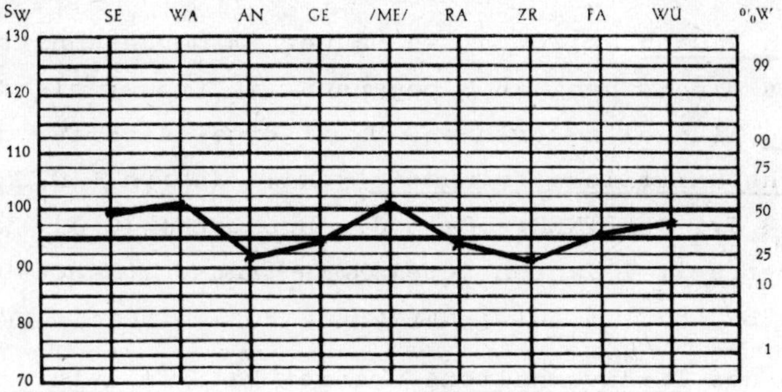

Zusammenfassend können wir festhalten, daß in den biographi schen und sozioökonomischen Merkmalen unsere Stichprobe mit dem gesamten Pat.-Kollektiv der PSA von 1972 übereinstimmt (verglichen mit dem JAHRESBERICHT der PSA 1972).

3.2.1.2. Eine weitere Kennzeichnung unserer Pat.-Gruppe geschah durch verschiedene Tabellen, die die Trinkgewohnheiten der Befragten beschreiben, und die die Diagnose: "chronischer Alkoholabusus" bei fast allen Pbn. rechtfertigen.

Tabelle 11: Entwicklung der Trinkgewohnheit

	Männer		Frauen		Gesamt	
	N	X	N	X	N	X
Alkohol Erstgebrauch	71	16.5 J.	57	17.2 J.	128	16.8J.
Erster Rausch (Jahre	68	18.8 J.	51	22.7 J.	119	20.5J.
regelmäßiger Alkoholgebrauch	71	28.5 J.	57	32.9 J.	128	30.5J.

Die erste Einnahme von Alkohol erfolgte nach Aussage unserer Pat. durchschnittlich im Alter von 16.8 Jahren (vgl. WIESER, 532, S.44). Dabei lag das Durchschnittsalter der Männer etwas niedriger als das der Frauen.

Den ersten Rausch erlebten die Männer im Durchschnitt ebenfalls früher als die Frauen; auch begannen sie früher als die Frauen regelmäßig Alkohol zu trinken. Damit ergab sich für die Männer eine durchschnittliche Trinkzeit von 11 Jahren (ANTONS: 8 J., GOERTZ: 13 J., JELLINEK: 10-15 J., HELMCHEN: 10 J), während die Frauen erst seit 7 Jahren regelmäßig tranken (MARCKWORT, 307, S.67; WIESER, 532, S.50f.; HELMCHEN, 206, S.507; WANKE, 516, S.73)

Bezüglich des Trinkverhaltens unserer Pat. im letzten Halbjahr vor der stationären Behandlung zeigen die folg. Tabellen:

1. Mehr als 3/4 der Pbn (77%) hatten täglich oder fast täglich getrunken (Tab. 12). (Bei den 6.3 % (N = 8) Pat., die nur 1-2 mal im Vierteljahr vor Therapiebeginn getrunken hatten, ist an einige zu denken, die z.B. in Form von ambulanter Therapie (Abstinenzgruppenbesuch) die Wartezeit bis zur Klinikaufnahme überbrückten oder im Anschluß an einen Krankenhausaufenthalt sich hinsichtlich des zugrundeliegenden Alkoholismus speziell behandeln lassen wollten ,

TAB.: 12 Alkohol-Gebrauch im letzten halben Jahr

	Männer		Frauen		Gesamt	
	N	%	N	%	N	%
fast tägl.o.tägl.	56	78,9	43	75,4	99	77,3
ein- bis zweimal in der Woche	1o	14,1	7	12,3	17	13,3
ein- bis zweimal im Monat	2	2,8	2	3,5	4	3,1
ein-bis zweimal im Vierteljahr	3	4,2	5	8,8	8	6,3
	71	1oo,o	57	1oo,oo	128	1oo,o

2. der Einnahmezeitpunkt des Alkohols lag nicht vorwiegend abends wie in der Voralkoholischen Phase, sondern zog sich von morgens an über den Tag hin oder war schwankend (Tab. 13)(vgl. f. Frauen: MARCKWORT, 307, S.70),
3. die Mehrzahl der Pat. trank vorwiegend allein (75 % der Frauen (HOLZGREVE, 225, S.12; MARCKWORT, 307, S.71) gegenüber nur 44 % der Männer; Tab. 14.)
4. nicht Bier und Wein waren die bevorzugten Getränkearten, sondern Spirituosen, d.h. vor allem Schnaps (vgl. HOLZGREVE, 225, S.12 u. MARCKWORT, 307, S.70) (77 %; Tab. 15),

TAB.: 13 Alkohol-Einnahmezeitpunkt

	Männer		Frauen		Gesamt	
	N	%	N	%	N	%
vorwiegend morgens	11	15,5	9	15,8	2o	15,6
vorw. tagsüber	24	33,8	22	38,6	46	35,9
vorw. abends u. nachts	13	18,3	1o	17,5	23	18,o
schwankend	23	32,4	16	28,1	39	3o,5
	71	1oo,o	57	1oo,o	128	1oo,o

TAB.: 14 Einnahmeart im letzten halben Jahr

	Männer		Frauen		Gesamt	
	N	%	N	%	N	%
vorw. allein	31	43,7	43	75,4	74	57,8
vorw. mit einem Partner	5	7,o	5	8,8	1o	7,8
vorw. mit mehrer. Partnern	17	23,9	3	5,3	2o	15,6
wechselnd	18	25,4	6	1o,5	24	18,8
	71	1oo,o	57	1oo,o	128	1oo,o

TAB.: 15 Art der Getränke

Spirituosen	Männer N	Männer %	Frauen N	Frauen %	Gesamt N	Gesamt %
Schnaps	58	81,7	41	71,9	99	77,3
Whisky	9	12,7	6	1o,5	15	11,7
Likör	3	4,2	7	12,3	1o	7,8
	7o	98,6	54	94,7	124	96,8
Bier	58	81,7	27	47,4	85	66,4
Wein	7	9,9	15	26,3	22	17,2
Sekt	3	4,2	6	1o,5	9	7,o
Wermut	3	4,2	6	1o,5	9	7,o
Bowle	3	4,2	-	---	3	2,4
Sonstiges (z.B. Cola/Rum)	-	---	3	5,3	3	2,4
	144 71	2o2,8 o.	111 57	194,7 o.	255 128	199,2 o

TAB.: 16 Trinkmenge Spirituosen (Schnaps)

	Männer N=7o	%	Frauen N=54	%	Gesamt N=124	%
bis 0,2 l pro Tag	15	21,4	2	3,7	17	13,7
bis 0,5 l pro Tag	16	22,9	17	31,5	33	26,6
bis 0,7 l pro Tag	24	34,3	2o	37,o	44	35,5
bis 1,0 l pro Tag	6	8,6	3	5,5	9	7,2
über 1,0 l pro Tag	1	1,4	1	1,9	2	1,6
ohne Antwort	8	11,4	11	2o,4	19	15,4
	7o	1oo,o	54	1oo,o	124	1oo,o

5. durchschnittlich tranken ca. 70 % der Pbn. 0.5 - 1 l Spirituosen pro Tag (vgl. Tab. 16). Die Frauen gaben dabei etwas geringere Mengen an als die Männer. Der relativ hohe Prozentsatz

(15%) derer, die keine Aussagen machten, erklärt sich eventuell daraus, daß die Spirituosen mit anderen Getränken gemischt wurden, wie z.B. Schnaps mit Cola o.ä. und deshalb die Trinkmenge nicht mehr genau angegeben werden konnte (GOERTZ, 167, S.179).

Unsere 3 Statistiken(Tab. 16, 17, 18), die sich nur auf die 3 Hauptgetränkearten: Spirituosen, Bier, Wein beziehen, geben daher nur einen ungefähren Einblick in das Trinkverhalten der UG.

TAB.: 17 Trinkmenge Bier

	Männer N=58	%	Frauen N=27	%	Gesamt N=85	%
bis 5 Fl.pro Tag	31	53,4	19	70,4	50	58,8
bis 10 Fl.pro Tag	11	19,0	4	14,8	15	17,6
bis 15 Fl.pro Tag	2	3,4	-	---	2	2,4
mehr als 15 Fl. pro Tag	7	12,1	-	---	7	8,2
ohne Antwort	7	12,1	4	14,8	11	13,0
	58	100,0	27	100,0	85	100,0

TAB.: 18 Trinkmenge Wein

	Männer N=7	%	Frauen N=15	%	Gesamt N=22	%
bis 1 Fl. tägl.	4	57,1	5	33,3	9	40,9
1 Fl. am Tag	-	---	5	33,3	5	22,7
2 Fl. am Tag	-	---	5	33,3	5	22,7
3 Fl. u. mehr am Tag	1	14,3	-	---	1	4,6
ohne Antwort	2	28,6	-	---	2	9,1
	7	100,0	15	100,0	22	100,0

Zusammenfassend können wir sagen, daß unsere Stichprobe sich durch die Angabe der Zeitdauer des regelmäßigen, "übermäßigen" Trinkens sowie durch Angaben über den Alkoholgebrauch im letzten halben Jahr vor der Klinikaufnahme als "Alkoholgruppe" kennzeichnen läßt.

Auftretende geschlechtsspezifische Unterschiede betreffen nicht die für die süchtige Abhängigkeit typischen Verhaltensweisen wie Art und Menge der alkoholischen Getränke. Verglichen mit den Ergebnissen einiger neuerer Untersuchungen ergeben sich bedeutsame Übereinstimmungen in den relevanten Statistiken.

3.2.1.3. Als eine weitere, dritte Kennzeichnung unserer Stichprobe fügen wir schließlich noch die Hauptdiagnosen der Medizinischen Erstuntersuchungen bei (Tab. 19). Weitaus die häufigste Diagnose unserer Pat. lautete: Erkrankung des ZNS, gefolgt von Lebererkrankungen und gastro-intestinalen Störungen. Zahlenmäßig relativiert entsprechen die bei unseren Pat. erstellten Diagnosen von April bis Mitte Juli 1972 recht gut den im Jahresbericht 1972(der PSA)aufgeführten wichtigsten Diagnosen von insgesamt 452 Pat.

Abschließend ist zu bemerken, daß die Größe unserer Stichprobe (UT1) 128 Pat. betrug; bei Klinikentlassung (UT2)(davon) noch 117, und bei der Untersuchung 1/2 Jahr später (UT3) noch 74 Pat. (vgl. Tab. 21,S.100).

Mit Ausnahme der Expl. III, die nur 70 Pat. umfaßte, bestand unsere UG aus 74 Alk.-Pat, die alle 3 Hauptuntersuchungen mitmachten. 11 Pat., die die stationäre Therapie vorzeitig abbrachen, mußten teils in psychiatrische Behandlung übergeben werden, z.T. verließen sie auf eigenen Wunsch (etwa im Sinne der Bemerkung: "ich weiß - jetzt nach 3 Wochen - schon alles") oder heimlich und fluchtartig in den ersten beiden Tagen die Klinik.

Größer war die Zahl der "drop-outs" bei der 3. Untersuchung (UT3), (N = 42). Gründe für ihren Ausfall waren u.a. Rückfälle

TAB.: 19 Medizinische Diagnosen

Diagnose	Vierteljahr April-15.Juli N = 129 Pat. N	%	Jahresbericht 1972 N = 452 Pat. N	%
Erkrankungen des Zentralnervensystems (ZNS)	138	1o7,o	118	26,o (ohne PVS)
u. a. Psychovegetatives Syndrom (PVS)	1o5	82,o		
Polyneuropathie	19	15,o		
Herz- und Kreislaufstörungen	59	46,o	281	62,o
u. a. arterielle Durchblutungsstörungen	33	25,o		
Myocardiopathie	13	1o,o		
Gastro-intestinal-Stör.	83	64,o	244	54,o
u. a. Gastritis	28	21,o		
Gastroduodenitis	12	9,o		
Subacidität (Hypoacidität)	17	13,o		
Stoffwechselstörungen	17	13,o		
u. a. Diabetes	8	6,o	3o (nur Diab.)	7,o
Hyperlipämie - Hypercholesterinaemie	6	5,o		
Lebererkrankungen	1o4	81,o	322	71,o
u. a. toxischer Leberschaden, Leberfunktionsstörg.	12	9,o		
Leberparenchymschaden	21	16,o		
Steatosis hepatitis	44	34,o		
Sonstiges	36	28,o		
z. B. Harnweginfekt	9	7,o		
multiple degenerative Gelenkveränderung	4	3,o		

verbunden mit psychiatrischer Einweisung, schwere Krankheiten, Wohnungswechsel - auch beruflich bedingt -, Auslandsaufenthalte u.a.m.

In unserer Untersuchung mit ihrem Ziel, Therapieauswirkungen auf die Persönlichkeitsstruktur festzustellen, konnten wir aus

Platzgründen die Drop-outs nicht berücksichtigen. Ein Vergleich zwischen ihnen und der verbliebenen Hauptstichprobe (N = 74) scheint uns ein interessanter Aspekt in einer späteren Arbeit.

3.2.2. Die Untersuchungsverfahren

Mit insgesamt 17 verschiedenen Untersuchungsverfahren, von denen die meisten dreimal zur Anwendung kamen, versuchten wir, unserer Zielvorstellung gemäß konstante und veränderliche Persönlichkeitsmerkmale unseres Alk.-Kollektivs zu erfassen.

Die Vorlage der Tests geschah in einer bestimmten, vorher festgelegten Reihenfolge, um mögliche situative Variablen weitgehend auszuschalten. So wurden z.B. die Persönlichkeitsfragebögen FPI und MPI zeitlich vor den Ratings "Freizeitaktivitäten" und "Kommunikation" gegeben, um eine Beeinflussung der Persönlichkeits-test-fragen auszuschließen. Im folgenden soll eine kurze Beschreibung der verwendeten Verfahren gegeben werden.

3.2.2.1. Die Eigenschaftswörterliste - EWL

Die EWL von JANKE und DEBUS (1971) ist nach der Zielsetzung der Autoren ein "mehrdimensionales Verfahren zur quantitativen Erfassung des aktuellen Befindens bei Kranken und Gesunden". Die von uns verwendete Form "EWL-P" ist speziell für die klinische Anwendung konstruiert worden unter besonderer Berücksichtigung des Testverständnisses und der Testdauer, sowie unter Beachtung der in der Klinik besonders relevanten Befindenskategorien. Der Test ist nach Aussagen der Autoren sehr geeignet zur Kontrolle von Krankheits- und Therapieverläufen. Er ist bei Depressionen und/oder Neurosen aller Art anwendbar. Einschränkungen hinsichtlich der Anwendbarkeit ergeben sich nach den Autoren bei mangelnden Deutsch-Sprachkenntnissen; ferner setzt der Test ein Mindestmaß an Intelligenz (IQ $\geq$ 80) voraus. Die Liste besteht aus 124 Eigenschaftswörtern, auf die der Pb durch Ankreuzen von "trifft zu" oder "trifft nicht zu" entsprechend seinem augenblicklichen Befinden zu reagieren hat. Die Reaktionen werden ausgewertet, indem die Anzahl der mit "trifft zu" beantworteten Eigenschaftswörter einer item- und faktorenanalytisch gewonnenen Kategorie zu einem Kategorienwert summiert werden (DEBUS, 86).

Da der Test noch ziemlich neu und unbekannt ist, geben wir in der nachfolgenden Tabelle die Bezeichnungen der 14 Kategorien zusammen mit einigen Beispielwörtern an, sowie die Anzahl der Items (Tab. 20).

TAB.: 20 Kategorien und Beispielwörter der EWL

Nr.	Abkürzung	Kategorienbezeichnung	Beispielwörter	Anzahl d. Wörter
1	Akt	Aktiviertheit	tatkräftig, aktiv, energisch	11
2	Des	Desaktiviertheit	energielos, träge, lahm	13
3	Müd	Müdigkeit	schläfrig, müde, erschöpft	7
4	Ben	Benommenheit	dösig, benebelt, schlaftrunken	5
5	Ext	Extravertiertheit	gesprächig, zutraulich, offen	7
6	Int	Introvertiertheit	ungesellig, wortkarg, verschlossen	8
7	Ver	Verträumtheit	tiefsinnig, verträumt, gedankenverloren	6
8	Err	Erregtheit	aufgeregt, kribbelig, verkrampft	16
9	Emp	Empfindlichkeit	erregbar, empfindlich, verletzbar	4
1o	Sel	Selbstsicherheit	selbstsicher, unbekümmert, sorgenfrei	8
11	Äng	Ängstlichkeit	ängstlich, beklommen, schreckhaft	7
12	Dep	Deprimiertheit	traurig, trüb, sorgenvoll	16
13	Sti	Gehobene Stimmung	heiter, gutgelaunt, angenehm	11
14	Agg	Aggressivität	ärgerlich, ungehalten, gereizt	5
				124

Die innere Konsistenz der Urteile (Cronbach-Alpha für alle Kategotien $.63 < \alpha < .94$) und die faktorielle Struktur bei Selbsteinstufungen bleibt über mehrere Erhebungen erhalten (JANKE u.DEBUS, 235). Die EWL wurde von den Pat. insgesamt 7-mal ausgefüllt.

3.2.2.2 <u>Das Freiburger Persönlichkeitsinventar (FPI)</u>

Dieser mehrdimensionale Persönlichkeitstest von FAHRENBERG u.SELG (1970), der der Diagnostik einiger wichtiger Eigenschaftsbereiche im klinischen und nichtklinischen Feld dient, erwies sich als besonders geeignet für unsere Fragestellung. Nicht nur die gewährleistete Objektivität und Ökonomie empfahlen dieses Verfahren, sondern auch die äquivalenten Halb-(Parallel-) formen machten den Test für die Zeitreihenuntersuchung zum wichtigsten Instrument. Der Fragebogen ermöglicht die vergleichende Beschreibung von Individuen hinsichtlich der Ausprägung von 9 primären und 3 sekundären Persönlichkeitsdimensionen oder Persönlichkeitsmerkmalen.

Die Bezeichnungen der 9 bzw. 12 Dimensionen lauten:

1. Nervosität (u.a. körperliche Beschwerden, psychosomatische Allgemeinstörungen, starke körperliche Affektresonanz),
2. Aggressivität (spontane Aggressionsakte, Impulsivität und Unbeherrschtheit, emotionale Unreife),
3. Depressivität (Mißstimmung, Angst, Einsamkeit, Konzentrationsmangel, Minderwertigkeitsgefühle),
4. Erregbarkeit (Reizbarkeit, geringe Frustrationstoleranz, aufbrausende Affekte),
5. Geselligkeit (Kontaktbedürfnis und Kontaktstreben, Lebhaftigkeit, aktiv, gesprächig, mitteilsam),
6. Gelassenheit (Selbstvertrauen, gute Laune),
7. Dominanzstreben (reaktive Aggressionsakte, egozentrisches Weltbild)
8. Gehemmtheit (Schüchternheit, kontaktgestört und kontaktunfähig, Lampenfieber, geringe Tatkraft),
9. Offenheit (selbstkritisch),

FPI,E: Extraversion (Geselligkeit, kontaktbedürftig, kontaktsuchend und kontaktfähig, Lebhaftigkeit, Aktivität und Erregbarkeit),

FPI,N: Emotionale Labilität (Mißstimmung, Reizbarkeit, Kontaktstörung),

FPI,M: Maskulinität (körperliche Durchsetzung, ausgeglichene Stimmungslage, wenig körperliche Beschwerden (vgl. FAHRENBERG u. SELG, 117, S.33-37).

Zusammenfassend ergibt sich, daß das FPI infolge seines hohen Grades an Validität, Reliabilität, Ökonomie und Durchführungsobjektivität das Mittel der Wahl darstellt, um die Veränderung wesentlicher Dimensionen der Persönlichkeitsstruktur in einer Zeitreihenstudie festzustellen. Der Test wurde 3-mal angewandt.

3.2.2.3. Das MMPI-Saarbrücken

Als weiteren Persönlichkeitstest nahmen wir die deutsche Ausgabe des Minnesota Multiphasic Personality Inventory (MMPI-Saarbrücken, 1963) von HATHAWAY u. MC KINLEY in unsere Testbatterie auf. Anhand von 566 Fragen, die mit "richtig" oder "falsch" zu beantworten sind, versucht dieser Test unter klinischem Aspekt bestimmte Verhaltensstörungen und Anpassungsschwierigkeiten, sowie grundlegende Persönlichkeitszüge des Pb zu erfassen.

Die beschriebenen klinischen Syndrome lauten:
Hydrochondrie (Hd), Depression (D), Hysterie (Hy), Psychopathie (Pp), Geschlechtsidentifikation (Mf), Paranoia (Pa), Psychasthenie (Pt), Schizoidie (Sc), Hypomanie (Ma), Soziale Introversion (Si).

Außerdem lassen die in der Literatur von HATHAWAY u. MC KINLEY (190, S.54) für verschiedene Krankheitsgruppen wie Neurotiker, Psychopathen, Depressive u.a. aufgezeigten Mittelwert-Profile Rückschlüsse zu auf die Ähnlichkeit unserer Stichprobe mit den genannten klinischen Gruppen. Der Test wurde von unseren Pat. 2-mal durchgeführt.

3.2.2.4. Das Maudsley-Personality-Inventory (MPI)

Das MPI von EYSENCK (1959) ist ein Persönlichkeitsfragebogen, der eine Einschätzung der Tendenz zu eher umweltbezogenem oder eher introvertiertem Verhalten (Extraversion und Introversion) und der Neigung zu unangepaßten Verhaltensweisen ermöglicht

(Neurotizismus). Von besonderem Interesse schien uns die Tatsache zu sein, daß der Testautor nicht nur "Normale" Engländer bzw. amerikanische Studenten in seiner Tabelle anführt (EYSENCK, 111, S.12), sondern auch einige klinische Gruppen wie hospitalisierte Dysthymiker, Psychosomatiker, Psychopathen und Rückfalldelinquenten.

"Die Ergebnisse der umfangreichen experimentellen und statistischen Prüfungen, die der Test durchlaufen hat, weisen eine hohe Zuverlässigkeit und befriedigende Gültigkeit der Testresultate aus" (EYSENCK, 111, S.9 u. 11-16; HILTMANN,H., 211, S.199).

Der Test wurde 3-mal angewandt.

3.2.2.5. Der Aufmerksamkeits-Belastungstest d_2

Beim Test d_2 nach BRICKENKAMP (1962^2) sind aus einer größeren Anzahl ähnlicher Zeichen bestimmte Zeichen unter Zeitdruck auszustreichen. Das Ergebnis gibt Aufschluß über die visuelle Aufmerksamkeitsbelastbarkeit und i.w.S. über Konzentrationsfähigkeit und psychomotorische Leistungsfähigkeit des Pb.

Nach HILTMANN, H. (211) vermitteln die Methoden und Ergebnisse der statistischen und experimentellen Kontrollen, über die der Autor berichtet (BRICKENKAMP, 54, S.16-23), "das Bild eines auf Meßgenauigkeit, Verläßlichkeit und Gültigkeit sorgfältig geprüften Verfahrens" (HILTMANN, H., 211, S.153f.).

3.2.2.6. Das Polaritäten-Profil (PP)

Wir nahmen an, daß zu den Veränderungen bestimmter Persönlichkeitsmerkmale eine Änderung der Wahrnehmung seiner selbst sowie der Anderen gehört, d.h. global ausgedrückt, daß sich eine Therapie auf das Selbstbild, Wunschbild und relative Fremdbild auswirkt (ROGERS, 386; TAUSCH, 484; FENGLER, 119). Daher nahmen wir in unsere Untersuchungen ein 14 Polaritäten enthaltendes Profil auf, das vom Psychologischen Institut der Universität Gießen im Zusammenhang mit einer Wahrnehmungsuntersuchung von Institutionen und ebenfalls in einer explorativen Studie von WETZ, R. (524, S.11) über "Jugendliche und Rauschmittel" im Stadtgebiet Köln bereits verwendet worden war. Mit jeweils geänderter Fragestellung legten wir es insgesamt 4-mal den einzelnen Pat. vor, nämlich zu Beginn der Therapie, nach 3 Wochen, am Ende der stationären Therapie und 6 Monate nach dem Klinikaufenthalt.

Die <u>fünf Profilüberschriften</u> lauteten:

Wie sehe ich mich (Selbstbild; SB)

Wie möchte ich sein (Wunschbild; WB)

Wie glaube ich, daß mein Partner, bzw. nächststehende Person mich sieht (Angenommenes Selbstbild; ASN)

Wie beurteile ich den Alkoholiker (Fremdbild; FB)

Wie glaube ich, daß der Alkoholiker von der Gesellschaft gesehen wird (Angenommenes Fremdbild; AFB)

Die <u>14 Polaritäten</u> lauten:

großzügig	-	kleinlich
aufgeschlossen	-	verschlossen
locker	-	verkrampft
schwungvoll	-	schwunglos
modern	-	altmodisch
freundlich	-	unfreundlich
interessant	-	langweilig
intelligent	-	dumm
fleißig	-	faul
rücksichtsvoll	-	rücksichtslos
ruhig	-	unruhig
zuverlässig	-	unzuverlässig
gründlich	-	oberflächlich
zurückhaltend	-	aufdringlich

Die Pbn hatten die Aufgabe, auf einer 5-stufigen Skala denjenigenSkalenpunkt eines Polaritätenpaares anzukreuzen, den sie unter der jeweiligen Fragestellung für zutreffend hielten. Die Auswertung erfolgte durch die Berechnung der durchschnittlichen Skalenposition pro Item. Zweifellos hat die Verwendung von Polaritäten, die WETZ zur Überprüfung der Stereotypien von Jugendlichen hinsichtlich verschiedener Rauschmittel - und Alkoholabhängiger Gruppen dienten, nur einen begrenzten Aussagebereich. Die Tendenz, sich einseitig die positiven, sozial erwünschten Eigenschaftspole zuzuschreiben und den Ausprägungsgrad 1-2, d.h. z.B. sehr großzügig, sehr aufgeschlossen usw.

sich sowohl im Selbstbild (SB) als auch im Wunschbild (WB) zu geben, war zweifellos vorhanden. Wir machten den Versuch trotzdem aus der Überlegung heraus, daß die vier zeitlich unterschiedenen Messungen im Verlauf des therapeutischen Programms Hinweise auf verstärkte selbst- und fremdkritische Einstellungen erbringen könnten und kein anderes Instrument dafür vorhanden war.

Insgesamt erschien uns das Polaritätenprofil durch seine einfache und verständliche Form, durch seine Möglichkeit, auf vielfältige Veränderungen innerhalb der Person und in ihrem Verhältnis zur Gesellschaft hinzuweisen (- wie diese sich im Laufe einer Therapie ergeben -), ferner durch die Möglichkeit, in offener und verschlüsselter Form Auto- und Heterostereotypien zu erfragen, als eine hilfreiche Ergänzung zu unseren Persönlichkeitstests und als brauchbares Instrument, Ziele der Therapie (wie z.B. innere Harmonie, Übereinstimmung und Konfliktfreiheit mit der Umwelt) global zu erfassen.

3.2.2.7. Der Fragebogen der WHO (JELLINEK'sche Phasen)

Um typische pathologische, im Verlauf der Alk.-Krankheit beim Süchtigen auftretende Verhaltensweisen festzustellen, brachten wir (2-mal) einen von der WHO übernommenen Fragenkatalog zur Anwendung, den JELLINEK im Anschluß an eine großangelegte Untersuchung an 2000 amerikanischen Alk. 1946 aufgestellt hatte. Unser Fragebogen (vgl. Anhang I,4) besteht aus 43 Fragen, die mit "stimmt" bzw. "stimmt nicht" zu beantworten sind. Er hält sich an den von JELLINEK (240) beschriebenen vierphasigen Prozeßablauf des Gamma-Alkoholismus und wurde von uns sprachlich und formal des besseren Verständnisses wegen verändert. Im folgenden soll eine kurze Beschreibung der JELLINEK'schen Pha sen gegeben werden (vgl. auch Kap. 2). In der 1. Phase, auch voralkoholische Phase genannt, wird der Alkohol für den späteren Alk. zum wichtigen Erleichterungsmittel bei belastenden Situationen und Schwierigkeiten.

Mit der 2. Phase, der sog. Prodromalphase beginnt der eigentliche alkoholische Krankheitsprozeß. Auftretende Erinnerungslücken sind das charakteristische Merkmal dieser Phase.

Die 3. Phase oder kritische Phase beginnt mit dem Einsetzen des Kontrollverlustes, d.h. nach noch kontrollierbarem Trinkbeginn vermag der Trinkende die weitere Trinkmenge nicht mehr zu kontrollieren; er muß bis zum Exzeß weitertrinken. Mit verlängerten, bis tagelangen Rauschzuständen tritt der Kranke in die 4. Phase (chronische Phase) seiner Krankheitsentwicklung. Der Süchtige wird durch die völlige Abhängigkeit vom Alk. bis zum körperlichen und seelisch-geistigen Zusammenbruch getrieben (JELLINEK, 240; 241; 242). In unserem Fragebogen beziehen sich die Fragen 1 - 7 auf die Prodromalphase, Frage 8-30 auf die kritische, und Frage 31-43 auf die chronische Phase.
Der Test wurde 2-mal angewandt.

3.2.2.8. Rating Freizeitaktivitäten (RF)

Zur Ermittlung des Grades an aktiver Freizeitgestaltung unserer Alk.-Stichprobe legten wir unseren Pat. z.Z. der Klinikaufnahme und 6 Monate nach Abschluß der stationären Therapie einen Fragebogen zur Freizeitbeschäftigung vor. Das Muster für unseren Fragebogen entnahmen wir im wesentlichen einer Untersuchung des EMNID-Instituts für Sozialforschung (in "Jugend, Bildung und Freizeit", Deutsche Shell, 245, S.17-23 u. S.87-97). Der Fragebogen besteht aus 25 Feststellungen zu verschiedenen Freizeitinhalten (z.B. Basteln, Reparieren, Zeitung lesen, Sport treiben u.a.), die einmal unter dem Aspekt der Beliebtheit, und zum anderen ihrer Häufigkeit nach auf 5-stufigen Rating-Skalen mit den Bezeichnungen "sehr gern" bis "kommt nicht infrage"; bzw. "sehr oft" bis "nie" einzustufen waren. Gefragt wurde nach den Tätigkeiten in der freien Zeit in den letzten 3 Monaten. Zur Auswertung berechneten wir die Mittelwerte der einzelnen Feststellungen, verglichen sie mit den Werten verschiedener KGn und stellten die Ergebnisse zur Veranschaulichung in Profilen dar (vgl. Anhang I,5).

3.2.2.9. **Die drei klinischen Gespräche**

Viele diagnostisch-klinische Gespräche (vgl. SCHRAML, 435,

S.868f.; 439, S.207), die wir mit stationären und ehemaligen Pat. z.Z. der Voruntersuchungen (Hospitation) führten, sowie Hinweise durch das therapeutische Team überzeugten uns von der Wichtigkeit, unsere Testverfahren durch differenzierte und umfangreiche Explorationen zu ergänzen.

Unserer dreifach gegliederten Mehrpunkterhebung entsprechend stellten wir an den Klinikaufnahmetermin eine Anamnese, an das Ende des Klinikaufenthalts ein Entlaßgespräch und in die katamnestische Untersuchung, 1/2 J. nach Klinikentlassung, eine dritte Exploration.

Alle drei klinischen Gespräche wurden in einer semi-strukturierten (SCHRAML, 439, S.227; vgl. Anhang I, 1,2,3) schriftlichen Form dem Pat. vorgelegt. Wir wählten diese Möglichkeit, um Interviewfehler (SCHRAML, 439, S.225) zu verringern und "harte" Daten schriftlich fixiert zu erhalten.

Fragen, die z.B. das Erleben unter Alkoholeinfluß betrafen, ließen wir die Pat. in völlig freier Weise beantworten. Nach einer einleitenden Erklärung des Bogens füllte der Pb in Anwesenheit des UL den Anamnesebogen aus. Ein daran anschließendes Gespräch diente der Ergänzung und Vervollständigung. Diese Aufteilung der Anamnese in eine teils schriftliche, teils mündliche Form schien uns situationsgemäßer und individualitätsgerechter als ein nur schriftliches multiple-choice-Verfahren.
Um einer Übermüdung und möglichen Unlustgefühlen vorzubeugen, führten wir die Anamnese an 2 Tagen durch.
Die halbstrukturierte Form der schriftlichen und ergänzenden mündlichen Befragung wurde auch im Entlaßgespräch und bei der Katamnese (vgl. Anhang I, 2 u. 3) angewendet.
In den Fragekatalog der Anamnese bezogen wir Interviewfragen ein, die schon jahrelang im JKH verwandt wurden, z.B. zur Familien-, Entwicklungs- und Alkohol-Anamnese, ferner Fragen aus den Krankenblättern der Klinik für Alkoholkranke in Wien-Kalksburg (KRYSPIN-EXNER, 270, S.35-55), Frageformen von WIESER (531), WANKE (516) sowie von GOERTZ (167), MARCKWORT (307) und BRENK (53). Nach einer gesprächstechnischen Aufbereitung,

Umformulierung und Verdeutschung der Fragen enthielt dieser Erstgesprächsbogen schließlich alle für unsere Arbeit wesentlichen somatischen, sozioökonomischen, biografischen, motivationalen sowie die Entwicklung der Suchtkrankheit betreffenden Fragen, ferner Fragen des Freizeitverhaltens, besonderer Interessen, des Zukunftplanens und bestimmter Persönlichkeitsmerkmale.

In unserem zweiten Interview am Ende der stationären Therapie, dem sog. Entlaßgespräch, ging es uns einmal um die Rückschau der Pat. auf die Therapie und ihre Gruppenerfahrungen, ferner um die beruflichen und familiären Beziehungen in der unmittelbaren Zukunft sowie der bezüglich der Alkoholabstinenz einzuschlagenden Maßnahmen.

Die Katamnese, 6 Monate nach Klinikentlassung, beinhaltete vor allem Fragen, die sich auf die im Zusammenhang mit der Abstinenz ergebende partnerschaftliche, familiäre und berufliche Situation bezogen; ferner Fragen und Probleme des Rückfalls oder auch des Umsteigens auf Tabletten, sowie des Verhältnisses zu Abstinenzgruppen.

In Abhebung vom Ziel des Erstinterviews, möglichst viele harte, die Persönlichkeit und Suchtkrankheit betreffende Daten zu erhalten, ging es uns bei der zweiten und dritten Exploration um eine "feinere Strukturierung" (SCHRAML, 439, S.228) des Gesprächs, die die veränderte Persönlichkeitsstruktur einbezog (SCHRAML, 439, S.231).

Nach zahlreichen, ausführlichen Gesprächen mit ehemaligen Alk.-Patienten und Alk.-Therapeuten und nach verschiedenen Versuchen gelang es uns, zwei Fragebogen zusammenzustellen, deren Fragen möglichst eindeutig und verständlich formuliert waren und die auch eine schnelle, quantitative Auswertung der Antwort ermöglichten.

Schriftlich festgehaltene Verhaltensbeobachtungen während der und im Anschluß an die Untersuchungen sowie Anamnesen (sog. objektive Anamnesen; SCHRAML, 439, S.214) der Angehörigen unserer Patienten vervollständigten unsere Unterlagen.

3.2.2.10. Durchgeführte, hier noch nicht ausgewertete Verfahren

An weiteren Testverfahren, die zur Anwendung kamen, deren Ergebnisse wir jedoch aus ökonomischen Gründen nicht in unsere Arbeit aufnahmen, sind zu nennen:

- die Befindlichkeitsskalierung anhand von Kategorien (BSK; JANKE u. DEBUS, 235)
- Ratings: Kommunikation und Zukunftserwartungen
- Social-desirability-scale (SCHMIDT, H.D. u. VORTHMANN, 420)
- Wartegg-Erzähltest (BÖNISCH, in HILTMANN, 210, S.542)
- Anamnesen der Angehörigen.

3.2.3. Die Untersuchungssituation

In der Zeit vom 1. April bis 26. August 1972 führten wir auf der PSA des JKH unsere Untersuchungen durch. Von Ende September 1972 bis Anfang Februar 1973 erfolgte die Nachuntersuchung. Die Untersuchungssituation ergab sich einmal durch die Zielsetzung der Untersuchung, nämlich Auswirkungen der Therapie auf bestimmte Persönlichkeitsmerkmale festzustellen, zum anderen durch den systematischen Therapieplan der Abteilung mit seinen festgesetzten Zeiten der Gruppentherapie und mit fachinternen Einzeluntersuchungen, Visiten u.a.m.

Des näheren zeigte sich folg. Ablauf: Der Leiter der Abteilung, Oberarzt Dr. L. SCHMIDT stellte mir sein Aufnahmebuch mit den Anmeldungsterminen zur Verfügung. Sobald nun der Pat. in der Klinik eintraf, wurde er zuerst vom UL - meist an der Tür schon - vor jeder ärztlichen Untersuchung und vor jedem Kontakt mit dem Pflegepersonal oder Mitpatienten in Empfang genommen und begrüßt. Waren Angehörige mitgekommen, so wurde mit ihnen ein Gespräch während der ersten 2 Wochen im Anschluß an eine Besuchszeit vereinbart. Die einzelnen Untersuchungen verteilten sich schwerpunktmäßig auf die ersten 3 Tage der Aufnahme (UT1), z.T. auf die Mitte der Therapiezeit und auf die letzten 2 Tage des stationären Aufenthaltes (UT2). Hinzu kamen über die ganze Zeit hinweg die wöchentliche Untersuchung der Befindlichkeit, sowie die Erfragung derselben nach den Autogenen Trainings-

und Gruppenhypnosestunden.

Die 1. Testuntersuchung fand in einem ruhigen, etwas abseits gelegenen Seitenflügel der Klinik in einer vom Äußeren her relativ freundlichen Atmosphäre statt. Sie umfaßte die Einstimmung und Bekanntmachung mit der Untersuchung als einen Bestandteil des therapeutischen Programms, das

1. dem Pat. selbst zugute komme,
2. anderen Suchtkranken und
3. der wissenschaftlichen Erforschung der Alk.-Krankheit diene.

Die Einstimmung in der Untersuchung geschah mit folg. Sätzen: "Wie Sie wissen, ist die Aufnahme in eine Klinik immer auch mit mancherlei Formalitäten verbunden. Wir hier im Jüdischen Krankenhaus haben uns auf die Untersuchung und Therapie von Alkoholkranken spezialisiert und verbinden mit den Aufnahmeformalitäten gleichzeitig einige Fragebogenuntersuchungen. Sie brauchen keine Angst oder irgendwelche Befürchtungen zu haben bzgl. dieser Fragebögen: Alle Ihre Antworten und Aussagen fallen unter die ärztliche Schweigepflicht.

Da wir die Erfahrung gemacht haben, daß es für frisch zu uns gekommene Pat. am Anfang nicht ganz leicht ist, sich sofort auf das Neue in einer Klinik umzustellen, haben wir die Aufnahmefragen auf 3 Tage verteilt. So haben Sie nicht alles auf einmal und können sich langsam mit allem vertraut machen."

Den Untersuchungsablauf der 3 verschiedenen UT veranschaulicht Tab. 21. Daran schlossen sich die Anamnese bzw. erste Exploration und die einzelnen Fragebogenverfahren. Am 2. und 3. Tag wurden die weiteren Verfahren vorgelegt.

Die Untersuchung am Ende der 6-Wochentherapie geschah in folg. Weise: zwei bis drei Tage vor der Klinikentlassung erhielten die Pat. eine Mappe, die die einzelnen Fragebögen enthielt. Es wurde ihnen die Reihenfolge des Ausfüllens der Tests erklärt, ferner der Hinweis gegeben, sich zur Bearbeitung der Aufgabe in einen Raum zurückzuziehen, in dem sie ungestört sind.

Beim Abgeben der Bögen schaute sie der UL gemeinsam mit dem

Tabelle 21: Übersicht über Anzahl und Zeitpunkt der durchgeführten Verfahren

Zu Beginn der stat. Therapie (UT1) N = 128	Am Ende der stat. Therapie (UT2) N=117	Ca. 6 Monate nach Klinikentlassung (UT3) N = 74
Exploration I (1,2) (Anamnese)	Exploration II (Entlaßgespräch)	Exploration III (Katamnese)
Polaritäten-Profile (SB, WB, ASB, FB, AFB) (1.4)	Polaritäten-Profile	Polaritäten-Prof.
Fragebogen der WHO (1) (JELLINEK)	Fragebogen der WHO (JELLINEK)	
MPI (EYSENCK, 1959 (1)	MPI	MPI
FPI-A (FAHRENBERG u. SELG, 1970 (1)	FPI-B	FPI-A
EWL-P (JANKE u. DEBUS, 1971) (1)	EWL-P	EWL-P
BSK-Fr.Pat.71 (JANKE u. DIETSCH, 1971)(1)	BSK-Fr-Pat.-71	
d_2 (BRICKENKAMP 2/1962)	d_2	d_2
Ratings: Freizeit-Aktivität.(2), Kommunikation, Zukunftserwartungen	Ratings: Kommunikations, Zukunftserwartungen	Ratings: Freizeit-Aktivitäten, Kommunikation, Zukunftserwartung
Social-desirability-scale (SCHMIDT u. VORTHMANN, 1971 (2)		
WET (BÖNISCH, 1939)(2)		WET
MMPI - Saarbrücken (1963)(3)		MMPI - Saarbrücken
IST (AMTHAUER, 1955) (4)		
	Skala für die Beurteilung der durchgeführten Therapieformen	

Pat. auf etwaige Flüchtigkeitsfehler und Auslassungen durch und führte daran anschließend das Entlaßgespräch (Expl.II). Bei der Verabschiedung wurde dem Pat. mitgeteilt, daß der Autor ihn nach 5 - 6 Monaten (-nach schriftlicher Ankündigung-) wieder aufsuchen würde, um eine 3. Befragung mit den nämlichen

Fragebogen zu machen und um festzustellen, wie er sich fühle und die Nachklinikzeit erlebt habe.

Brieflich oder auch telefonisch wurden sodann nach ca. 5 Monaten alle Pat. auf den 3. Untersuchungstermin aufmerksam gemacht und zur Beteiligung eingeladen. Anhand der eingegangenen Antworten suchte der UL sodann die ehemaligen Pat. zuhause auf und blieb während der Bearbeitung der Testverfahren anwesend; die restlichen Fragebogen hinterließ er, um sie einige Tage später abzuholen oder vom Pb zugesandt zu erhalten. Eine überraschend hohe Anzahl (N = 74; 64 %) der ehemaligen Pat. vom UT2 fand sich auch noch zu diesem 3. Untersuchungsschritt bereit.

Insgesamt nahmen die 3 Hauptuntersuchungen für jeden einzelnen Pb etwa 20 Stunden Zeit in Anspruch. Hinzu kamen die über den Zeitraum der 6 Wochen laufenden Verfahren sowie die Befragungen nach den Autogenen-Trainings- und Gruppenhypnosestunden, die mit weiteren 5 Stunden zu veranschlagen sind.

Trotz gelegentlicher, vereinzelter Unmutsäußerungen über die Länge der Untersuchungen waren die Pat. aufgeschlossen und interessiert und zeigten, sicher nicht zuletzt auch verstärkt durch das ausgezeichnete therapeutische Klima und das intensive Bemühen des UL, eine kooperative Einstellung zum Versuch.

3.2.4. Die Kontrollgruppen (KG)

Da es nicht möglich war, für den gesamten Untersuchungszeitraum und für sämtliche Untersuchungsverfahren eine einheitliche und wenigstens annähernd gleichartige Kontrollgruppe aufzustellen, hielten wir uns bei den standardisierten Testverfahren an die jeweils von den Testautoren angegebenen Normpopulationen.

Die nicht-standardisierten Ratings der UG wurden den Ergebnissen der im folg. näher beschriebenen 5 Kontroll- bzw. Vergleichsgruppen gegenübergestellt.

3.2.4.1. Die Pbn der KG

1. KG1 bestand aus 23 Männern und 20 Frauen, die sich aus dem

Bekanntenkreis der Therapeuten zusammensetzte. Das durchschnittliche Alter betrug ca. 34,4 J. Der jüngste Pb war 18 J., der älteste 59 J. Gegenüber der UG betrug der durchschnittliche Altersunterschied ca. 5 J. Tab. 22 zeigt die Altersverteilung, wie in der UG dreifach aufgeteilt.

TAB.: 22 Altersverteilung der KG 1

Alter	Männer		Frauen		Gesamt	
	N	%	N	%	N	%
18 - 3o	8	34,8	9	45,o	17	39,6
31 - 45	1o	43,5	1o	5o,o	2o	46,5
46 - 59	5	21,7	1	5,o	6	13,9
	23	1oo,o	2o	1oo,o	43	1oo,o

Der überwiegende Teil der Pbn war zwischen 31 - 45 J. alt, (47 %), nur 14 waren älter als 45 J.
Hinsichtlich der Schulbildung zeigt Tab. 23, daß 40 % der Pbn. abgeschlossene Volksschulbildung hatten allerdings gaben wesentlich mehr Frauen als Männer Mittlere Reife bzw. Volkschulabschluß an, während mehr Männer die Hochschule abschlossen.

TAB.: 23 Schulbildung der KG 1

Abgeschlossene Schulbildung	Männer		Frauen		Gesamt	
	N	%	N	%	N	%
Volksschule	8	34,8	9	45,o	17	39,6
Mittlere Reife	4	17,4	7	35,o	11	25,6
Abitur	2	8,7	3	15,o	5	11,6
Hochschule	9	39,1	1	5,o	1o	23,2
	23	1oo,o	2o	1oo,o	43	1oo,o

Hier ergibt sich ein bedeutender Unterschied zur UG, in welcher die meisten Pat. 'nur' die Volksschule beendigt hatten (67 %).
Die Verteilung aufgrund des Familienstandes ist aus Tab. 24

ersichtlich.

TAB.: 24 Personeller Stand der KG 1

Familienstand	Männer N	Männer %	Frauen N	Frauen %	Gesamt N	Gesamt %
ledig	6	26,0	3	15,0	9	21,0
verheiratet	13	56,5	10	50,0	23	53,5
geschieden	1	4,4	3	15,0	4	9,3
verwitwet	1	4,4	1	5,0	2	4,6
mit Partner leb.	2	8,7	3	15,0	5	11,6
	23	100,0	20	100,0	43	100,0

Die Mehrzahl der Befragten war verheiratet (54%); einschließlich derer, die mit einem Partner zusammen waren (12%), lebten insgesamt 65% in einer sozial-intimen Beziehung. Verglichen mit der UG (Tab.5) zeigt sich - auch unter Berücksichtigung der verschiedenen Stichprobengröße - besonders bei den Frauen eine erhebliche Diskrepanz (UG: 51%; KG: 65%).

Den beruflichen Status stellt Tab. 25 dar.

TAB.: 25 Beruflicher Status der KG 1

Beruf	Männer N	Männer %	Frauen N	Frauen %	Gesamt N	Gesamt %
Schüler/Stud.	3	13,0	2	10,0	5	11,6
Angestellte	4	17,4	8	40,0	12	28,0
höh. Angest.	2	8,7	-	---	2	4,6
Beamter	9	39,1	1	5,0	10	23,2
Selbständige	2	8,7	-	---	2	4,6
Facharbeiter	2	8,7	1	5,0	3	7,0
Hausfrau	-	---	8	40,0	8	18,7
Rentner	1	4,4	-	---	1	2,3
	23	100,0	20	100,0	43	100,0

Unter den Männern waren am stärksten die Beamten vertreten, unter den Frauen vornehmlich Angestellte und Hausfrauen. Auch hier bestand ein Unterschied zur UG, in der die meisten Männer Facharbeiter (38%) und der überwiegende Teil der Frauen Angestellte (58%) waren.

2. KG2 setzte sich zusammen aus 51 Personen, darunter 27 Studenten und Studentinnen der Fachhochschule für Sozialpädagogik Berlin und 10 Schwesternschülerinnen eines städtischen Krankenhauses in Berlin (insgesamt 14 Männer und 37 Frauen). Das Durchschnittsalter betrug 30.4 J., der range lag zwischen 18 und 59 J. Die Altersdifferenz zur UG betrug 9 J. Die meisten Pbn (79%) fielen in die Altersgruppe von 18 - 30 J. Hinsichtlich der Schulbildung hatten gegenüber der UG die meisten Pbn Mittelschulabschluß (51%) und Volksschulabschluß (35%).

Bezüglich des Familienstandes gaben ca. 31% an, verheiratet, und 45%, ledig zu sein. Etwa 1/4 (24%) äußerte, mit einem Partner zusammenzuleben.

Schüler und Studenten waren in KG2 am stärksten vertreten (79%) (in der UG keine Schüler o. Studenten).

Auch KG2 ist somit wie KG1 nur bedingt als Vergleichsgruppe zu betrachten.

3. KG3 bestand aus zwei von den Autoren der EWL JANKE u. DEBUS aufgestellten Gruppen von Nichtalkoholikern (NA), "Gesunden", die hinsichtlich Alter, Geschlecht, Schulbildung, Durchführungszeitpunkt und Intelligenz mit unserer UG parallelisiert wurden. Die eine Gruppe (KG 3a; N = 73) diente zum Vergleich der Wochen-EWL-Untersuchung, die andere (KG 3b; N = 49) zum Vergleich mit den Erhebungen nach dem Autogenen Training.

Von beiden Gruppen lag nur je ein Untersuchungsergebnis vor, keine sechswöchige vergleichbare Untersuchungsreihe.

4. Eine Gruppe von 49 sog. "Trockenen" Alkoholkranken (28 Männer, 21 Frauen), die sich aus ehemaligen Pat. des Jüdischen Krankenhauses Berlin sowie verschiedenen abstinent lebenden Alkoholikergruppen (u.a. aus dem SMD, Berlin-Charlottenburg)

zusammensetzte, bildete die KG4.

In diese KG 4 wurden nur solche ehemalige Pat. aufgenommen, die schon länger als 1/2 J. ohne Alkohol gelebt hatten. (8 Monate - 5 J. "Trockenzeit"). Bei einem durchschnittlichen Alter von 40.5 J. schwankte das Alter der Pbn in dieser Gruppe zwischen 28 u. 60 J.

Hinsichtlich Geschlecht, Alter, Schulbildung, Intelligenz (- ebenfalls wie die UG mit dem IST von AMTHAUER gemessen -) und sozioökonomischen Daten ist diese KG unserer UG am meisten ähnlich.

5. Die KG5 bestand aus 64 Angehörigen der Pat. unserer UG (25 Männer, 39 Frauen). Ihr Durchschnittsalter betrug ca. 40.9 J.; die Altersgrenzen lagen zwischen 25 u. 65 J.

3.2.4.2 Untersuchungsverfahren der KG

1. Bei KG1 (N = 43) kamen folg. Verfahren zur Anwendung:
   Ratings: Freizeitaktivitäten, Kommunikation, Zukunftserwartungen
   Polaritätenprofile zum Selbstbild (SB), Wunschbild (WB), Angenommenes Selbstbild (ASB), Fremdbild (FB), Angenommenes Fremdbild (AFB)

2. Den Pbn der KG2 (N = 51) wurden lediglich die 5 Polaritätenprofile vorgelegt.

3. Die KG3 (KG3a, N = 73; KG3b, N = 49) beantwortete nur die Eigenschaftswörterliste (EWL).

4. KG4 (N = 49) beantwortete unseren
   Katamnesebogen,
   die 5 Polaritätenprofile,
   die Ratings: Freizeitaktivitäten, Kommunikation, Zukunftserwartungen

5. Von KG5 (N = 64) wurden das FPI (Halbform B) und die fünf Polaritätenprofile durchgeführt.

Da durch eine systematische Auswertung der KGn-Befunde der Umfang der Arbeit beträchtlich zugenommen hätte, verzichteten wir darauf und verglichen die Ergebnisse der KGn nur in den Fällen mit der UG, in denen uns keine Normpopulation zur Verfügung stand.

3.2.4.3 Untersuchungssituation der KGn

Die Daten unserer KGn 1-5 wurden größtenteils in Einzeluntersuchungen gewonnen, außer bei KG2 und KG4, die z.T. in Gruppen von 8-15 Teilnehmern untersucht wurden.

Sowohl im Einzel- als auch im Gruppenversuch wurden die Verfahren in der gleichen Reihenfolge vorgelegt: Polaritätenprofile (SB, WB), Ratings (Freizeitaktivitäten, Kommunikation, Zukunftserwartungen), Polaritätenprofile (ASB, FB, AFB) und in KG4 der Katamnesebogen.

Die Erhebung dauerte - mit Ausnahme bei KG4 - etwa 30-40 Minuten und wurde von Juli 72 bis März 73 durchgeführt. Alle Pbn zeigten sich an den Untersuchungen sehr interessiert und machten bereitwillig mit.

Mit besonderem Interesse wurde unsere Befragung von KG4 aufgenommen. Als ehemalige Alkoholkranke waren sie gespannt, nach Beendigung der Versuche auch die Ergebnisse mitgeteilt und interpretiert zu erhalten.

In der Gruppe der Angehörigen (KG5) gingen wir folgendermaßen vor: Nach einem Gespräch im Anschluß an die Besuchszeit während der ersten 14 Kliniktage wurde dem Betreffenden das Untersuchungsmaterial erklärt und zur Bearbeitung nach Hause mitgegeben. Beim nächsten Besuchstermin brachte er die Bogen ausgefüllt wieder mit.

Die hohe Rückgabequote des Testmaterials und auch die Tatsache, daß bei der Nachuntersuchung der Pat. 1/2 J. später auch die Angehörigen an einer "Nachuntersuchung" interessiert waren (-bei 25 Angehörigen machten wir eine solche -), zeigte die starke Motivation zur Mitarbeit bei den Bezugspersonen unserer Suchtkranken.

Zusammenfassend können wir sagen, daß keine unserer Vergleichsgruppen nach streng methodischen Kriterien eine echte KG darstellte, wir betrachteten sie jedoch als Kompromiß zwischen der Notwendigkeit, Bezugsdaten für die nicht geeichten Verfahren verfügbar zu haben, und den beschränkten Möglichkeiten, die bei derartigen klinischen Feldstudien gegeben sind. Eine KG in Form einer Wartegruppe schien uns aus ethischen Gründen nicht verantwortbar, ganz abgesehen davon, daß auch Wartegruppen als KG methodisch anfechtbar sind (BASTINE, 20, S.549).

Inbezug auf die Nebenverfahren: den Ratingskalen und Polaritätsprofilen, für die wir (noch) keine exakten Normen vorweisen können, versuchten wir die KGn gegenüberzustellen, in der Annahme, daß die spezifische Relevanz z.B. der Angehörigengruppe oder der Gruppe der sog. "Trockenen" zum Problem der UG eine zusätzliche Charakterisierung der UG und eine Überprüfung typischer Einstellungen und Verhaltensweisen ermöglicht.

3.2.5 Auswertungsverfahren

In unseren Auswertungen beschränkten wir uns auf Gruppenvergleiche.

Die halbstrukturierten Fragebogen zu Anamnese, Entlaßgespräch und Katamnese wurden von uns zunächst - soweit dies nicht schon in der Versuchsplanung geschehen war - durch Aufstellen von Kategorien in den qualitativen Antworten einer rechnerischen Auswertung zugänglich gemacht (Beispiel Anhang I,1 "Ängste", Nr. 84).

Dann wurden die Häufigkeiten bzw. Durchschnittswerte mit Prozentangabe berechnet.

Für die Ratings der Freizeitaktivitäten, Kommunikation, Zukunftserwartungen und die Polaritätenprofile wurden Mittelwerte, Streuungen sowie t-Werte zum Paarvergleich ermittelt. Die Ergebnisse wurden ferner in Profilen veranschaulicht und deskriptiv verglichen. Beim Fragebogen der WHO (nach JELLINEK) sowie bei der Auswertung des Psychosomatischen Beschwerdekatalogs (PSB) in der Anamnese wurden die Antworthäufigkeiten in den einzelnen Items ausgezählt und in Prozentsätze umgerechnet. Die Zusammenfassung der Items im PSB und im WHO-Bogen zu den drei charakteristischen Phasen wurde grafisch dargestellt. Die standardisierten Persönlichkeitstests sowie den IST und d_2 werteten wir gemäß Handanweisung aus. Im Falle der Eigenschaftswörterliste verglichen wir die Werte mit den für unsere Zwecke vom Testautor zusammengestellten Kontrollgruppen (KG3a und b).

Zum Vergleich des Datenmaterials während der verschiedenen Untersuchungsabschnitte verwandten wir überwiegend den t-Test für Paardifferenzen oder den WILCOXON-Test in Verbindung mit einem Vorzeichentest.

Die Ergebnisse der UG und der verschiedenen KGn verglichen wir hauptsächlich mit Hilfe einer einfachen Varianzanalyse mit dem BARTLETT-Test auf Gleichheit der Varianzen (in den Ergebnissen nicht dargestellt).

Die Irrtumswahrscheinlichkeiten wurden auf das Signifikanzniveau von $p \leq .05$ (= $p \leq 5\%$(s) bzw. $p \leq .01$ (= $p \leq 1\%$)(ss) festgesetzt.

Die Verrechnung wurde größtenteils mittels verschiedener Statistik-Standardprogramme der Programmbibliothek PSYLIB des Psychologischen Instituts der Universität Freiburg/Brg. in Fortran IV auf der Rechenanlage UNIVAC 1106 - 2 des Rechenzentrums der Universität Freiburg sowie des DRZ Darmstadt durchgeführt.

3.2.6. Methodische Einschränkungen

Aufgrund des bisher Ausgeführten ergibt sich, daß unsere Untersuchungsbefunde nur von begrenztem Aussagewert sein können.

Zunächst: Unsere Stichprobe ist keine echte Zufallsauslese aus allen bisher im JKH behandelten Pat., sondern beschränkt sich auf die Erfassung aller neuaufgenommenen Pat. eines von uns festgelegten Zeitraumes des Jahres 1972. Die in der Psychologie nur äußerst selten "gegebene strenge Repräsentativität einer Stichprobe i. S. des exakt verkleinerten Modells der Gesamtheit, aus der sie entnommen wurde" (vgl. SELG u. BAUER, 451, S.80), ist somit nicht für das Insgesamt der Alk.-Pat. und für das Jahresgesamt 1972 nur bedingt gegeben.

Des weiteren ergab sich in unserer Stichprobe eine ungleichmäßige Altersverteilung insofern, als die meisten Pat. zur Altersstufe der 31-45-jährigen gehörten, während die jüngeren und älteren Jahrgänge unterschiedlich häufig vertreten waren.

Ferner: Unsere Stichprobe setzte sich zwar aus Alk.-Abhängigen zusammen, die sich "freiwillig" zu dieser Therapie entschlossen hatten, doch die Frage bleibt offen, "wie freiwillig" oder "gern" die Pat. diese Entziehungsbehandlung mitmachten, verglichen mit Pat. aus geschlossenen psychiatrischen Kliniken oder mit Pat. aus langfristigen Heilstätten- und Kurkliniken. Die Entscheidung, sich einer 6-wöchigen Intensivbehandlung zu unterziehen, ist u.U. schon als eine besondere Kennzeichnung dieser Pat.-Gruppe zu betrachten und insofern eine weitere Einschränkung des Aussagebereichs unserer Ergebnisse.

Schließlich stellt eine weitere Grenze der geforderten Repräsentativität auch der Ort bzw. die Stadt Berlin-West dar. Es bleibt offen, inwieweit unsere untersuchten Alk. repräsentativ sind für Berliner Alk.-Kranke, für Alk.-Suchtkranke anderer westdeutscher Städte oder Länder der Bundesrepublik.

Auch bezüglich unserer Kontrollgruppe (s. o. Kap. 2, 3, 4) und "der im direkten Vergleich zwischen UG und KG gewonnenen Befunde" (GOERTZ, 167, S.116f.) sind Vorbehalte angebracht.

Die größtmögliche Exaktheit oder der Idealfall des Paarvergleiches wäre erreicht worden, indem wir unsere KG mit zwei nach der Kontrollzwillings-Methode zusammengestellten Gruppen verglichen hätten (vgl. GOERTZ, 167, ebd.). Dabei hätte sich die eine KG - aus Nicht-Alkoholikern bestehend - in nichts außer dem Merkmal "alkoholabhängig", die andere KG - aus Alk. bestehend - in nichts außer dem Merkmal "6 Wochen stationär behandelt" von der Untersuchungsgruppe unterscheiden dürfen.

Da diese Form des Paarvergleichs u.a. aus zeitlichen und ökonomischen Gründen nicht möglich war, suchten wir diesen Nachteil dadurch auszugleichen, daß wir einmal unter den verschiedenen Suchtformen unsere Aufmerksamkeit auf den Gamma-Alkoholismustyp (nach JELLINEK) richteten, zum anderen uns auf die Veränderung relativ operationalisierbarer Persönlichkeitsmerkmale beschränkten. Des weiteren zogen wir verschiedene Kontroll- bzw. Vergleichsgruppen hinzu und verwandten mehrere sich einander ergänzende Untersuchungsverfahren, deren statistisch abgesicherte

Normpopulationen uns ebenfalls zur Verfügung standen. Schließlich stützten wir unsere Ergebnisse durch die Befunde neuerer, die Persönlichkeit des Alk. erhellender Untersuchungen ab (vgl. besonders ANTONS, 9; GOERTZ, 167; MARCKWORT, 307).

Wir hoffen, daß zu einem späteren Zeitpunkt an repräsentativen Alk.-Stichproben durch Querschnitt-, Zeitreihen- und Längsschnittstudien die Therapeuten-, Therapie- und Patienten-Variablen methodisch exakter erfaßbar werden und dann die Gültigkeit unserer Ergebnisse nachträglich bestätigt werden.

3.3 Hypothesen

Entsprechend unseren Zielen: Untersuchung der Veränderung relevanter Persönlichkeitsmerkmale während einer Therapie stellten wir Struktur-, Verlaufs- und Ergebnishypothesen auf.

3.3.1 Die Strukturhypothesen lauteten:

H1: Zum Zeitpunkt der Aufnahme in die stationäre Behandlung (UT1) ist unsere Alk.-Stichprobe im Vergleich zu einer Bezugspopulation (KG bzw. Normgruppe) gekennzeichnet durch

a) überdurchschnittliche Psychovegetative Labilität
(FPI, MPI, MMPI, EWL, WHO, Expl.I, PSB, PP)

b) reduzierten Sozialkontakt
(FPI, MPI, MMPI, EWL, WHO, Expl.I, RF)

c) a-dynamische Grundhaltung
(MMPI, EWL, Expl.I, WHO, RF)

d) dysphorisch-depressive Stimmungslage
(FPI, MMPI, EWL, WHO, Expl.I, PSB)

e) Interessenverarmung
(RF, WHO, Expl.I).

3.3.2. Die Erfolgshypothesen lauteten:

H2: Zum Zeitpunkt der Klinikentlassung (UT2) haben sich gegenüber UT1 die unter H1a-e genannten Merkmale in Richtung auf die Durchschnittswerte einer vergleichbaren Normpopulation signifikant verändert, genauer: am Ende der stationären Therapie ergeben sich keine oder nur zufällige Abweichungen von den Testwerten einer vergleichbaren Stichprobe (FPI, MPI, EWL, Expl.II, PP, d_2).

H3: Sechs Monate nach Klinikentlassung (UT3) unterscheiden sich die Testwerte der unter H1a-e genannten Merkmale nicht signifikant von den Ergebnissen bei Klinikentlassung (UT2) (FPI, MPI, MMPI, EWL, RF, Expl.III).

3.3.3 <u>Die Verlaufshypothesen lauteten</u>:

H4: Es ist zu erwarten, daß im Verlauf der Therapie vom 1. zum 7. wöchentlichen Untersuchungstermin eine signifikante Zunahme in den Befindlichkeitskategorien: Aktiviertheit, Extravertiertheit, Selbstsicherheit, Stimmung und eine Abnahme in den Kategorien Müdigkeit, Benommenheit, Empfindlichkeit, Ängstlichkeit und Erregbarkeit erfolgt und daß sich die gefundenen Ergebnisse den Werten einer KG Gesunder annähern (EWL).

H5: Es ist zu erwarten, daß die Befindlichkeitswerte nach dem Autogenen Training sich von den Werten einer KG Gesunder in den Bereichen Subjektive Aktivität, Stimmung, Emotionale Kontrolle signifikant unterscheiden.

H6: Es ist zu erwarten, daß sich im Ausprägungsgrad der Testergebnisse und der Veränderungen geschlechtsspezifische und altersspezifische Unterschiede ergeben. Als kritisches Signifikanzniveau gilt $p \leq .05$.

4. Ergebnisse

4.1. Untersuchungsergebnisse bei Klinikaufnahme (UT1)

Um eine gewisse Ordnung in die Darstellung der Ergebnisse zu bringen, entschieden wir uns, zunächst mit den Selbstbeurteilungen zu beginnen, dann die Befunde der Persönlichkeitsfragebogen und als letztes die Ergebnisse der Ratings darzustellen.

4.1.1 Die Selbstbeurteilungen

4.1.1.1 WHO-Fragebogen nach JELLINEK

Zu Beginn der 6-wöchigen stationären Behandlung legten wir unseren Pat. den in Kap. 2 näher dargestellten Fragebogen der WHO von JELLINEK vor, der soziale, psychologische und medizinische Symptome des Gamma-Alkoholismus (verteilt auf 3 Hauptphasen) enthält.

Wenn wir das WHO-Fragebogenprofil für die Gesamtstichprobe bei der Klinikaufnahme betrachten (Abb. 3, S.116; Anhang II; Tab. 2), dann fällt auf, daß in allen drei Phasen gehäuft hohe Prozentwerte auftreten.

Die für die Prodromal- oder frühe Phase typischen "Gedächtnis lücken" sowie infolge des Trinkens auftretende "Schuldgefühle" werden von mehr als 80% der Untersuchten bestätigt (GOERTZ, 167, S.180: 82%), ebenso auch die sog. Warnsymptome wie "heimliches und gierig-hastiges Trinken" (75%), "Vermeiden von Anspielungen auf Alkohol" (53%) und "Zunahme von Gedächtnislücken" (60%).

In der kritischen Phase finden wir zunächst die Bestätigung des für den Gamma-Alkoholismus entscheidenden Symptoms, nämlich "Kontrollverlust", bei knapp 3/4 der Befragten (74%). Weiterhin wird von der Mehrzahl genannt: stärkere Schuldgefühle wegen des Trinkens (81%), Versuche, zeitweise ohne Alk. auszukommen (82%), unregelmäßige Ernährung (80%). Auch Aussagen, die das gestörte Verhalten zur Umwelt beschreiben, werden von den meisten Pbn als zutreffend angegeben; so vor allem die Versuche, sich selbst und anderen das Trinkverhalten durch Ausreden und Lügen zu erklären (70%), Interessenverarmung (61%), Abwehr gegenüber Mahnungen vonseiten der Umgebung (59%) sowie Auflösungserscheinungen in Ehe und Familie (53%).

Mit dem Symptom des regelmäßigen morgendlichen Trinkens, das von ca. 51% unserer Pbn bejaht wird, befinden wir uns in der chronischen Phase der Alk.-Krankheit. Nahezu 3/4 der Pat. geben eine Beeinträchtigung ihrer geistigen Fähigkeiten infolge des Alk. an (74%), hatten Zittern (78%) und Bewegungsstörungen (66%), den Verlust der Alk.-Toleranz und Angstzustände (63%) erlebt. Mehr als 60% schließlich bestätigen, keine Erklärung mehr für ihr Trinken gefunden und einen völligen seelischen und körperlichen Zusammenbruch erlitten zu haben. (vgl. dazu FEUERLEIN, 127, S.28-39.)

Geschlechtsspezifisch finden wir z.Z. der Klinikaufnahme mit wenigen Ausnahmen die höchsten Prozentangaben bei den Frauen (Abb.4 u. 5, S. 118-121; Anhang II, Tab. 3) (vgl. zum Ganzen für Alk.-Männer: GOERTZ, 167, S.179-181 u. für Frauen: MARCKWORT, 307, S.71-72).

In der frühen Phase tritt das heimliche Trinken unter Schuldgefühlen bei mehr als 90% der befragten Frauen auf (Männer: 75%; GOERTZ: 87%).

Auffällig ist auch das stärkere Bestreben der Frauen (63%), "Anspielungen auf Alkohol" zu vermeiden (Männer: 44%), wohingegen die Männer wesentlich häufiger (68%) "Zunahme von Gedächtnislücken" angeben (Frauen: 52%).

Auch in der kritischen Phase stoßen wir auf charakteristische geschlechtsspezifische Unterschiede. Häufiger als die männliche Vergleichsgruppe suchen unsere befragten Frauen nach Erklärungen und Alibis für ihr Trinkverhalten. Sie erleben stärkere Schuldgefühle (MARCKWORT, 307, S.71) und dauerndes Zerknirschtsein wegen des Trinkens (RIETH, 384, S.42) und sind mehr darum bemüht, sich den Alk.-Vorrat zu sichern. Aggressives Benehmen der Umwelt gegenüber wird nur von wenigen Frauen (20%) (MARCKWORT, 307, S.138) und ca. 1/3 der Männer genannt; Grundloses und ständiges Gereiztsein von 59% der Männer (GOERTZ: 55%) und 3/4 (74%) der Frauen. Mehr weibliche als männliche Pat. weisen auf Auflösungserscheinungen in Ehe und

Familie (WANKE, 515) und auf die Abnahme des Sexualtriebes hin. Arbeitsplätze werden von der Hälfte der Männer (GOERTZ: 62%) und ca. 1/3 der Frauen fallengelassen oder gewechselt.
Am seltensten wird in dieser Phase von den Männern Verminderung der zwischenmenschlichen Beziehungen (14%) sowie "Meiden o. Aufgeben von Freunden" (19%) geäußert (vgl. dagegen FEUERLEIN, 123, S.924).

In der chronischen Phase treten insgesamt bei den Männern höhere Prozentwerte auf als bei den Frauen. Zunächst ist das regelmäßige morgendliche Trinken häufiger bei den Männern als bei den Frauen anzutreffen; ferner äußern die Männer häufiger, durch den Alk. in ihren körperlichen Funktionen beeinträchtigt gewesen zu sein (Männer: 81%; Frauen: 65%) sowie öfters Zittern und Bewegungsstörungen erlebt zu haben als die Frauen.

Auch in anderen Symptomen wie: verlängerte Rauschzustände, optische und/oder akustische Halluzinationen, Trinken mit Personen unter dem eigenen Niveau geben die Männer höhere Prozentwerte an als die Frauen. Bei letzteren sind dagegen wesentlich höhere Werte in den Merkmalen Verlust der Alk.-Toleranz (82%; Männer: 60%; GOERTZ: 57%) und Angstzustände (72%; Männer: 56%).

Altersspezifisch fällt in der frühen Phase auf (vgl. Anhang II, Tab. 4, 5, 6), daß die Gruppe der Jüngeren weitaus häufiger angibt, Gedächtnislücken gehabt zu haben als die Älteren (90% gegenüber 79%).

Umgekehrt nennen die Älteren öfter Schuldgefühle (88%; Jüngere: 75%.) Das Vermeiden von Anspielungen über Alk. tritt am stärksten in der Gruppe der Jüngeren auf (70%), seltener bei der mittleren und älteren Altersgruppe (46% bzw. 55%).

In der kritischen Phase unterscheiden sich die Jüngeren mit einem Prozentwert von 90 im Item "Kontrollverlust" deutlich von der zweiten und dritten Altersgruppe, die mit 71% bzw. 69% dieses Symptom ihres Trinkens bejahen. Auch in den Aussagen: großspuriges und aggressives Benehmen und Auftreten, ferner Verarmung der Interessen finden sich weitaus höhere Prozentsätze bei den Jüngeren.

Für die chronische Phase äußert etwa die Hälfte der Jüngeren, verlängerte, tagelange Rauschzustände gehabt zu haben, gegenüber 38% in der mittleren und 21% in der älteren Altersgruppe. Ebenso geben weitaus mehr Jüngere an, gegenüber moralischen und ethischen Werten gleichgültig geworden zu sein (40%), (mittlere Altersgruppe 20%, Gruppe der Älteren 7%).

Einen totalen körperlichen und seelischen Zusammenbruch erlebt zu haben, geben schließlich 80% der Jüngeren, 66% der Mittleren und nur die Hälfte der Älteren an.

Zusammenfassend können wir für den Zeitpunkt der Klinikaufnahme feststellen, daß bei mehr als 3/4 unserer Stichprobe wesentliche Symptome der frühen, kritischen und chronischen Phase des Gamma-Alkoholismus aufgetreten sind, so etwa Gedächtnislücken, Kontrollverlust nach Beginn des Trinkens, Verlust der Alk.-Toleranz und das Entzugssyndrom: Zittern, Ängste, psychomotorische Störungen (vgl. FEUERLEIN, 130, S.510f.).

Alk.-kranke Frauen und Männer unterscheiden sich trotz der im wesentlichen gleichen Symptomatik in spezifischen Krankheitsaussagen deutlich voneinander. Für diese Unterschiede, die sich weniger auf die individuell erlebbaren psychosomatischen als vielmehr auf die psychosozialen Symptome der Alk.-Krankheit beziehen, sind wahrscheinlich vor allem die unterschiedlichen Rollenwartungen seitens der Gesellschaft an Mann und Frau verantwortlich zu machen.

Altersspezifische Unterschiede ergeben sich vor allem im psychosomatischen und sozialen Bereich.

Meist sind die Jüngeren in den entsprechenden Aussagen stärker betroffen.

Aufgrund dieser Ergebnisse können wir die Frage nach der Zugehörigkeit unserer Pat. zum Krankheitsbild des Gamma-Alkoholismus positiv beantworten. Daß nicht von allen Pat. jedes der charakteristischen Symptome bestätigt wurde, mindert dabei nach RIETH (384, S.110) nicht den Wert einer derartigen Aussage; denn wie er feststellt, "finden sich nur in seltenen Fällen .... bei einem Alkoholiker alle Krankheitszeichen". Es genügt seiner Meinung nach für die Phasenzugehörigkeit schon, "wenn einige der Symptome dieser Phase als zutreffend erkannt werden" (S.110).

Abb. 3: W H O - Fragebogen (JELLINEK'sche Phasen)
Profilverlauf: UT1 (Klinikaufn.) u. UT2 (Klinikentl.)
Gesamt Männer u. Frauen: N = 117*

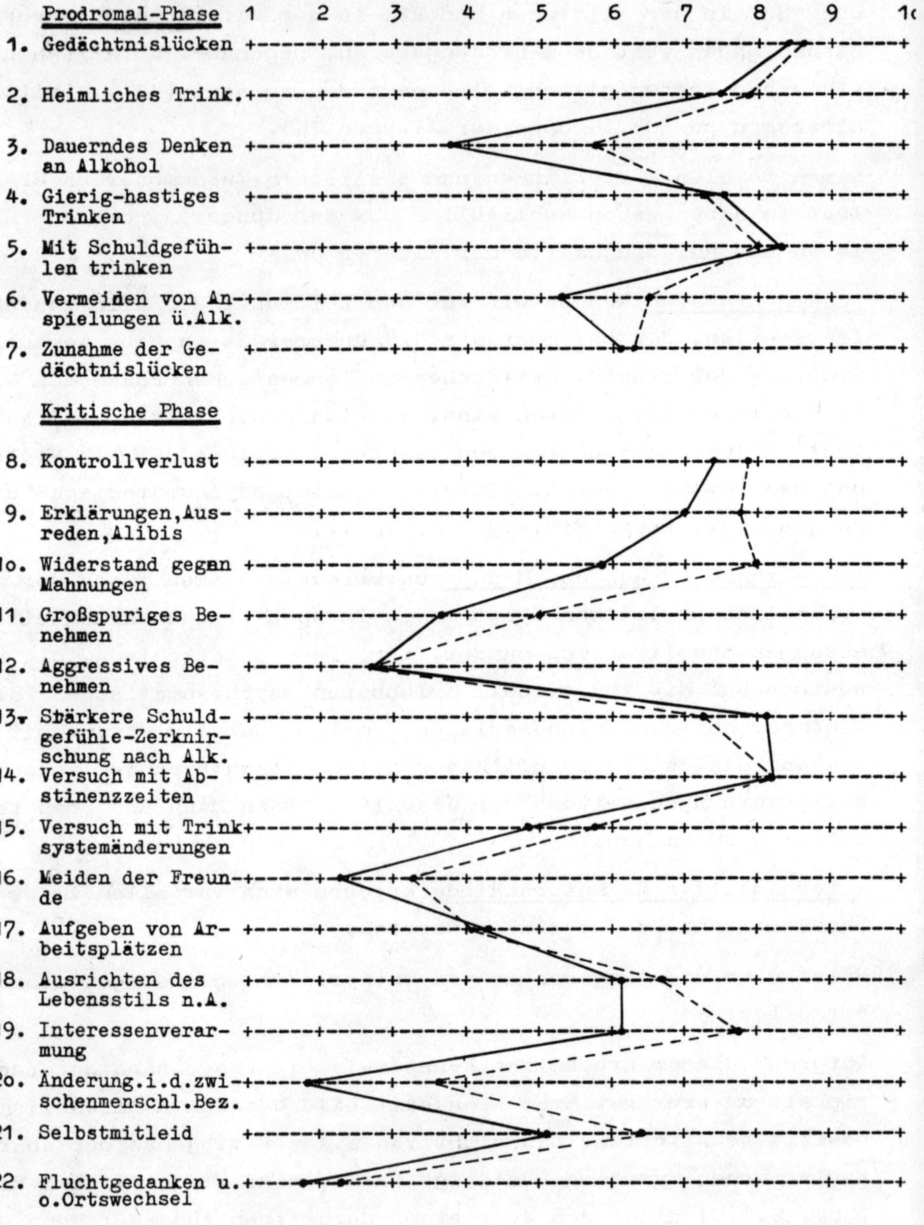

Abb. 3: (Forts.) W H O - Fragebogen (JELLINEK'sche Phasen)
Profilverlauf: UT1 u. UT2 (N = 117*)

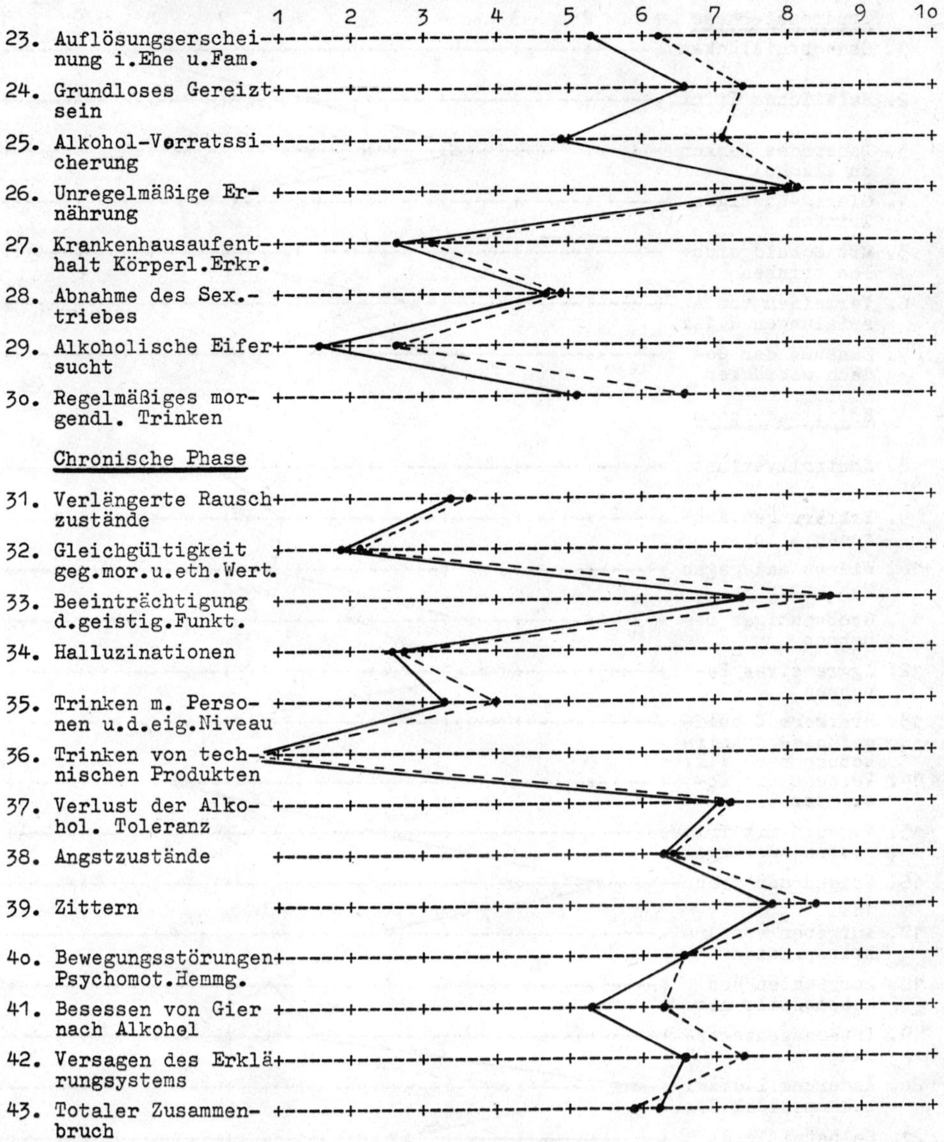

* Untersuchungstermin 1 = durchgezogene Linie ————

Untersuchungstermin 2 = gestrichelte Linie -------

Abb. 4: W H O - Fragebogen (JELLINEK'sche Phasen)
Profilverlauf: Alk.-Männer (N = 63*)UT1 (——) u UT2 (---)

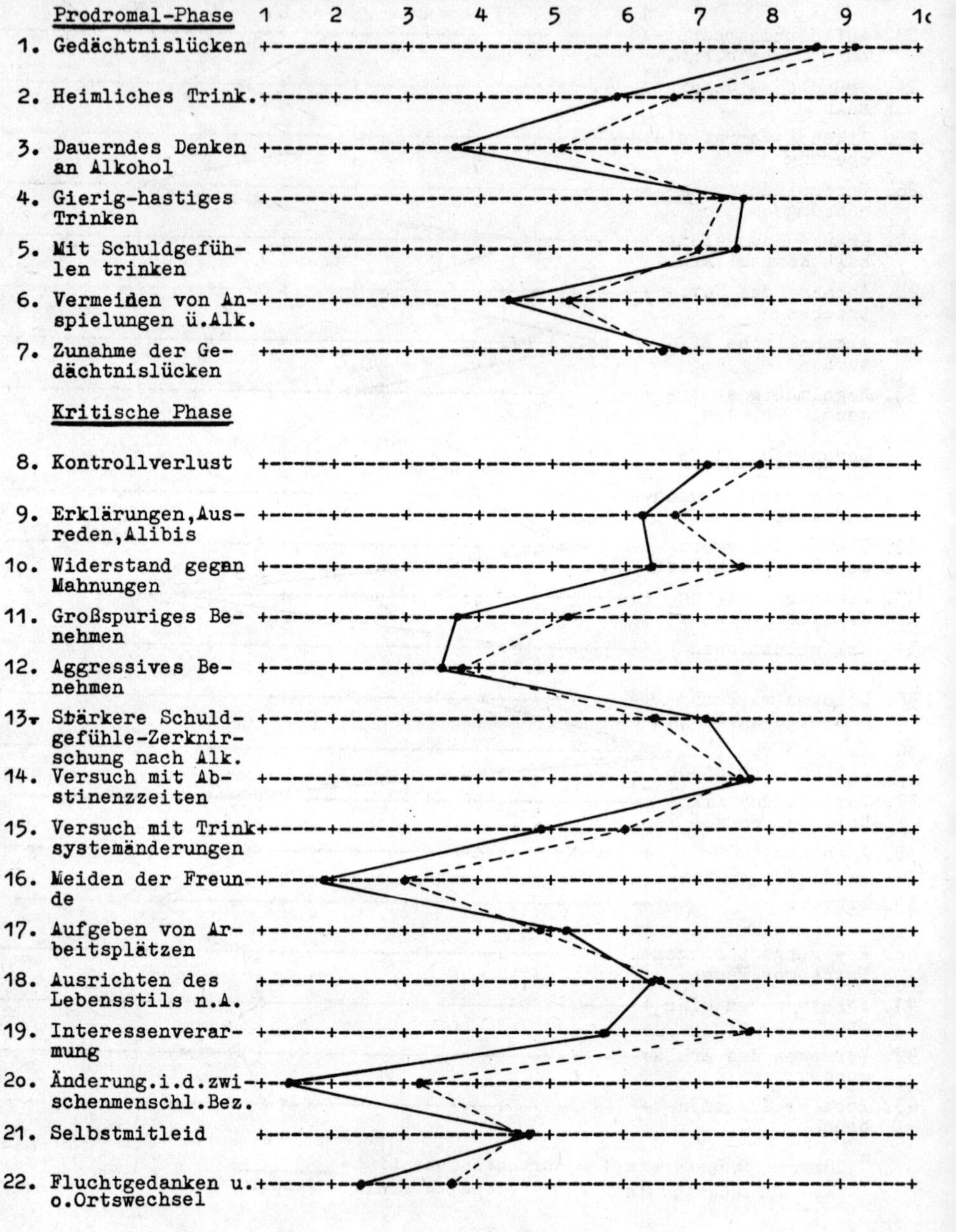

Abb. 4: (Forts.) W H O - Fragebogen (JELLINEK'sche Phasen)
Profilverlauf: UT1 u. UT2; Männer*

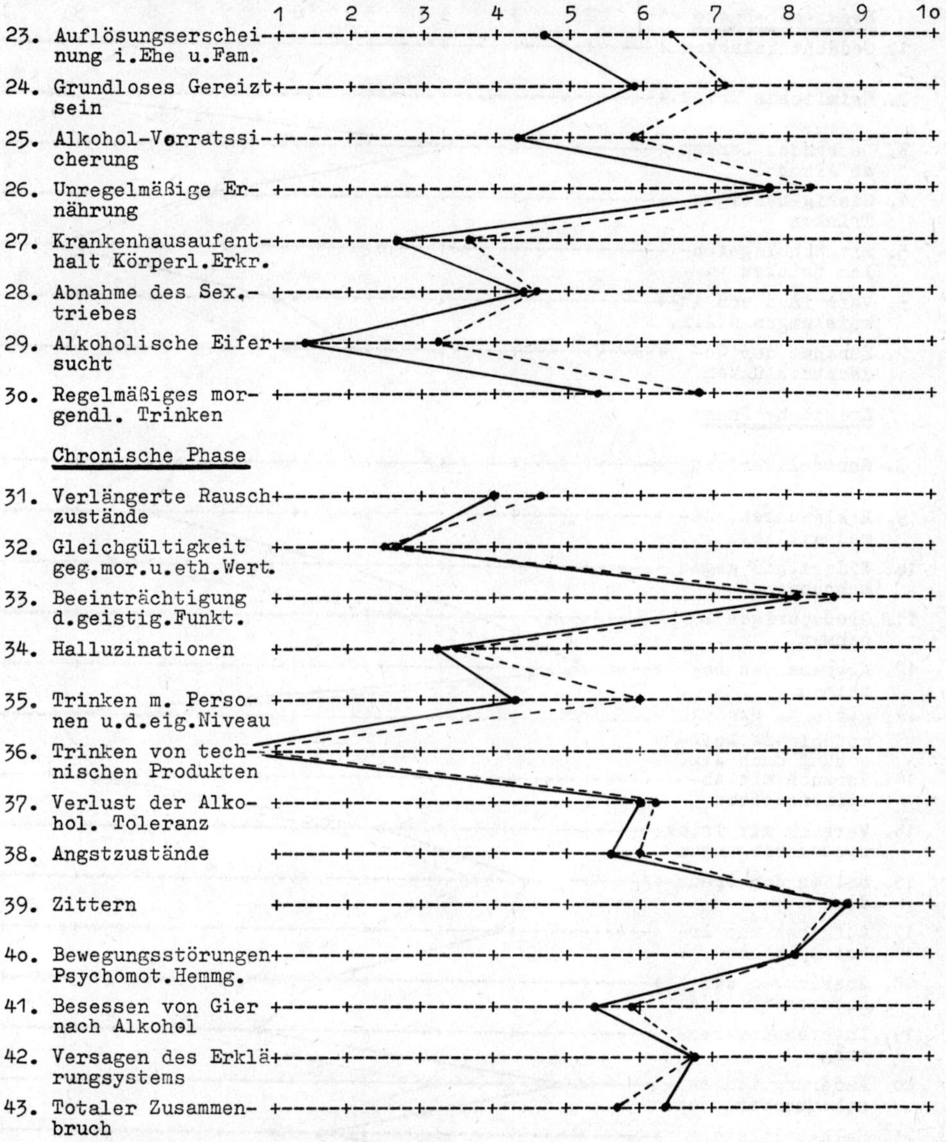

* Untersuchungstermin 1 = durchgezogene Linie ———
Untersuchungstermin 2 = gestrichelte Linie -------

Abb. 5: W H O - Fragebogen (JELLINEK'sche Phasen)
Profilverlauf: Alk.-Frauen (N = 54*) UT1 (——) u. UT2 (---)

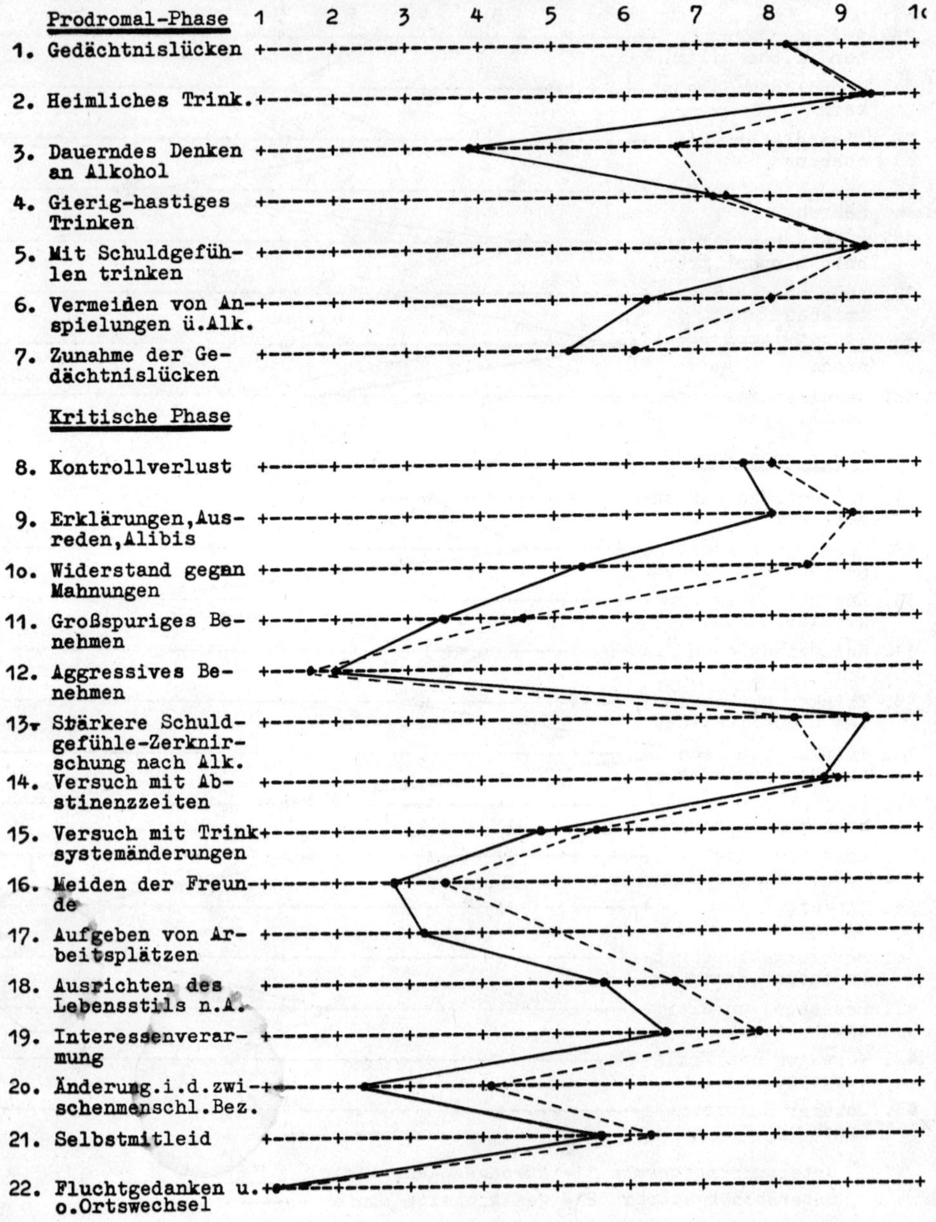

Abb. 5: (Forts.) W H O - Fragebogen (JELLINEK'sche Phasen)
Profilverlauf: Alk.-Frauen UT1 (——) u. UT2 (---)

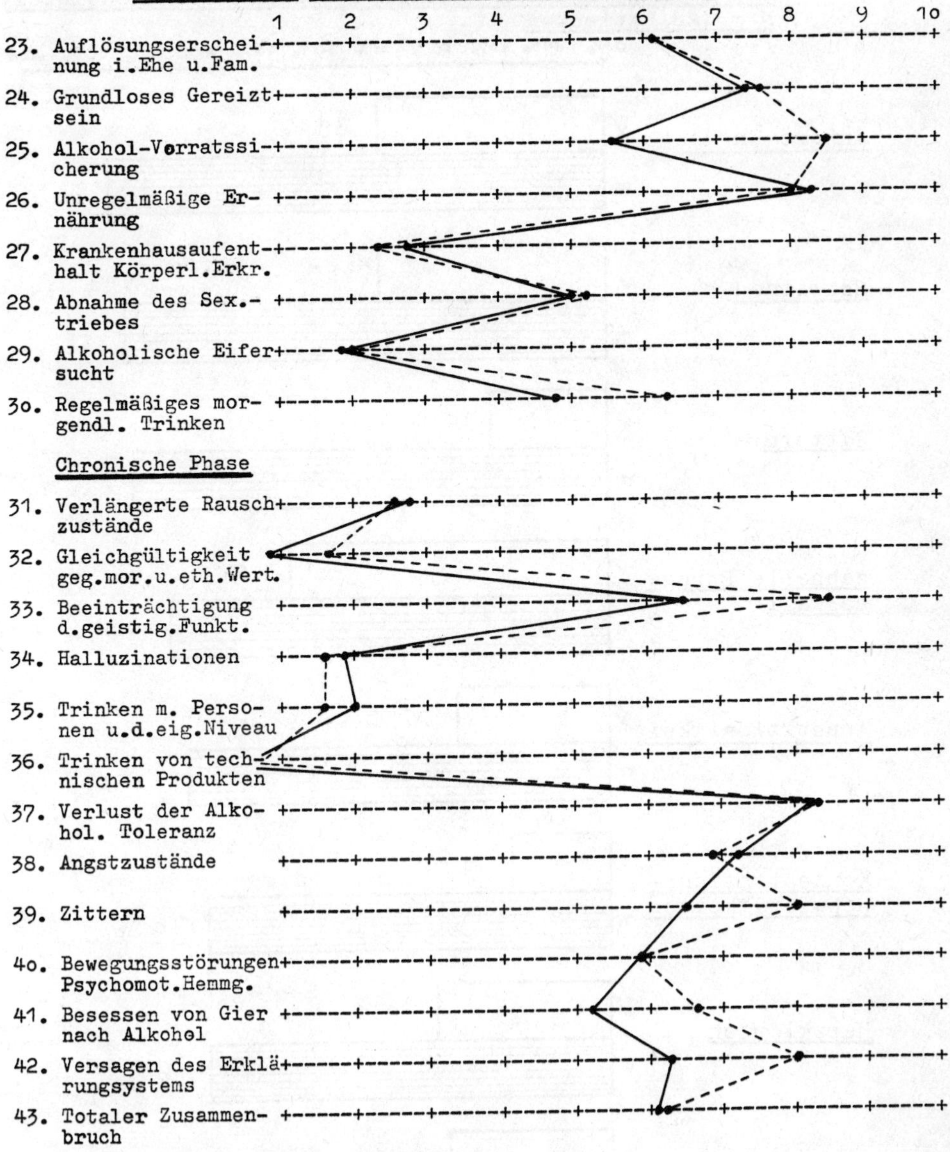

* Untersuchungstermin 1 = durchgezogene Linie ————
Untersuchungstermin 2 = gestrichelte Linie --------

Abb. 6: Prozentuale Verteilung der körperlichen Beschwerden, v o r und n a c h Eintritt der Alkoholabhängigkeit
N = 128 Patienten

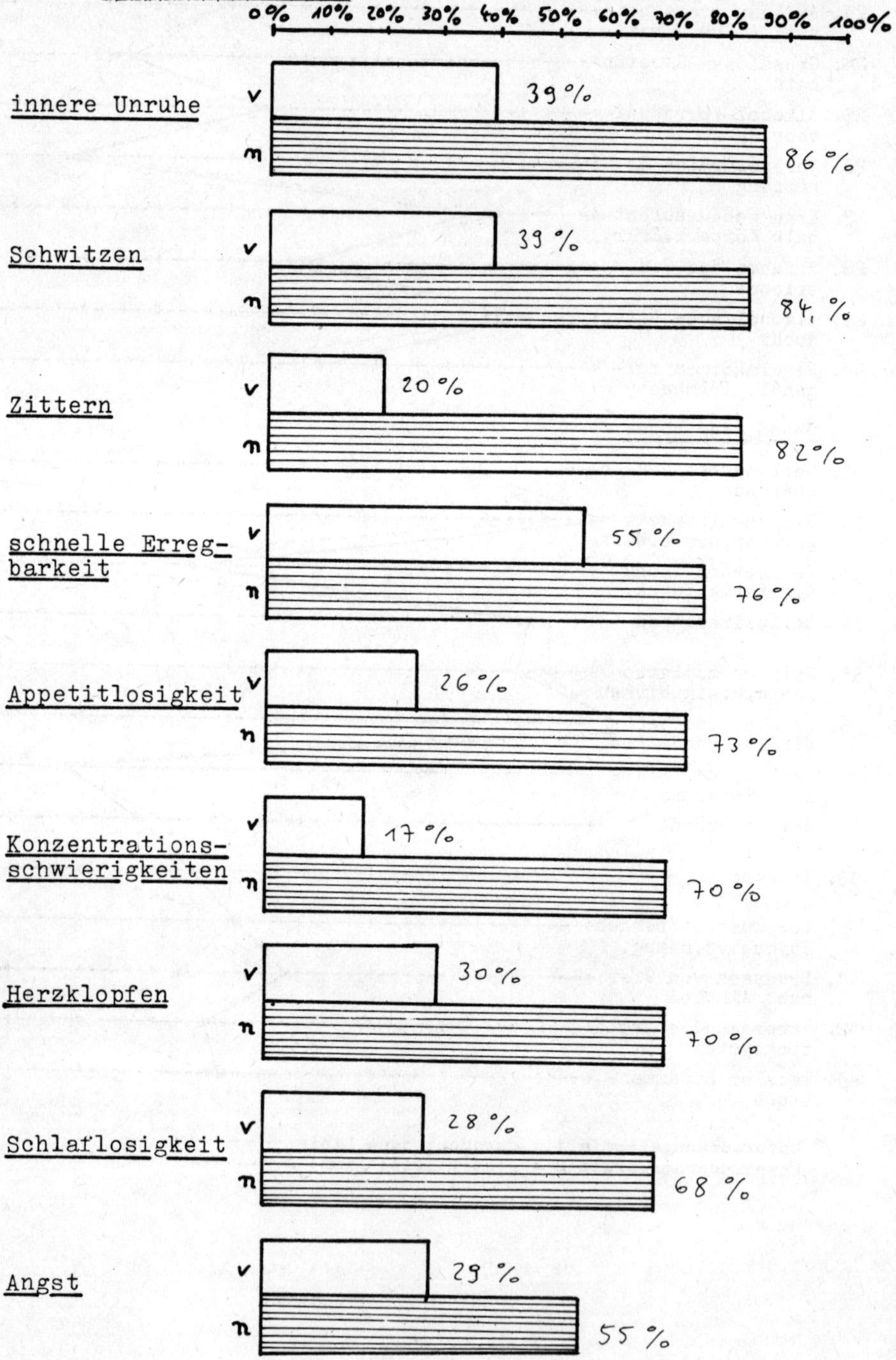

Abb.6: Prozentuale Verteilung der körperlichen Beschwerden
Forts. v o r und n a c h Eintritt der Alkoholabhängigkeit
N=128 Pat.

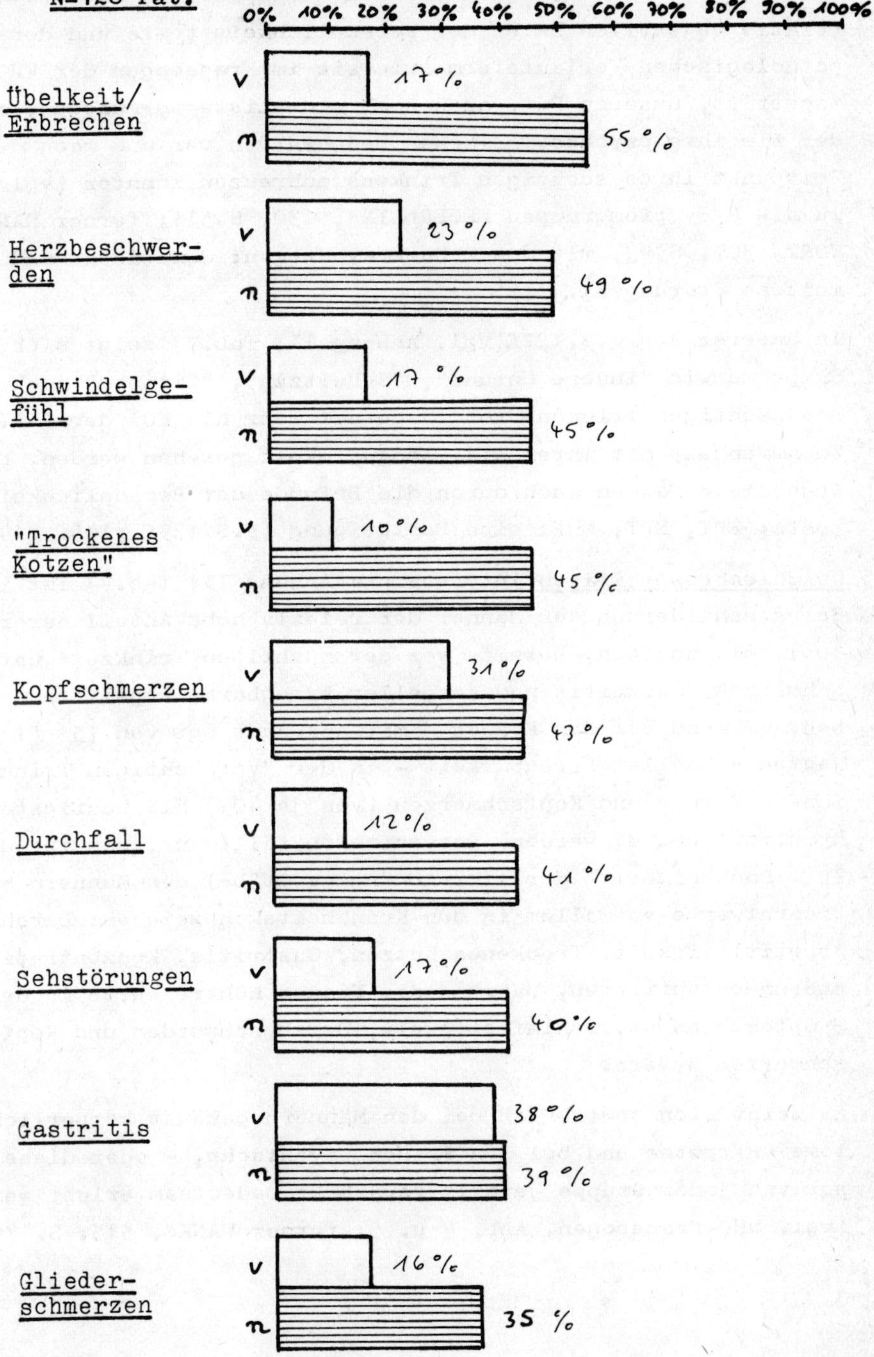

4.1.1.2 Psychosomatische Beschwerdeliste (PSB)

Es erschien uns wichtig, neben den medizinischen Diagnosen, den relativ objektiven Daten der Persönlichkeitstests und der alk.-pathologischen Verlaufsform, wie sie im Fragebogen der WHO zutagetritt, unseren Pat. auch noch eine Liste vorzulegen, auf der sie ihre psychosomatischen Beschwerden vor und nach dem Zeitpunkt ihres süchtigen Trinkens ankreuzen konnten (vgl. hierzu die 9 Symptomgruppen FEUERLEINs, 130, S.511; ferner MARCKWORT, 307, S.93, mit den 2 Untersyndromen: Somatische und psychische Störungen).

In unserer Abb.6,S.122f.(vgl. Anhang II; Tab.7) zeigt sich, daß Symptome wie "innere Unruhe", "Schwitzen", "Zittern" nach Beginn des süchtigen Trinkens von insgesamt mehr als 80% der Pat. in Zusammenhang mit ihrer Alk.-Abhängigkeit gesehen werden. Diese Ergebnisse fanden auch durch die Befunde der Persönlichkeitstests: FPI, MPI, MMPI eine Bestätigung (s.S.139f.;145f.;148f.).

Geschlechtsspezifisch interessant (Anhang II; Tab.7) ist in der Selbstschilderung der Männer der relativ hohe Anteil derer (ca. 40%), die angeben, bereits vor der süchtigen Trinkzeit unter Schwitzen, Gastritis und schneller Erregbarkeit gelitten zu haben, während bei den Frauen - mit Ausnahme der von 75% (!) bejahten schnellen Erregbarkeit - in der "vorsüchtigen Trinkzeit" innere Unruhe und Kopfschmerzen (von je 40%) als häufigste Symptome genannt werden. Des weiteren fällt auf, daß für die Zeit nach Eintritt der Alk.-Abhängigkeit bei den Männern höhere Prozentwerte vor allem in den Krankheitskennzeichen: Durchfall, Appetitlosigkeit, Trockenes Kotzen, Gastritis, Konzentrationsstörungen auftreten, während die Frauen höhere Werte in den Symptomen Angst, Schlaflosigkeit, Herzbeschwerden und Kopfschmerzen äußern.

Es zeigt sich somit, daß bei den Männern gehäuft körperliche Symptome auftreten und bei den Frauen psychische, - oder diese auch nur von jeder Gruppe jeweils verstärkt bedeutsam erlebt werden (vgl. WHO-Fragebogen, Abb. 4 u. 5; ferner WANKE, 515, S. 74).

4.1.1.3 Exploration I (Anamnese)

Einen wichtigen Teil unserer Erstuntersuchung bildete die strukturierte Exploration I (vgl. Anhang I,1). Auch unter Berücksichtigung der Möglichkeit, daß manche Aussagen der Pat. unmittelbar nach Klinikaufnahme über den Ernst ihrer Symptome (vgl. HALDER, 182, S.136) oder über die von ihnen konsumierten Trinkmengen über - oder untertrieben sind (vgl. KRYSPIN-EXNER, 270, S.58), ergeben sich viele für unsere Hypothesen wichtige Hinweise auf die Dynamik und Genese der Alk.-Krankheit bei unseren Pat. Als hilfreiche Korrektur für mögliche ungenaue Angaben zu Beginn der stationären Therapie erwies sich die Überprüfung der Daten anhand des ca. 3 Wochen nach der Aufnahme durchgeführten "Interviews" (s.Kap.3,2), dessen "offene Form" (- die Pat. erzählten zu einigen gezielten Fragen wesentliche Ereignisse des Entwicklungsverlaufs und der Alk.-Genese -) eine Ergänzung zur strukturierten Aufnahmeexploration darstellte.

Weitere Ergänzungen bildeten unsere schriftlich festgehaltenen Beobachtungen, die Notizen aus den Gesprächen mit den Angehörigen jedes Pat., sowie die komplette Wiederholung einiger wichtiger, die Selbstbeurteilung betreffenden Fragen (Anhang I,1; Nr. 2, 82, 137; I,2; Nr. 39, 52, 53) im Entlaßgespräch und hinsichtlich der Trinkmotive auch noch ein 3. Mal im Katamnesefragebogen (Anhang I,3; Nr.22). Da unsere Expl. I sehr umfangreich ist, verzichten wir auf eine Gesamtauswertung und greifen nur zwei Bereiche heraus, nämlich:

1. unmittelbar die UG kennzeichnende Daten und
2. Daten, welche die Persönlichkeit der Alk. näher beschreiben und zur Stützung und Absicherung der Hypothesen dienen können.

1. Daten, die die UG näher kennzeichnen

Als Gründe dafür, sich in stationäre Behandlung zu begeben, nennen die Männer überwiegend ihre körperliche und berufliche Unzulänglichkeit (z.B. Krankheitseinsicht, körperliche Beschwerden, Einschränkung der Arbeitsfähigkeit), während die Frauen stärker ihre erlebnismäßigen Unzufriedenheiten betonen (z.B. depressive Verstimmung, Familienschwierigkeiten) (vgl. FEUERLEIN, 129, S.390; MARCKWORT, 307, S.86f.; WANKE, 515 S.74f.).

TAB.: 26 Gründe für die stationäre Behandlung

Gründe	Männer N	Männer %	Frauen N	Frauen %	Gesamt N	Gesamt %
Krankheitseinsicht	34	47,9	32	56,1	66	51,6
über ärztl. Rat	3o	42,3	25	43,9	55	43,o
körperl.Beschwerd.	33	46,5	21	36,8	54	42,2
depressive Verstimmung	19	26,8	33	57,9	52	4o,6
Familienschwierigk.	18	25,4	2o	35,1	38	29,7
berufl.Schwierigk.	21	29,6	11	19,3	32	25,o
Einschrkg. d. Arbeitsfähigkeit	2o	28,2	7	12,3	27	21,1
andere Gründe/ Sonstiges	11	15,5	12	21,o	23	18,o
Verlust d. Arbeitsplatzes	15	21,1	4	7,o	19	14,8
finanzielle Schwierigkeiten	1o	14,1	2	3,5	12	9,4
weg.nicht auf Alkohol bezog.Beschwerd.	8	11,3	3	5,3	11	8,6
Ehescheidung	4	5,6	6	1o,5	1o	7,8
Rat ehemalig. Pat.	8	11,3	1	1,8	9	7,o
angedrohte Ehescheidung	5	7,1	3	5,3	8	6,3
Führerscheinentzug	5	7,1	1	1,8	6	4,7
drohendes Strafverfahren	1	1,4	-	---	1	o,8
fehlende Unterkunft	-	---	1	1,8	1	o,8
	242	341,2	182	319,4	424	331,4
	N = 71		N = 57		N = 128	

Bemerkenswert ist in unserer Untersuchung die große Anzahl der Männer und Frauen, die aus einer <u>broken-home-Situation</u> stammen (vgl. hierzu auch GOERTZ, 167, S.166). Durch Tod eines oder beider Elternteile und Scheidungen der Eltern sind ca. 46% der Männer und 1/3 der Frauen bis zum Alter von 17 J. davon betroffen (vgl. auch MARCKWORT, 307, S.129: 1/3 der Frauen).

Bei mehr als der Hälfte (ca. 55%) trat die Unvollständigkeit der Familie schon in den ersten drei Lebensjahren ein, meist infolge des Todes des Vaters (in 42% bzw. 47% der Fälle)(vgl. WANKE, 51 , S.74).

Die Erziehungseinstellung der Eltern wird von den männlichen Pat. vor allem als "zu streng und prinzipiell" bezeichnet (28%). Von den Frauen wird der Vater zwar auch als streng erlebt (23%), doch in weit stärkerem Maße als bei den Männern auch als "im Entwicklungsverlauf wechselnd" (23%) und als "liberal" (21%); weniger als "verwöhnend" (15%). Die Mutter wird von den Frauen in erster Linie als verwöhnend (26%) (vgl. FEUERLEIN, 126, S.26), dann als streng (23%) und als "im Entwicklungsverlauf wechselnd" (21%) geschildert (MARCKWORT, 307, S.110).

Den hohen Anteil an Alkoholikern, die in der Untersuchung von GOERTZ (167, S.168) negative Kritik am Erziehungsstil des Vaters üben und den Vater als (zu) hart, dogmatisch und einschränkend erleben, können wir in unserer Stichprobe nicht feststellen. In der Kritik am zu verwöhnenden, zu harten oder inkonsequenten Erziehungsstil der Mutter jedoch, den GOERTZ bei ca. 65% seiner männlichen Stichprobe vorfindet, ergibt sich fast eine identische Aussage (66%) in unserer UG.

Entgegen der Erfahrung von KRYSPIN-EXNER (270, S.55), wonach die Mehrzahl der von ihm befragten Alk.-Pat. in der Geschwisterreihe die mittlere Position einnehmen, finden wir eine solche bei den wenigsten unserer Männer und Frauen (ca. 14%).

Wie Tab. 27 zeigt, ist bei unseren Männern die Position des Einzelkindes und Jüngsten am stärksten vertreten, während bei den Frauen die Position der Ältesten am häufigsten auftritt. Somit werden die Befunde von GOERTZ (167, S.104), wonach 3/4 der von ihm untersuchten Alk. in "exponierter Geschwisterstellung" aufwuchsen und von MARCKWORT,(307, S.124: 77%) durch unsere Ergebnisse vollauf bestätigt (vgl. hierzu auch DARROHN,L.D.; MOORE, A., u. RAMSEUR,F.; WAHL,C.W., u.a. in der Tabelle von GOERTZ, 167, S.24; ferner HELMCHEN, 206, S.506: unter männl. Alk. Letztgeborene sign. häufiger).

Tabelle 27: Stellung in der Geschwisterreihe

Stellung	GOERTZ N=6o	%	Männer N=71	%	Frauen N=57	%	Gesamt N=128	%
1.Einzelkind	9	15	22	31,o	15	26,3	37	29,o
2.Ältestes von 2 Kindern	18	3o	8	11,3	15	26,3	23	18,o
3.Ältestes von 3 Kindern			6	8,5	6	1o,5	12	9,5
4.Ältestes von mehr als 3 Kind.			2	2,8	1	1,8	3	2,3
5.Jüngstes von 2 Kindern	18	3o	1o	14,1	8	14,o	18	14,1
6.Jüngstes von 3 Kindern			7	9,9	-	---	7	5,5
7.Jüngstes von mehr als 3 Kind.			4	5,6	6	1o,5	1o	7,8
8.Mittleres von 3 Kindern	15	25	4	5,6	1	1,8	5	3,9
9.Mittleres von mehr als 3 Kind.			8	11,3	5	8,8	13	1o,2
Gesamt	6o	1oo	71	1oo,o	57	1oo,o	118	1oo,o

Auf die Frage nach den Umweltkontakten i.w.S. zeigt sich, daß die Männer wesentlich mehr (73%) Kontakte zu Freunden und Arbeitskollegen angeben als unsere befragten Frauen (42%). Für diese steht dafür stärker der Kontakt zu Verwandten und zu Einzelpersonen im Vordergrund (63%; Männer: 38%; WANKE,515,S.75) Auffällig ist auch die geringe Zahl von Pbn, die Mitglieder in einem Verein oder einer kirchlichen Gemeinschaft sind (Männer: 8%; Frauen: 3,5%); ferner, daß keiner der Befragten einem Hobby- oder Freizeitclub angehört.

Dies wiederspricht allerdings nicht der Tatsache, daß ca. 79% der Männer und 84% der Frauen angeben, ein Hobby zu betreiben (- davon wieder 64% der Männer und Frauen "aktiv" -), doch es zeigt sich auch hier wieder der Ausfall von Gruppenkontakten.

Beruflich gesehen geben 1/3 der Männer (33%); (GOERTZ, 167, S.175: 30% Hilfsarbeiter) und Frauen (36%) an, über keine abgeschlossene Berufsausbildung zu verfügen. Bezüglich der derzeitigen beruflichen Situation äußern 46% der Männer und 30% der Frauen, daß ein Arbeitsverhältnis besteht (HELMCHEN, 206, S.507: ca. 50%). Bei ca. 32% der Männer (GOERTZ, 167, S.175: 22%) und 21% der Frauen ist das Arbeitsverhältnis seit kurzer Zeit gekündigt worden; die restlichen Männer (13%) und Frauen (11%) bezeichnen sich als arbeitslos (vgl. hierzu: ANTONS, 9, S.63 für Männer; ferner MARCKWORT, 307, S.135 für Frauen).

Verglichen mit den Ergebnissen KRYSPIN-EXNER's (270, S.56), der für seine Stichprobe bei ca. 76% der Fälle ein z.Z. der "Einlieferung" noch bestehendes Arbeitsverhältnis vorfand, ist unser Befund von insgesamt 39% bemerkenswert niedrig!

Auch bezüglich der "Dauer des derzeitigen Arbeitsplatzverhältnisses", das (von insgesamt 86 Männern und Frauen unseres Samples) in ca. 26% der Fälle länger als 10 Jahre besteht, zeigt sich ein deutlicher Unterschied zum Wert von 42%, den KRYSPIN-EXNER angibt. Mit Recht vermerkt dieser Autor, daß die Tatsache dieses stabilen Arbeitsverhältnisses erstaunlich ist, da es sich auch bei seinen Pat. um Suchtkranke in einem fortgeschrittenen Stadium des Alkoholismus handelt. Erklärend weist er jedoch darauf hin, daß seine Alk.-Pat. vornehmlich dem Delta-Alkoholismustyp zuzurechnen sind (vgl. zum Berufs- und Stellenwechsel auch MARCKWORT, 307, S.135f.; ferner LEHR,U., 289, S.113 u. 243 bei N = 500 berufstätigen Frauen zwischen 20-60 J.).

Etwa 37% unserer Pbn äußern ihre beruflichen Ziele und Wünsche infolge des Alk. geändert zu haben. Bei mehr als der Hälfte (55%) kam es zu Fehlzeiten am Arbeitsplatz, und ca. 3/4 (74%) bemerkten einen Leistungsabfall (vgl WANKE, 516)(vgl.Anh.I,1;Nr Nr. 154, 155, 156).

Erstanlaß zum Trinken von Alk. waren für die meisten Befragten (ca. 48%): Feste in der Familie, darunter vor allem die Einsegnung (25%).

Einen weiteren, für Männer und Frauen annähernd gleichgewichtigen Anlaß bildeten "Geselligkeit und Party" (29%)(vgl. hierzu WIESER, 532, S.67-72).

Meist wurde beim Erstgebrauch zusammen mit anderen getrunken (85%), vor allem zu Hause (57%), etwas weniger oft in der Öffentlichkeit (43%). Die Männer tranken hauptsächlich Bier (72%) Spirituosen (Schnaps) (43%), seltener Wein (25%) die Frauen hingegen bevorzugten Wein (54%), weniger Spirituosen oder Bier (je ca. 25%).

Während zu Beginn und im letzten halben Jahr des Trinkens die Mehrzahl der Männer noch mit mehreren Partnern trank (Tab. 28), seltener allein, waren es bei den Frauen anfangs die Hälfte und im letzten Halbjahr sogar mehr als 3/4, die allein und ohne Partner tranken (MARCKWORT, 307, S.68: ca. 80%).

TAB.: 28 Alkohol-Einnahmeart zu Beginn - und im letzten halben Jahr

	zu Beginn (%)			im letzt.halb.Jahr (%)		
Einnahmeart	Männer	Frauen	Gesamt	Männer	Frauen	Gesamt
vorwieg.allein	19,7	50,9	33,6	43,7	75,4	57,8
vorwieg. mit einem Parner	9,9	12,3	10,9	7,0	8,8	7,8
vorwieg. mit mehr.Partnern	40,8	24,5	33,6	23,9	5,3	15,6
wechselnd	29,6	12,3	21,9	25,4	10,5	18,8
	100,0 N=71	100,0 N=57	100,0 N=128	100,0 N=71	100,0 N=57	100,0 N=128

Der eingetretende Wechsel der sozialkommunikativen Funktion des Trinkens ist bei ihnen deutlicher erkennbar als bei den Männern Ferner zeigt sich eine Tendenz, auch tagsüber häufiger Alk. zu sich zu nehmen (vgl. HOLZGREVE, 115, S.12; WANKE, 515, S.76)

Wie Tab. 29 verdeutlicht, hält sich der Anteil der Männer, die zu Beginn vorwiegend tagsüber, und derer, die vor allem abends trinken, annähernd das Gleichgewicht, während bei den Frauen zu Beginn die Hälfte abends und knapp 1/4 tagsüber trinkt und z.Z der Klinikaufnahme wechselnd und vorwiegend tagsüber ca. 66% der Pbn trinken (MARCKWORT, 307, S.69: ca. 57%).

Regelmäßig neben Alkohol auch andere Rauschmittel, insbesondere Tabletten einzunehmen, äußern ca. 39% der Männer und 63% der

TAB.: 29 Einnahmezeitpunkt zu Beginn und im letzten halben Jahr

	zu Beginn (%)			im ltzt.halb.Jahr (%)		
Einn.zeitp.	Männer	Frauen	Gesamt	Männer	Frauen	Gesamt
vorwieg.morgens	2,8	5,3	3,9	15,5	15,8	15,6
vorwieg.tagsüber	35,2	22,8	26,7	33,8	38,6	35,9
vorwieg. abds. oder nachts	39,5	5o,9	44,5	18,3	17,5	18,o
wechselnd	22,5	21,o	21,9	32,4	28,1	3o,5
	1oo,o N=71	1oo,o N=57	1oo,o N=128	1oo,o N=71	1oo,o N=57	1oo,o N=128

der Frauen (Beruhigungsmittel N = 39; Dämpfungsmittel N = 29; Antidepressiva N = 28 und Schlafmittel N = 25 der Männer und Frauen; vgl. WANKE, 515, S.75).

Ca. 96% der Pbn teilen dabei mit, erst nach Beginn des regelmäßigen Trinkens auch mit den anderen Rauschmitteln in Kontakt gekommen zu sein.

Befragt nach den Anlässen zum Trinken zeigt Tab. 30, geschlechtsspezifisch interessant, daß "Gedrückte Stimmung" obwohl von beiden Geschlechtsgruppen hauptsächlicher Anlaß genannt, doch

TAB.: 30 Anlässe zum Trinken

	Männer		Frauen		Gesamt	
Anlässe	N	%	N	%	N	%
gedrückte Stimmung	37	52,1	37	64,9	74	57,8
Geselligkeit, Vergnügungen	28	39,4	14	24,6	42	32,9
festliche Anlässe	24	33,8	1o	17,5	34	26,7
Bedürfnis n. Rausch	24	33,8	22	38,6	46	35,9
b.freudig.Ereigniss.	24	33,8	7	12,3	31	24,3
Ärger, sozial. Vereitelg.	2o	28,2	2o	35,1	4o	31,4
	157	221,1 N = 71	11o	193,o N = 57	267	2o9,o N = 128

wesentlich öfters von den Frauen als von den Männern angegeben wird. Ebenfalls fällt auf, daß an zweiter Stelle von den Frauen das "Bedürfnis nach Rausch" und von den Männern "Geselligkeit und Vergnügen" angeführt wird (vgl. MARCKWORT's Äußere und Innere Anlässe zum Trinken, 307, S.87-95 ;ferner WANKE,515,S.75).

2. Daten zur Kennzeichnung der Persönlichkeit der Suchtkranken

Hier bot sich zunächst die Selbstbeurteilung unserer Pat. anhand von Merkmals- und Symptomlisten an (vgl. Anhang II, Tab.8). Am häufigsten bezeichnen sich unsere Suchtkranken als sensibel (59%) (vgl. WANKE, 515) und - allerdings mit Abstand - als stimmungsabhängig (45%). Während die Männer als weitere zutreffende Verhaltensweise "Reizbarkeit" (44%) nennen, folgt bei den Frauen "Willensschwäche" (42%).

Prozentual häufiger sind die Aussagen, die sich auf Angst und Angstzustände beziehen. Von ca. 73% der Männer und 89% der befragten Frauen wird das Auftreten solcher Ängste bestätigt. Einen aufgrund der Aussagen der Pat. vorgenommenen Einteilungsversuch der Art dieser Ängste zeigt die nachfolgende Tab. 31.

TAB.: 31 Art der Ängste

Art der Ängste	Männer N	Männer %	Frauen N	Frauen %	Gesamt N	Gesamt %
Angst vor Alkohol	19	36,5	21	41,2	40	38,8
Angst vor Einsamk.	7	13,5	26	51,0	33	32,0
Angst vor Versagen	20	38,5	11	21,6	31	30,1
Angst vor äuß. Gefahren	16	30,8	14	27,5	30	29,2
Angst vor d.Zukunft	16	30,8	10	19,6	26	25,2
frei flottierende Angst	10	19,2	10	19,6	20	19,4
	88	169,3	92	180,5	180	174,7
	N = 52		N = 51		N = 103	

Deutlich ersichtlich ist hierbei die "Angst vor dem Alleinsein" bei mehr als der Hälfte der Frauen (vgl. hierzu MARCKWORT, 307, S.88: Einsamkeit als Hauptmotiv) und die "Angst zu versagen" bei den Männern. Erst an zweiter Stelle folgt sodann bei Männern und Frauen die "Angst vor dem Alkohol und seinen Folgen". Auffällig ist schließlich, daß wesentlich mehr Männer als Frauen "Angst vor der Zukunft" äußern. Ein Grund hierfür dürfte wohl in der stärker berufs- und arbeitsorientierten, bzw. auf den Lebensunterhalt bedachten Einstellung der Männer liegen und ihren beruflich nicht so gesicherten Wiedereingliederungsmöglichkeiten.

Wie tief die soziale Isolation und depressive Verstimmung vor allem von unseren befragten Frauen erlebt werden kann, zeigen die 40% der Frauen (Männer: 27%), die schon einmal einen Suizidversuch unternommen haben (MARCKWORT, 307, S.119 nennt 25% für ihre Stichprobe).

Wiederum ca. 40% davon machten zwei, drei und mehrmals einen derartigen Versuch (vgl. ebenfalls HELMCHEN, 206, S.507).

An Ereignissen, die das Leben entscheidend beeinflußt haben, nannten unsere Pbn an 1. Stelle den Verlust eines nahestehenden Menschen (N = 56; darunter 23 Männer und 31 Frauen), schwere, belastende Kindheit (N = 32), Unzufriedenheit mit Arbeit und Beruf (N = 31), davon 23 Männer und 8 Frauen) sowie fehlenden Sinn des eigenen Lebens (N = 26).

Erlebnismäßig fühlten sich die suchtkranken Männer und Frauen beim Trinken anfangs sorglos, unbeschwert, erleichtert (25%), ruhig, ausgeglichen und zufrieden (23%). (MARCKWORT, 307, S.60; RIETH, 383, S.38) Ca. 21% der Männer, doch nur 9% der Frauen fühlten sich frei von Hemmungen.

Diese Erfahrungen stimmen mit JELLINEK's voralkoholischer Phase (s. Kap. 2) in dem kennzeichnenden Merkmal des Erleichterungstrinkens überein.

Ein weiterer wichtiger, die Persönlichkeit unserer Suchtkranken erhellender Bereich schien uns die Frage nach den Trinkmotiven zu sein. Obwohl die meisten Pat. mehrere Gründe für ihr Trinken angaben, ließen sich doch gewisse Schwerpunkte erkennen.

Tab. 32 zeigt zunächst die bei Klinikaufnahme von den Männern

Tabelle: 32 Prozentuale Verteilung der Trinkmotive bei Klinikaufnahme, Klinikentlassung und der Nachuntersuchung 6 Monate später

	Männer				Frauen		
Trinkmotive	Auf-nahme N =71	Ent-lassung N=6o/ %	Nach-unters. N=34/ %	Trinkmotive	Auf-nahme N =57	Ent-lassung N=53/ %	Nach-unters. N=33/ %
zur Verstärkung geselliger Vergnügungen	5o.7o	45.oo	26.47	depressive Verstimmung	49.14	35.85	48.48
"Begießen" von Erfolgen	39.44	43.33	44.12	Einsamkeit	47.38	52.83	45.45
Schlafstörungen	35.22	25.oo	26.47	Störung der Beziehung zum Ehepartner	4o.33	3o.19	36.36
weil andere auch trinken	28.19	26.67	23.53	Schlafstörungen	38.61	28.3o	3o.3o
depressive Verstimmung	26.78	31.67	26.47	Hemmungen	35.o9	47.17	33.33
Hemmungen	25.32	15.oo	2o.59	Angst	33.33	24.53	36.36
Störung der Beziehung zum Ehepartner	22.51	28.33	17.65	sexuelle Problematik	31.57	22.64	27.27
berufliche Schwierigk.	22.51	23.33	2o.59	andere Gründe	28.o4	2o.75	
Magenerkrankungen	22.51	16.67	23.53	Spannung	22.8o	26.42	24.24
andere familiäre Schwierigkeiten	21.1o	1o.oo	11.76	unausgefüllte Freizeit	19.28	3o.19	27.27
Überarbeitung	21.1o	21.67	11.76	Überarbeitung	15.81	15.o9	18.18
Einsamkeit	21.1o	15.oo	8.82	Kontaktstörungen	15.81	24.53	3o.3o
gesellschaftliche Notwendigkeit	18.29	18.33	26.47	Schmerzzustände	15.81	16.98	12.12
unausgefüllte Freizeit	18.29	25.oo	35.29	weil andere auch trinken	15.81	9.43	21.21
				andere familiäre Schwierigkeiten	14.o4	24.53	12.12

Forts. Tabelle: 32 Prozentuale Verteilung der Trinkmotive bei Klinikaufnahme, Klinikentlassung und der Nachuntersuchung 6 Monate später

	Männer				Frauen		
Trinkmotive	Aufnahme N =71	Entlassung N=6o/%	Nachunters. N=34/%	Trinkmotive	Aufnahme N =57	Entlassung N=53/%	Nachunters. N=33/%
sexuelle Problematik	18.29	26.67	26.47	Magenerkrankungen	12.28	5.66	15.15
Angst	16.88	15.oo	2o.59	Verstärkung geselliger Vergnügungen	12.28	15.o9	12.12
Kontaktstörungen	15.47	8.33	5.88	"Begießen" von Erfolgen	12.28	16.98	21.21
Schmerzzustände	15.47	1o.oo	2o.59	andere körperliche Erkrankungen	1o.52	9.43	12.12
andere Gründe	15.47	8.33		berufliche Schwierigk.	6.99	11.32	3.o3
Spannung	14.o7	18.33	17.65	berufliche Notwendigkeit	5.28	5.66	
berufl. Notwendigkeit	12.66	16.67	14.71	gesellschaftliche Notwendigkeit	5.28	11.32	12.12
Nachtarbeit	11.25	16.67	5.88	schlecht wirtschaftliche Lage	5.28	5.66	9.o9
andere körperliche Erkrankungen	9.84	5.oo	14.71	Arbeitslosigkeit	3.52	5.66	3.o3
schlechte wirtschaftliche Lage	7.o3	1.67	14.71	beengte Wohnverhältnisse	3.52	1.89	3.o3
Arbeitslosigkeit	5.62	8.33	2.94	Nachtarbeit	1.76	1.89	9.o9
beengte Wohnverhältnisse	4.22	5.oo	5.88	keine der genannten Gründe	1.76	3.77	12.12
keine der genannten Gründe	1.4o		23.53				
	37o	293	159		287	267	154

die Summe der Antworten betrug mehr als 1oo%, weil viele Personen mehrere Trinkmotive nannten und Frauen mehrheitlich angegebenen Trinkmotive. Dabei fällt auf, daß von etwas mehr als der Hälfte der Männer als häufigstes Trinkmotiv "zur Verstärkung geselliger Vergnügungen", dann - mit Abstand - "Begießen von Erfolgen" und "Schlafstörungen" genannt werden, während die Frauen depressive Verstimmungen, Einsamkeit, Störung der Beziehungen zum Partner (vgl. WANKE, 515) und Schlafstörungen ankreuzen (MARCKWORT, 307, S.87 u. S. 118). Hinzu kommt, daß die Frauen auch in den folg. Aussagen: "Hemmungen, Angst, sexuelle Problematik" noch wesentlich höhere Prozentwerte (alle über 30%) haben als die Männer, von denen als vierthäufigstes Motiv: "weil andere auch trinken" angeführt wird (28%). Es scheint, als ob die Frauen ein tieferes Problembewußtsein bzw, eine stärkere Krankheitseinsicht haben als die Männer, und zwar aus einem tieferen, inneren Betroffensein heraus (vgl. auch WHO-Fragebogen, Anhang II, Tab. 3; PSB, Anhang II, Tab.7 ; Behandlungsgründe, Anhang II, Tab. 1).

Ein weiterer interessanter Aspekt ergab sich schließlich in der Frage nach bestimmten Erwartungen, die unsere suchtkranken

Tab. 33	Erwartungen bei der Einnahme von Alkohol				Erfüllt haben sich			
	Männer		Frauen		Männer		Frauen	
Inhalt d.E.	N	%	N	%	N	%	N	%
Relitäts-flucht	33	46,5	41	71,9	19	57,6	24	58,5
Leistungs-steigerung	29	40,9	20	35,1	20	69,0	13	65,0
Verst.zwi-schenmenschl. Beziehungen	28	39,4	4	7,0	21	75,0	3	75,0
Erlebnis-steigerung	16	22,5	12	21,1	14	87,5	6	50,0
Sexuelle Steigerung	11	15,5	5	8,8	9	81,9	2	40,0
	117	164,8	82	143,9	83	371,0	48	288,5
	N = 71		N = 57					

Die Prozentangaben beziehen sich auf die bei der Einnahme von Alkohol genannten Anzahlen

Männer und Frauen mit der Einnahme von Alk. verknüpfen und im Ausmaß der von ihnen erlebten Erfüllung derselben. Tab. 33 zeigt die geschlechtsspezifisch unterschiedlichen Erwartungen: An der Spitze steht - weitaus häufiger bei den Frauen als bei den Männern - Realitätsflucht. Ebenfalls besteht im Wunsch, die zwischenmenschlichen Beziehungen mit Hilfe von Alk. zu verbessern, ein größerer Unterschied (Männer 39%, Frauen 7%).

Bezüglich der Erfüllung dieser Erwartungen fällt auf, daß von den Männern häufiger das "relative Eintreffen" der Erlebnis- und der sexuellen Steigerung bestätigt wird als von den Frauen.

Eine weitere Komponente zur Erhellung der alkoholkranken Persönlichkeit stellte, ganz im Sinne unserer Hypothese 1, die Frage nach der im Verlauf der Alk.-Krankheit veränderten Beziehungen zu Angehörigen, Bekannten und Freunden dar. Abgebrochen oder vermindert wurden die Beziehungen zur Familie bei ca. 41%, die Beziehungen zu Bekannten bei 34%.

Geschlechtsspezifisch ist interessant, daß 56% der Männer, jedoch nur 37% der Frauen eine gleichgebliebene Beziehung zur Familie angeben (vgl. WANKE, 515 , S.76).

Zusammenfassend können wir bzgl. unserer H1 aufgrund der Anamnesedaten folg. festhalten:

1) Die UG kann durch

a. das zeitliche Ausmaß des regelmäßigen, übermäßigen Trinkens

b. das Trinkverhalten (u.a. Art der Getränke, des Verlaufs, der Menge)

c. die auf den Trinkprozeß bezogenen Selbstaussagen

d. die Gründe, sich in klinische Behandlung zu begeben

e. die klinikzuweisende Stelle

als eine spezifische Gruppe von Alk.-Kranken bezeichnet werden, die vornehmlich dem JELLINEK'schen Gamma-Typ zurechenbar sind.

2) Bezüglich unserer Unterhypothese H1a-e (und H6) ergibt sich anhand der Anamneseergebnisse folgendes:

zu H1a: Bei einem hohen Prozentsatz auftretende psychosomatische Beschwerden, wobei bei den Männern der Schwerpunkt im Gastro-Intestinalen, bei den Frauen mehr im psychischen Bereich (u.a. Angst, Schlafstörungen) liegt (H6);

-allerdings sind diese Beschwerden ansatzweise schon vor der Alk.-Abhängigkeit vorhanden.-

Selbstschilderungen als sensibel, stimmungsabhängig, gereizt;

Einnahme von anderen Rauschmitteln (besonders Beruhigungsmittel) seit Beginn des erhöhten Alk.-Konsums; häufiger bei den Frauen als bei den Männern (H6)

zu H1b: Im Zusammenhang mit der Frage nach dem Sozialen Kontaktbereich ergaben sich:

Besondere Belastungen, die z.T. vor der süchtigen Abhängigkeit vorhanden waren, z.T. im Verlauf des Alk.-abusus in Erscheinung traten

früh erlebte broken-home-Situation

strenge, als prinzipiell erlebte Erziehungseinstellung von Vater und Mutter

geringe religiös-kirchliche Bindung; Fehlende Zugehörigkeit zu Freizeitclubs und Vereinen

große Anzahl Geschiedener, doch auch Wiederverheirateter.

zu H6: Mehr Männer als Frauen sind wiederverheiratet

Stärkeres Bestreben der Männer als der Frauen nach sozialen Kontakten

von den Männern häufiger als von den Frauen als noch bestehend angegebene (relative) soziale Integration und Verbundenheit mit den Angehörigen

Selbstaussage der Frauen, sozial isolierter zu sein, meistens allein zu trinken und Kontaktverluste erfahren zu haben.

zu H1c: relativ selten abgeschlossene Berufsausbildung

relativ häufig gekündigtes Arbeitsverhältnis

bei vielen Süchtigen beruflicher Abstieg

zu H1d: Änderung beruflicher Ziele und Wünsche

zu H1e: Leistungsabfall und Fehlzeiten

zu H1f: Häufiges Auftreten von Angst, depressiven Verstimmungen, Suicidversuchen bei den Frauen (H6).

Zusammenfassend ergibt sich, daß unsere H1a-e durch wichtige Aussagen der Anamnese bestätigt werden. Bzgl. H1b (Soziales Verhalten) zeigen sich eine Reihe spezifischer Störungen, die sowohl vergangenes als auch gegenwärtiges Kontaktverhalten betreffen und von den untersuchten Frauen häufiger genannt werden als von den Männern (H6).

4.1.2 Persönlichkeitsfragebogen

Die Testergebnisse unserer 1. Untersuchung geben Aufschluß über die Persönlichkeitsstruktur der untersuchten Alk.-Pat. z.Z. der Klinikaufnahme und stellen gleichsam die Basis dar, um Konstanz und Variabilität der zu überprüfenden Persönlichkeitsmerkmale festzustellen.

4.1.2.1 F P I

Das Freiburger Persönlichkeits-Inventar von FAHRENBERG u. SELG stellte unseren ersten Persönlichkeitstest dar. Der besseren Übersicht und Interpretation wegen beschreiben wir die Ergebnisse anhand eines von den Autoren vorgeschlagenen Auswertungsbogens (Abb. 7,S.141, vgl. Anhang II, Tab. 9).

Der erste Überblick (Klinikaufnahme) zeigt einen sehr auffälligen Befund: von einer vergleichbaren Population Gesunder weicht unsere UG von Alk.-Kranken in den drei Skalen: Nervosität, Depressivität und Offenheit in statistisch bedeutsamer Weise ab ($\alpha \leq .01$). Dabei ist "Nervosität" gleichsam der Oberbegriff für eine Reihe von körperlichen Beschwerden aus verschiedenen Funktionsbereichen, vegetativen Beschwerden, psychosomatischen Allgemeinstörungen wie leichte Ermüdbarkeit, Schlaflosigkeit, Reizempfindlichkeit, Ruhelosigkeit und gespannte Erschöpfung. Diese Allgemeinstörungen, die sich als "Nervosität mit psychosomatischem Charakter" (HOBI,212, S.95) kennzeichnen lassen, nennen unsere Suchtkranken signifikant häufiger als die Eichstichprobe ($\alpha \leq .01$).

Vom Durchschnitt ebenfalls sehr bedeutsam abweichend ($\alpha \leq .01$) erscheinen die Werte der Depressionsskala (FPI3). Hier schildern die Pat. ihre vorwiegend depressive und pessimistische Stimmung, Angst und Einsamkeitsgefühle, Selbstaggressionen und Schuldgefühle.
Eine weitere, sehr deutliche Abweichung ($\alpha \leq .01$) ergibt sich schließlich in der Skala Offenheit (FPI9), in der die Pbn in einer selbstkritischen, u.U. auch unbekümmerten Haltung verschiedene kleine Schwächen und Fehler zugeben (vgl. ANTONS, 9, S.135; ferner MEISTER in ANTONS, ebd.) Der hohe Stanine-Wert 9

in dieser Kontrollskala ist zugleich ein Kriterium dafür, daß unsere "FPI-Werte auch testpsychologisch interpretiert werden können" (FAHRENBERG u. SELG, 117, S.58).

Weitere, allerdings nicht signifikant von der Durchschnittsnorm abweichende Werte finden wir in den Skalen 2 (Aggressivität), 5 (Geselligkeit), 7 (Dominanzstreben) und N (emotionale Labilität) (Abb. 7, S.141).

Bemerkenswert ist hierbei, daß die Werte in Skala 2 und 7 unter den Durchschnittswerten der Allgemeinbevölkerung liegen, d.h. unsere Pat. sich durch relativ geringe spontane Aggressionsneigungen (Skala 2) (vgl. ANTONS, 8, S.263ff.; 9, S.104; ferner MEISTER in ANTONS, 9, S.141) und ein geringes Dominanzstreben, m.a.W. tendenziell durch größere Nachgiebigkeit, Ablehnung eines aggressiv-forschen Umgangsstils und eine relativ tolerante, eher vertrauensvolle Einstellung auszeichnen.

Hinzu kommen noch die überdurchschnittlichen Werte der Skala 5, Geselligkeit, in der die Pat. ihr Kontaktbedürfnis und ihre Kontaktsuche, ihre Gesprächigkeit und Mitteilsamkeit schildern.

Diese Ergebnisse sind umso interessanter, als wir in den Skalen Nervosität, Depressivität, Offenheit weder geschlechts- noch altersspezifisch auffällige Unterschiede feststellen können. Als geschlechtsspezifischer Unterschied ergibt sich bei unseren weiblichen Pat. eine noch stärkere Ausprägung der psychovegetativen und emotionalen Labilität und Depression als bei den Männern (vgl. Anhang II, Tab. 10 u. 11), ferner ein etwas höherer Wert in Skala 5 (Geselligkeit); unter altersspezifischem Gesichtspunkt erscheint besonders auffällig, daß die Gruppe der Jüngeren in den Skalen Aggressivität, Erregbarkeit und Dominanzstreben Werte im Normalbereich aufweist, in der Skala N, emotionale Labilität, dagegen den höchsten Wert unter den Geschlechts- und Altersgruppen erreicht. Während die Gruppe der Älteren keine besonderen Abweichungen von der Norm zeigt, imponiert die mittlere Altersgruppe durch einen signifikant überdurchschnittlichen Wert ($\alpha \leq .01$) in Skala 5, Geselligkeit (vgl. Anhang II, Tab.12 bis 14).

Abb. 7: F P I - Profil der Gesamtstichprobe (N = 74) an 3 Untersuchungsterminen (UT1 —— Linie, UT2 --- Linie, UT3 -.-.- Linie)

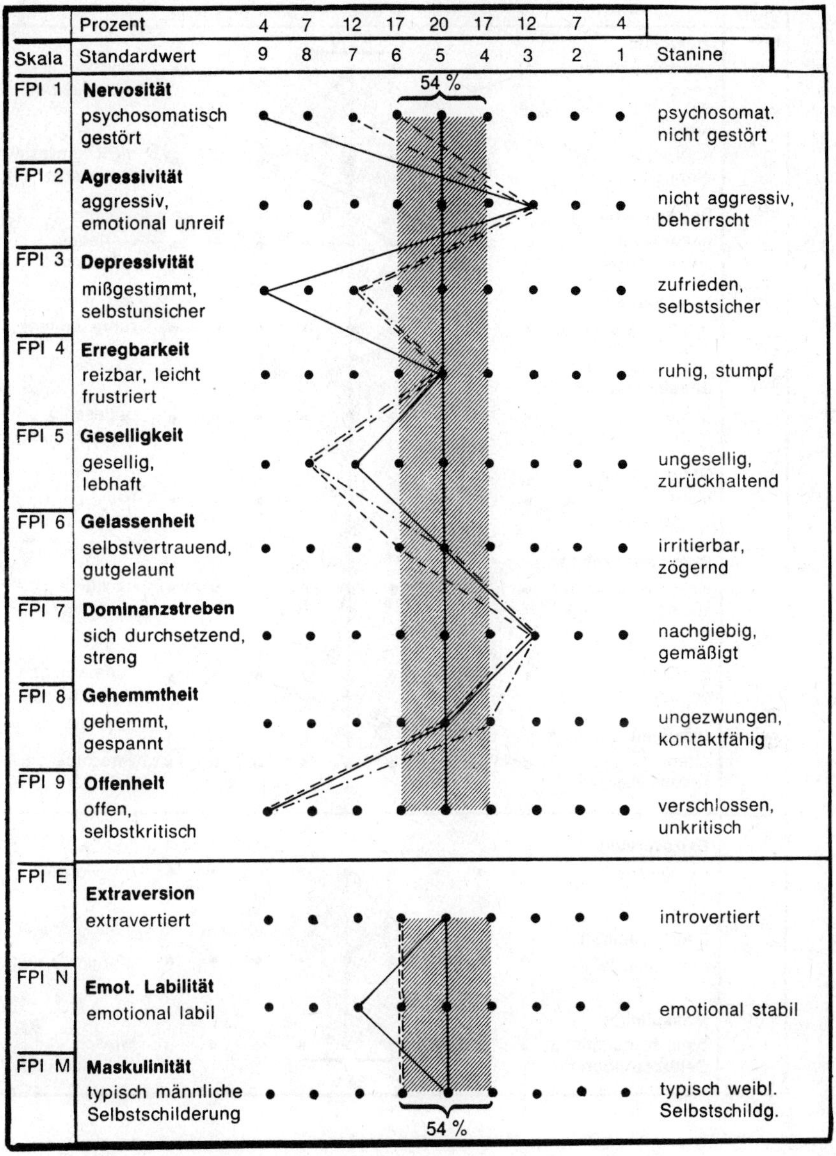

Abb. 8: F P I - Profil der Alk.-Männer (N = 39) beim UT1 (—— Linie); UT2 (--- Linie); UT3 (-.-.- Linie)

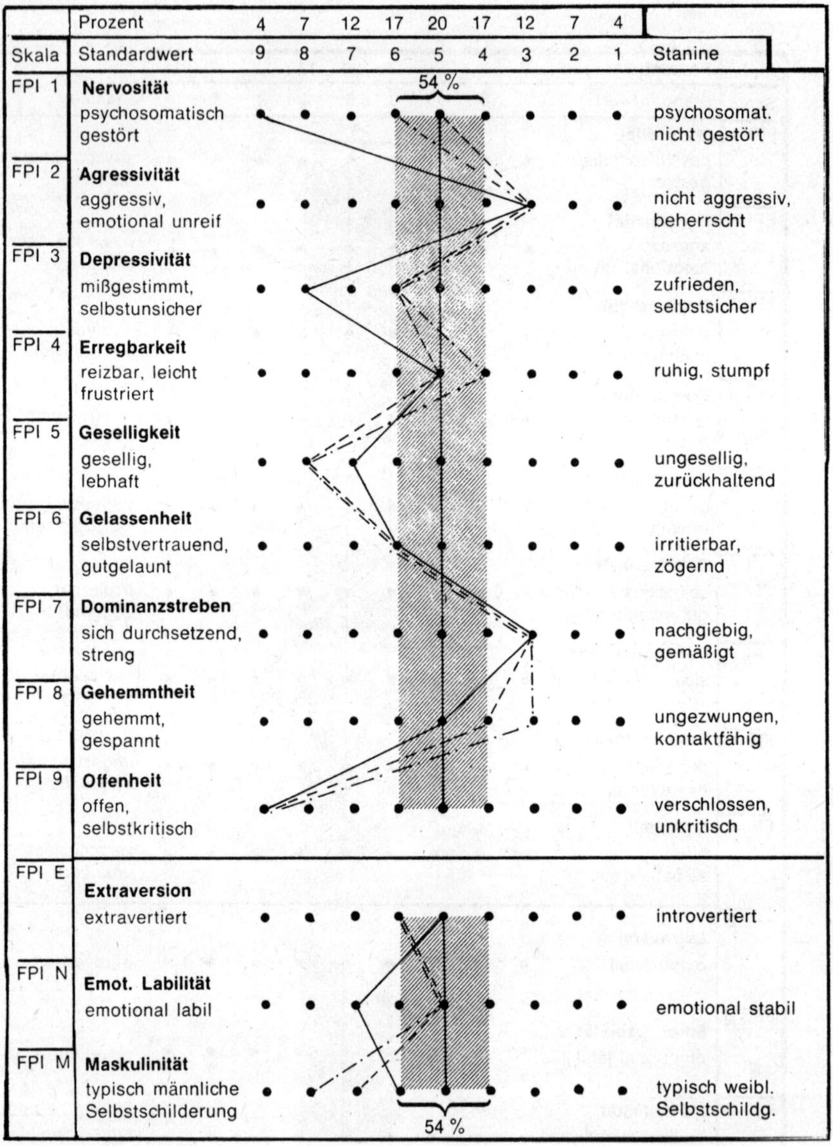

Abb. 9: F P I - Profil der Alk.-Frauen (N = 35) beim UT1 (—— Linie); UT2 (--- Linie);UT3 (-.-.- Linie)

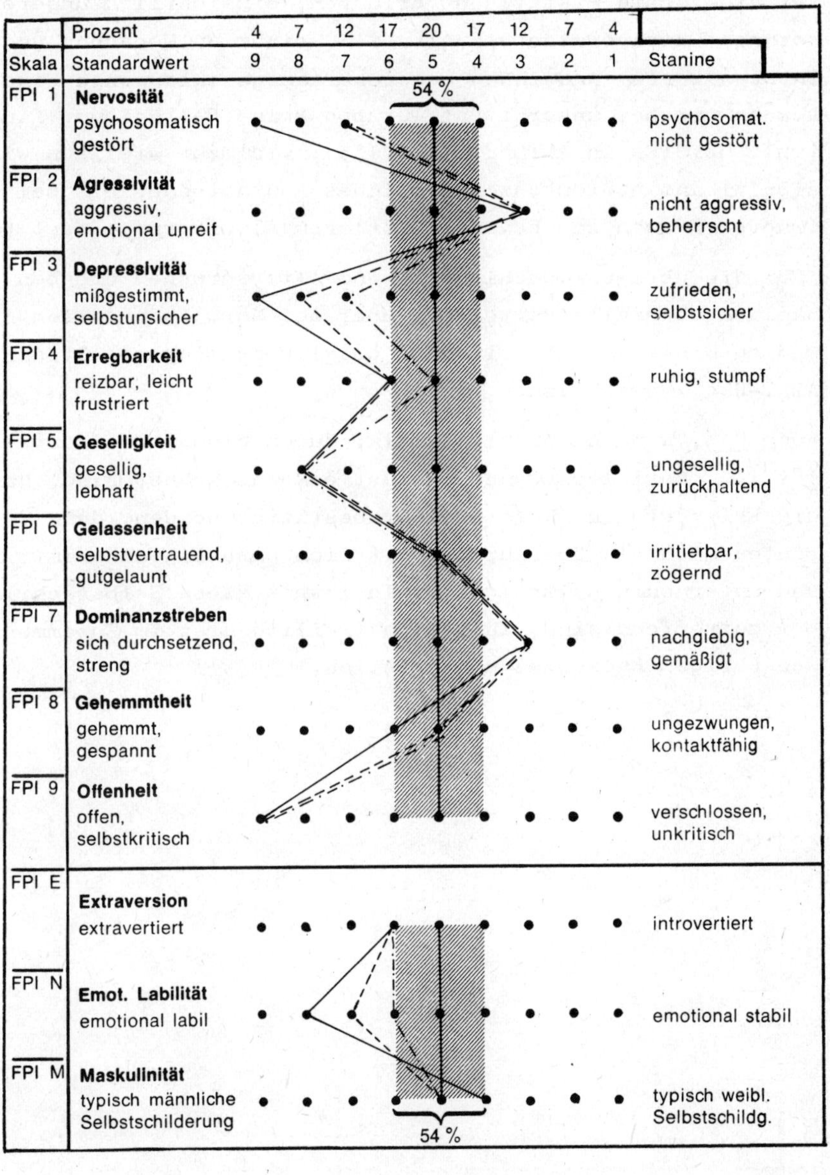

Zusammenfassend können wir feststellen, daß unsere Hypothese 1a und d: psychosomatische Beschwerden und Depressivität als Charakteristika der Alk.-Pat. in den Selbstschilderungen des FPI eine erste Bestätigung erfahren. Hinsichtlich unserer H1b: geringe Extraversion bei Alk. i.S. einer an Menschen und Umwelt interessierten und ihnen gegenüber aufgeschlossenen Einstellung, können wir bei unserer Pat.-Gruppe keine Bestätigung finden (vgl. MEISTER in ANTONS, 9, S.135); vielmehr stellten wir ein signifikant überdurchschnittliches Kontaktbedürfnis bei den befragten Frauen und bei der mittleren Altersgruppe fest ($\alpha \leq .01$).

Für die übrigen Geschlechts- und Altersgruppen ergeben sich in Skala E ebenfalls Werte, die über der Normalpopulation liegen und so Hinweise auf ein eher geselliges Eingestelltsein der Alk.-Pat. darstellen.

Auch H1b, wonach chronische Alk. durch eine verminderte Aktivität i.S. sozialer Expansionslust gekennzeichnet sind, kann durch die FPI-Werte in Skala 5 nicht bestätigt werden, denn die Pat. stufen sich als überdurchschnittlich gesellig und damit lebhaft und unternehmungslustig ein. Inwieweit diese Selbstschilderungen zutreffend sind, läßt sich freilich erst im Zusammenhang mit den übrigen Ergebnissen beurteilen.

4.1.2.2 MPI

In unserem 2. durchgeführten Persönlichkeitstest, dem MPI von EYSENCK fand sich zunächst ein relativ hoher Wert unserer UG im Faktor Neurotizismus (N) (vgl. ANTONS, 9, S.133) und ein unauffälliger Wert im Faktor Extraversion (Abb. 10,S.146; Anhang II, Tab. 15). Bezogen auf EYSENCK's Skalendiagramm (Tab. 15,Anhang II) (vgl. EYSENCK, 111, S.12f) läßt sich unsere UG bei Klinikaufnahme hinsichtlich des Faktors N am ehesten EYSENCK's klinischen Gruppen "Rückfalldelinquente" und "hospitalisierte Hysteriker" zuordnen, während sie in der Dimension Extraversion mit ihren Werten zwischen den EYSENCK'schen Gruppen "Normale Engländer" und "Normale Amerikaner" liegen.

Geschlechtsspezifisch zeigt sich erstaunlicherweise (vgl. EYSENCK, 111, S.11), daß die suchtkranken Männer unserer Stichprobe weniger extravertiert sind als die Frauen und verglichen mit den EYSENCK'schen Standardisierungsdaten den Werten Normaler Engländer am nächsten kommen.

Die Gruppe der Frauen läßt sich in ihren Extraversionswerten zwischen Normale amerikanische Studenten und Normale Engländer einordnen.

Stärkere geschlechtsspezifische Unterschiede finden wir im Faktor N. Während hier die Frauen mit ihrem Wert von N = 31.75 bezogen auf EYSENCK's Gruppen über den Rückfalldelinquenten und hospitalisierten Hysterikern liegen, ergibt sich bei den Männern mit einem Wert von N = 27.97 eine Position im Kreuzpunkt der Koordinaten.

Altersspezifisch schließlich ist die unmittelbare Nähe der Gruppen der jüngeren Suchtkranken hinsichtlich beider Dimensionen zu den hospitalisierten Psychosomatikern EYSENCK's besonders auffällig, während die mittleren und älteren Jahrgänge - besonders letztere - den Gruppen der Rückfalldelinquenten und Hysterikern nahe stehen (vgl. Abb. 11; Anhang II, Tab. 18).

Zusammenfassend können wir feststellen, daß keine unserer Alk.-Gruppen in den Faktoren Extraversion und Neurotizismus, verglichen mit den Skalenwerten verschiedener normaler und neurotischer

Abb.: 10 M P I : Skalen-Position einer geschlechtsspezifischen Alkoholikergruppe an 3 verschiedenen Untersuchungsterminen neben Positionen verschiedener EYSENCK-Gruppen (——— = Gesamt, - - - = Frauen, -·-·- = Männer)

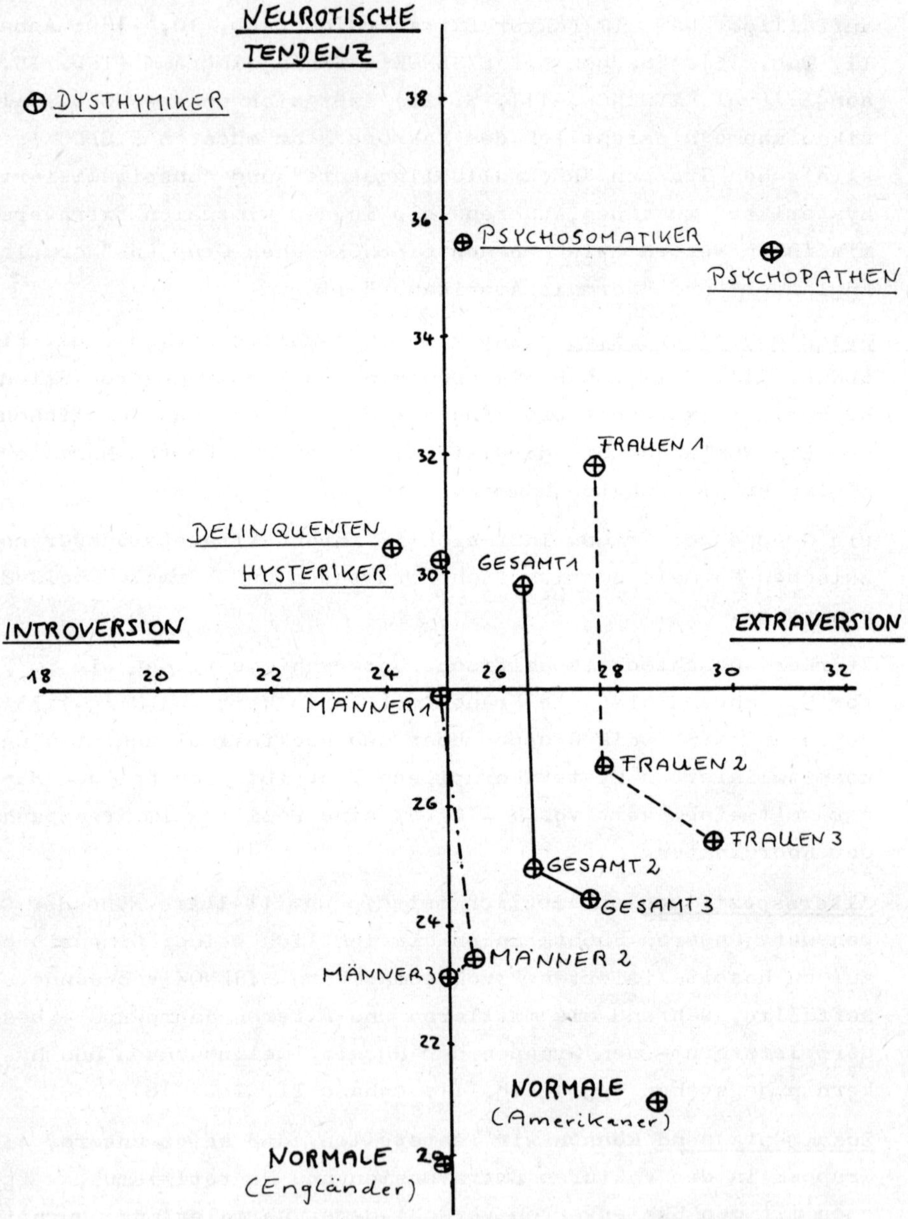

Abb.: 11 M P I : Skalen-Position einer altersspezifischen Alkoholikergruppe an 3 verschiedenen Untersuchungsterminen neben Positionen verschiedener EYSENCK-Gruppen (—— = Altersgr.1, ---- = Altersgr.2, -·-·- = Altersgr.3)

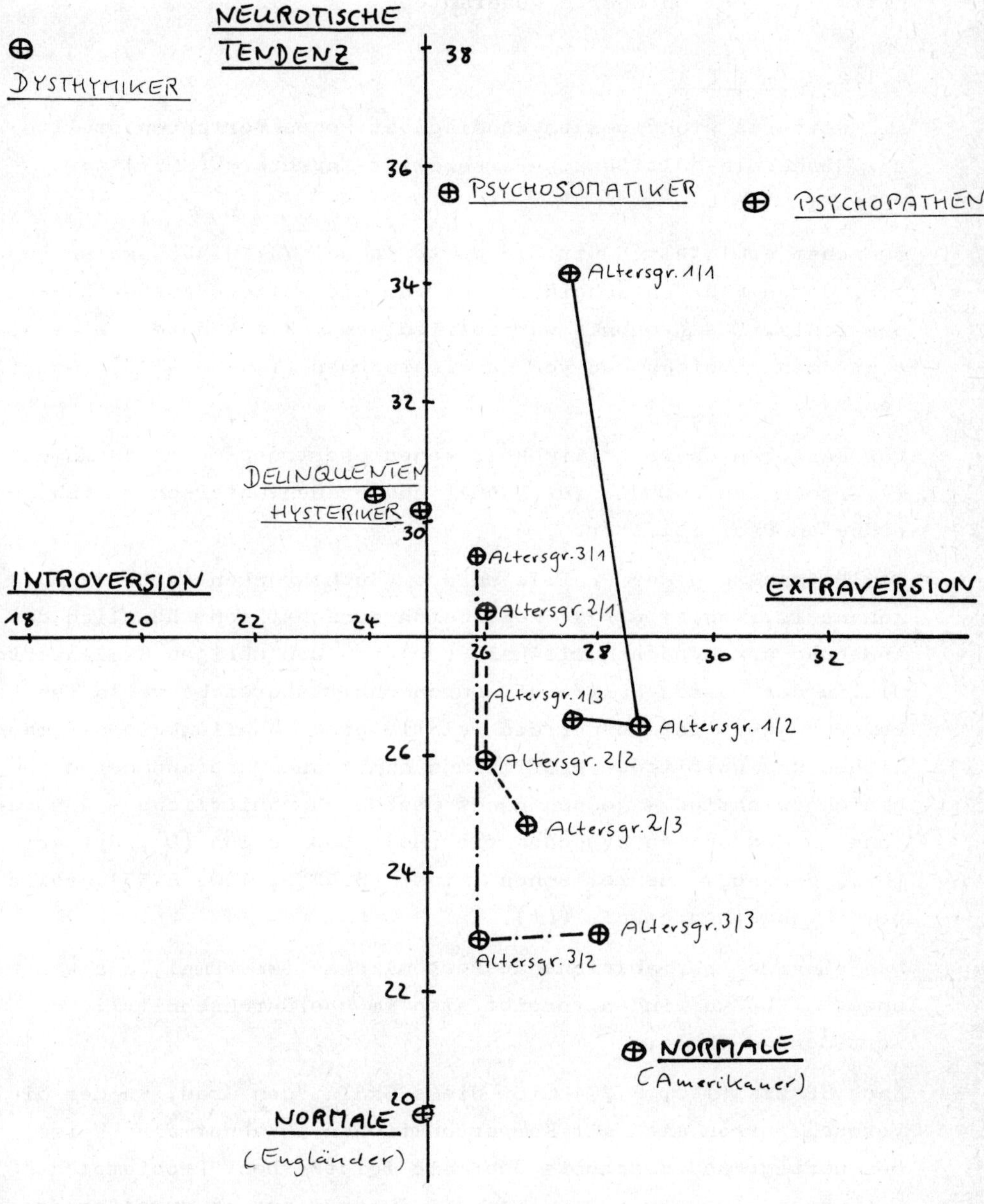

Gruppen EYSENCK's, z.Z. der Klinikaufnahme einer dieser Gruppen eindeutig zugeordnet werden kann. Während die Männer ihren Ort in unmittelbarer Nähe des Koordinatenschnittpunktes im EYSENCK'schen Diagramm haben, ist die Skalenposition der Frauen nahe der Mitte des rechten oberen Quadranten.

4.1.2.3 M M P I

Ein weiteres wichtiges psychodiagnostisches Verfahren stellte das Minnesota-Multiphasic-Personality-Inventory (MMPI) dar (SPREEN, 190).

Zunächst ermittelten wir die Werte in den Validitätsskalen L - F - K, deren Höhe entscheidend ist für die weitere Auswertbarkeit des Tests. Das Ergebnis war befriedigend. Wir konnten keine bedeutsamen Abweichungen von den Testnormen (T = 30 - 70) feststellen.

Der besseren Übersichtlichkeit wegen übertrugen wir sodann unsere Ergebnisse auf die für Männer und Frauen unterschiedlich angeordneten Profilblätter.

Bei Betrachtung der Profile unserer Suchtkranken (Abb. 12 u. 13; Anhang II, Tab.21 u. 22) zeigt sich zunächst sehr deutlich die Abhebung der Hypochondrieskala (Hd) von den übrigen Skalenwerten die in der oberen Hälfte des Durchschnittsbereichs verlaufen. Bemerkenswert ist ferner die relativ große Ähnlichkeit der männlichen und weiblichen Profile und damit auch die annähernd gleichgewichtige - jedoch nicht überdurchschnittliche - Ausprägung in den Skalen Hypochondrie (Hd), Depression (D), Hysterie (Hy), der sog. "neurotischen Trias" (SPREEN, 190, S.55) sowie der Psychasthenieskala (Pt).

Das einzige normabweichende Persönlichkeitsmerkmal, das wir bei unseren Pbn vorfinden, ergibt sich im überdurchschnittlichen Wert der Hd-Skala.

Nach SPREEN (190, S.27) mißt diese Skala "den Grad, in dem die Versuchsperson sich mit Körperfunktionen in abnormaler Weise beschäftigt und Besorgnis über sie zeigt". Den "Problemen des Erwachsenen begegnet sie - so der Autor - nur in unreifer Weise

Abb.: 12 M M P I - Profil der Alk.-Männer (N = 25) beim UT 1 (___-Linie) und UT 3 (-- -Linie)

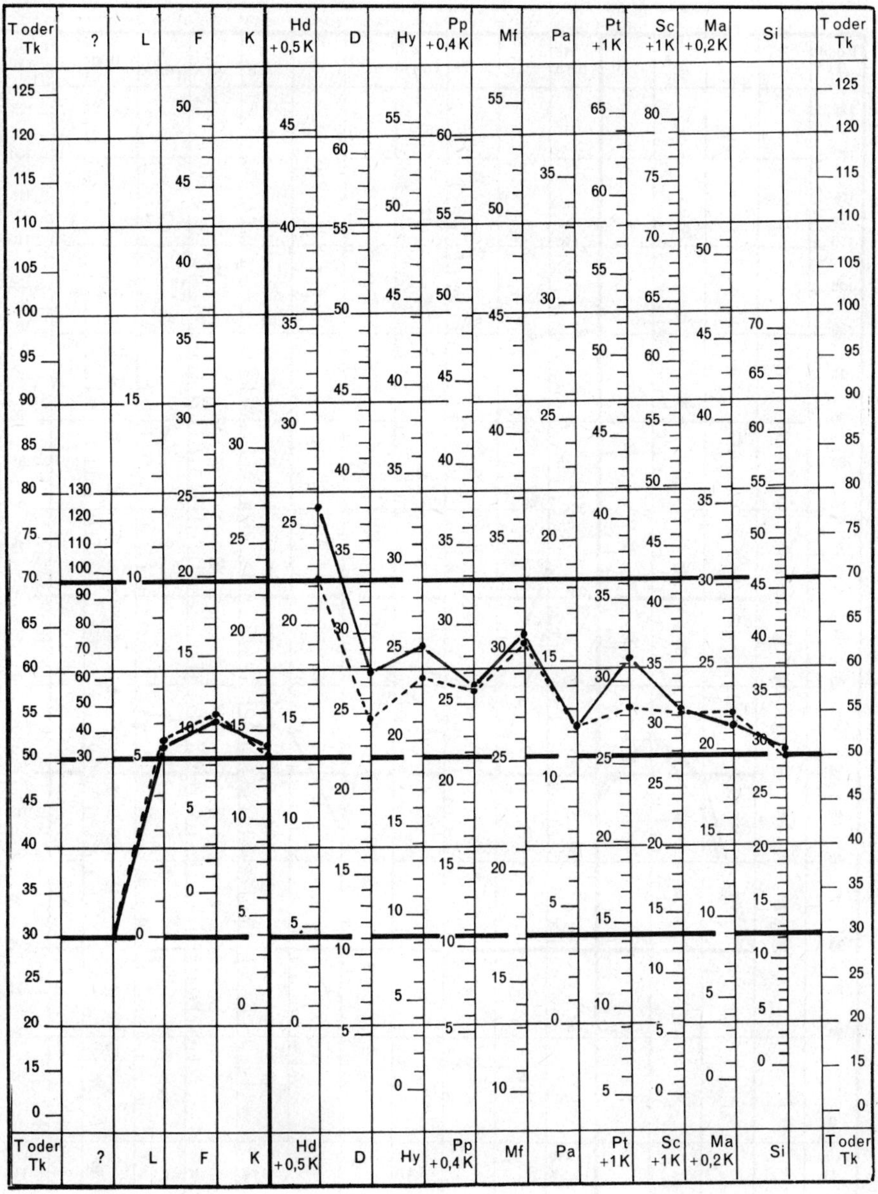

Abb.: 13 M M P I - Profil der Alk.-Frauen (N = 26) beim UT 1 (——-Linie) und UT 3 (- - - -Linie)

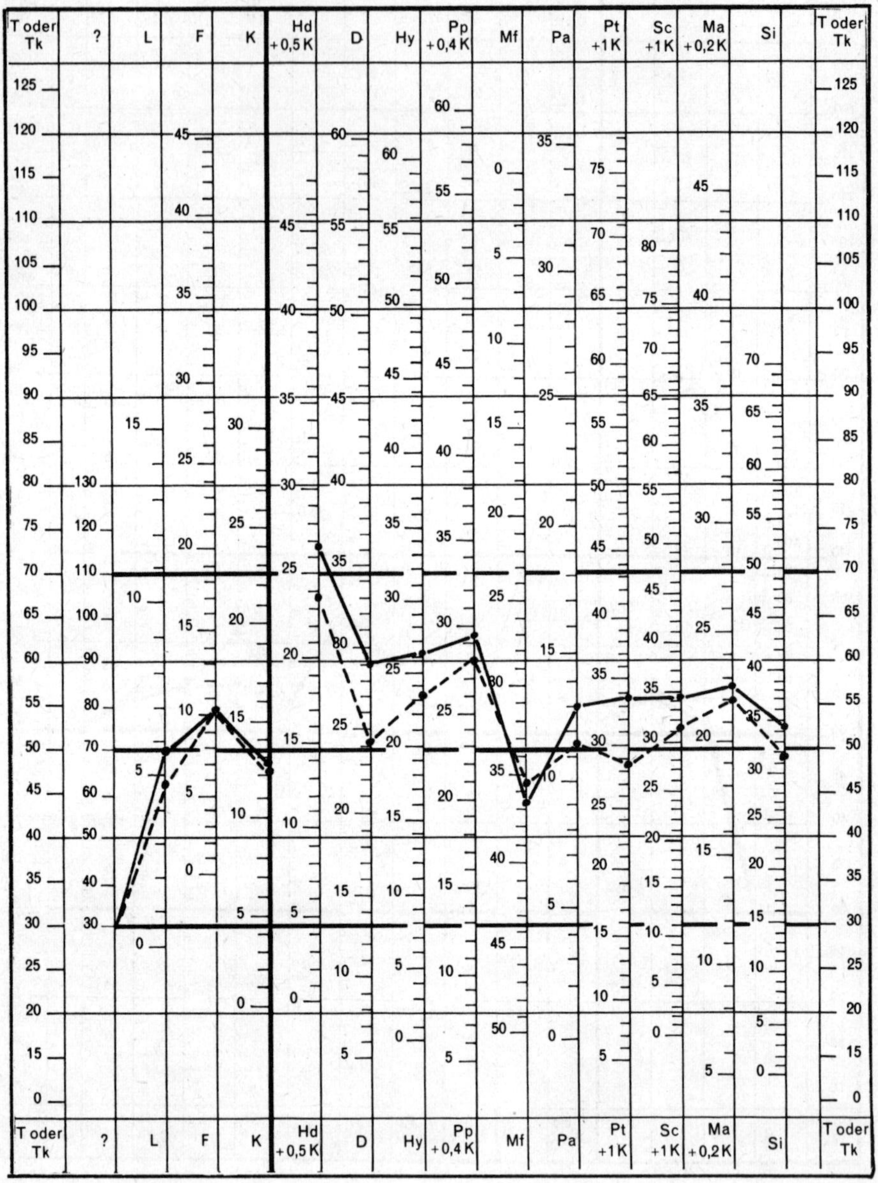

und mit unzureichender Einsicht".

In ihrer Anamnese zeigt sie oft "eine über längere Zeit reichende Übertreibung körperlicher Beschwerden und das Suchen nach Mitgefühl bei anderen" (a.a.O., S.27).

Durch wirkliche organische Erkrankungen - meint der Autor - würde der Hd-Wert nicht nennenswert erhöht, "da die Skala einen Unterschied zwischen der organisch kranken und der hypochondrischen Versuchsperson aufdeckt".

Hinsichtlich der übrigen Skalenwerte unserer Profilblätter ergibt sich, daß sie, global betrachtet und mit den von SPREEN, (S.54ff.) aufgezeigten verglichen, am ehesten eine Ähnlichkeit mit SPREEN's "Mittelwertprofilen männlicher und weiblicher Neurotiker mit psychosomatischen Erscheinungen" (SPREEN, 190, S.58) aufweisen.

Allerdings ist bei unserer Stichprobe die neurotische Trias weniger stark ausgeprägt als bei SPREEN. Hinzukommen außer der bedeutsamen Abweichung in der Hd-Skala noch die relativ hohen Werte der Hy- und Pt-Skala bei den Männern und der Pp-Skala bei den Frauen.

Diese Werte: Hy, Pt, Pp können aufgrund der noch durchschnittlichen Ausprägung unserer Profile lediglich als stärker ausgeprägte Tendenzen interpretiert werden.

Die im Hy-Wert zusammengefaßten Merkmale beschreibt SPREEN mit Begriffen wie: "narzißtisch, uneinsichtig, braucht soziale Billigung und Beliebtheit, freundlich" (a.a.O., S.38), die Merkmale der Pt-Skala u.a. mit Adjektiven wie: "gespannt, unsicher, selbstunsicher, Minderwertigkeitsgefühle, ängstlich, erregt, besorgt, nervös, unentschlossen" (a.a.O., S.39).

Auch wenn diese Skalenwerte bei unserer männlichen Stichprobe nur als Tendenzen zu bewerten sind, so werden doch vor allem die Pt-Merkmale durch unsere Anamnesedaten (Anhang II, Tab. 8: "Verhaltensmerkmale"; Abb. 6, PSB; Abb. 3-5, WHO-Fragebogen) und durch die Ergebnisse des FPI, MPI, EWL bestätigt.

Auch bei unseren befragten Frauen zeigt der relativ hohe

Abb.: 14 M M P I - Profil der Alk.-Stichprobe GOERTZ (N = 6o Männer) (----Linie) und der UG MERKEL (N = 73 Männer) (——-Linie) beim UT 1

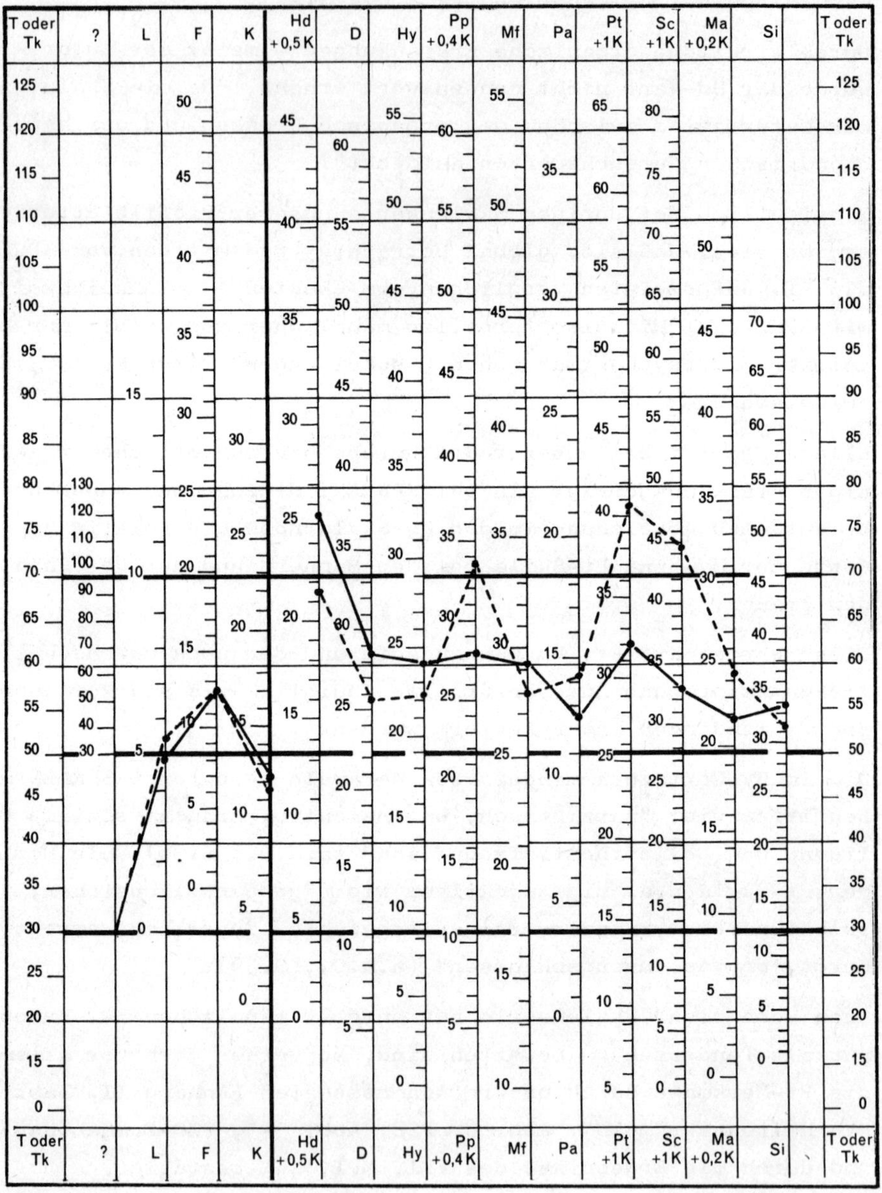

Psychopathiewert eine Tendenz an, deren Extremausprägung HATHAWAY und MC KINLEY (190) schildern als: "narzißtische, sozial uneinsichtige, unzuverlässige, impulsive, egozentrische Persönlichkeit"(in SPREEN, a.a.O., S.31 u. S.39), die unfähig sei, Formen einzuhalten. Die häufigsten Abweichungen von sozialen Sitten und Gebräuchen bestünden u.a. in Alkoholismus und Süchtigkeit (S.30).

Zu betonen ist hierbei jedoch,

1. daß diese Beschreibung für höhere Pp-Werte (Tk-Wert > 65) gilt, während unsere befragten Frauen einen Pp-Tk-Wert von 63 erreichen (Abb. 13, S.150),

2. daß in SPREEN's Mittelwertprofil bei weiblichen Psychopathen, in Abhebung von unseren Ergebnissen, der höchste Wert in der Pp-Skala liegt und auch ein zusätzlicher Gipfel in der Skala Paranoia gegeben ist (SPREEN, 190, S.62f.),

3. daß in unserem Profil nicht der Pp-Wert, sondern der Hd-Wert der höchste ist (vgl. SPREEN, 190, S.49).

Mit anderen Worten: psychopathische Verhaltensmerkmale sind aufgrund unserer Ergebnisse bei den untersuchten Frauen lediglich als Tendenzen oder Richtungsanzeichen interpretierbar (vgl. auch MARCKWORT, 307, S.119; ferner ANTONS, 9, S.140; WIESER, 531,S.580)

Eine weitaus stärkere Bestätigung psychopathischer Charakterzüge findet GOERTZ (167) in seiner tiefenpsychologischen Untersuchung zur Persönlichkeit chronischer Alk. Sehr deutlich sind die unterschiedlichen Skalenverläufe bei der männlichen Vergleichsgruppe (N = 60) von GOERTZ anhand unserer Abb. 14 (vgl. Anhang II, Tab. 23) erkennbar. Die überdurchschnittlichen Testwerte (Tk-Werte > 70) in den Skalen Pt, Pp und Sc dienen GOERTZ u.a. Momenten als Bestätigung seiner Hypothesen von der Über-Ich-Unreife und Ich-Schwäche bei Alk.(vgl.BLUM,42;LISANSKY,297)

Für unsere Untersuchung mit dem MMPI läßt sich bei Klinikaufnahme <u>zusammenfassend</u> folgendes festhalten:

1. eine sehr bedeutsame Abweichung in der Hd-Skala sowohl in der männlichen als auch in der weiblichen UG

2. weitere Schwerpunkte in den Skalen Pt und Hy bei den Männern und in der Skala Pp bei den Frauen.

Diese Ergebnisse relativieren sich nur unwesentlich, wenn wir die gesamte männliche und weibliche Stichprobe bei Klinikaufnahme (inclusive der Drop-outs = 71 Männer bzw. 57 Frauen) profilmäßig erfassen.

Hypothese 1a und d erfährt aufgrund der Testergebnisse eine weitere Bestätigung:

<u>H1a:</u> unsere suchtkranken Alk. unterscheiden sich in bedeutsamer Weise von Nicht-Alk., "Gesunden", durch eine übermäßige Besorgtheit über Körperfunktionen, Neigung zu körperlichen Beschwerden, schwer identifizierbaren Schmerzen und Störungen, die dem Bereich neurotisch-nervöser Reaktionen zuzuordnen sind (<u>Hd</u>, Pt, D, Hy),

<u>H1d:</u> sie neigen zu Mutlosigkeit, Ängstlichkeit, Depressionen und pessimistischen Verhaltensweisen (Hd, Pt, D).

Eine Bestätigung unserer Hypothese H1b, wonach sich die befragten Alk.-Kranken durch ein reduziertes Sozialverhalten auszeichnen, läßt sich unseren Ergebnissen nicht entnehmen (vgl. Si-Skala T-Wert = 51); durch den etwas erhöhten Pp-Wert findet sich wohl ein Hinweis, daß besonders bei den Frauen der soziale Kontaktbereich mit Schwierigkeiten behaftet ist.

4.1.2.4 <u>E W L</u>

Ein weiteres Verfahren, das uns Auskunft über die aktuelle Befindlichkeit unserer Pat. z.Z. des UT1 erbringen sollte, stellte die Eigenschaftswörterliste (EWL) von JANKE und DEBUS dar. Der größeren Anschaulichkeit wegen beschreiben wir unsere Ergebnisse anhand einer Profildarstellung (vgl.Abb.15,S.156f.; Anh.II, Tab. 24) und vergleichen sie mit den Werten der Kontrollgruppe (KG 3a; vgl. Kap. 3.2.4).

<u>Insgesamt</u> zeigen sich beim Vergleich unserer Stichprobe (N = 95) mit KG 3a (N = 73) bei Klinikaufnahme sehr signifikante Abweichungen ($\alpha \leq .01$) in allen Kategorien mit Ausnahme der Kat.:

Extravertiertheit, Empfindlichkeit und Aggressivität, d.h.: gegenüber der Vergleichsgruppe Gesunder zeichnen sich die von uns untersuchten Alk. bei Klinikaufnahme durch geringe Aktiviertheit, niedergedrückte Stimmung, Introvertiertheit, geringe Selbstsicherheit (vgl. ANTONS, 9, S.135) und Motorische Erregtheit aus.

Diese Ergebnisse ändern sich auch nur unbedeutend, wenn wir die geschlechtsspezifischen Ausprägungen betrachten. Während bei den Alk.-Männern keine signifikanten Abweichungen von der KG - außer in den drei bereits genannten Kat. und der Kat. Müdigkeit - auftritt, sind es bei den Alk.-Frauen die Kat. Benommenheit und Verträumtheit, in denen ebenfalls keine signifikanten Unterschiede auftreten.

Altersspezifisch fällt besonders auf, daß sich z.Z. des UT1 die beiden jüngeren Altersgruppen in den meisten Kat. sign. von der KG 3a unterscheiden (vgl. Anhang II, Tab. 25). Im Bereich "Subjektive Aktivität" sind sie (die Jüngeren und Mittleren) weniger aktiv ($\alpha \leq .01$) als die KG und entsprechend desaktiver, müder, benommener und verträumter ($\alpha \leq .05$ bzw. $\alpha \leq .01$).

Im Bereich "Stimmung" schildern sich beide jüngeren Gruppen als sign. weniger selbstsicher ($\alpha \leq .01$), die mittlere Gruppe ferner als sign. ängstlicher als die KG ($\alpha \leq .01$).

Hinsichtlich des Bereichs "Gehobene Stimmung" geben die mittlere und ältere Alk.-Gruppe eine bedeutend weniger gehobene Stimmung an als die Vergleichsgruppe ($\alpha \leq .01$ bzw. $\alpha \leq .05$); schließlich ist auch die sehr geringe Aggressivität der Jüngeren gegenüber der KG bemerkenswert ($\alpha \leq .01$).

Damit erhält unsere H_1 mit den Unterhypothesen a, c, d eine weitere Bestätigung. Nicht bestätigt wird H1b: "geringe bzw. reduzierte Soziale Kontakte", da weder die Geschlechts- noch die Altersgruppen sich im Faktor "Soziale Orientierung" von den Werten der KG unterscheiden.

Abb. 15: E W L : Mittelwertprofile an 7 Terminen bei wöchentlichem Abstand. Gesamt (Alk.-Männer und -Frauen)(N = 95)

(Wochenabstände auf der Abszisse, NU = Nachuntersuchung, ▲ = Kontrollgruppe)

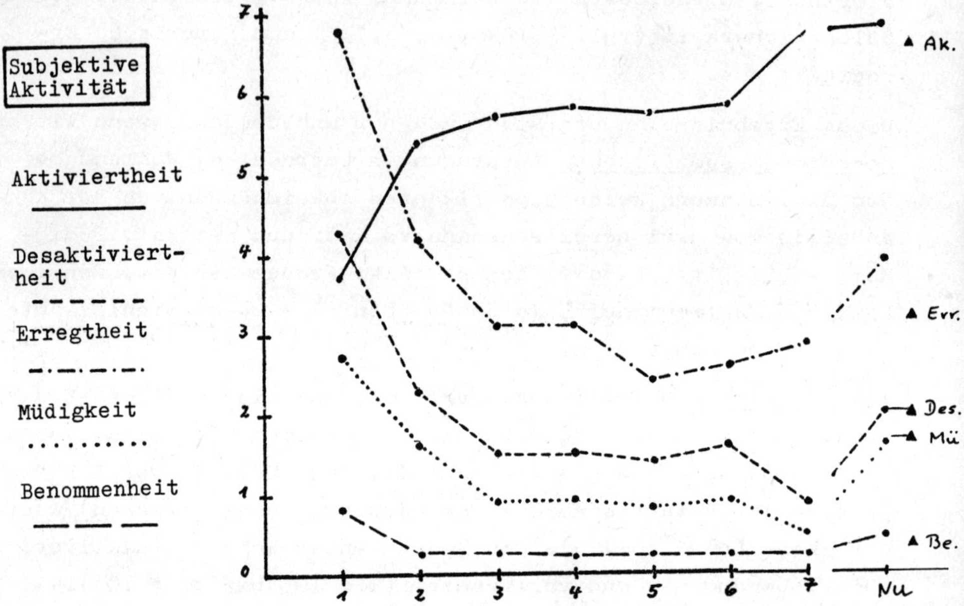

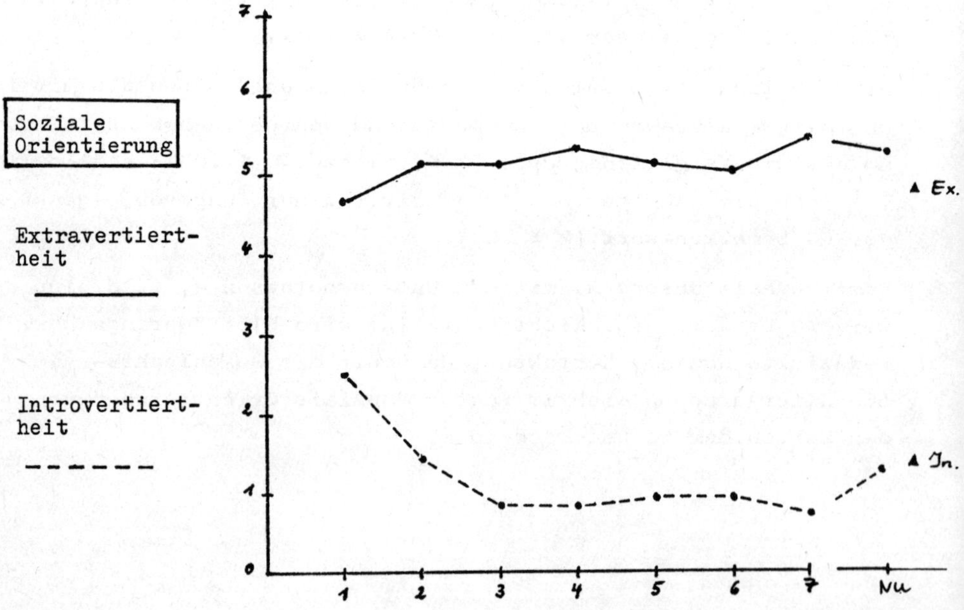

Abb. 15: (Forts.) E W L : Mittelwertprofile an 7 Terminen bei wöchentlichem Abstand, Gesamt (Alk.-Männer u. Frauen)(N = 95)

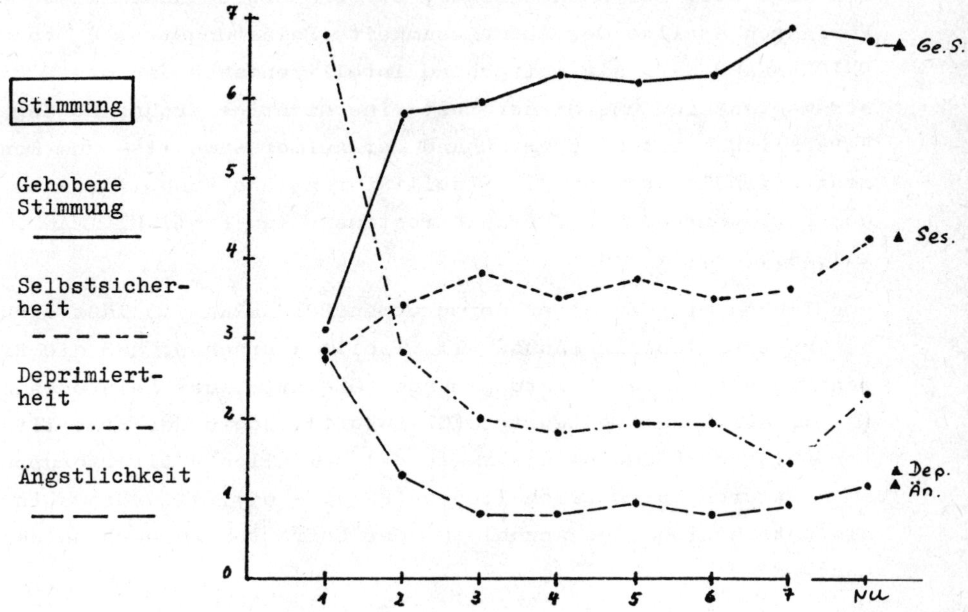

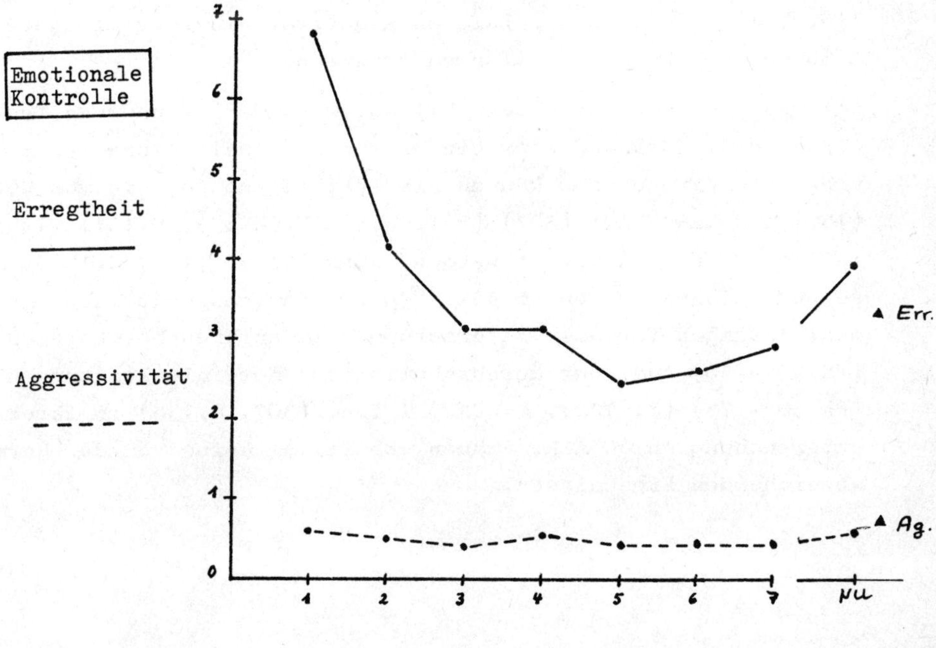

4.1.3 Test d_2

Ein weiteres, zeitökonomisches, zuverlässiges und valides Verfahren stellte der Aufmerksamkeits-Belastungstest d_2 von BRICKENKAMP dar. Als weitgehend intelligenzunabhängiges Meßinstrument schien uns dieser Test eine wichtige Ergänzung der Persönlichkeitstests, um anhand der Aufmerksamkeits- und Konzentrationsleistungen die Stabilisierung und Rehabilitation der Pat. während der Therapie festzustellen (vgl. HILTMANN, 211, S.154).

Verglichen mit den Altersnormgruppen BRICKENKAMP's läßt sich aus unserer Tabelle (Anhang II, Tab. 26) ersehen, daß die Prozentränge (PR) der Leistungsmenge (GZ-Wert), der Leistungsgüte (F %), des Gesamttestwertes (GZ-F-Wert), sowie der Stabilität der Leistung (Schwankungsbreite SB) bei allen 3 Altersgruppen im mittleren Normbereich liegen (PR 45 - 65). Allerdings ist die unterschiedliche Anzahl (N) der Befragten zu berücksichtigen).

Während in der Arbeitsschnelligkeit bzw. erreichten Mengenleistung (GZ) sich die mittlere Altersgruppe am stärksten profiliert, läßt sich in der Leistungsqualität ein sorgfältigeres Bemühen der Gruppe der Älteren erkennen.

<u>Insgesamt</u> ergeben sich beim UT1 aufgrund der gefundenen Testwerte keine Aussagen über ein extremes Verhalten unserer Stichprobe. Die Ergebnisse können als Bestätigung für die von GOERTZ (167) und MARCKWORT (307) (vgl. auch ANTONS, 9, S.131) mitgeteilten Befunde gewertet werden. GOERTZ fand (167, S.121f.) bei seiner Stichprobe von 58 Alk.-Männern "durchschnittliche Mengenleistungen für alle Altersgruppen im unteren Normbereich" (PR 25 - 50) und "gut durchschnittliche Sorgfaltsleistungen" (PR 50 - 75) (S. 122). MARCKWORT fand (307, S.138) in ihrer Untersuchung an 60 Alk.-Frauen ebenfalls "keine von der Norm abweichenden Ergebnisse".

4.1.4 Ratings (R)

4.1.4.1 Freizeitaktivitäten (RF)

Wenn wir die Profildarstellungen zu den Freizeitaktivitäten bei Klinikaufnahme betrachten (Abb. 16; Anhang II, Tab. 27), so finden wir in der Beliebtheitsskala (Besk) für die Gesamtstichprobe (Gst), daß unsere befragten Pat. am liebsten reisen, spazierengehen, Zeitung lesen und fernsehen; ungern besuchen sie Clubs, Vereine o. Parteien, kirchliche o. religiöse Veranstaltungen, ungern machen sie gar nichts. Alle anderen Aussagen werden in unserer Skala als gern bis weniger gern eingestuft.

Betrachten wir unsere Ergebnisse unter geschlechtsspezifischem Gesichtspunkt (Abb. 17 und 18; Anhang II, Tab. 28 und 29), so steht an der Spitze der beliebtesten Tätigkeiten bei den Männern Zeitung lesen, reisen und fernsehen; am unbeliebtesten sind Kirch- und Vereinsbesuche und gar nichts tun.

Bei den Frauen ist "reisen" die beliebteste Tätigkeit, ferner spazierengehen, lesen, fernsehen und Schlager hören. Weniger beliebt sind bei ihnen Tätigkeiten wie Vereinsbesuche, gar nichts tun, Kirchgang und Besuch von Sportveranstaltungen.

Auf die Frage nach der Häufigkeit der verschiedenen Freizeittätigkeiten werden von den Männern und Frauen häufig Zeitungslesen und fernsehen genannt, wobei die Männer das erstere noch öfters tun als die Frauen. Für diese ist jedoch auch noch das Hören von moderner Unterhaltungsmusik eine oft genannte Tätigkeit. Clubs, Vereine, Parteien sowie kirchliche o. religiöse Veranstaltungen werden von unseren Pbn. in der zweckfreien Zeit selten aufgesucht; auch zu Tanz o. Sportveranstaltungen oder ins Kino gehen unsere Pat. nur gelegentlich; selten treiben sie Sport.

Zusammenfassend können wir festhalten:

1. Die Beliebtheit der meisten Tätigkeiten ist höher als die Häufigkeit der Ausführung; d.h. es gibt anscheinend einen "Nachholbedarf" in sehr vielen Freizeitbetätigungen (vgl. Jugend, 245, S.18).

Abb. 16a: Freizeitverhalten: Beliebtheit der verschiedenen Aktivitäten
Profil: Gesamt UG (N = 74) UT1 (——) u. UT3 (---)

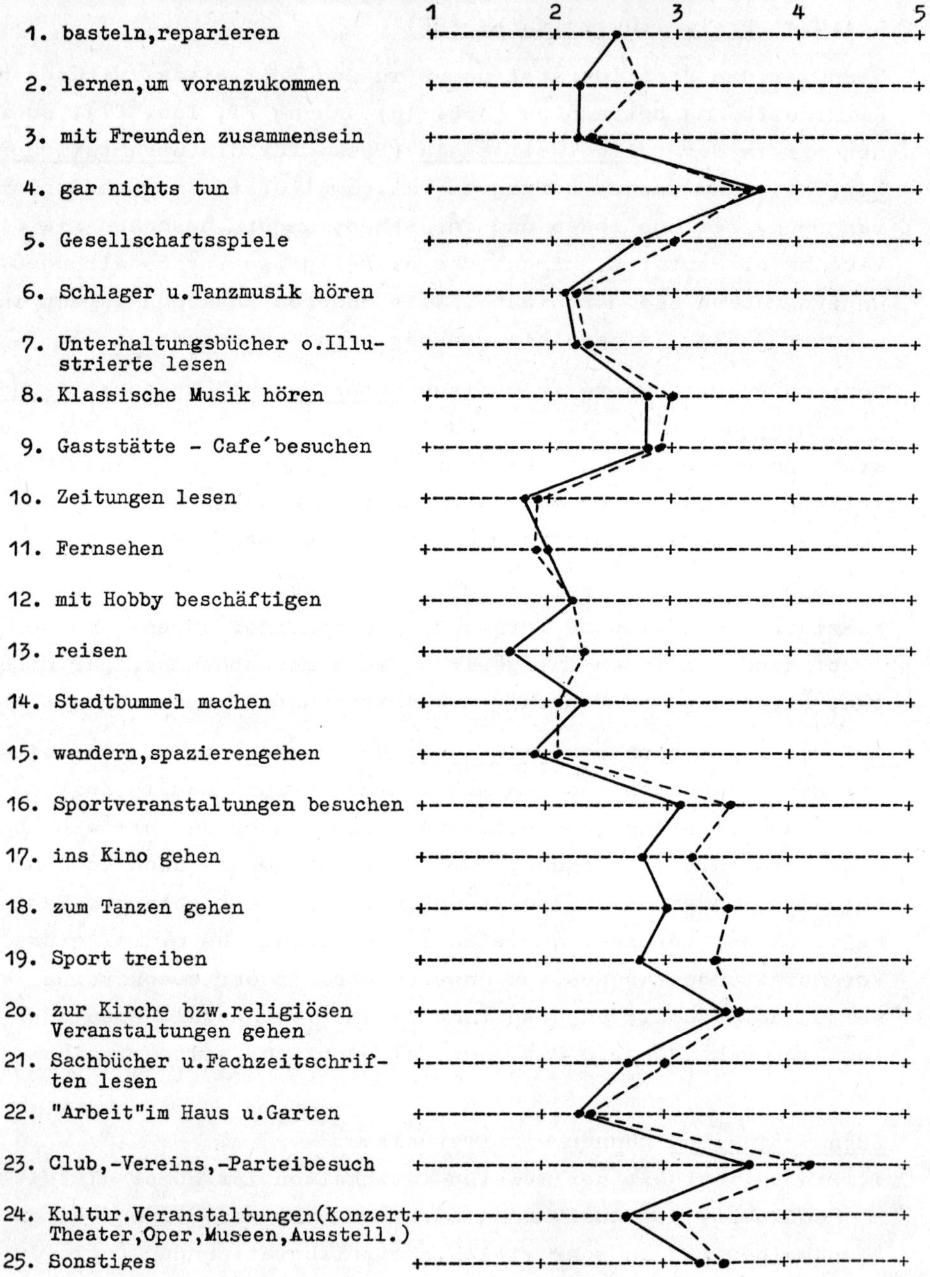

Abb. 16b: Freizeitverhalten: Häufigkeit der verschiedenen Aktivitäten
Profil: Gesamt UG (N = 74) UT1 (——) u. UT3 (---)

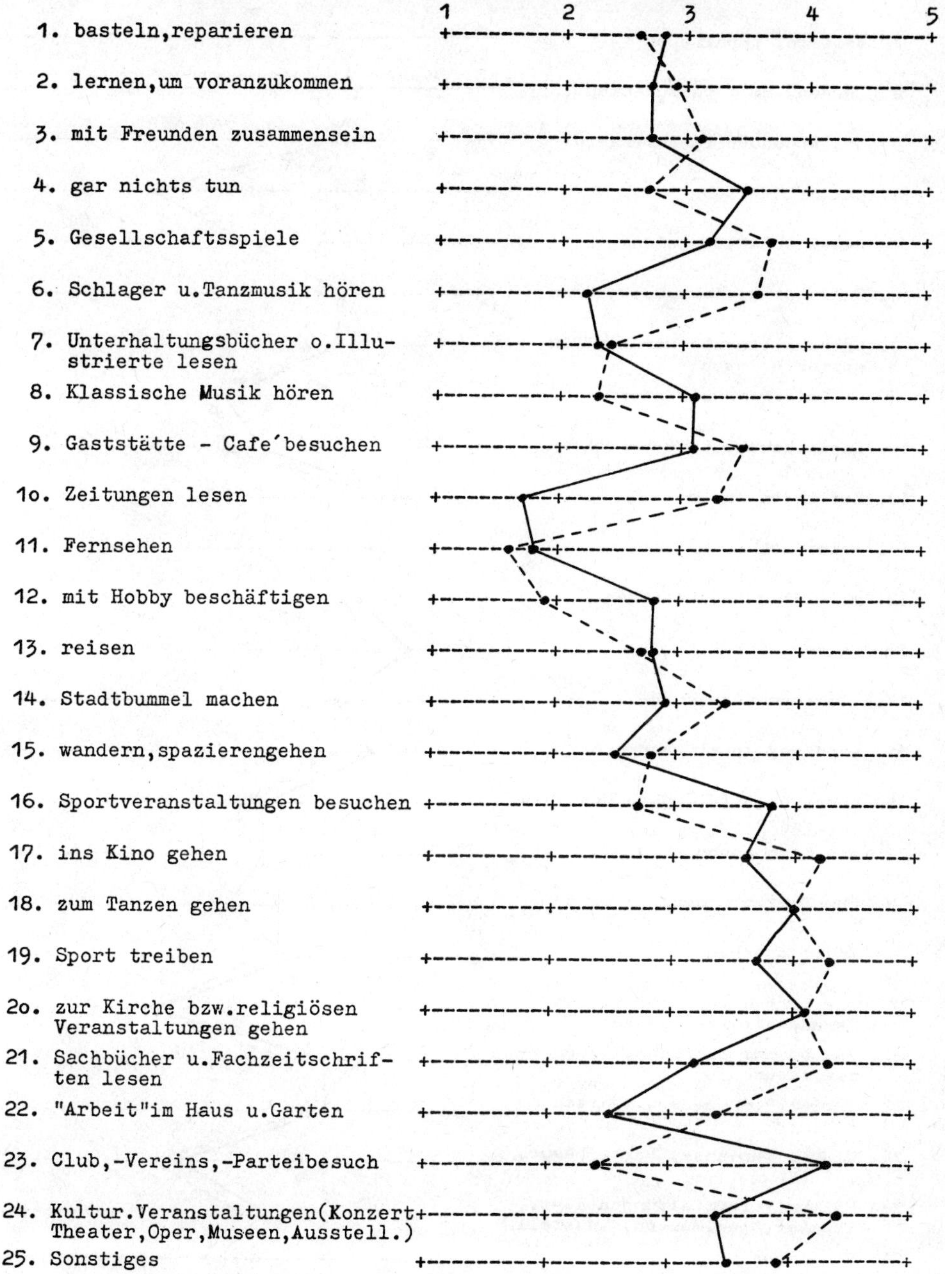

Abb. 17a: Freizeitverhalten: Beliebtheit der verschiedenen Aktivitäten
Profil: Alk.-Männer (N = 38) UT1 (——) u. UT3 (---)

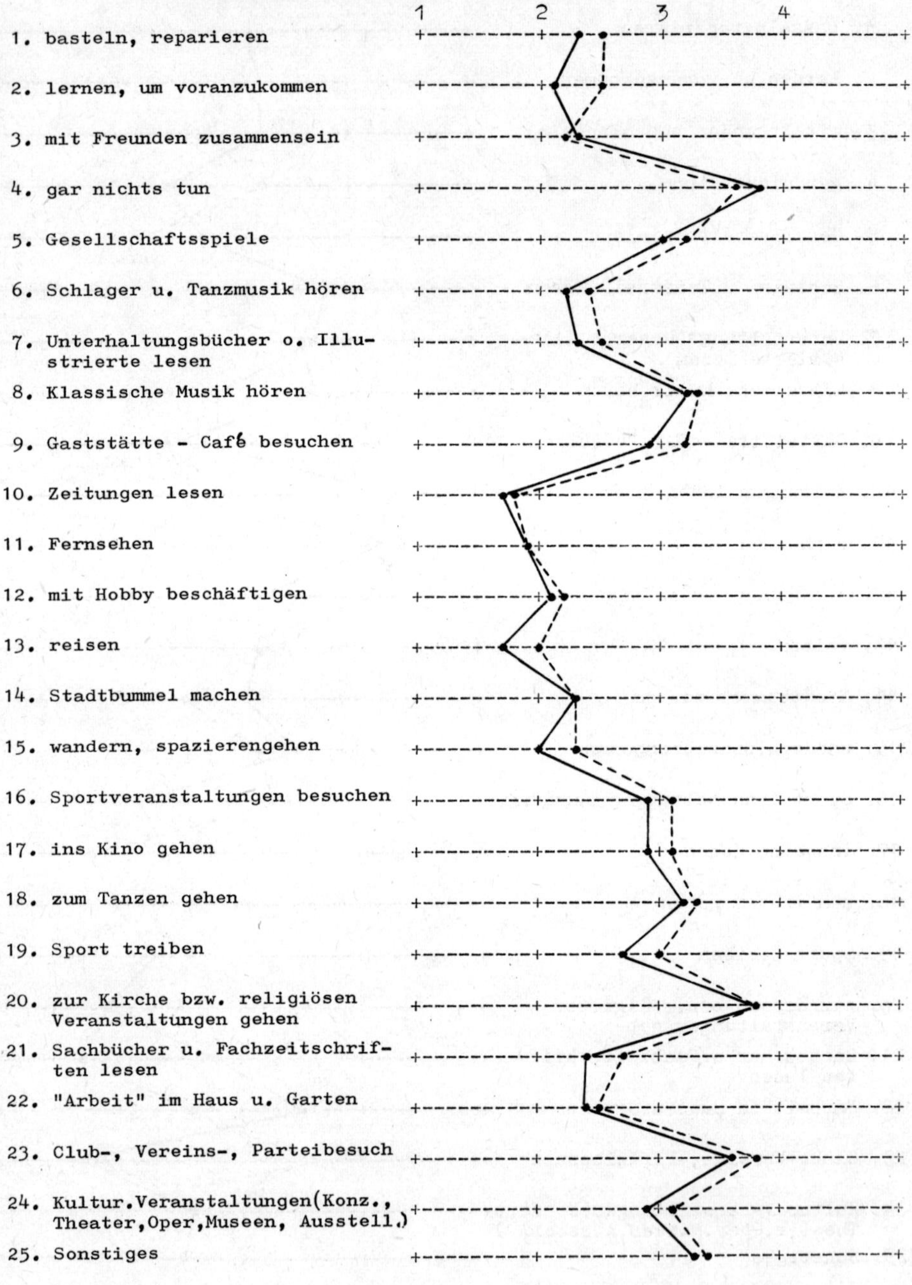

Abb. 17b: Freizeitverhalten: Häufigkeit der verschiedenen Aktivitäten
Profil: Alk.-Männer (N = 38) UT1 (——) u. UT3 (---)

1. basteln, reparieren
2. lernen, um voranzukommen
3. mit Freunden zusammensein
4. gar nichts tun
5. Gesellschaftsspiele
6. Schlager u. Tanzmusik hören
7. Unterhaltungsbücher o. Illustrierte lesen
8. Klassische Musik hören
9. Gaststätte - Café besuchen
10. Zeitungen lesen
11. Fernsehen
12. mit Hobby beschäftigen
13. reisen
14. Stadtbummel machen
15. wandern, spazierengehen
16. Sportveranstaltungen besuchen
17. ins Kino gehen
18. zum Tanzen gehen
19. Sport treiben
20. zur Kirche bzw. religiösen Veranstaltungen gehen
21. Sachbücher u. Fachzeitschriften lesen
22. "Arbeit" im Haus u. Garten
23. Club-, Vereins-, Parteibesuch
24. Kultur.Veranstaltgn.(Konzert, Theater,Oper,Museen,Ausstell.)
25. Sonstiges

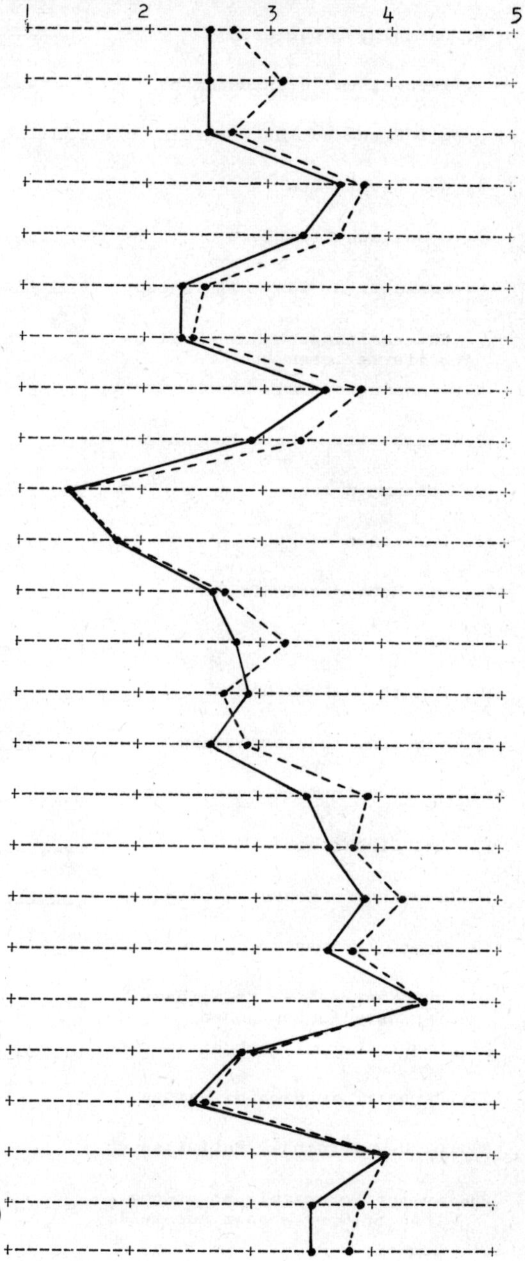

Abb. 18a: Freizeitverhalten: Beliebtheit der verschiedenen Aktivitäten
Profil: Alk.-Frauen (N = 36) UT1 (——) u. UT3 (---)

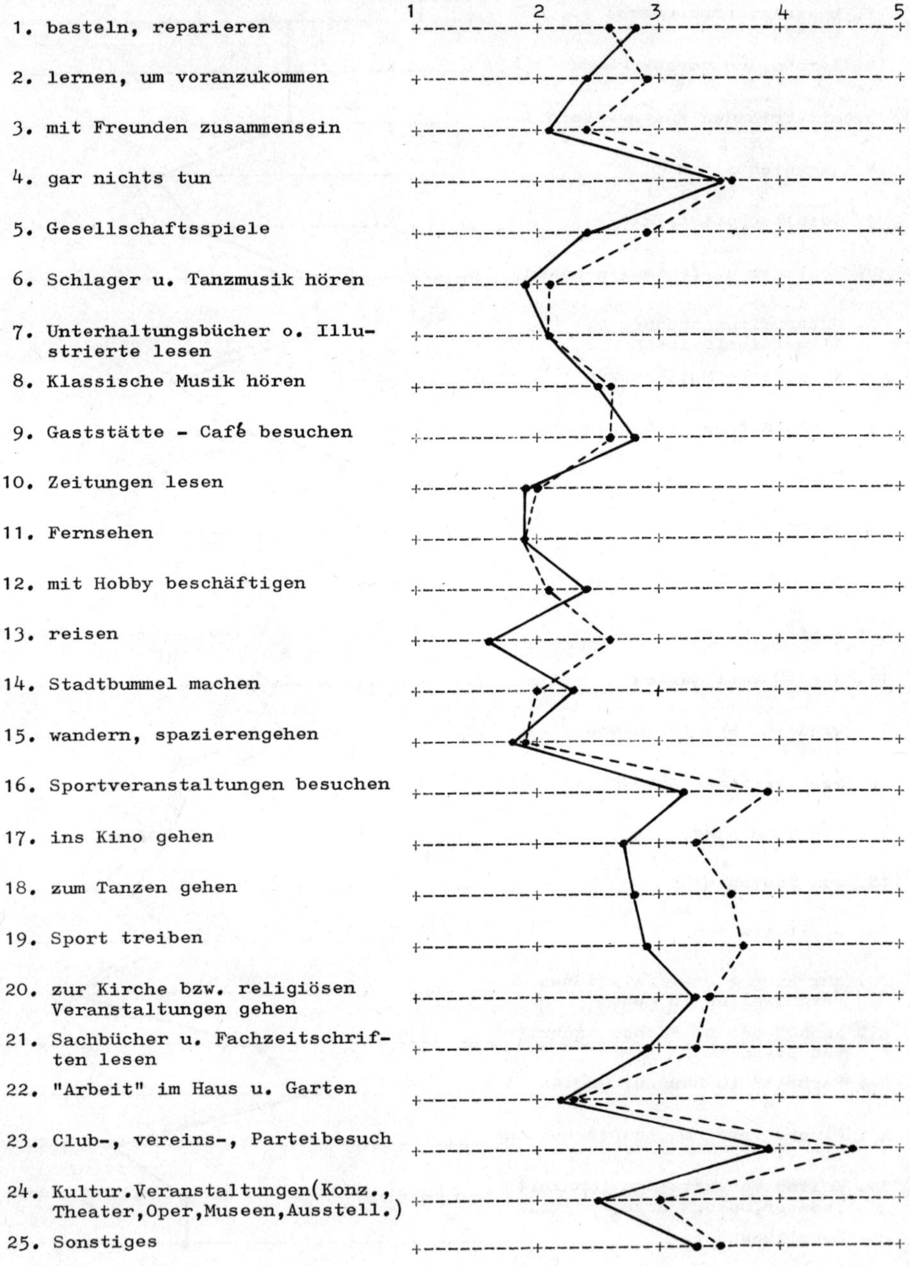

Abb. 18b: Freizeitverhalten: Häufigkeit der verschiedenen Aktivitäten
Profil: Alk.-Frauen (N = 36) UT1 (——) u. UT3 (---)

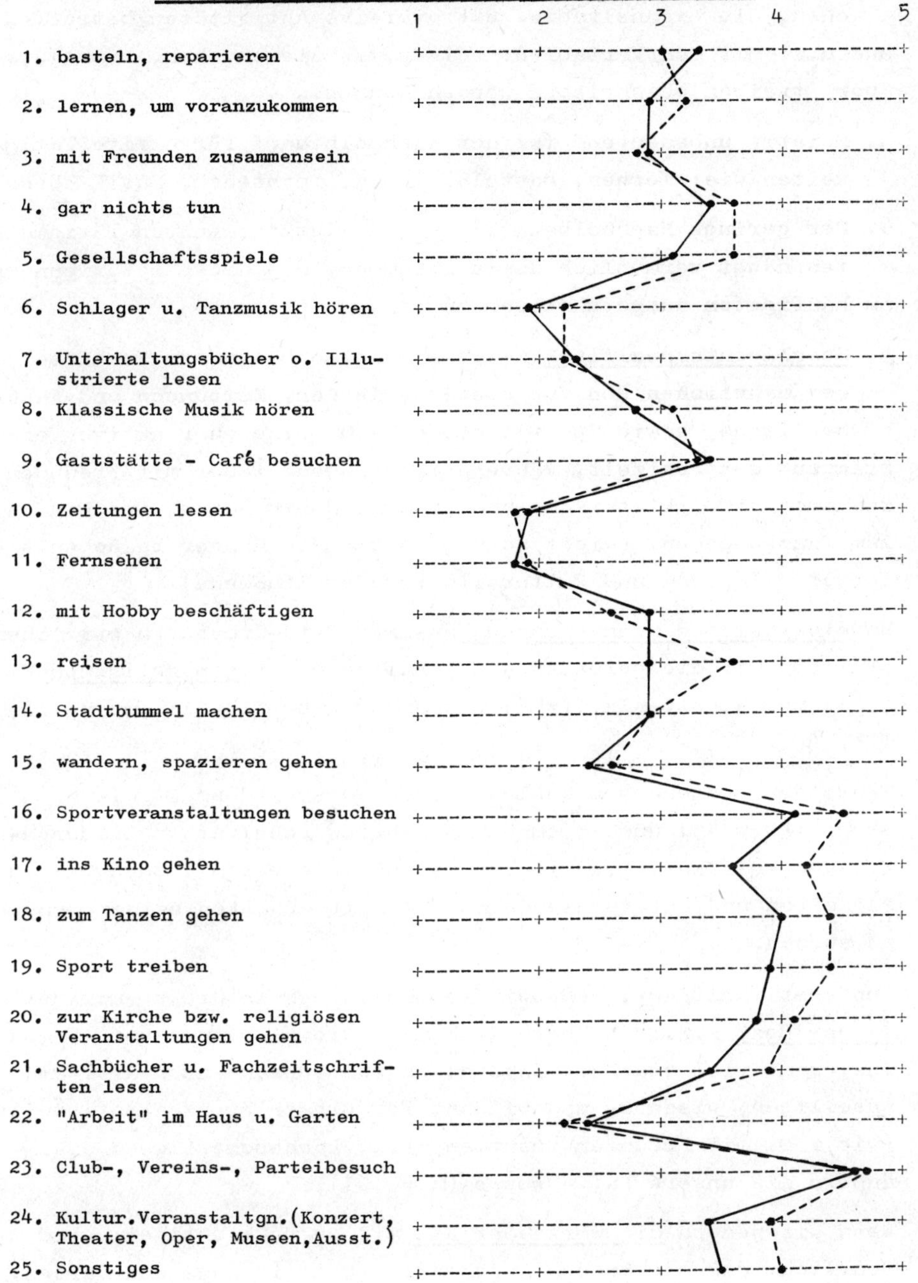

2. Dieser Nachholbedarf wird offensichtlich vor allem in Bereichen, die expansivebzw. extraversive Aktivitäten betreffen und u.a. mit den Variablen: reisen, spazierengehen, bummeln, Sport treiben beschrieben werden können.

3. Relativ unbedeutend ist der Nachholbedarf für aktive Tätigkeiten wie: lernen, basteln, lesen, fernsehen, Musik hören.

4. Der geringe Nachholbedarf der drei letztgenannten Tätigkeiten hängt vermutlich damit zusammen, daß diese Betätigungen am häufigsten ausgeführt worden sind.

5. Geschlechtsspezifisch zeigt sich eine besondere Vorliebe der männlichen Pbn für basteln, lernen, Zeitungen und Fachbücher lesen, sowie Sport treiben, d.h. eine eher aktive Verbringung der Freizeit, während die Frauen lieber mit Freunden zusammen sind, klassische und moderne Musik hören, ins Kino o. zum Tanzen gehen. (Nicht so ungern wie die Männer besuchen sie ferner religiöse und kulturelle Veranstaltungen.)

Um eine weitere Kennzeichnung unserer Pat.-Gruppe zu erreichen, stellten wir die gefundenen Ergebnisse einer Kontrollgruppe (KG1) von Nicht.-Alk. (=NA) gegenüber (Abb. 19-21; Anhang II, Tab. 30 - 32).

Trotz der bestehenden zahlenmäßigen Verschiedenheit dieser Gruppe (N = 43) und ihrem etwas höheren schulischen Bildungsniveau (vgl. Kap. 3.2) schien es uns interessant, nach Gemeinsamkeiten und Unterschieden im Freizeitverhalten beider Gruppen zu suchen.

Zunächst fällt auf, daß beim Vergleich der NA-Gruppe mit der UG in der Besk z.Z. des Therapiebeginns die NA-Männer und -Frauen insgesamt viel stärkere Interessen und Wünsche nach aktiven, geselligen, wissens- und bildungsfördernden Freizeittätigkeiten (wie z.B. mit Freunden zusammen sein, Fachbücher lesen u.a.) äußern als unsere Pat.-Gruppe ($\alpha \leq .01$).

Wenn wir jedoch die Werte der Hsk mit berücksichtigen, wird deutlich, daß nur in den Aussagen: Arbeit im Haus und Garten, lernen, Kirchbesuch, fernsehen, Zeitungen lesen und basteln sich keine bedeutsamen Diskrepanzen zwischen Beliebtheit (bzw.

Wunsch) und Häufigkeit (bzw. Wirklichkeit) ergeben. In allen anderen Items, die Vergnügen, Geselligkeit, rezeptive und expansive Freizeitverbringungen betreffen, zeigt sich bei den NA ein größerer Unterschied zwischen Beliebtheit und Häufigkeitsskalen als bei der Alk.-Gruppe. Es ist zu vermuten, daß der aus der Divergenz der beiden Skalen resultierende Nachholbedarf der NA in den Bereichen Geselligkeit, Vergnügen, Abwechslung, Entspannung für diese relativ wenig belastend ist, da sie in den Bereichen Lernen, Arbeit und Bildung eine befriedigende Übereinstimmung erreichen (vgl. LEHR, U., 289, S.387ff.). Bemerkenswerterweise sind die Beliebtheitswerte der NA-Gruppe - die wir nur einmal untersuchten! - und der Pat.-Gruppe beim UT1 weniger stark unterschieden als beim UT3 sechs Monate nach Klinikentlassung. Unsere These von der verstärkten Orientierung der Pat. z.Z. der Klinikaufnahme an den Einstellungen und Verhaltensweisen der "gesunden" Umwelt und nun 1/2 J. später an ihrer eigenen, realen, sozialen Situation, scheint dadurch noch an Gewicht zu gewinnen. Geschlechtsspezifisch ergeben sich zwischen NA- und Pat.-Gruppen keine nennenswerte Unterschiede z.Z. des UT1.

Zusammenfassend zeigt ein Vergleich der Ergebnisse von NA-Gruppe mit der UG,:

1. daß das RF bei unserer Alk.-Gruppe einige wichtige diagnostische Hinweise für die Erkennung von besonderen Freizeitinteressen der alk.kranken Persönlichkeit sowie für das Ausmaß der Realisierung der Wünsche gegeben hat,

2. daß signifikante Unterschiede ($\alpha \leq .05$ bzw. $\alpha \leq .01$) in der Besk,-nicht in der Hsk-zwischen KG1 und UG in den Bereichen Lernen, Arbeit, Fortbildung sowie Sozialer Kontakt bestehen,

3. daß die Zufriedenheit der Freizeitaktivitäten von befriedigenden Erlebnissen besonders in Bereichen wie Lernen, Arbeit, Bildung abhängig zu sein scheint (vgl. LEHR,U., 289, S.387). Die Breite der Interessen ist dabei anscheinend weniger wichtig als die Tiefe bzw. Intensität derselben.

Abb. 19a: Freizeitverhalten: Beliebtheit der verschiedenen Aktivitäten
Profile: Gesamt UG (N = 74, ——) u. Gesamt KG (N = 43, ---) UT1

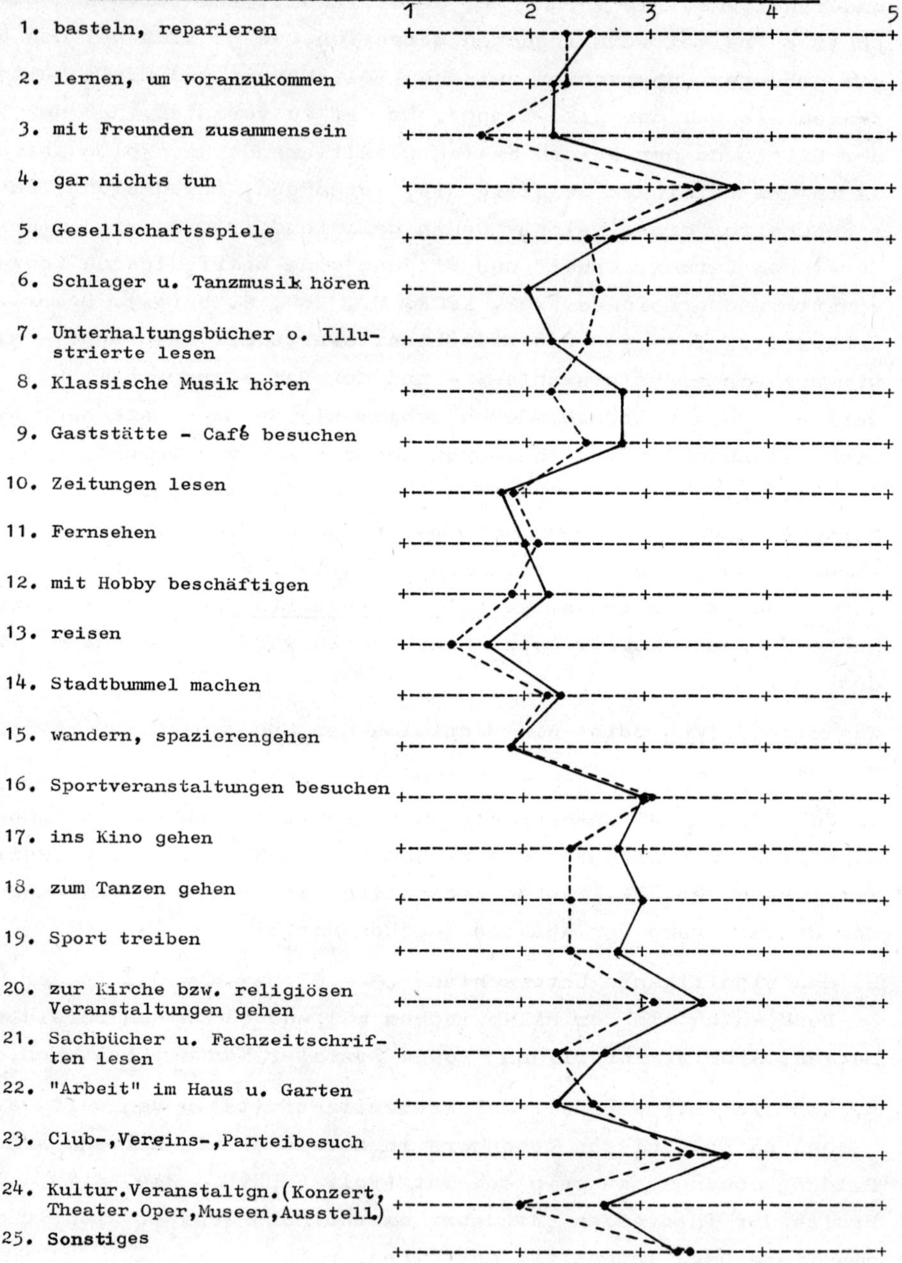

Abb. 19b: Freizeitverhalten: Häufigkeit der verschiedenen Aktivitäten
Vergleich: GesamtUG (N=74,—) u. Gesamt KG (N=43,---) UT1

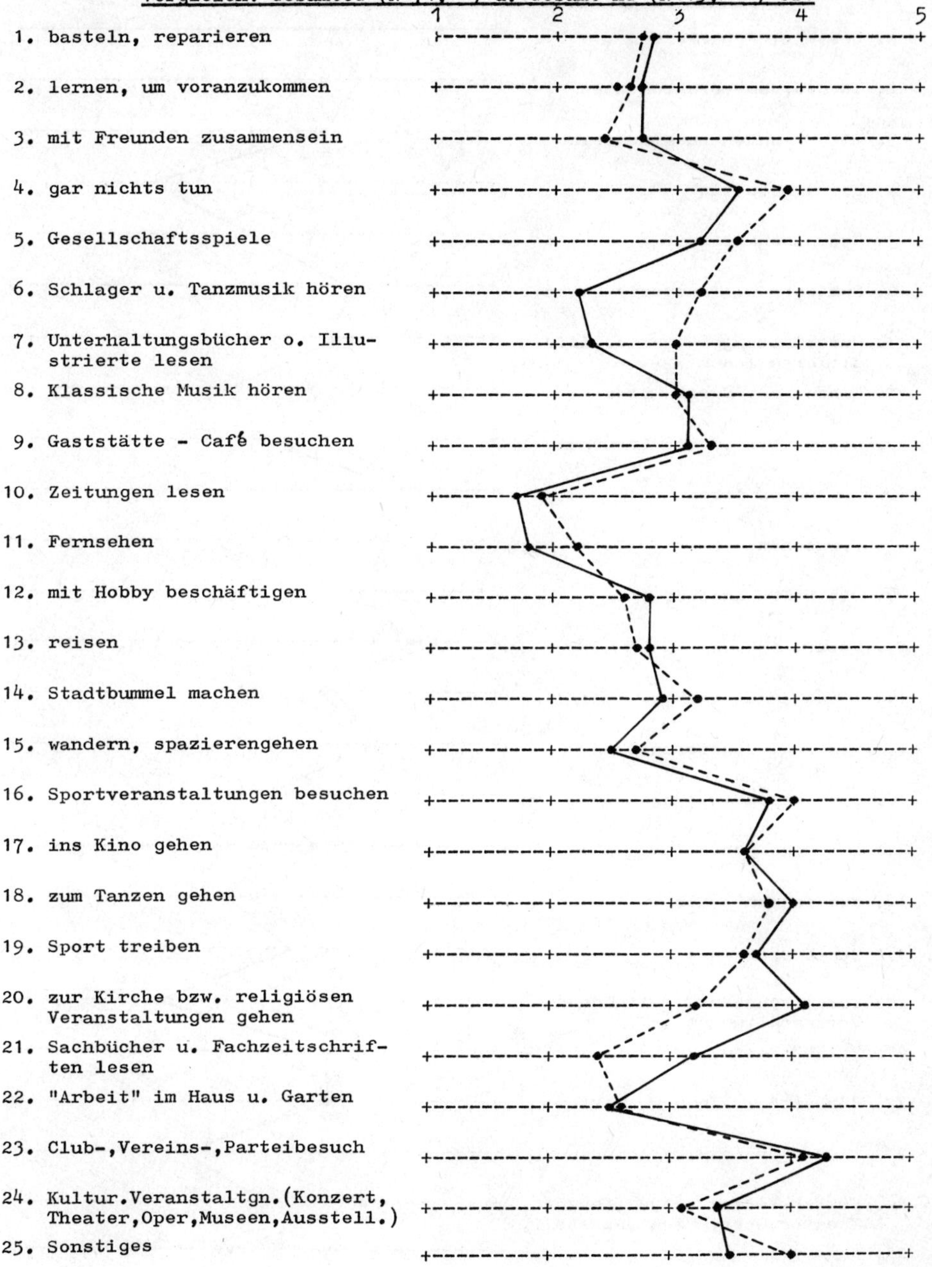

Abb. 20a: Freizeitverhalten: Beliebtheit der verschiedenen Aktivitäten
Profil: Alk.-Männer(——)(N=38) UT1 u.KG-Männer(---)(N=23)

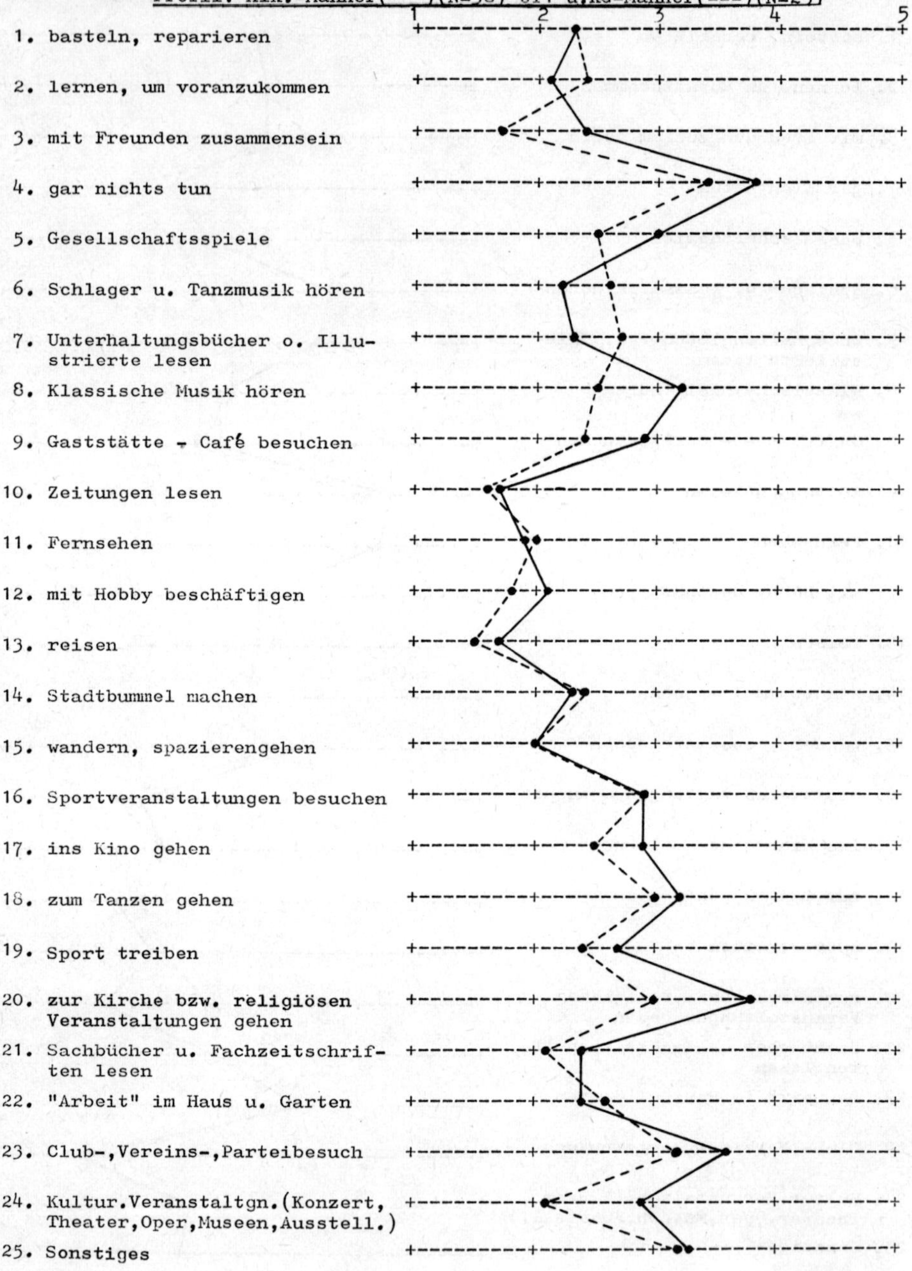

Abb. 20b: Freizeitverhalten: Häufigkeit der verschiedenen Aktivitäten
Profil: Alk.-Männer(——)(N=38) UT1 u. KG-Männer(---)(N=23)

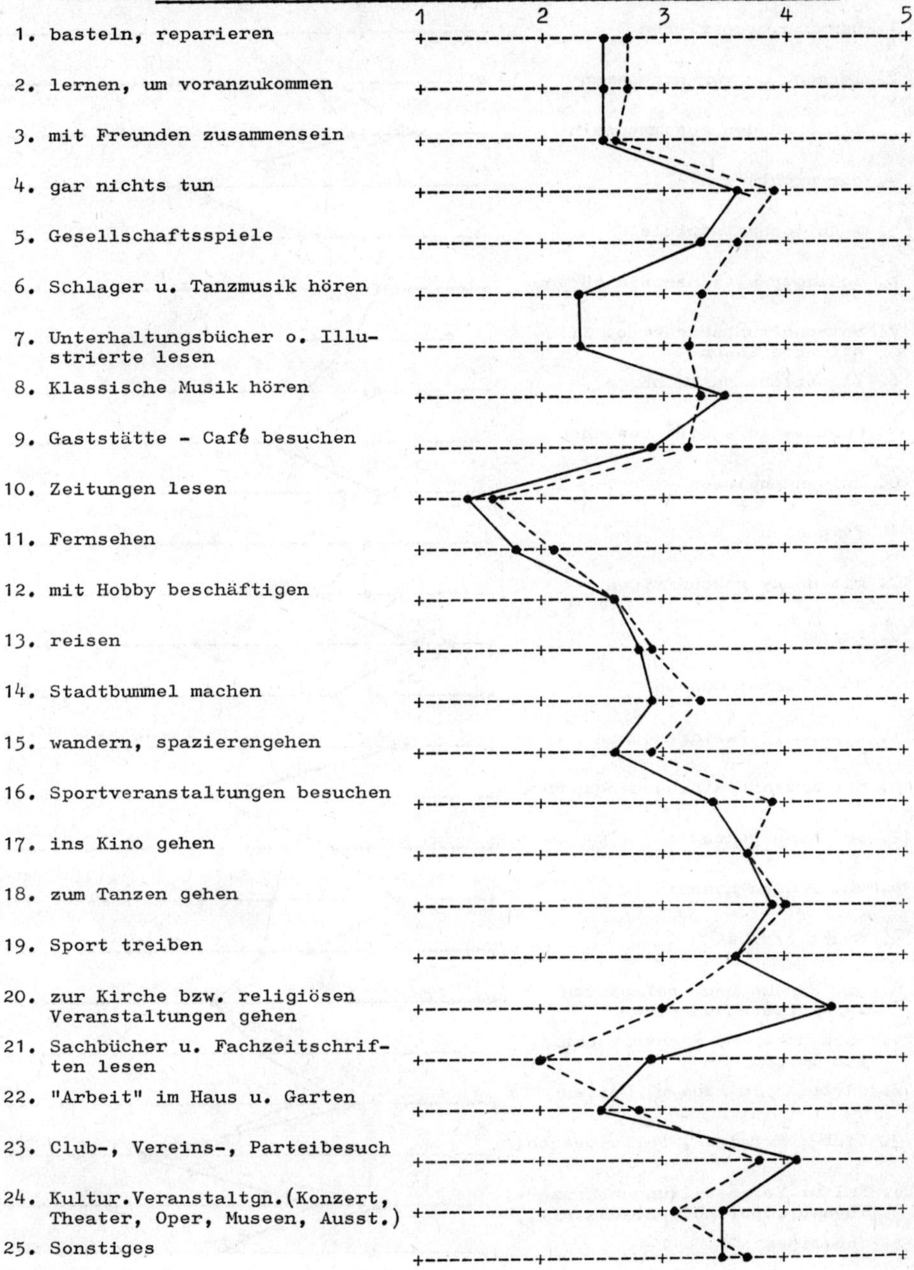

Abb. 21a: Freizeitverhalten: Beliebtheit der verschiedenen Aktivitäten
Profil: Alk.-Frauen (——)(N=36) UT1 u KG-Frauen (---)(N=20)

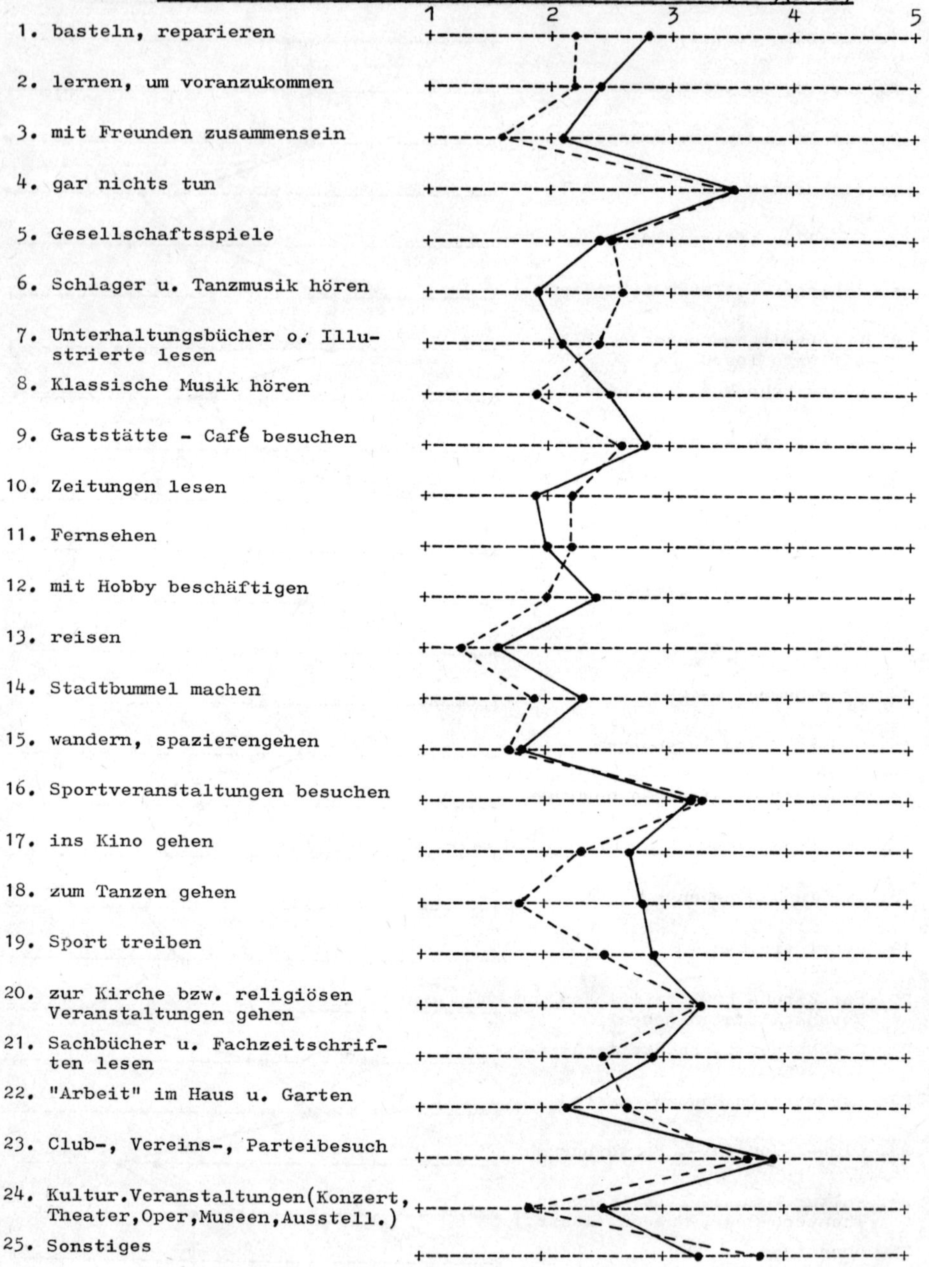

Abb. 21b: Freizeitverhalten: Häufigkeit der verschiedenen Aktivitäten
Profil: Alk.-Frauen(——)(N=36) UT1 u. KG-Frauen(---)(N=20)

1. basteln, reparieren
2. lernen, um voranzukommen
3. mit Freunden zusammensein
4. gar nichts tun
5. Gesellschaftsspiele
6. Schlager u. Tanzmusik hören
7. Unterhaltungsbücher o. Illustrierte lesen
8. Klassische Musik hören
9. Gaststätte - Café besuchen
10. Zeitungen lesen
11. Fernsehen
12. mit Hobby beschäftigen
13. reisen
14. Stadtbummel machen
15. wandern, spazierengehen
16. Sportveranstaltungen besuchen
17. ins Kino gehen
18. zum Tanzen gehen
19. Sport treiben
20. zur Kirche bzw. religiösen Veranstaltungen gehen
21. Sachbücher u. Fachzeitschriften lesen
22. "Arbeit" im Haus u. Garten
23. Club-, Vereins-, Parteibesuch
24. Kultur.Veranstaltgn.(Konzert, Theater,Oper,Museen,Ausstell.)
25. Sonstiges

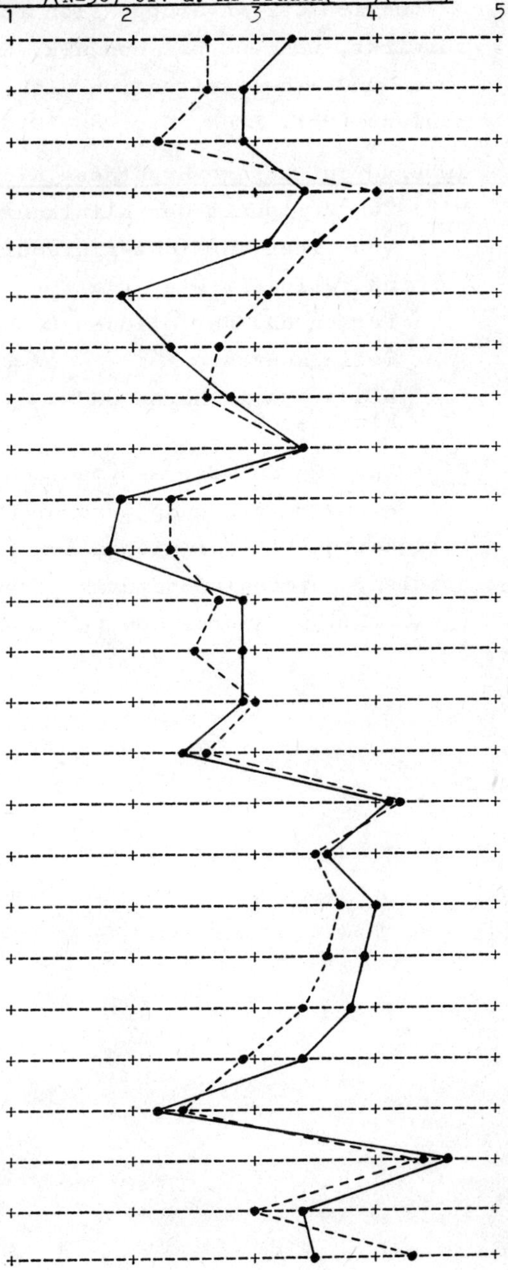

4. Weiterhin ist zu vermuten, daß die günstigere berufliche Situation der NA-Gruppe sich fördernd auf die Freizeittätigkeit auswirkt, während bei den Alk.-Kranken die stark belastete Berufs- und Arbeitssituation sich hemmend auf die Freizeit niederschlägt (vgl. LEHR, U., 289, S.387).

Inbezug auf unsere Hypothese H1c,e können wir feststellen:

H1e: Zum Zeitpunkt der Klinikaufnahme unterscheidet sich die UG von einer KG Nicht-Alk. durch sign. geringere Interessen an Tätigkeit wie

Lernen und Fortbildung	($\alpha \leq .01$)
Sozialkontakte	($\alpha \leq .01$)
Klass. Musik hören und Kinobesuch	($\alpha \leq .05$)

H1c: Inbezug auf die a-dynamische Grundhaltung ergibt sich eine sign. Bevorzugung unserer UG von eher rezeptiven Freizeittätigkeiten wie gar nichts tun ($\alpha \leq .05$), Gesellschaftsspiele spielen, Unterhaltungsmusik hören und Unterhaltungsbücher lesen (je $\alpha \leq .01$) und fernsehen ($\alpha \leq .05$).

4.1.4.2 Polaritäten-Profile (PP)

Ein weiteres Verfahren, um die Selbstwahrnehmung unserer Pat. zu erfassen, stellten die Polaritäten-Profile (PP) dar. Dabei schien es uns interessant, die Selbstbeurteilungen unseres Samples drei verschiedenen KGn gegenüberzustellen, um anhand der Profilverläufe einige besonders ausgeprägte Eigenschaften der UG herauszufinden.

Abb. 22: Polaritätenprofil: Selbstbild
Vergleich: Alkoholiker-UG (N = 73,—— Linie) - "Trockene"-KG4 (N = 49,--- Linie) - Angehörige-KG5 (N = 70,-.-.-Linie) - Nicht-Alk.-KG1+2 (N = 92,...-Linie); UT1

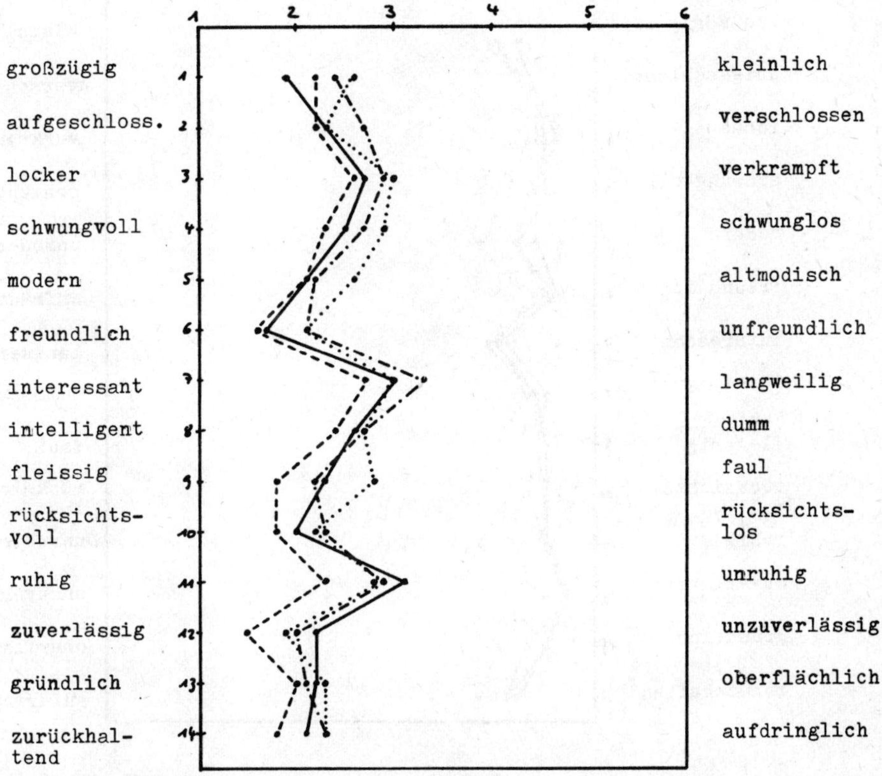

Zunächst beschränkten wir uns auf den Vergleich unserer Alk.-Stichprobe z.Z. der Klinikaufnahme mit den KGn 1 + 2, 4, 5

(vgl. Kap. 3.2.4, S.105) im Selbstbild (SB), Wunschbild (WB) und Angenommenen Selbstbild (ASB).

Unsere Abbildungen (Abb. 22-24) veranschaulichen die jeweiligen Profilverläufe; die entsprechenden Tabellen mit Mittelwerten, Streuungen und P-Werten sind im Anhang II (Tab. 33-35) zusammengefaßt.

Abb. 23: Polaritätenprofil: Wunschbild
Vergleich: Alk.-UG (N = 73,——Linie)-"Trockene" KG4 (N = 49,---Linie) - Angehörige-KG5 (N = 70, -.-.-Linie) - Nicht-Alk.-KG1+2 (N=92,...Linie; UT1

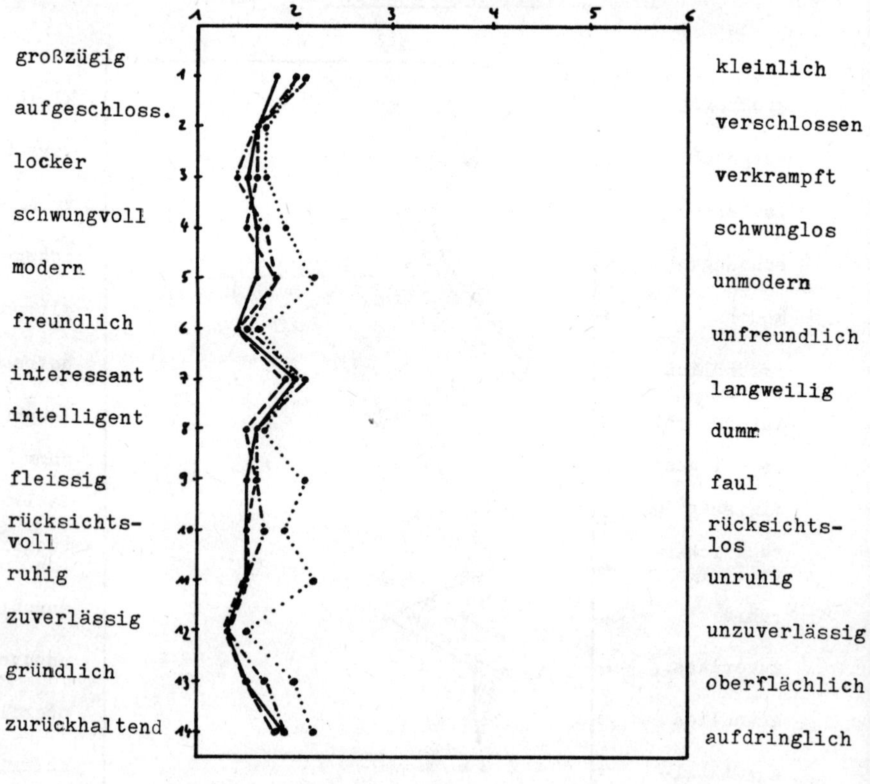

Bei einer ersten globalen Betrachtung der Profilverläufe fällt auf, daß sich unsere Alk.-Kranken sowohl im Selbstbild und Wunschbild als auch im Angenommenen Selbstbild nicht wesentlich von den KGn unterscheiden.

Das Wunschbild zeigt dabei in allen 4 Gruppen den gleichförmigsten Verlauf; lediglich KG1+2 (N = 94) setzt sich etwas deutlicher von den übrigen Gruppen ab. Es scheint, als ob ihre Mitglieder insgesamt weniger extrem stark ausgeprägte Wünsche angeben als die anderen KGn, besonders bezüglich der Eigenschaften: modern, fleißig und ruhig.

Abb. 24: Polaritätenprofil: Angenommenes Selbstbild Vergleich: Alk.-UG (N=73, ——Linie) - "Trockene" - KG4 (N=49,---Linie) - Angehörige-KG5 (N=70,-.-.-Linie - Nicht-Alk.-KG1+2 (N=92, ...Linie;)UT1

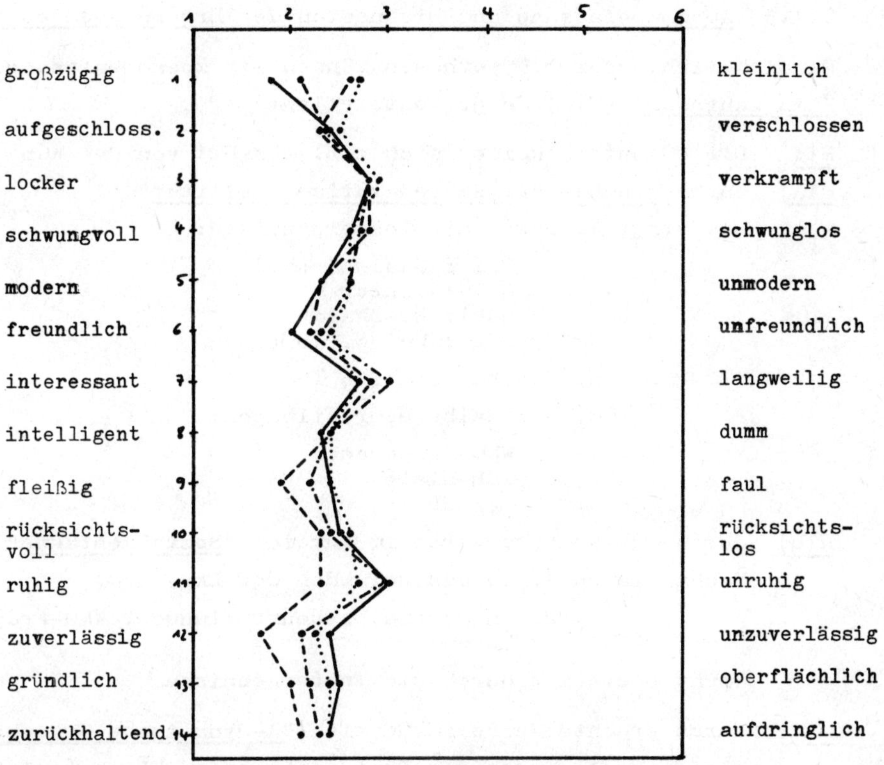

Im Selbstbild ergeben sich dagegen die relativ stärksten Unterschiede. Hierbei fällt auf, daß sich die Angehörigen (KG5)

allgemein mehr positive Eigenschaften zuschreiben als die anderen Gruppen, so vor allem: fleißig, ruhig, zuverlässig.

Im Angenommenen Selbstbild schließlich unterscheiden sich unsere Alk. von den übrigen Gruppen dadurch, daß sie sich einmal für großzügiger und freundlicher, zum anderen als weniger ruhig und zuverlässig als die anderen KGn von ihren Partnern beurteilt glauben. Zu bemerken ist hierbei, daß sich die Gruppe der "Trokkenen" (KG4) von ihren Partnern noch ebenso unruhig eingeschätzt empfinden wie unsere stationären Pat. Die Angehörigen (KG5) erleben sich als von ihren Bezugspersonen am meisten fleißig, ruhig und zuverlässig eingestuft.

4.1.5 Zusammenfassung und Diskussion der Ergebnisse des UT1

Hinsichtlich unserer Hypothesen können wir zusammenfassend bei Klinikaufnahme (UT1) folg. feststellen:

H1: Die UG unterscheidet sich z.Z. des UT1 von den KGn

H1a) durch erhöhte "Psychovegetative Labilität"

Bestätigt 1. durch die Testergebnisse:

FPI : Skala 1 (ss)
MPI : Faktor N
MMPI: Hd-Skala
EWL : Kat.8, 10 (ss)

2. die Exploration I

3. die Selbstbeurteilungen:

WHO-Fragebogen
PSB-Liste
PP/ASB

H1b) durch verminderte Werte im Bereich "Sozialkontakte"

Nachgewiesen 1. in den Befunden der Exp. I

2. in den Selbstbeurteilungen: WHO-Fragebogen

Nicht bestätigt durch die Testergebnisse

H1c) durch erhöhte Werte im Bereich "A-dynamische Grundhaltung"

Bestätigt 1. durch die Testergebnisse: EWL, Kat. 1,2 (ss)

2. die Expl. I

3. die Selbstbeurteilungen: WHO-Fragebogen und RF

<u>H1d)</u> durch erhöht <u>depressive Stimmung</u>

Bestätigt 1. durch die Testergebnisse:

FPI: Skala 3 (ss)
(MMPI: Hd, D, Hy, Pt-Skala)
EWL: Kat. 10, 12, 13 (ss)

2. die Expl. I

3. die Selbstbeurteilungen:

WHO-Fragebogen
PSB-Liste

<u>H1e)</u> durch <u>verminderte Interessen</u>

Nachgewiesen 1. in Expl.I

2. in den Selbstbeurteilungen:

WHO-Fragebogen und
RF

<u>H6:</u> <u>Geschlechtsspezifisch</u> ergibt sich:

a) eine stärker ausgeprägte <u>Psychovegetative Labilität</u> bei den Frauen

nachgewiesen 1. in den Testergebnissen:

FPI: Skala 1
MPI: N

2. in den Selbstbeurteilungen

b) verstärkt <u>reduzierte Sozialkontakte</u> bei den Frauen in Expl. I

c) erhöhte "<u>A-dynamische Grundhaltung</u>" bei den Männern

nachgewiesen 1. in Expl. I

2. in den Selbstbeurteilungen:

WHO-Fragebogen

bei den Frauen erhöht in RF

d) verstärkt <u>dysphorisch-depressive Stimmung</u> bei den Frauen

nachgewiesen 1. in den Testergebnissen:

FPI: Skala 3

2. in Expl. I

3. in den Selbstbeurteilungen:

WHO-Fragebogen

e) stärkere Interessenverminderung bei den Männern in den Ergebnissen der Expl. I.

Altersspezifisch ergibt sich, daß die Gruppe der Jüngeren (< 31J.) sich (im Verhältnis zu den beiden Altersgruppen der bis 45 und bis 60 Jährigen) als

H6a) psychovegetativ labiler schildert:

MPI: N
WHO-Fragebogen

b) als a-dynamischer in ihrer Grundhaltung:

EWL: Kat. 1,2
WHO-Fragebogen

e) und daß sie einen stärkeren Verlust an Interessen angibt:

WHO-Fragebogen

(H6)d) Die Gruppe der Älteren (> 45 J.) zeichnet sich durch eine stärker dysphorisch-depressive Stimmung aus:

WHO-Fragebogen.

Unsere Strukturhypothese H1a-e und H6, die eine sign. Unterscheidung zwischen den Werten der UG und den Werten verschiedener Normgruppen Nicht-Alkoholiker, Gesunder sowie Unterschiede in den Geschlechts- und Altersgruppen der UG in fünf bestimmten Persönlichkeitsbereichen postulierte, kann somit als voll bestätigt angesehen werden. Allerdings läßt eine Diskussion der Ergebnisse mehrere Probleme deutlich werden, die nicht nur für das Verständnis der Persönlichkeit des Alk.-Kranken, sondern auch für seine Therapie von Bedeutung sind:

1. die Unterschiedlichkeit in den Aussagen, die sich auf den Sozialen Kontaktbereich beziehen
2. die Frage nach der prämorbiden Persönlichkeit bzw. nach einer psychosomatischen Labilität vor der Alk.-Abhängigkeit.

ad 1) In unseren Ergebnissen z.Z. der Klinikaufnahme zeigt sich sehr auffällig, daß die Aussagen der Pbn in den Tests und in der Expl. I bzw. der Selbstbeurteilung hinsichtlich des Sozialen Bereichs nicht miteinander übereinstimmen. So ergab sich anhand der Tests eine z.T. überdurchschnittliche Geselligkeit und Kontaktsuche und durchschnittliche Extraversion unserer Alk. unabhängig von Alter und Geschlecht und ohne irgendwelche auffällige

Gehemmtheit im Umgang mit anderen (vgl. ANTONS, 9, S.135; MARCKWORT, 307, S.125; MEISTER in ANTONS, 9, S.135). Aus den Expl.I-Daten und den Selbstbeurteilungen jedoch ist erkennbar, daß faktisch wenig oder gar keine befriedigenden Sozialkontakte bestehen; daß zwar das Bestreben nach sozialer Integration vorhanden ist - von den Männern stärker betont als von den Frauen -, doch daß auch die Isolation, die Einsamkeit und der Kontaktverlust klar - vor allem von den Frauen - genannt wird (BOCHNIK, 45, S.44; FEUERLEIN, 126, S.21; MARCKWORT, 307, S.127,134; RIETH, 382, S.38; HELMCHEN, 206, S.506; HERMANNS, 208, S.46)

Es scheint, daß in den Testergebnissen stärker der Wunsch und das Bestreben des Alk. nach sozial-befriedigenden Kontakten zum Ausdruck kommt (vgl. auch ANTONS, 9, S.150), während die Selbstbeurteilungen und Expl. I-Daten eher die real erlebten Beziehungen erfragen und dabei die geringen Gruppenkontakte (Freunde - Freizeit - Beruf) und die gehäuft mißglückten Partnerbindungen, kurz den reduzierten sozialen Radius des chron. Alk. deutlich machen. Unabhängig von den spezifischen Einflüssen der Aufnahmesituation auf diese Ergebnisse, wie z.B. Erwartungen der Angehörigen, die den Pat. u.U. zur Klinik brachten, angenommene Erwartungen des klinisch-therapeutischen Personals, die Soziale Desirabilität, weisen sowohl die auf Traits bezogenen Tests als auch die die ganze Entwicklung schwerpunktsmäßig erfassende Expl. I auf eine schon vor der Alk.-Abhängigkeit gegebene Diskrepanz hin zwischen Kontaktsuche und Fähigkeit, befriedigende Kontakte zu unterhalten.

Als Beispiel für diese Spannung zwischen Wunsch nach sozial befriedigenden Beziehungen und der Wirklichkeit (oder Unfähigkeit , diesen Wunsch durchzuhalten) bietet sich die Betrachtung der Ehe- und Partnerschaftsbeziehungen der untersuchten Alk. an.

GOERTZ (167, S.27) und MARCKWORT (307, S.119) fanden bei 80% ursprünglich verheirateten männlichen und weiblichen Alk. (N = je 60) 40% bzw. 32%, die zur Zeit der Untersuchung geschieden oder getrennt waren. Unsere eigenen Ergebnisse an Alk.-Männern und -Frauen bestätigen diese Befunde weitgehend. Durchschnittlich 36% der Alk. gegenüber 6% der Gesamtbevölkerung leben in Trennung bzw. Scheidung vom Ehepartner (GOERTZ, 167, S.27). Was bei dieser Bilanz gehäuft auftretender Ehescheidungen nicht berücksichtigt wird, ist der hohe Anteil der Alk., die sich ein zweites und u.U. drittes Mal verheiraten. LEHR (289, S.109) fand beispielsweise bei berufstätigen, "gesunden" Frauen (N = 500, Alter: 20-60 J.) nur 1,4% (N = 7) und bei vergleichbaren Männern (N = 160) nur 1,3% (N = 2), die angaben, geschieden und wieder verheiratet zu sein.

In unserer UG jedoch kreuzen ca. 14% der Männer (N = 10) und 16% der Frauen (N = 9; MARCKWORTß 18%) diese Kategorie des Familienstandes an. (Allerdings ist hierbei die Unterrepräsentativität unserer jüngeren Altersgruppen zu berücksichtigen.)

Zunächst läßt sich aus diesen Daten zwar "eine besondere Instabilität sozialer Beziehungen" bei Alk. konstatieren (GOERTZ, 167, S.102), doch zugleich steht hinter Scheidung und Wiederverheiratung "der verzweifelte Wunsch nach sozialem Halt" (REICHSTEIN,F., mündl.Mitteilung).

Ein weiteres: MOORE und RAMSEUR (in GOERTZ, 167, S.29) fanden bei Alk. eine durchschnittliche Ehedauer von 7 Jahren. Wir kamen in unserer Untersuchung zu Durchschnittswerten von 14.8 J. Ehedauer bei den Männern und von 14.4 J. bei den befragten Frauen. Auch unter Berücksichtigung stichprobenspezifischer Eigenheiten ist bei dieser relativ langen Ehedauer (bei einem durchschnittlichen Lebensalter z.Z. des UT1 von 39.5 J.) an das intensive Bestreben des Alk.-Süchtigen nach sozialem Kontakt zu denken, unabhängig von den Motiven der "Angst vor dem Alleinsein und dem endgültigen Fallengelassenwerden" (REICHSTEIN, F., mündl. Mitteilung), der Gefügigkeit und Übergefügigkeit gegenüber dem dominant erlebten Partner, oder ein "sich dem Partner Unterwerfen aus Schuldbewußtsein" (REICHSTEIN, F., mündl. Mitt.).

Gerade die immer wieder in den Perioden des Nachdenkens erfahrbare Isolation und Einsamkeit läßt der chron. Alk. nicht nur wieder zur Flasche greifen, sondern verstärkt auch seine "Sehnsucht nach emotionaler Geborgenheit" (SEIFF, M., mündl.Mitt.), läßt ihn noch zäher am vertrauten Partner festhalten, gleichsam als der letzten Brücke zur Umwelt.

Es scheint, daß die schon vor der Alk.-Abhängigkeit erfahrene Brüchigkeit und Instabilität seiner sozialen Beziehungen den Alk. bewegen, verstärkt nach Lösungen seines Kontaktproblems zu suchen, und daß der Alkohol ihm dabei zum Mittel wird, um "seine Hemmungen" anderen Menschen gegenüber leichter zu überwinden, bzw. seinen Kontaktwunsch im umfassenden Sinne zu verwirklichen. Von Bedeutung erscheint auch, daß weder in den Testergebnissen (z.B. FPI: 2) noch den Expl. I-Daten und Selbstschilderungen irgendwelcher Indikatoren für eine aggressive Auseinandersetzung mit der Umwelt auftauchen (vgl. auch MEISTER in ANTONS, 9, S.141), sondern anscheinend eher defensive, exgressive und Anpassungstechniken bevorzugt werden (vgl. THOMAE, 500, S.378ff.).

Diese Form jedoch, sich Auseinandersetzungen zu entziehen, den Weg des geringsten Widerstandes zu wählen, störende Dinge zu leugnen oder zu verharmlosen (vgl. auch Trinkeralibis) scheinen auf eine tiefergehende Ichschwäche und Frustrationstoleranz (GOERTZ, 167, S.191; MARCKWORT, 307, S.128) in sozialen Situationen hinzuweisen. Tiefenpsychologisch ließen sich sowohl die (reaktiven) depressiven Verstimmungszustände unserer Alk. aus den statt nach außen gegen die eigene Person gerichteten Aggressionen herleiten als auch die gelegentliche motorische Unruhe und die Erregungszustände (vgl. ANTONS, 8, 263ff.; 9, S.134, 140f.). Mit Recht weist allerdings ANTONS darauf hin, daß die Aggressivität des Alk. "nicht nur seine, sondern auch die Aggressivität seiner Gegenüber ist, daß die Gesellschaft sich ihm, dem Normbrecher, gegenüber auch aggressiv verhält und so Reaktionen, Gegenreaktionen erzeugen, ohne daß im Endeffekt feststellbar wäre, von welcher Seite der primäre oder stärkere Anlaß erfolgte" (ANTONS, 8, 263ff.; 9, S.144; vgl. ferner GOERTZ, 167, S.205).

Schließlich ist bei den von uns festgestellten geringen Aggressionswerten auch an die Klinikaufnahmesituation zu denken: unsere Alk.-Pat. haben nach wochen- und monatelangem Warten endlich ein Bett bekommen und sind froh, allen belastenden familiären und beruflichen Auseinandersetzungen etwas enthoben zu sein, so daß sie wohl auch deshalb aggressive Impulse unterdrücken und stärker ihre Kontaktwünsche anmelden.

Aus den geschlechtsspezifischen Befunden ergeben sich bei den Frauen Hinweise auf eine Verbindung von geringen und unbefriedigenden (eher personzentrierten) Sozialkontakten mit höheren Depressionswerten (und höheren N-Werten); bei den Männern auf eine Verbindung von geringerer extravertierter Einstellung mit der Schilderung reduzierter Interessen und verminderter Aktivität.

Altersspezifisch zeigt die Gruppe der Jüngeren - wie die Männer-Gruppe - eine verminderte Expansion i.S. geringerer Aktivität und weniger Interessen, während bei den Älteren neben der erhöhten Nervosität die depressive Stimmung auch in Verbindung mit den relativ geringen Extraversionswerten zu sehen ist.

Der Soziale Kontaktbereich i.w.S. erscheint somit von zentraler Bedeutung für das Verständnis und die Therapie Alk.-kranker Männer und Frauen.

ad 2) Auch bei unserem 2. Problemkreis, der die Psychosomatische Labilität der untersuchten Alk. betrifft, stellt sich die Frage, ob die in den Persönlichkeitstests und Selbstbeurteilung genannte "Nervosität" bzw, Psychosomatische Beschwerden Folgen des Alk. oder schon vor der Alk.-Abhängigkeit gegeben sind.

Zweifellos kann zunächst bei Pat., die sich zur Behandlung auf einer fachinneren, psychosomatischen Station eines Allgemeinkrankenhauses einer Alk.-Therapie unterziehen, eine andere Motivation angenommen werden, als wenn sich diese Pat. in einer psychiatrischen Nervenklinik u.U. mit psychotischen Kranken zusammen behandeln lassen (müssen); m.a.W.: es ist zu erwarten, daß von den Alk.-Pat. bei Klinikaufnahme die Angaben psychosomatischer Beschwerden bevorzugt genannt - und vom klinischen Personal bevorzugt erwartet werden. Hinzu kommt, daß z.Z. der Aufnahme den meisten Pat. Alkoholismus als Krankheit unbekannt ist. Nicht selten äußern die Pat. etwa: "nicht der Alk. ist meine Krankheit, sondern meine Magenschmerzen; ich habe der Schmerzen wegen getrunken", so daß auch deshalb die erlebnismäßig gegenwärtigen Symptome wie Unruhe, Schwitzen u.ä. verstärkt genannt werden. Unabhängig jedoch von dieser situationsspezifischen Gewichtung psychosomatischer Beschwerden lassen die Aussagen der Tests und der PSB-Liste jedoch Hinweise auf eine schon prämorbide psychosomatisch labile Persönlichkeit erkennen; d.h. aber, daß auch hier, wie beim Problem der Sozial-Kontakte, der spätere Alk.-Süchtige zunächst versucht u.U. neurotische Verhaltensweisen wie Schlaflosigkeit, Mißempfindungen, Spannungszustände u.a. mit Hilfe des Alkohols zu lösen, doch die fortwährende Verstärkung einer dispositionell vorgegebenen psychovegetativen Labilität zum circulus vitiosus führt, den er von sich aus nicht mehr durchbrechen kann (vgl. GOERTZ, 167, S.205; ferner ANTONS, 9, S.134).

Freilich ergeben die wenigen Pat-Äußerungen hinsichtlich Psychosomatischer Störungen bereits in der Voralkoholischen Zeit kein Bild der prämorbiden Persönlichkeit, wohl aber scheint uns das Wissen darum wichtig für eine Therapie, die nicht nur die Abstinenz oder Symptombeseitigung zum Ziel hat, sondern eine Persönlichkeitsumstrukturierung unter Einschluß der Therapie neurotischer Verhaltensweisen.

Abschließend zu diesem Kapitel wollen wir versuchen, eine kurze Charakterisierung "des" von uns untersuchten Alk.-Kranken zu geben, wie wir ihn bei Klinikaufnahme beobachten und erleben konnten. Wir sind uns der Gefahr der Stereotypisierung bewußt und auch der Tatsache, daß die geschilderten Verhaltensweisen z.T. auch auf andere stationäre, z.B. psychosomatisch erkrankte Patienten zutreffen, d.h. nur von begrenztem Aussagewert sind.

Zunächst zeigte sich der von uns untersuchte Alk.-Pat. bei der Begrüßung und Kontaktaufnahme im allgemeinen eher reserviert und abwartend. Allerdings gab es neben dieser z.T. abweisenden Zurückhaltung auch vereinzelt ein distanzloses, aufdringliches und lärmendes Verhalten, vor allem wenn der Betreffende angetrunken war. Doch auch dieses forcierte Verhalten schien eher dazu zu dienen, seine Gehemmtheit und Unsicherheit in emotionalen Situationen zu überspielen. Im großen und ganzen neigte er zu einem mehr passiven Abwarten und überließ die Initiative seinem Gegenüber (UL, o.Autoritätsperson). Bei Interesse und Anerkennung durch den UL kam es auch zu Ansätzen von eigener, allerdings schwankenden Aktivität.

Stimmungsmäßig erschien er niedergeschlagen, bedrückt, resigniert und äußerte bei Befragen Schuld- und Minderwertigkeitsgefühle, vor allem im nicht-betrunkenen und schwerer betrunkenen Zustand, während er in angetrunkenem Zustand zur Überschätzung der eigenen Person und Leistung tendierte.

Nicht selten berichtete er unter Selbstvorwürfen und schonungsloser selbstquälerischer Offenheit - oder auch weinend - von bisherigen vergeblichen Versuchen, abstinent zu leben, oder von leidvollen, früheren Erlebnissen - besonders dem Verlust nahestehender Menschen -,die er in Verbindung mit dem Beginn seines süchtigen Trinkens brachte.

Auf emotionale Reize verhielt er sich eher zögernd mitschwingend, doch daneben gab es auch die "kompensatorische Form der Zuwendung" (THOMAE, 499, S.68), gekennzeichnet durch Rührseligkeit und Anlehnungsbedürfnis des Pat. Seine Reaktion auf emotionale Reize - vom Alk. oft als seine besondere 'Sensibilität' und Empfindlichkeit bezeichnet - konnte sehr sprunghaft, impulsiv und intensiv sein, ohne gleichzeitige innere bzw. tiefe Beteiligung und Dauer.

Im großen und ganzen vermochte er sich auf die Untersuchungssituation einzustellen und zeigte sich bemüht, den an ihn gestellten Erwartungen zu entsprechen. Dies gelang ihm auch bei kurzfristigen Leistungserwartungen (noch) eher als bei emotionalem Aufforderungscharakter der Situation - doch es war dabei eine Art innere, unruhige Gespanntheit, eine Fixierung auf eigene Probleme spürbar, die ihn "nur halb dasein" ließ. Seine Ausdauer war infolgedessen relativ gering und schwankend. Bei auftretenden Schwierigkeiten oder Ablenkung oder auch ohne ersichtlichen äußeren Anlaß konnte es leicht zur Resignation und Unlust kommen.

Es bedurfte so immer wieder des gezielten Ermunterns und freundlicher Anregung, um das Interesse wachzuhalten.

Im sozialen Bereich erschien der Alk.-Pat. generell zunächst eher verschlossen und unsicher, um dann allmählich und zögernd "aufzutauen." Dabei war der spürbare Wunsch nach Verständnis und Akzeptierung und das Bedürfnis nach Kontakt gekoppelt mit der Gehemmtheit und Unsicherheit, sich gefühlsmäßig dem anderen zuwenden zu können.

Geschlechtsspezifisch erschien dabei die Kontaktbereitschaft bei männlichen Pat. eher sachbezogen zu sein i.S. der Kooperationswilligkeit der Untersuchung gegenüber, während sich bei den Frauen diese Bereitschaft stärker personbezogen in der Beziehung zum UL bzw. der Autoritätsperson gegenüber ausdrückte und sich in Anlehnungs- und Geborgenheitswünschen und schnellem, oberflächlichem Kontaktsuchen äußern konnte. (BATTEGAY,28, S.84)

Aggressive und trotzige Impulse klangen zwar unterschwellig gelegentlich bei den Männern an, vor allem bei den Jüngeren, doch sie wurden infolge der Hemmungen nicht verwirklicht.

Als vorherrschende Thematik erwies sich am Aufnahmetag das Bedürfnis nach mitmenschlicher Zuwendung, Verständnis und In-Ruhe-Gelassenwerden. Die Pat. zeigten sich bemüht, den Erwartungen der neuen Umwelt sich anzupassen, nicht aufzufallen und passiv abzuwarten, was geschehen würde. Hinsichtlich der näheren und ferneren Zukunft äußerten sie keine klare Vorstellungen, sondern waren stärker pessimistisch und resigniert eingestellt.

4.2 Untersuchungsergebnisse bei Klinikentlassung (UT2)

4.2.1 Persönlichkeitsfragebogen

Da die sog. objektiven Persönlichkeitstests (FAHRENBERG, 115, S.488f.) die stärkste Stütze für unsere Hypothesen darstellen, werden sie bei der Ergebnisdarstellung des UT2 zuerst aufgeführt. Einen zweiten Schwerpunkt bilden sodann die Befunde der Verlaufsuntersuchungen, und als letztes folgt schließlich die Auswertung des Entlassungsgesprächs (Expl.II).

4.2.1.1 F P I

Beim Vergleich der FPI-Mittelwerte des Klinikeintritts (UT1) mit denen der Klinikentlassung (UT2) finden wir für die gesamte UG in 6 von 12 Skalen bedeutsame Veränderungen (Abb.7; Anhang II, Tab.9). Eine sign. Abnahme ($\alpha \leq .01$) ergibt sich in den Dimensionen Nervosität, Depressivität, Gehemmtheit, emotionale Labilität, eine Zunahme in der Extraversion ($\alpha \leq .01$) und Maskulinität ($\alpha \leq .05$), d.h.: unsere Pat. beschreiben sich nun als wesentlich freier von körperlicher und psychischer Spannung; sie schildern sich zuversichtlicher, konzentrationsfähiger und weniger gehemmt, zeigen mehr Selbstvertrauen, Aktionsbereitschaft und Unternehmungslust.

Betrachten wir unser Profildarstellungs-Gesamt (Abb.7,S.141), dann ist deutlich erkennbar, daß wir mit Ausnahme der Skalen Nervosität und emotionale Labilität - deren Werte nun im Normbereich liegen - auch am Ende der Klinik-Therapie noch überdurchschnittliche Werte in den Skalen Depressivität, Geselligkeit und Offenheit und unterdurchschnittliche Werte im Faktor Aggressivität und Dominanzstreben bei unseren Pbn antreffen.

Geschlechtsspezifisch interessant ist bei den Männern ein stärkerer Rückgang der Nervosität, Depressivität und emotionalen Labilität als bei den Frauen. Für letztere sind auch am Ende der Therapie die Skalenwerte der drei genannten Dimensionen noch überdurchschnittlich (Abb.8 u.9,S.142f.;Anhang II, Tab.9-11). Neben der genannten Abnahme finden wir in den Selbstschilderungen der Männer eine sign. ($\alpha \leq .05$) Zunahme ihres Kontaktbedürfnisses, größere Lebhaftigkeit und Aktivität im Umgang mit anderen, eine ausgeglichenere Stimmungslage und eine aktivere, selbstbewußtere Durchsetzung (FPI/M).

Bei den <u>Altersgruppen</u> steigt bei den Jüngeren die überdurchschnittliche Geselligkeit und die aufgeschlossene Einstellung gegenüber der Umwelt noch weiter an. Überdurchschnittlich fallen bei ihnen jedoch auch die Werte der Depressivitäts- und der emotionalen Labilitätsskala aus, wenn auch weniger extrem als beim UT1 (Anhang II, Tab. 12 u. 13).

In der Gruppe des mittleren Alters und bei den über 45-jährigen zeigt UT2 vor allem einen Rückgang in der Depressivität, wenn auch - wie bei den Jüngeren - der Wert noch überdurchschnittlich bleibt.

In der Gruppe der Älteren kommt hinzu, daß sie jetzt noch überdurchschnittlich hohe psychosomatische Störungen äußern.

<u>Zusammenfassend</u> können wir festhalten, daß unsere Befunde:
- Abnahme der psychosomatischen Beschwerden
- Abnahme der depressiven Stimmung
- Zunahme der Extraversion
- in Richtung der Annäherung an die Normwerte der Durchschnittsbevölkerung - unsere <u>Hypothese 2a, b, d</u> bestätigen. Zu berücksichtigen sind jedoch beim Vergleich von UT1 und UT2 folgende geschlechts- und altersspezifische Unterschiede:

1. bei den Frauen und in der Gruppe der über 45-jährigen die trotz der Abnahme noch sign. überdurchschnittlichen psychosomatischen Beschwerden ($\alpha \leq .01$).

2. die ebenfalls noch überdurchschnittlichen Depressivitätswerte bei den Frauen und in allen 3 Altersgruppen.

3. die "Geselligkeit", die nur in der Männergruppe signifikant ansteigt ($\alpha \leq .05$).

4. die emotionale Labilität, die auch am Ende der stationären Therapie von den befragten Frauen und der jüngeren Altersgruppe in überdurchschnittlicher Weise angegeben wurde.

Diese Ergebnisse, deren Glaubwürdigkeit durch den konstant hohen Wert der Skala Offenheit bestätigt wird, lassen sich wohlhinsichtlich der geschlechtsspezifischen Unterschiede –

1. durch die bei Männern und Frauen unterschiedliche Trinkmotivation (vgl. Tab.32,S134f.) erklären;

2. durch die geschlechtsspezifischen psycho-somatischen Auswirkungen und Schädigungen im Verlauf des süchtigen Trinkens: (vgl. Anhang II, Tab.7).

1, Zum ersten: Von den meisten unserer untersuchten Frauen werden als Trinkmotive "depressive Verstimmung", "Einsamkeit", "Hemmungen", "Angst" angegeben, deren neurotische Verankerung viel offenkundiger ist als die bei den Männern mehrheitlich anzutreffenden Trink-Gründe wie: "Zur Verstärkung geselliger Vergnügungen", oder "Begießen von Erfolgen". Die Bedeutung der von den Frauen genannten Motive wird dadurch unterstrichen, daß sie über den gesamten Untersuchungszeitraum hinweg ihre Häufigkeit beibehalten.

Da die 6-Wochentherapie vom Ansatz her keine gezielte, langdauernde Neurosentherapie darstellt, sondern als erstes Ziel, bzw. als Ausgangsbasis aller weiteren therapeutischen Bemühung die alkoholische Abstinenz und soziale Festigung erreichen möchte (SCHMIDT, 429, S.525), ist eine völlige Beseitigung neurotischer Verhaltensweisen nicht zu erwarten.

So finden wir bei unseren suchtkranken Frauen inbezug auf die neurotischen Persönlichkeitsmerkmale: Nervosität, Depressivität, Gehemmtheit, emotionale Labilität zwar einen sehr signifikanten Rückgang der Symptome, doch letztlich keine restitutio ad integrum, verstanden als körperlich-seelische Stabilität, wie sich diese im 9 Persönlichkeitsbereiche umfassenden FP-Inventar niederschlagen könnte.

Zu berücksichtigen ist auch, daß die im Vergleich zu den Männern wesentlich stärker ausgeprägten N-Merkmale der Frauen bei Klinikaufnahme auch eine Veränderung in Normalwerte weniger wahrscheinlich machen.

2. Zum zweiten: Eine weitere Begründung für unsere unterschiedlichen Ergebnisse wäre wohl darin zu sehen, daß unsere befrag-

ten Männer wesentlich häufiger als die Frauen anstelle der seelischen ihre körperlichen Symptome schildern (Anhang II, Tab. 7). Die gründliche internistische Behandlung im Jüdischen Krankenhaus zeitigte nach dieser Hypothese bei ihnen eine schnellere Beseitigung ihrer körperlichen Beschwerden als bei den Frauen mit ihrer vorherrschend psychischen Problematik.

4.2.1.2 MPI

Den beim FPI z.Z. des UT2 ermittelten Anstieg der Extraversionswerte - Skala E - können wir beim MPI für unsere Gesamtgruppe nicht feststellen. Sehr bedeutsam ($\alpha \leq .01$) ist dagegen der Rückgang der neurotischen Tendenzen, was wohl in Zusammenhang mit der Abnahme der psychovegetativen Beschwerden (vgl. FPI, Faktor 1 und N) in der Klinikzeit gesehen werden dürfte.

Beim Betrachten unserer Diagrammdarstellung (Abb. 10,S.146) ist die rechnerisch festgestellte Veränderung (Anhang II, Tab.15) anschaulich erkennbar. Sowohl die Gruppe unserer befragten Frauen als auch die der Männer zeigen kaum eine Veränderung in ihren Positionswerten zwischen EYSENCK's Gruppen von "Normalen Engländern" und "Normalen Amerikanischen Studenten." Beide Geschlechtsgruppen demonstrieren auch im Rückgang ihrer Neurotischen Tendenzen eine Annäherung an die vergleichbaren Gruppen der "Normalen".

Geschlechtsspezifisch fällt auf, daß ähnlich wie in der FPI-Skala 1, Nervosität, auch beim MPI die Veränderung im Faktor N bei den Frauen größer ist als bei den Männern ($\alpha \leq .01$).

Altersspezifisch finden wir in der Gruppe der Jüngeren die größten Veränderungen: eine geringe Zunahme der Extraversion und eine sehr sign. Abnahme ($\alpha \leq .01$) neurotischer Reaktionsweisen.

Ähnlich stark ist die Abnahme der unangepaßten Verhaltensweisen auch bei der Gruppe der Älteren über 45 J. Die Extraversionswerte dieser Gruppe hingegen bleiben konstant.

Die Gruppe der mittleren Altersstufe zeigt die geringsten Verminderungen des N-Wertes.

Unsere Ergebnisse machen deutlich:

1. daß die Extraversionswerte in den Geschlechts- und Altersgruppen im Lauf der 6-Wochentherapie sich nicht signifikant verändern - allerdings in der Geschlechtsgruppe bei den Männern und in den Altersgruppen bei den Jüngeren tendenzweise etwas ansteigen.

2. daß die Neurotizismuswerte sowohl in den Geschlechts- als auch in den Altersgruppen sehr signifikant ($\alpha \leq .01$) abfallen.

Die stärksten Veränderungen treten in den Geschlechtsgruppen bei den Frauen, in den Altersgruppen bei den Jüngeren auf.

Die hochsignifikanten Veränderungen in der N-Skala sind wohl in Zusammenhang mit der Überwindung des akuten Entzugssyndroms, ganz gewiß auch mit dem Beginn der Gesundung der Gesamtpersönlichkeit zu sehen.

Daß diese psychosomatische Restitution bei den Frauen und bei den Jüngeren mit ihrer relativ kurzen chronischen Trinkzeit und den damit verbundenen geringeren Folgeerscheinungen schneller erfolgt als bei den mittleren Jahrgängen (- durchschnittliche Trinkzeit ca 9 Jahre -) ist verständlich.

Es scheint, als ob die persönlich und sozial weniger gefestigten jüngeren Suchtkranken sowie die sozial isolierten, einsamen Frauen stärker zu neurotischen Verhaltensweisen neigen und in der behüteten Atmosphäre des Krankenhauses auch schneller "aufweichen" bzw. sich erholen als die mittlere Altersgruppe oder die Gruppe der Männer.

Daß die Gruppe der über 45-jährigen, die eine Zeit von ca. 12 Jahren des regelmäßigen süchtigen Trinkens angaben (vgl.Tab.11), ebenfalls zu einer relativ starken Abnahme neurotischer Verhaltensweisen kommen, liegt wohl darin begründet, "daß die Älteren eine größere Stabilität und Ordnung erlebten, bis sie zum süchtigen Trinken kamen" (F.REICHSTEIN, pers.Mitt.). Dadurch wurde es ihnen wahrscheinlich ermöglicht, sich schneller auf die relativ intakt gebliebene persönliche und soziale Basis zu retten. Bei der Gruppe der mittleren Jahrgänge (von 31-45 J.) schließlic ergeben sich zwar nur relativ geringe Veränderungen, doch sind die Ausgangswerte der E- und N-Skala den Skalenpositionen von Normalgruppen am ähnlichsten im Vergleich zu den beiden anderen untersuchten Gruppen.

4.2.1.3 E W L

Bei der Eigenschaftswörterliste unterscheiden sich bei Klinikentlassung nur noch in 3 Befindlichkeitskategorien die Werte unserer UG von der KG3a, nämlich in den Kat. Desaktiviertheit ($\alpha \leq .05$), Müdigkeit und Introvertiertheit ($\alpha \leq .01$). In diesen 3 Bereichen zeichnen sich unsere Alk. durch sign. bzw. sehr sign. geringe Werte als die KG aus (vgl. Anhang II, Tab. 36).

Geschlechtsspezifisch weichen die Männer von der KG nur in ihrer geringeren Müdigkeit ($\alpha \leq .01$) und verminderten Introvertiertheit ($\alpha \leq .05$) ab; bei den Frauen sind es die Kat. Müdigkeit ($\alpha \leq .01$), Benommenheit ($\alpha \leq .05$) und Verträumtheit ($\alpha \leq .05$), in denen sie unter den Mittelwerten der KG bleiben.

Das aktuelle Befinden der Pat. hat sich am Ende des stationären Aufenthaltes, also nicht nur dem Befinden der Gruppe Gesunder angenähert, sondern sich i.S. der Therapie z.T. darüber hinaus verändert.

Altersspezifisch ergibt sich zum UT2 im Bereich Subjektive Aktivität, daß die Älteren desaktivierter ($\alpha \leq .05$) und die mittlere und ältere Altersgruppe müder sind als die KG ($\alpha \leq .05$ bzw. $\alpha \leq .01$).

Im Bereich "Soziale Orientierung" zeichnet sich die mittlere Altersgruppe durch eine geringere Introvertiertheit gegenüber der KG aus ($\alpha \leq .05$); ferner ergibt sich eine geringere Verträumtheit bei den Älteren ($\alpha \leq .05$) (vgl. Anhang II, Tab.37). Damit erhält unsere Hypothese H2a,c,d eine weitere Bestätigung. Nicht bestätigt wird H2b.

4.2.2. Test d_2

Beim 2. Untersuchungstermin erzielten im Test d_2 zunächst alle 3 Altersgruppen Gesamtwerte (GZ-F) von 76-86 PR-Werten (vgl. Anhang II, Tab.26). Dieses Ergebnis, das eine Zunahme um 25-40 Prozentränge gegenüber UT1 bedeutet, spricht für eine überdurchschnittliche Konzentrations- und Aufmerksamkeitsleistung zu diesem Zeitpunkt. Quantität (GZ) und Qualität (F%) der Leistungen sind inbezug auf die Altersgruppen allerdings etwas unterschieden:

Die Gruppe der Jüngeren arbeitet recht schnell (GZ - PR = 84), doch etwas flüchtig (F% - PR 25-50); die Gruppe der Älteren etwas langsamer (GZ - PR 69), dafür genauer und sorgfältiger (F% PR 75). Die mittlere Altersgruppe erreicht in der Leistungsmenge (GZ) einen PR-Wert von 82 und in der Gesamtleistung (GZ - F) einen PR-Wert von 86! (vgl. hierzu auch DINGEL, 90, S.86.)

Insgesamt zeigen die Ergebnisse des UT 2 bei Klinikentlassung den d_2-Test als einen brauchbaren Indikator für die während der stationären Therapie erfolgte positive Veränderung der Persönlichkeitsmerkmale: Leistungs- und Konzentrationsfähigkeit und visuelle Aufmerksamkeitsbelastbarkeit.

Allerdings dürfte ein Teil der eingetretenen Leistungssteigerung auch auf den sog. "Übungseffekt" zurückzuführen sein (BRICKENKAMP 54, S.23f.), der jedoch in Anbetracht des verhältnismäßig großen zeitlichen Abstandes zwischen den beiden Testerhebungen nicht zu stark ins Gewicht fallen dürfte.

4.2.1. Verlaufsuntersuchungen

Neben der Untersuchung des Therapieerfolges, wie er sich nach 2-3 Wiederholungsmessungen feststellen läßt, interessierte uns, wie sich das aktuelle Befinden der Pat. während der Behandlungszeit von Woche zu Woche verändern würde. Als Mittel der Wahl bot sich hierfür die Eigenschaftswörterliste (EWL) an. Die Mittelwertverläufe der EWL-Einstufungen an 7 Terminen sollten diesen Prozeß der Veränderungen verdeutlichen und einen Hinweis auf die Zuverlässigkeit der beobachteten Meßwertdifferenzen zwischen UT1 und UT2 auch in den anderen Untersuchungsverfahren liefern.

4.2.3.1. Veränderungen des aktuellen Befindens während der 6-Wochen-Therapie

1. Die EWL wurde insgesamt 95 männlichen und weiblichen Alk. Pat. an 7 wöchentlich aufeinanderfolgenden Terminen zur Einschätzung ihres subjektiven Befindens vorgelegt. Zu jeder der 14 Beschreibungskategorien wurden Mittelwert und Standardabweichung berechnet (Anhang II, Tab. 38). Zur Veranschaulichung wurden die Mittelwerte (M) von 12 ausgewählten Kategorien zu den Persönlichkeitsbereichen "Subjektive Aktivität" mit den Kat. "Aktiviertheit", Desaktiviertheit, Motorische Erregtheit, Müdigkeit, Benommenheit; "Soziale Orientierung" mit dem Kat. Extravertiertheit und Introvertiertheit; "Stimmung" mit den Kat. gehobene Stimmung, Selbstsicherheit, Deprimiertheit, Ängstlichkeit und "Emotionale Kontrolle" mit den Kat. Erregtheit und Aggressivität grafisch dargestellt (Abb. 15, S.156f.)

Das aktuelle Befinden der Pat. zeigte über die Therapiezeit hin folg. Verlaufsveränderungen:

1.1. Persönlichkeitsbereich "Subjektive Aktivität"

a. Aktiviertheit: Verglichen mit dem Wert der KG3a liegt der Mittelwert unserer UG in der 1. Woche zunächst extrem niedrig ($p \leq .01$), um dann in der 2. Woche sprunghaft anzusteigen. Geringfügig zunehmend bis zur letzten Therapiewoche zeigt sich beim Entlaßtermin (= 7.Woche) nochmals ein deutlicher Anstieg. Es ist somit ein klarer Trend zu einem gesteigert aktivierten Befinden zu erkennen.

b. Desaktiviertheit: Hier nehmen die Mittelwerte nach einem deutlich erkennbaren Abfall von der 1. zur 2. Woche ($p \leq .01$) nahezu kontinuierlich ab. In der letzten Therapiewoche fühlen sich die Pat. ihrer Angabe zufolge am wenigsten desaktiviert.

c. Auch in den 3 weiteren Kat. des Bereiches "Subjektive Aktivität", nämlich Motorische Erregtheit, Müdigkeit und Benommenheit liegt der gewichtigste Abfall der Mittelwerte zwischen der 1. und 2. Therapiewoche ($p \leq .01$)(in Kat. Müdigkeit: 1.-3. Woche), um dann nach weitgehend konstantem Verlauf bzw. geringfügigen Schwankungen (Kat. Erregtheit) am Ende der Therapiezeit die niedrigsten und von der KG sich am stärksten unterscheidenden Mittelwerte zu haben ($p \leq .01$).

1.2. Persönlichkeitsbereich "Soziale Orientierung"

Im Vergleich zu den Kat. des Bereichs "Subjektive Aktivität" ist der Verlauf der Kat. der "Sozialen Orientierung": Extravertiertheit und Introvertiertheit weniger stark ausgeprägt. In Kat. Extravertiertheit steigen die Mittelwerte mit geringen Schwankungen ($M1 = 4{,}5$; $M4 = 5{,}3$; $p \leq .01$) nahezu stetig an und erreichen in der letzten Woche den höchsten Wert. In Kat. Introvertiertheit ist der Verlauf nach einem anfänglich steilen Abfall von der 1. zur 3. Woche ($p \leq .01$) nahezu gleichmäßig.

1.3. Persönlichkeitsbereich "Stimmung": Die stärksten Veränderungen finden sich im Bereich Stimmung von der 1. zur 2. Woche einmal in der extremen Verminderung der Kat. Deprimiertheit ($p \leq .01$), zum anderen im steilen Anstieg der Kat. Gehobene Stimmung ($p \leq .01$). Beide Kat. erreichen nach unbedeutenden Schwankungen - Kat. Gehobene Stimmung ansteigend; Kat. Deprimiertheit abfallend - Endwerte z.Z. der Entlassung, die nur geringfügig von den Werten der KG unterschieden sind. Hinsichtlich der beiden anderen Kat. dieses Bereiches: Kat. Selbstsicherheit und Ängstlichkeit ist die zunehmende Selbstsicherheit und Abnahme der Ängstlichkeit unserer Pat. von der 1. zur 3. Woche auffällig (beide $p \leq .01$). Die Mittelwerte beider Kat. unterscheiden sich nach einem relativ stetigen Verlauf bei Therapieende nur unbedeutend von den Mittelwerten der Vergleichsgruppe (KG3a).

1.4. Persönlichkeitsbereich "Emotionale Kontrolle"

Diese Dimension, die die Kat. Motorische Erregtheit und Aggressivität enthält, zeigt neben der bereits unter dem Bereich Subjektive Aktivität erwähnten steil abfallenden Kat. Erregtheit über 7 Wochentermine hinweg nahezu konstant verlaufende unterdurchschnittliche Werte in Kat. Aggressivität.

1.5. Die in der grafischen Darstellung unberücksichtigten Befindlichkeitskategorien: Verträumtheit und Empfindlichkeit lassen ebenfalls leicht abfallende und flach verlaufende Mittelwertprofile erkennen. Die Mittelwerte des 1. und 7. Wochentermins unterscheiden sich dabei signifikant ($p \leq .01$ bzw. $\leq .05$).

2. Geschlechtsspezifisch zeigen die EWL-Kat. global betrachtet für Männer und Frauen weitgehend ähnliche Mittelwertprofile (vgl. Abb. 25 u. 26, S.198-201).

2.1. Im Bereich "Subjektive Aktivität" ist bemerkenswert der - im Vergleich zu den Frauen - stärkere Anstieg der Männer in Kat. Aktiviertheit (M1 : M2; $p \leq .01$), während sich bei den Frauen i. Kat. Erregtheit z.Z. der 4. Untersuchung ein sign. höherer Mittelwert als an den vorangehenden und nachfolgenden Terminen ergibt.

2.2. Unter den beiden Dimensionen des Bereichs "Soziale Orientierung": Extravertiertheit und Introvertiertheit ist lediglich auffallend, daß die Männer durchgängig höhere Mittelwerte als die Frauen in Kat. Extravertiertheit haben und in Kat-Introvertiertheit entsprechend unter den Vergleichswerten der Frauen liegen.

2.3. Bereich Stimmung: Männer und Frauen haben in Kat. Gehobene Stimmung einen bedeutsamen Anstieg von der 1. zur 2. Woche, doch liegen die Mittelwerte der Männer von der 2. Woche an über, die der Frauen unter den Mittelwerten der Vergleichsgruppen. In den Kat. Deprimiertheit und Ängstlichkeit sind sowohl die Ausgangswerte als auch die Verlaufswerte in den nachfolgenden Terminen bei den Frauen wesentlich höher als bei den Männern.

Abb. 25: E W L : Mittelwertprofile an 7 Terminen bei wöchentlichem Abstand. Alk.-Männer (N = 51)
(Wochenabstände auf der Abszisse, NU - Nachuntersuchung
▲ = Kontrollgruppe)

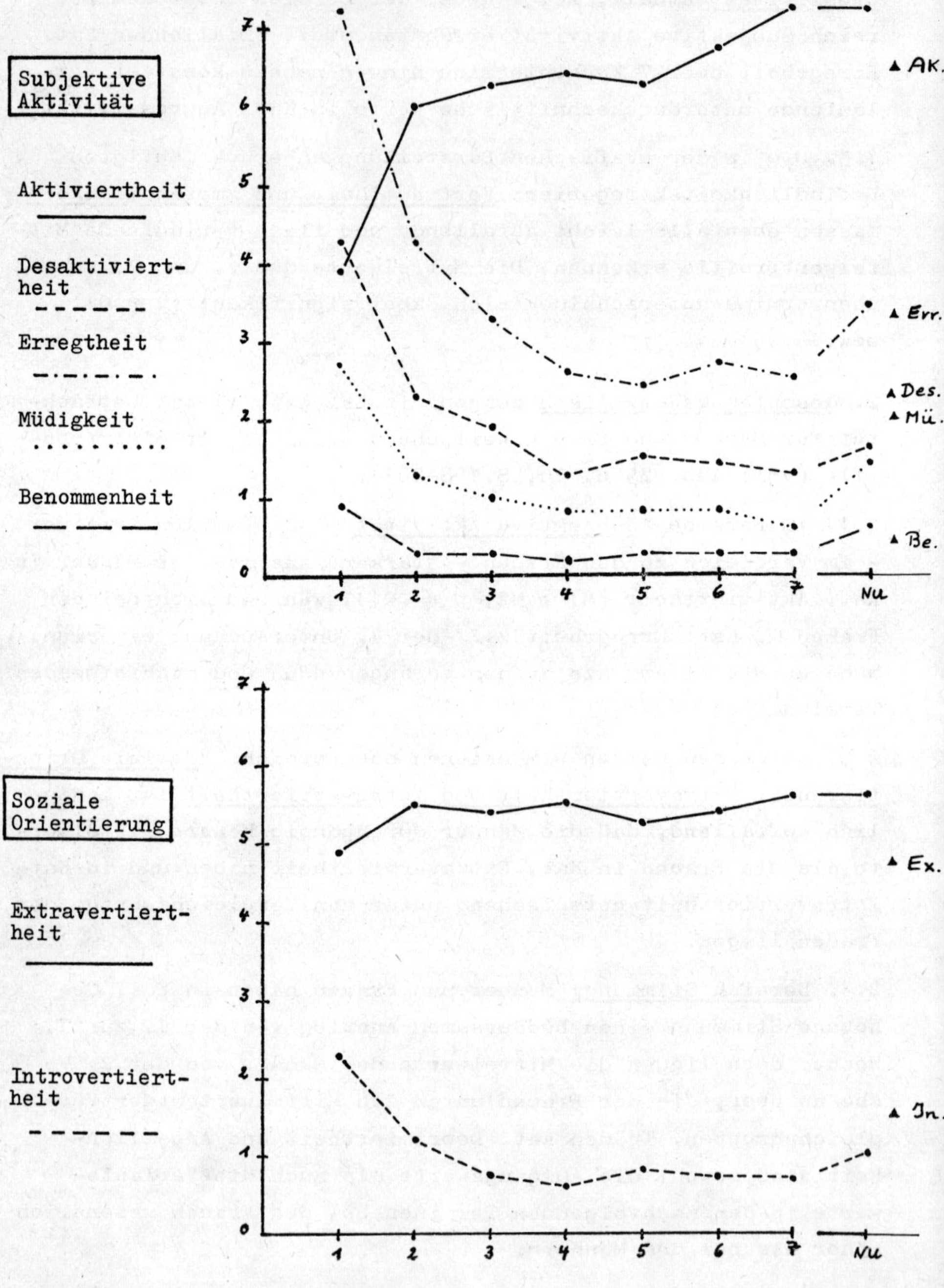

Abb. 25: (Forts.) E W L : Mittelwertprofile an 7 Terminen bei wöchentlichem Abstand, Alk.-Männer (N = 51)
(Wochenabstände auf der Abszisse, NU - Nachuntersuchung
▲ = Kontrollgruppe)

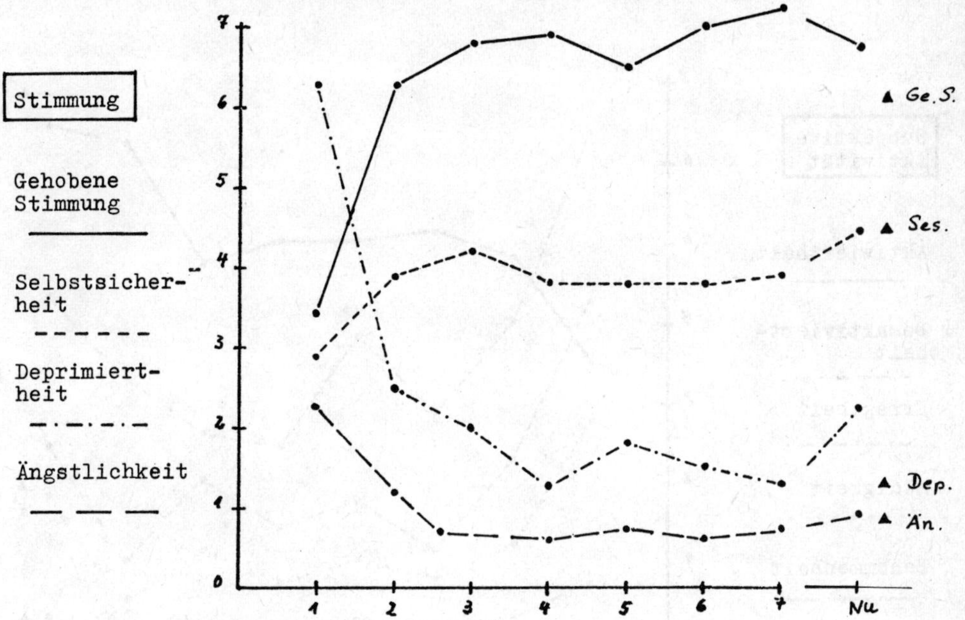

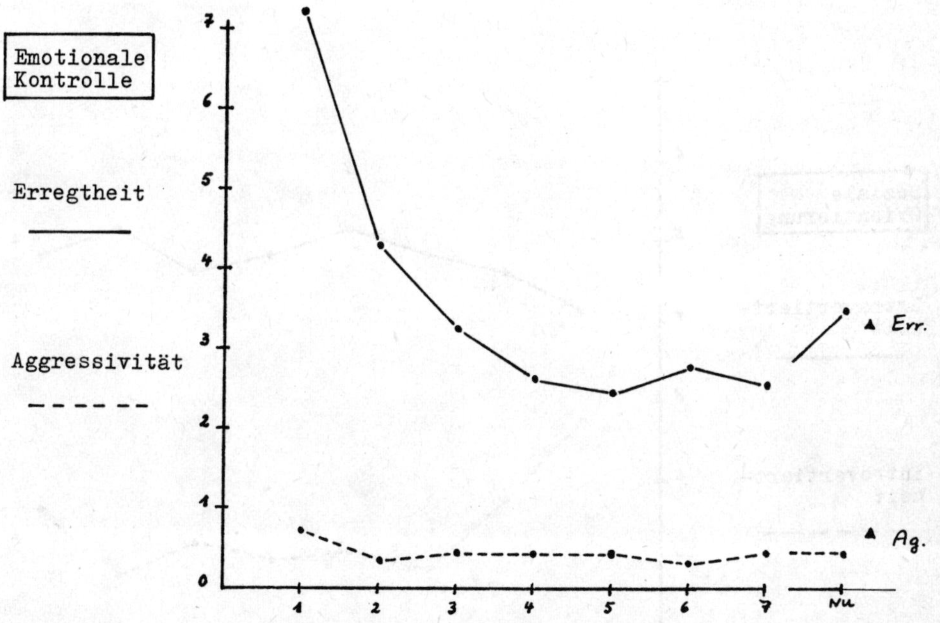

Abb. 26: E W L : Mittelwertprofile an 7 Terminen bei wöchentlichem Abstand. Alk.-Frauen (N = 44)
(Wochenabstände auf der Abszisse, NU = Nachuntersuchung, ▲ = Kontrollgruppe)

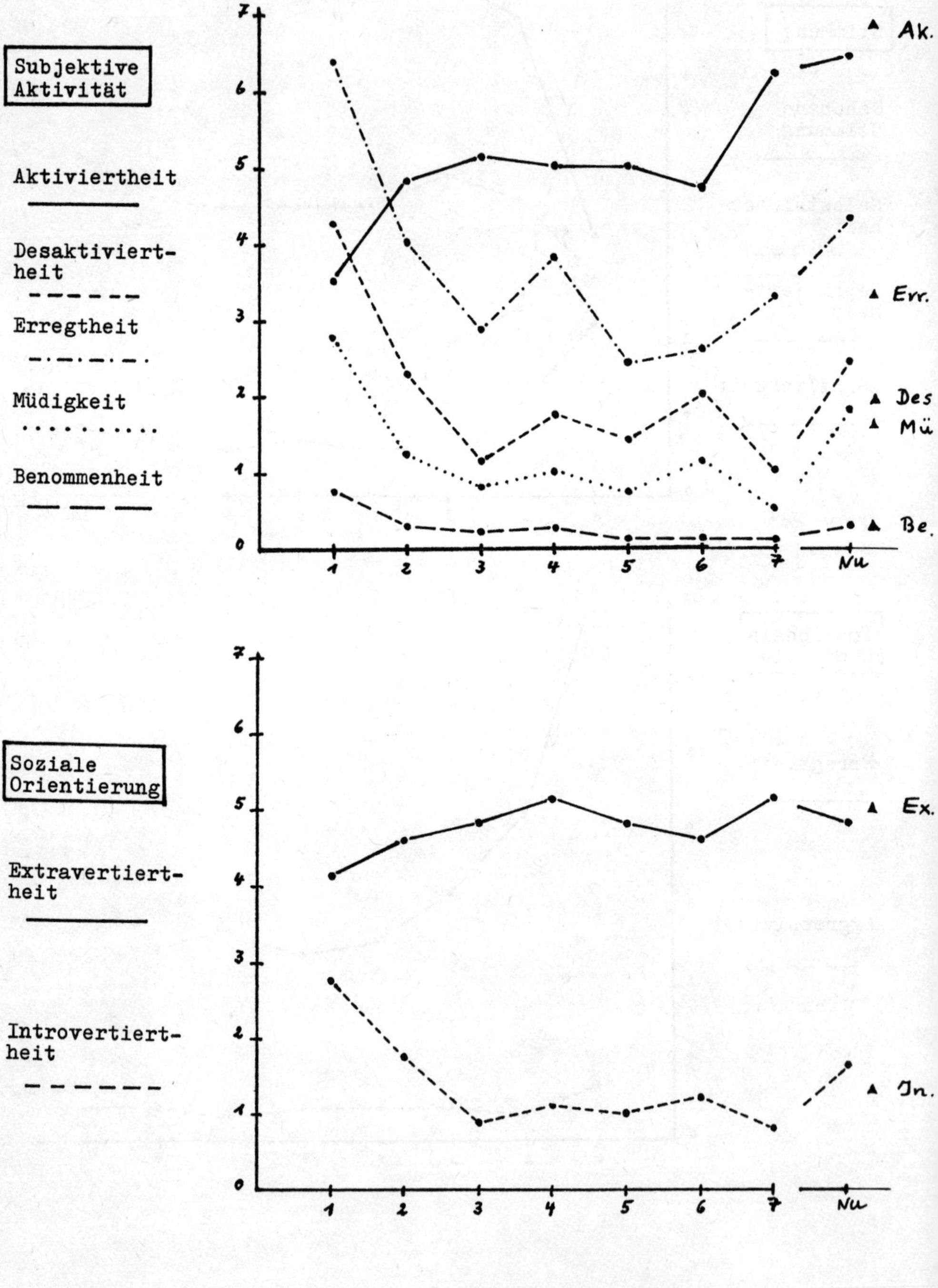

Abb. 26: (Forts.) E W L : Mittelwertprofile an 7 Terminen bei wöchentlichem Abstand. Alk.-Frauen (N = 44)

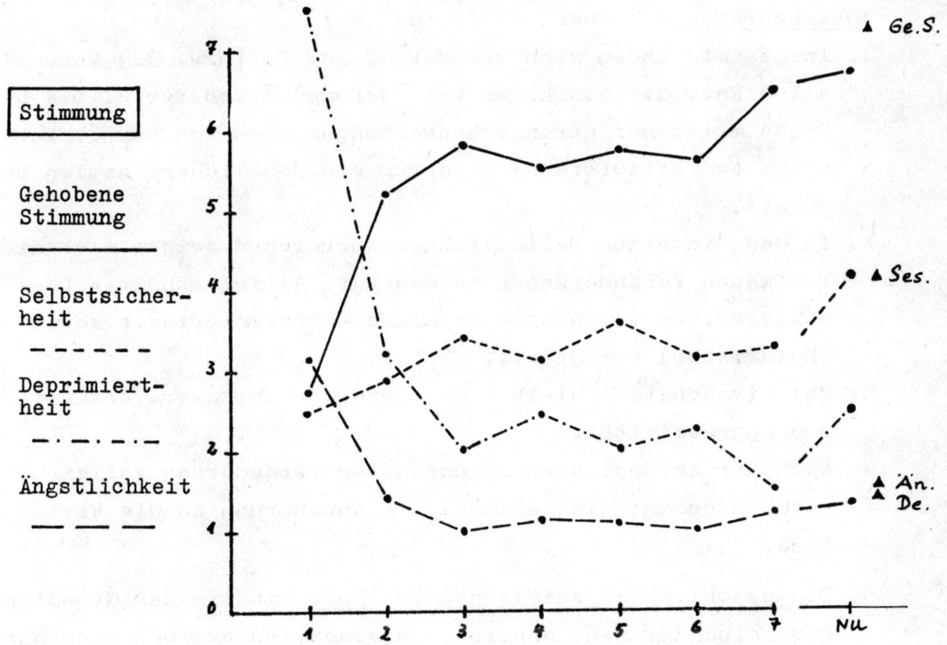

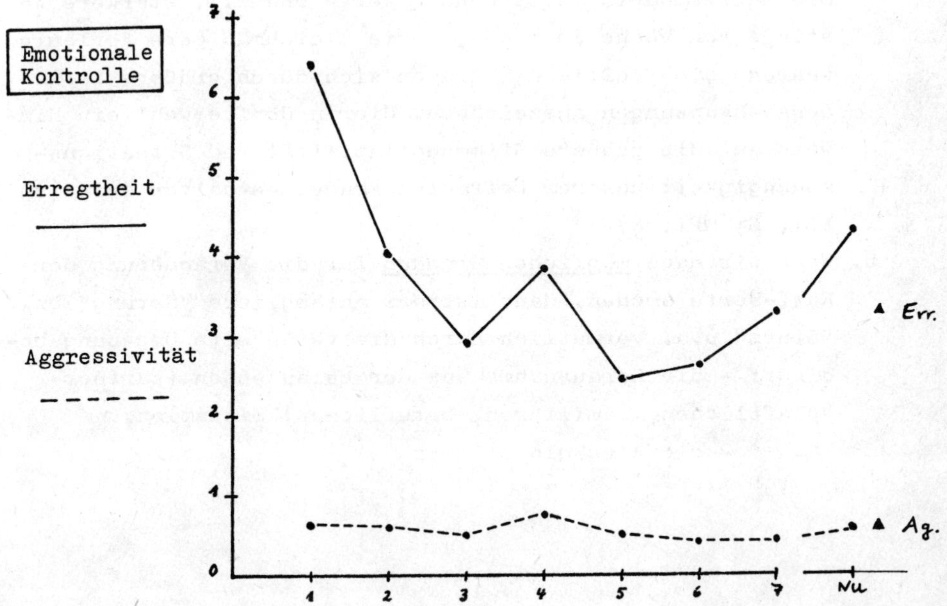

2.4. Im Bereich Emotionale Kontrolle schließlich fällt auf, daß die Werte der Frauen in Kat. Aggressivität etwas höher sind als die der Männer. Insgesamt weichen jedoch weder sie noch die Männer sign. vom Mittelwert der KG ab.

Zusammenfassend können wir festhalten:

1. Insgesamt finden sich von der 1. zur 2. (bzw. 3.) Woche in allen Kat. die stärksten Veränderungen; von der 2. bis 6. Woche meist nur geringe Schwankungen, und von der 6. zur 7. Woche (= Entlaßtermin) wiederum ein deutlicher Anstieg bzw. Abfall.
2. In den einzelnen Befindlichkeitsbereichen zeigen sich die stärksten Veränderungen in den Kat. Aktiviertheit - Desaktiviertheit; Gehobene Stimmung - Deprimiertheit sowie (Motorische) Erregtheit.
3. Relativ konstant bleiben die Bereiche Extravertiertheit und Aggressivität.
4. Nach der anfänglichen sprunghaften Veränderung vollzieht sich insgesamt eine allmähliche Annäherung an die Werte der KG3a.

5. Die geschlechtsspezifischen Verläufe sind in der Grundtendenz einander sehr ähnlich. Unterschiede ergeben sich nur im Verlaufsniveau:
   Die Männer haben meist höhere Werte und z.T. stärkere Anstiege von Woche zu Woche, sowie gleichmäßigere Verläufe, während die Profile der Frauen sich durch größere Befindensschwankungen auszeichnen. Hierin dürfte wohl ein Hinweis auf die größere Stimmungslabilität und Situationsabhängigkeit unserer befragten Frauen enthalten sein (vgl. FPI, N; MPI, N).
6. Wenn wir nach möglichen Gründen für die Veränderung der Kat.-Werte suchen, dann ist der anfängliche "Sprung" bzw. "Sturz" u.a. vermutlich durch die veränderte Umgebung bedingt: - die Herausnahme aus der belastenden (partnerschaftlichen, familiären, beruflichen) Situation,
   - die Alkoholabstinenz

- das Nachlassen der körperlichen Beschwerden
- die Steigerung der Motivation durch die Therapie
- die größere Zuversicht aus der Begegnung mit anderen rekonvaleszenten Alk.-Pat.
- sowie dem therapeutischen Klima.

In den später allmählich ansteigenden Werten dürfen wir dann jedoch eine echte Befindensbesserung und Anzeichen der Restitution sehen.

4.2.3.2. Veränderungen im aktuellen Befinden nach dem Autogenen Training (AT)

Von besonderem Interesse schien uns, das aktuelle Befinden unserer Pat. mit Hilfe der Eigenschaftswörterliste (EWL) auch nach 6 aufeinanderfolgenden AT.-stunden zu untersuchen. In Abhebung von den EWL-Wochenverläufen, die sich von der 1. Therapiewoche bis zum Klinikentlassungstermin erstrecken, wurden die AT-stunden erst von der 3. Therapiewoche an zweimal wöchentlich durchgeführt. Aufgeteilt auf die vier o.g. Persönlichkeitsbereiche ergaben sich bei unserem Sample (N = 44 Alk. Männer und Frauen) in den Befindlichkeitskategorien folg. Mittelwertveränderungen (vgl. Abb.27, S.204; Anhang II. Tab. 41).

1. Im Bereich "Subjektiver Aktivität": eine starke Zunahme der Kat. Aktiviertheit und eine - damit einhergehende - Abnahme der Kat. Desaktiviertheit
2. Im Bereich "Soziale Orientierung": keine bedeutsamen Veränderungen der Skalen Extravertiertheit und Introvertiertheit
3. Im Bereich "Stimmung" ein kontinuierlich ansteigender Verlauf der Kat. Gehobene Stimmung und ein leichtes Abfallen der Deprimiertheit
4. Im Bereich: "Emotionale Kontrolle" eine große Veränderung in der sich vom 1. zum 2. U-Termin verringernden Erregtheit.

In allen übrigen Skalen treten abgesehen vom "Sprung" zwischen dem 1. und 2. U.-Termin lediglich unbedeutende Schwankungen in der Profilverläufen auf.

Abb. 27: E W L : Mittelwertprofile nach 6 autogenen Trainingsstunden (AT-Std.), Gesamt (Alk.-Männer u. -Frauen) (N = 44)
(Zeitabstände auf der Abszisse, ▲ = Kontrollgruppe)

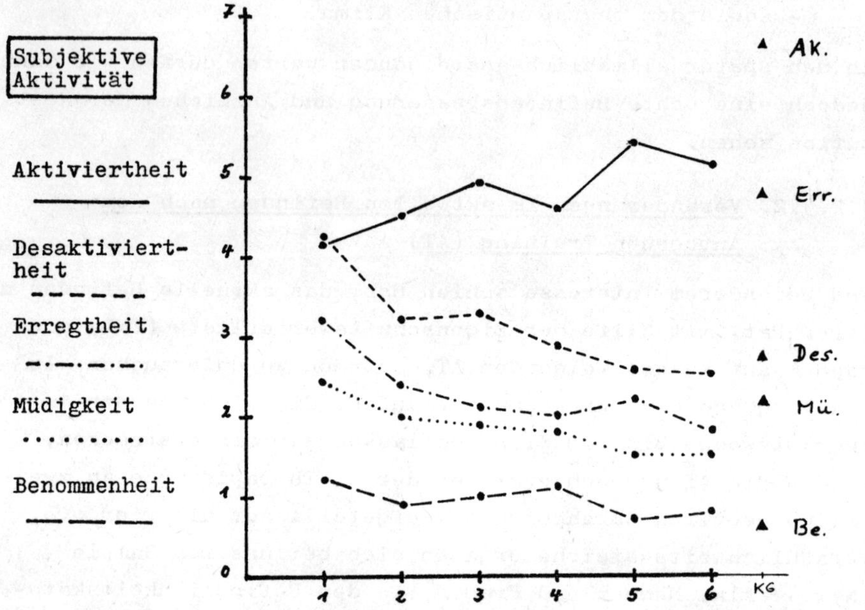

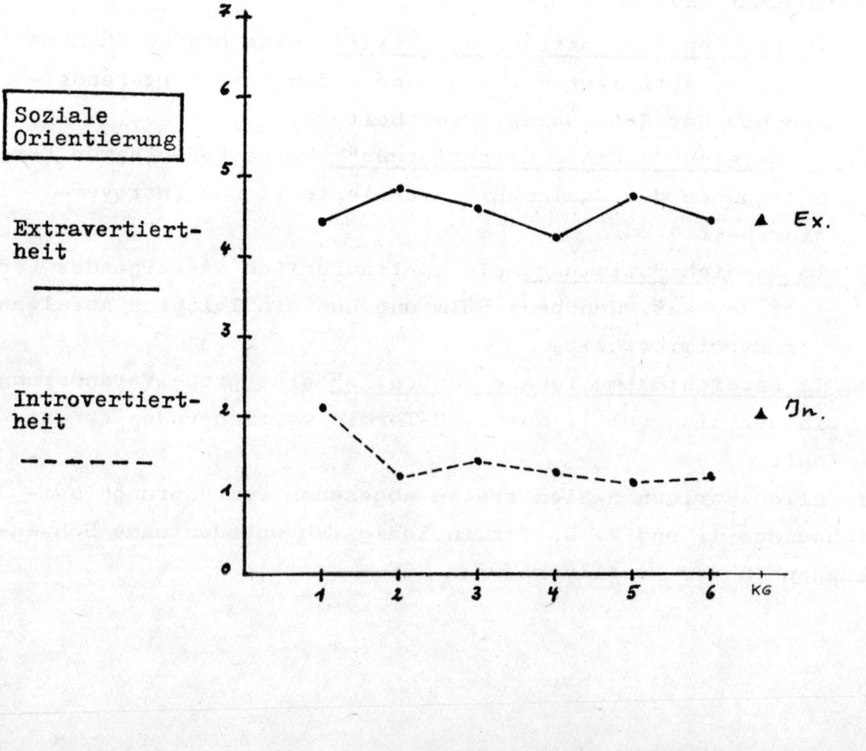

Abb. 27: (Forts.) E W L : Mittelwertprofile nach 6 autogenen Trainingsstunden (AT-Std.) Gesamt (Alk.-Männer u. -Frauen) (N = 44)

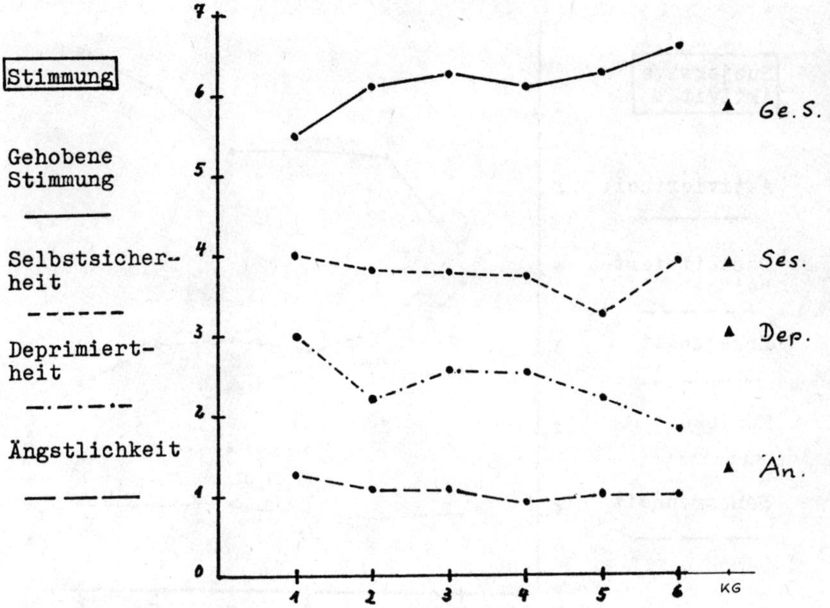

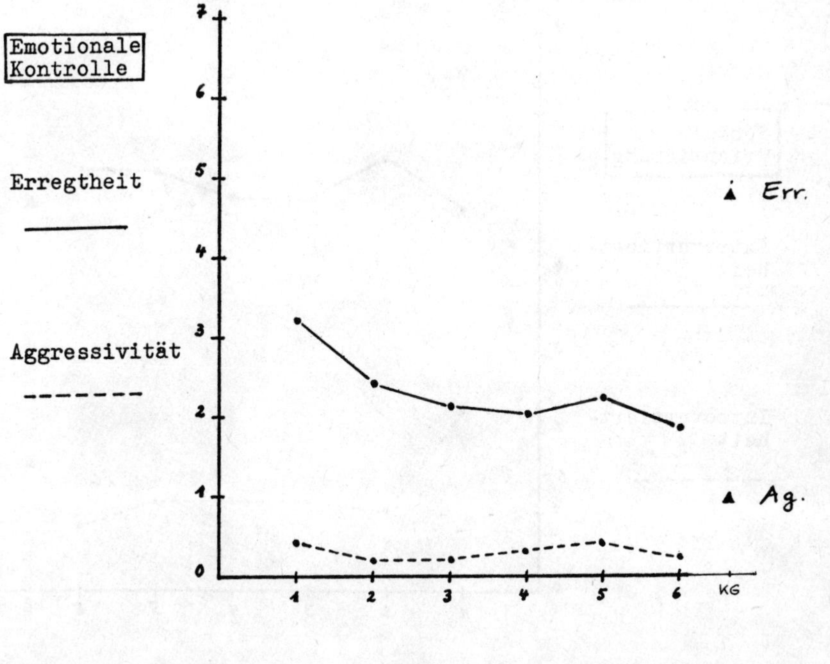

Abb. 28: E W L : Mittelwertprofile nach 6 AT-Std. Alk.-Männer (N = 21) Zeitabstände auf der Abszisse, ▲ = Kontrollgruppe)

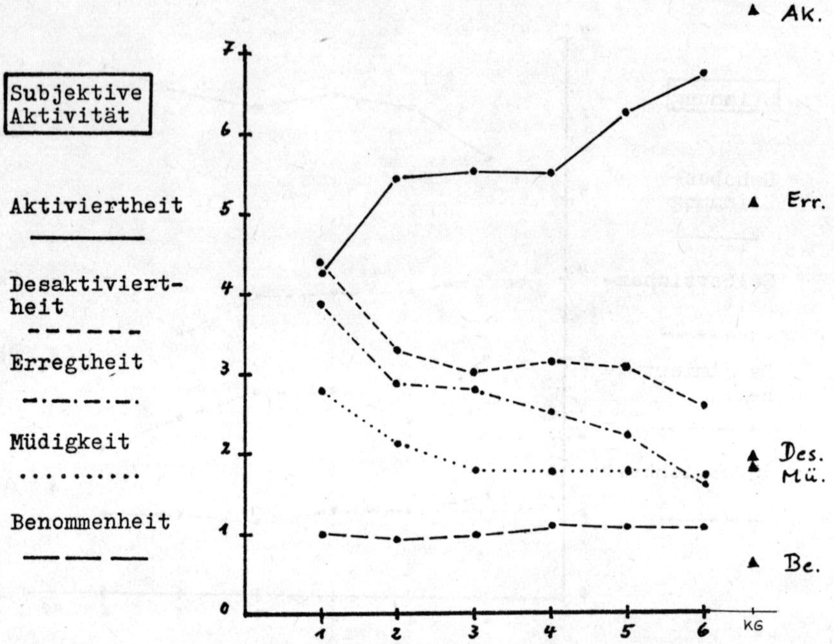

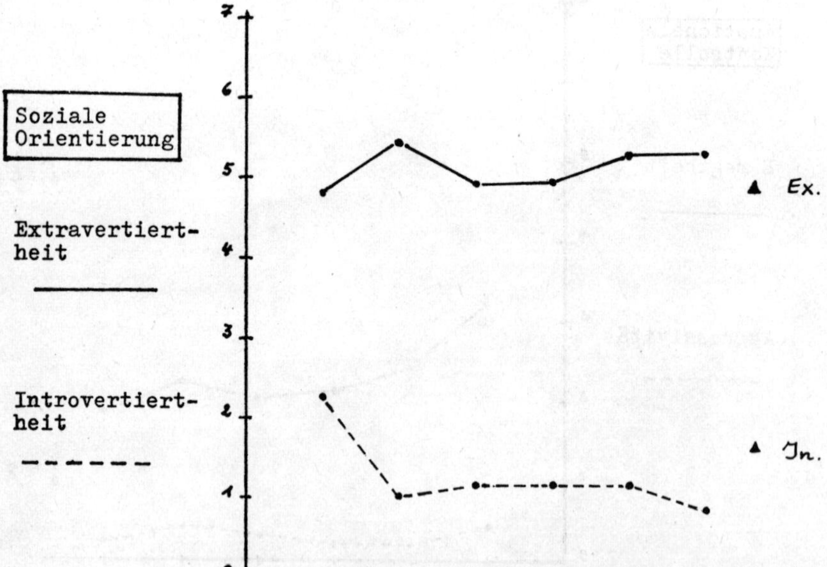

Abb. 28: (Forts.) E W L : Mittelwertprofile nach 6 AT-Std. Alk.-Männer (N = 21) Zeitabstände auf der Abszisse, ▲ = Kontrollgruppe

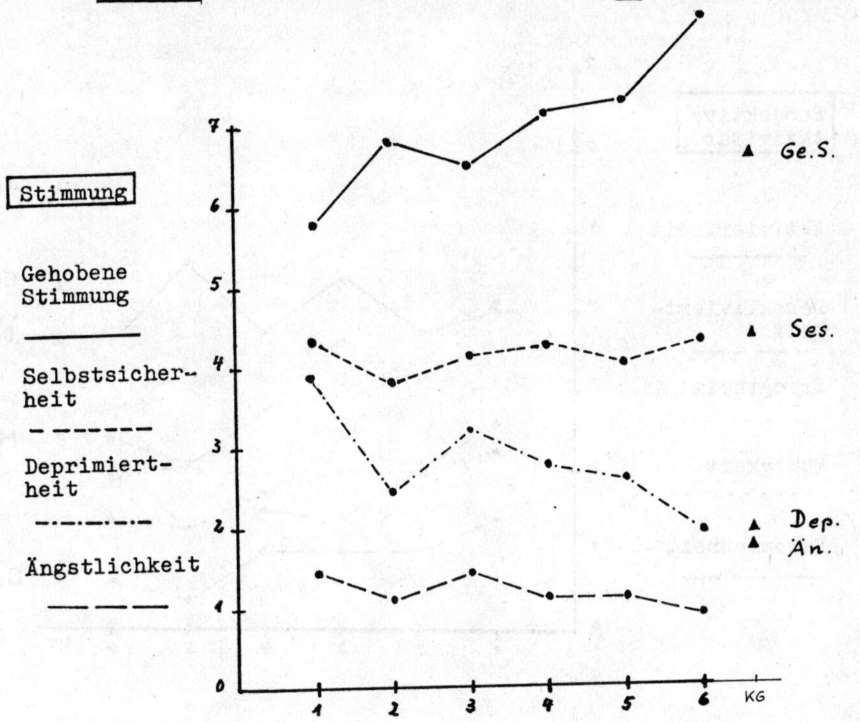

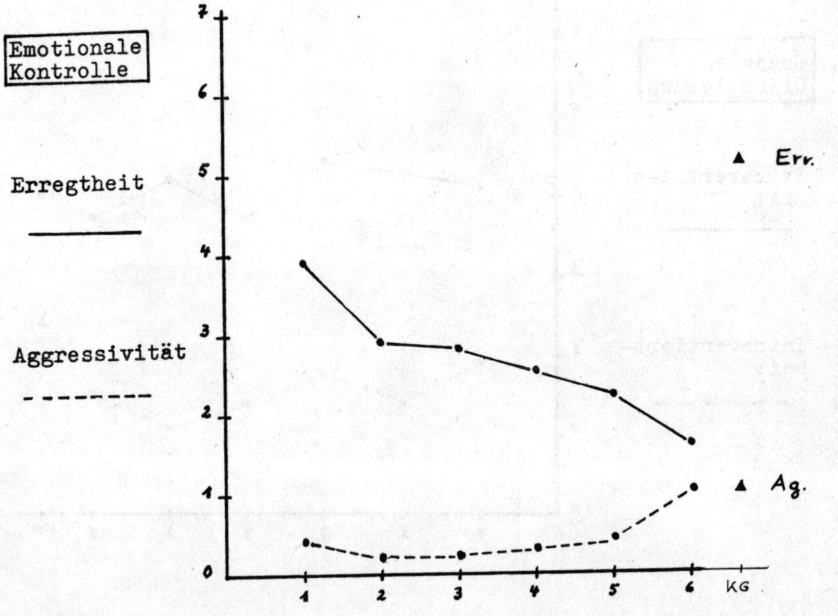

Abb. 29: E W L : Mittelwertprofile nach 6 AT-Std. Alk-Frauen (N = 23)
(Zeitabstände auf der Abszisse, ▲ = Kontrollgruppe)

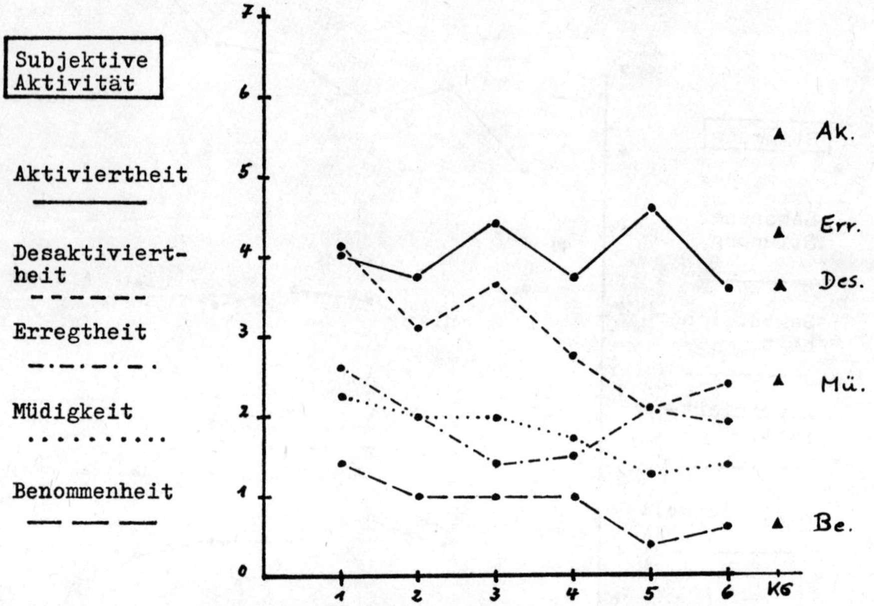

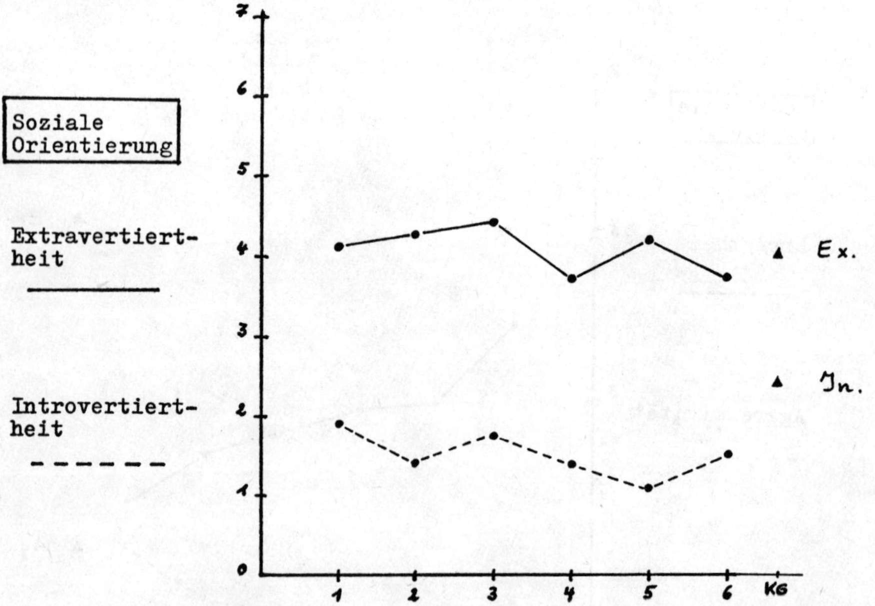

Abb. 29: (Forts.) E W L: Mittelwertprofile nach 6 AT-Std. Alk.-Frauen (N = 23)

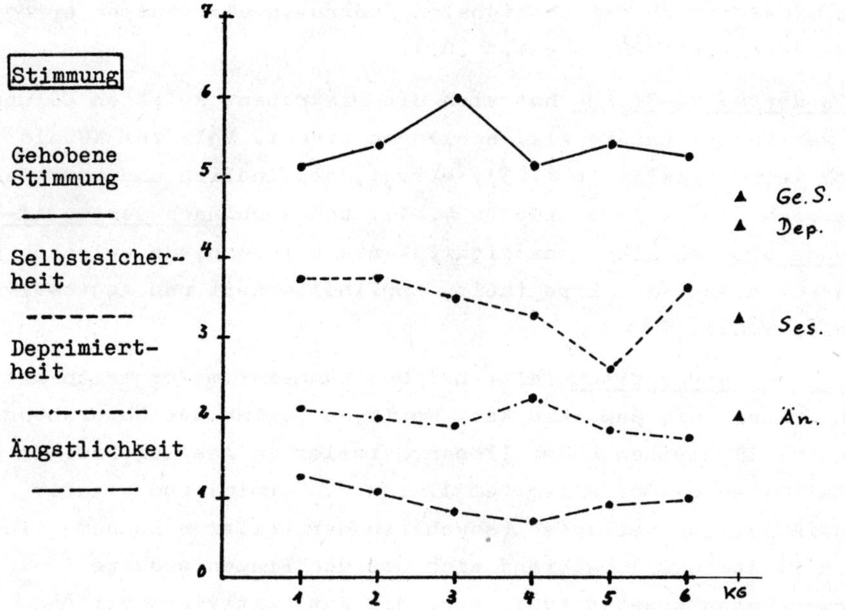

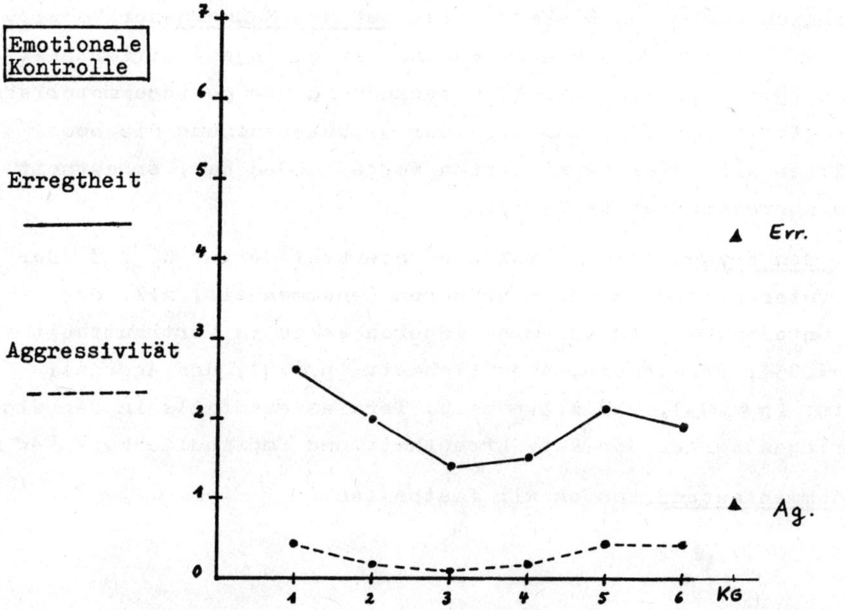

Verglichen mit einer KG Gesunder (KG 3b; vgl. Anh.II,Tab.44-46) beschreiben sich unsere Alk.-Pat. nach der 1. AT-Stunde als weniger aktiv (- und stärker benommen), als weniger empfindlich und hinsichtlich der emotionalen Kontrolle als weniger erregt und aggressiv ($p \leq .05$ bzw. $\leq .01$).

Nach der 4. AT-Stunde hat sich die Diskrepanz zwischen UG und KG verstärkt: unsere Alk. schildern sich i. Vgl. zur KG als noch weniger aktiv ($p \leq .05$), erregt, empfindlich und aggressiv als nach der 1. AT-Stunde ($p \leq .01$). Und auch nach der 6. AT-Stunde ergeben sich sehr signifikante Unterschiede zwischen UG und KG in den Kat. Erregtheit, Empfindlichkeit und Aggressivität ($p \leq .01$).

Geschlechtsspezifisch fällt bei den Männern im Vergleich mit den Frauen auf, daß ihre Kat. Werte zu Beginn der Untersuchungen im allgemeinen höher liegen, steiler im Anstieg bzw. im Abfall sind (- vor allem vom 1. zum 2. Termin) und relativ kontinuierlich verlaufen (sowohl in der weiteren Zunahme wie auch im Absinken), während sich bei den Frauen größere Schwankungen ergeben (vgl. z.B. die Kat. Aktiviertheit und Erregtheit; Abb. 28 u. 29. S.206-209).

Verglichen mit den KG-Werten ist bei den Männern der UG z.Z. der 1. Untersuchung kennzeichnend der geringe Aktiviertheitswert ($p \leq .01$), z.Z. der 4. Untersuchung die geringe motorische Erregtheit ($p \leq .05$) und z.Z. der 6. Untersuchung die noch stärker als zuvor verminderten Werte in den Kat. Erregtheit und Aggressivität ($p \leq .01$).

Bei den Frauen zeigen sich die Unterschiede zur KG z.Z. der 1. Untersuchung in ihrer größeren Benommenheit; z.Z. der 4. Untersuchung in ihrem geringeren Werte in Verträumtheit ($p \leq .05$), Erregtheit, Ängstlichkeit ($p \leq .01$) und Aggressivität ($p \leq .05$), und z.Z. des 6. Termins ebenfalls in den sign. geringen Werten der Kat. Erregtheit und Empfindlichkeit ($p \leq .05$).

Zusammenfassend können wir festhalten:

1. die untersuchten Alk.-Männer und Frauen unterscheiden sich nach 6 AT-Stunden von einer KG Nicht-Alk., Gesunder, durch signifikant geringere Werte in den Kat. Aktiviertheit, Erregtheit, Deprimiertheit und Aggressivität (H5).

2. die UG weist verglichen mit der KG signifikant geringe Werte in den Kat. der Emotionalen Kontrolle auf, m.a.W. schildert sich als emotional kontrollierter als die KG (H5).

3. es bestehen keine signifikanten Unterschiede zwischen UG und KG in der Kat. der Sozialen Orientierung, der Gehobenen Stimmung und der Selbstsicherheit.

4. geschlechtsspezifisch betrachtet schreiben sich die Alk,-Männer nach 6 AT-Stunden gegenüber den KG-Männern sign. höhere Werte in Kat. Gehobene Stimmung zu, während die Alk.Frauen sign. geringere Werte in den Kat. Aktiviertheit und Deprimiertheit als die KG angeben.

Insgesamt machen diese Ergebnisse - auch unter Berücksichtigung des Faktors: Regression zur Mitte (vgl. Kap. 3.1, S.67) deutlich, daß die Intentionen des AT: einmal Verminderung der Erregtheit, der Deprimiertheit und Ängstlichkeit, zum anderen Verstärkung der Emotionalen Kontrolle, der Selbstsicherheit und positiven Stimmung weitgehend erreicht werden.

Damit wird H5 bestätigt.

4.2.3.3. Veränderungen im aktuellen Befinden vor und nach dem AT

Um den Einfluß des AT auf die subjektive Befindlichkeit wenigstens andeutungsweise zu erfassen, legten wir 6 männlichen und 6 weiblichen (N=12) Pat. die EWL jeweils vor und nach 6 AT-Stunden vor (vgl. Abb.30, S.212; Anhang II, Tab.47).

Der Vergleich bei den Testungen zeigt bei der 1. AT-Stunde sign. Veränderungen in den Kategorien Motorische Erregtheit, Empfindlichkeit und Deprimiertheit ($p \leq .05$), und zwar i.S. einer Verminderung der Ausgangswerte und einer bedeutsamen Zunahme der Kat. Selbstsicherheit ($p \leq .01$).

Abb. 30: E W L : Mittelwertprofile vor und nach 6 AT-Std. Gesamt (N = 12). Zeitabstände auf der Abszisse

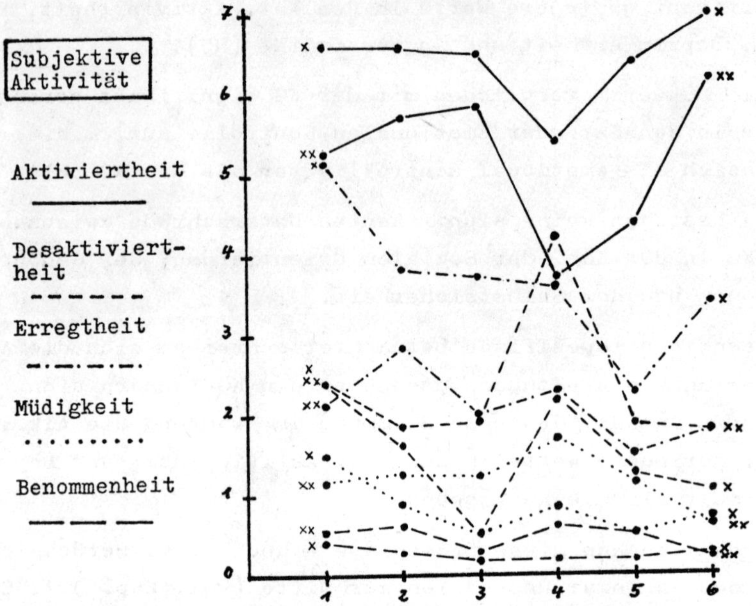

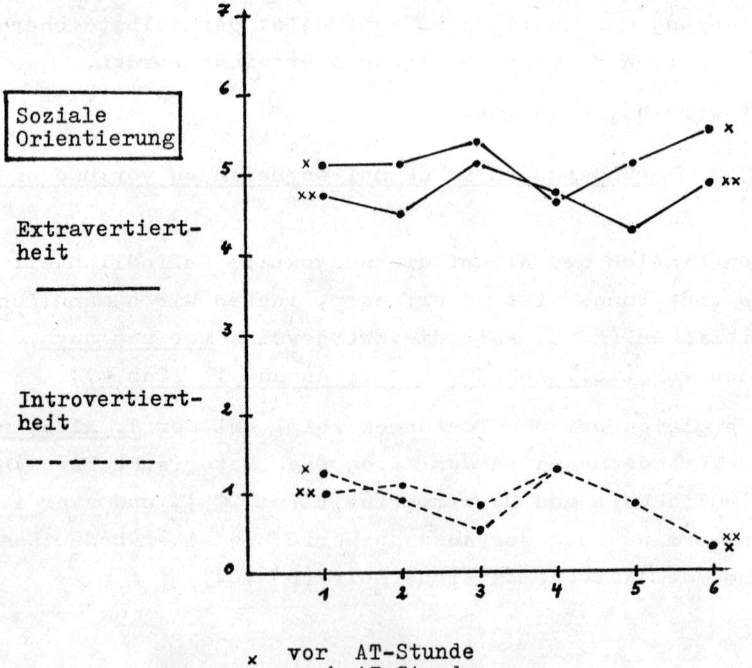

Abb. 30: (Forts.) E W L: Mittelwertprofile vor und nach 6 AT-Std. Gesamt (N = 12).

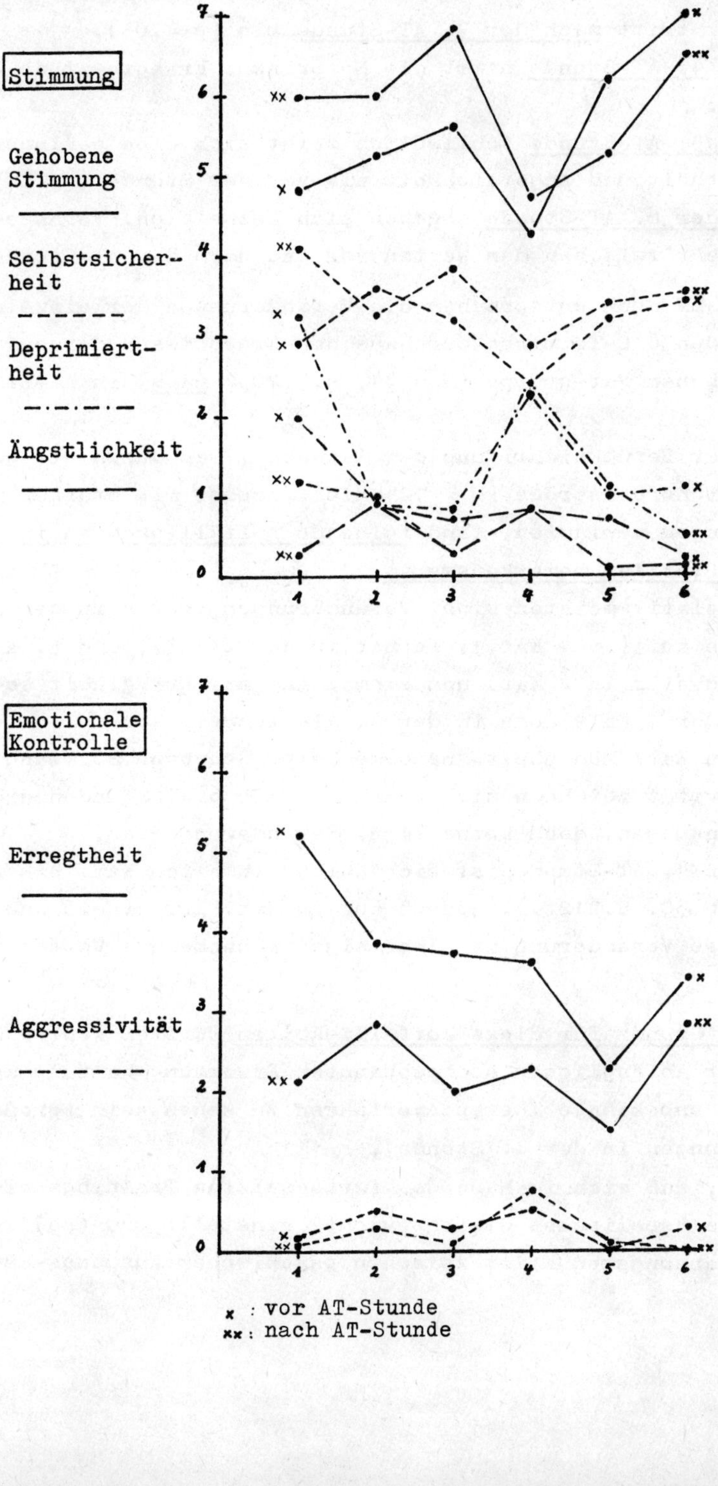

Nach der 2. AT-Stunde verringert sich die Extravertiertheit der Alk. Pat. ($p \leq .05$), die Verträumtheit hingegen steigt an ($p \leq .05$). Eine Zunahme von Desaktiviertheit und Introvertiertheit tritt nach der 3. AT-Stunde ein ($p \leq .05$).
Nach der 4. AT-Stunde nimmt die Motorische Erregtheit ab ($p \leq .05$).
Nach der 5. AT-Stunde schließlich zeigt sich eine geringere Aktiviertheit und Ängstlichkeit als vor der Stunde ($p \leq .05$), und bei der 6. AT-Stunde ergeben sich keine sign. Veränderungen mehr zwischen den Werten vor und nach der AT-Stunde.

Dem Verlauf nach entsprechen die Veränderungen der einzelnen Kat. zu den 6 U-Terminen durchaus den Ergebnissen der zuvor beschriebenen Pat-gruppe (N = 44; s.S.203) nach den AT-Stunden.
Auch unter Berücksichtigung der Tatsache, daß durch die geringe Stichprobengröße (N = 12) die Prozesse mit stärkeren Schwankungen verlaufen, sind folgende Auffälligkeiten in unseren Profilen bemerkenswert:
1. die relativ meisten sign. Veränderungen treten in der 1. AT-Stunde auf (in 4 Kat.); ferner in der 2., 3., und 5. AT-Stunde jeweils in 2 Kat. und einmal in Kat. Erregtheit sowohl in der 1. als auch in der 4. AT-Stunde.
2. in den Kat. Müdigkeit, Benommenheit, Gehobene Stimmung und Aggressivität zeichnen sich zwar in allen 6 AT-Stunden größere Schwankungen, doch keine sign. Veränderungen ab.
3. in der 4. AT-Stunde ist ein "Knick" in allen Kat. erkennbar (vgl. Abb.30, S.212f.), jedoch nur in Kat. Erregtheit schlägt sich diese Veränderung in einer sign. Abnahme des Wertes nieder.

Mögliche Gründe für diese Auffälligkeiten dürften wohl u.a.
1. in der anfänglichen hochgespannten Erwartungshaltung an das neue unbekannte Therapieverfahren zu sehen sein (große Veränderungen in der 1. Stunde),
2. darin, daß sich im Maße des fortgesetzten Trainings ein stärkeres "seelisches Gleichgewicht" einstellt und (so) zu einer Spannungsreduktion zwischen psychischem Ausgangs- und

Endniveau führt;

3. Bzgl. des "Knicks" in der 4. AT-Stunde ist daran zu denken, daß die in dieser AT-Stunde geübte "Atemeinstellung", die "die in der Muskel-, Blutgefäß- und Herz-Ruheentspannung (der ersten 3 Stunden) erarbeitete innere Lösung unmittelbar und natürlich in die Atmung hineintrainiert" (SCHULTZ, I.H., 445, 15/1969, S.20), eine besonders tiefe Entspannung und Verminderung der Erregtheit bei unseren Pat. bewirkt haben mag.

4.2.3.4 Polaritäten-Profile (PP)

Beim UT2 verglichen wir schließlich auch die Polaritäten Profile der UG, und zwar von Selbstbild (SB), Wunschbild (WB) und Fremdbild (FB) z.Z. der Klinikaufnahme, nach 3 Wochen (= zeitliche Mitte der Stationären Therapie) und bei Klinikentlassung. Die Profilverläufe sind in den Abbildungen (Abb. 31-33, S. 216-18) dargestellt, Mittelwerte und Streuungen tabellarisch im Anhang (Anh. II, Tab. 48-50).

Was auf den ersten Blick auffällt sind die annähernd gleichen Profilverläufe an den 3 Untersuchungsterminen im SB, WB und FB. Dabei scheint sich die größte Ähnlichkeit im SB zu ergeben,

Abb. 31: Polaritätsprofil: Selbstbild
Vergleich: Gesamtgruppe Alkoholiker (N=74) am UT1 (——
UT2 (---Lin.), UT3 (-.-.-Lin.), UT4 (...Lin.)

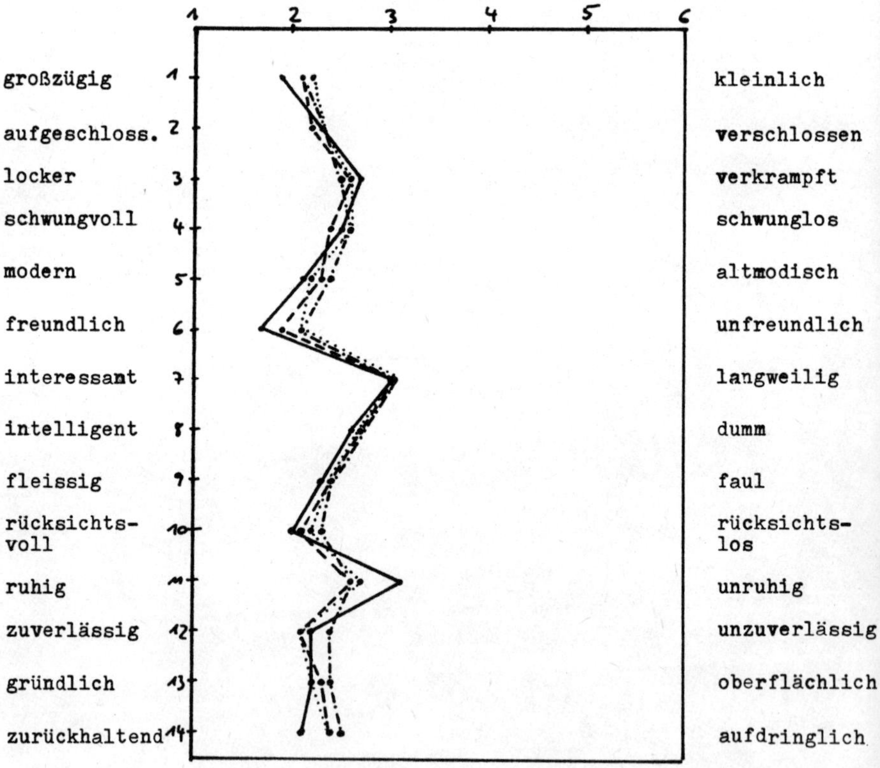

während das FB die relativ stärksten Unterschiede aufweist.

Gegenüber dem Klinikaufnahmetermin schildern sich unsere Alk.-Pat. im Selbstbild beim 2. und 3. U.-Termin als etwas weniger großzügig, weniger freundlich, rücksichtsvoll, zurückhaltend und verstärkt als ruhig. Es scheint, daß dieser Rückgang der z.T. extrem positiven Selbsteinschätzung des Aufnahmetermins in Zusammenhang mit der Persönlichkeitsstrukturanalyse während der Therapie zu sehen ist, bei der es um eine realistischere Selbstwahrnehmung und Selbstbeurteilung geht.

Auch im Wunschbild kommt es in allen Eigenschaften am 2. und 3. UT zu einem Rückgang der z.Z. der Klinikaufnahme sehr positiven idealen Selbsteinschätzung.

Abb. 32: Polaritätsprofil: Wunschbild
Vergleich: Gesamtgruppe Alkoholiker (N=74) am UT1 (——) - UT2 (--- Lin.) - UT3 (-.-.-Lin.) - UT4 (....Lin.)

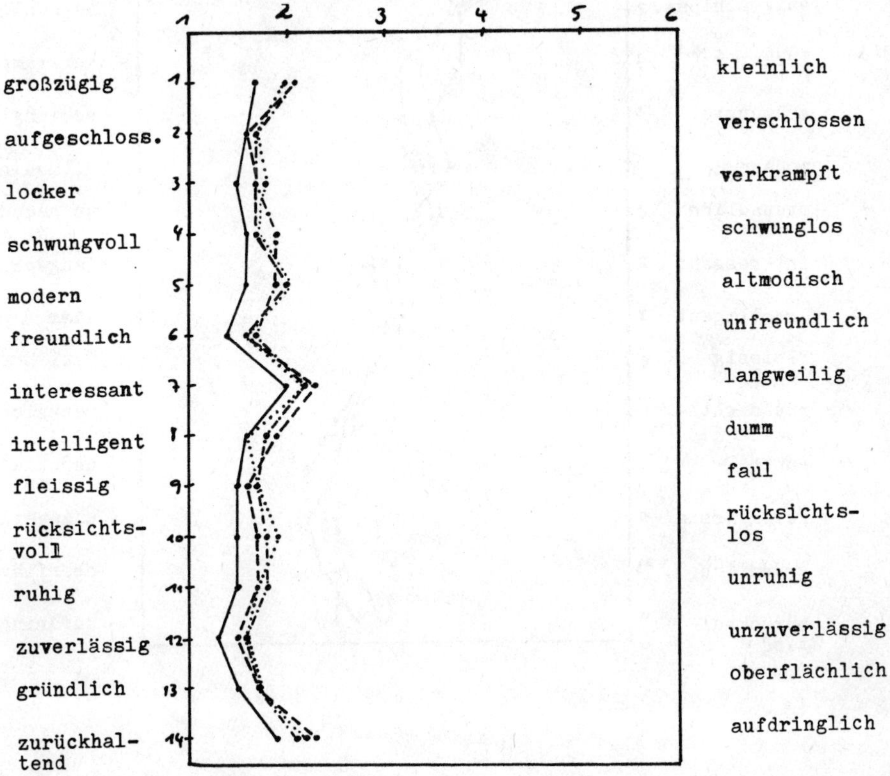

Eine deutlich negative Färbung zeigt sich gegenüber dem Aufnahmetermin schließlich vor allem im Fremdbild. Bei der 2., und noch stärker bei der 3. Untersuchung sind es vor allem die Eigenschaften verkrampft, schwunglos und altmodisch, die nun "dem Alkoholiker" von unserer Alk.gruppe zugeschrieben werden. Eine gewisse positive Verschiebung gegenüber dem Aufnahmetermin ergibt sich dagegen in den Merkmalen zuverlässig und gründlich.

Abb. 33: Polaritätsprofil: Fremdbild
Vergleich: Gesamtgruppe Alkoholiker (N = 74) am UT1 (——Linie) - UT2 (---Lin.) -UT3 (-.-.-Lin.) UT4 (...Linie)

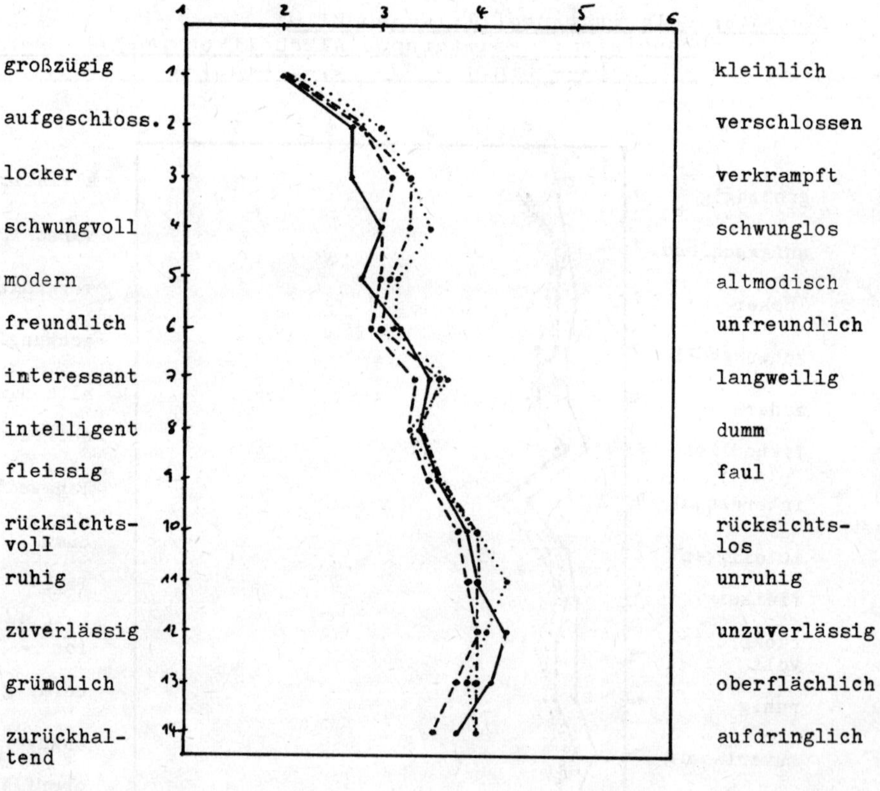

4.2.4. Exploration II - Entlassungsgespräch

Im Hinblick auf unsere Arbeitshypothesen fanden sich in unserer Expl.II (vgl. Anhang I,2) am Ende der stationären Therapie folgende Ergebnisse:

1. Im sozialen Bereich:

Schwerpunkte (aus der Rückschau der Pat. auf die 6 Wochentherapie) waren:

1. das Verhältnis zur Organisation
2. zu den Gruppen bzw. Mitpatienten
3. zu den Therapeuten
4. zum Partner und zu den Angehörigen.

1.1. Befragt nach ihren Vorstellungen zur idealen Therapie für Alk.-Kranke meint etwa die Hälfte der Pat., die im Jüdischen Krankenhaus erfahrene Therapie entspräche voll ihren Vorstellungen. Offene Wünsche und Verbesserungsvorschläge zielen auf: kleinere Gruppen (21%), mehr Kontakt i.S. von Einzelgesprächen mit den Therapeuten (17%), mehr Aufklärung über Alkohol (12%), mehr Bewegung und Sport (12%) sowie differenziertere Freizeitgestaltung (9%). Die Therapiedauer empfinden die meisten als "zuerst lang, dann kurz" (44%) und allgemein als "kurz" (38%). Als Hauptziel der Behandlung nennt die Mehrzahl der Pbn: Krankheitseinsicht (62%) und Entziehung von Alkohol (61%), dann Aufklärung über Alkohol (41%) und Hilfe zur Trockenheit (38%), ferner Erkennen von Fehlverhalten (19%), Heilung körperlicher Schäden (16%) und schließlich Persönlichkeitsstärkung (15%).

Fast alle Befragten (95%) meinen, die Therapiezeit für sich intensiv genutzt zu haben.

Einen interessanten Hinweis auf die Skalenwerte der Sozialen Kontakte im Erleben der Pat. bietet Tab. 34.

Tab. 34

Größten "Halt" während der Therapiezeit durch	Männer		Frauen		Gesamt	
	N	%	N	%	N	%
Verhalten d. Gemeinschaft	23	38.3	29	54,7	52	46,0
entgegengebr. Verständnis	11	18.3	25	47.2	36	31.9
Gespräche	12	20.0	21	39.6	33	29.2
Aufklärung, Information	19	31,7	13	24.5	32	28.3
Gruppentherapie	8	13.3	11	20.8	19	16.8
Krankheitseinsicht	7	11.7	9	17.0	16	14.2
Selbsterkenntnis	10	16.7	4	7.6	14	12.4
	90	150.0	112	211.4	202	178.8

Die befragten Männer legen stärkeres Gewicht auf Selbsterkenntnis, Aufklärung und Information, während bei den Frauen im Vordergrund Aussagen stehen, die sich mehr auf den unmittelbaren sozialen Kontakt beziehen.

1.2. Das Verhältnis zu den Gruppen und den Mitpatienten bezeichnet der überwiegende Teil (86%) der Pbn. als sehr gut. Zwischen der Informations- und der Diskussionsgruppe als "bester" Gruppe entscheiden sich die meisten (63%) für die Informationsgruppe; etwa 1/5 (21%) empfinden beide als gleichgut. Als positive Erkenntnisse infolge der Gruppenarbeit werden genannt: Information und Aufklärung (66%), Krankheitseinsicht (49%), Selbsterkenntnis und Selbstkritik (27%),

Selbstvertrauen und Sicherheit (24%), schließlich Erkenntnis von Fehlverhalten (19%).

Die zeitweise zu große Anzahl von Gruppenmitgliedern (N = = 20-30) wird öfters als Störfaktor genannt.

Bei den Diskussionsgruppen wird als belastend und hemmend empfunden: Undiszipliniertheit (24%), zu geringe Gesprächsbeteiligung (20%), fehlende Leistung (15%).

Antworten auf die Frage: "wodurch haben Sie während der Therapie die bedeutsamsten Anregungen erfahren?", stellt Tab. 35

Tab. 35

Anregung durch	Männer		Frauen		Gesamt	
	N	%	N	%	N	%
Informationsgrupp.	24	40.0	27	50.9	51	45.1
Gruppenspiele	16	26.7	20	37.7	36	31.9
AA-Gruppen	18	30.0	15	28.3	33	29.2
Diskussionsgrupp.	12	20.0	13	24.5	25	22.1
Autogenes Training	13	21.7	4	7.6	17	15.0
Klin.Untersuchungen	7	11.7	8	15.1	15	13.3
Einzelgespräche mit Patienten	7	11.7	8	15.1	15	13.3
	97	161.8	95	179.2	192	169.9

dar (vgl. Anhang I,2, Nr.18).

Es fällt auf, daß die Informationsgruppen mit Abstand von Männern wie Frauen bevorzugt werden; ferner, daß bei den Frauen (siehe Tab. 34) die Akzente schwerpunktmäßig auf den unmittelbaren sozialen Kontakten wie Gruppengespräche, Diskussionsgruppen, Einzelgespräche liegen, während bei den Männern viel häufiger das Autogene Training genannt wird.

Um eine Beurteilung aller angebotenen Gruppenthemen zu erhalten, stellen wir diese in einer 5-stufigen Rating-Skala zusammen (Tab.36) (1 = sehr gut; 5 = mangelhaft).

Tab. 36

Thema	Beurteilung 5	4	3	2	1	f = N	Mittelwert d. Bew.
1. Gruppe m."Fritz"	1	2	12	33	69	117	1,57
2. Jellinek-Phasen	1	2	12	45	57	117	1,68
3. Somatische Schäden		3	11	51	52	117	1,70
4. Autogenes Training	3	6	20	25	61	115	1,83
5. Gruppen-Hypnose	2	4	14	30	43	93	1,84
6. Heilverlauf	1	7	18	54	36	116	1,99
7. Regeln z. Trockenbleiben		5	30	40	41	116	1,99
8. Wege d. Nachbehandl.		11	25	53	26	115	2,18
9. Aufbau d.Persönlichk.	3	9	30	51	24	117	2,28
10. Motiv-Analyse	2	7	34	58	12	113	2,37
11. Samstag Abend Disk.	6	20	19	44	28	117	2,42
12. Struktur-Analyse	3	12	33	58	11	117	2,47
13. Gruppe mit Herrn W.		3	26	16	6	51	2,51
14. Diskuss.behand.Thema	6	11	38	52	10	117	2,58
Häufigkeit je Kateg.	28	102	322	610	476	1538	

(Die wechselnden N ergaben sich dadurch, daß manche Veranstaltungen einmal durch den im Juli 1972 beginnenden Urlaub mancher Therapeuten oder von seiten der Pat. wegen einer Einzelbehandlung (Zahnarztbesuch u.a.) ausgefallen sind.) Bei dieser Verteilung ist zunächst bemerkenswert, daß die "auf die Abstinenzentscheidung und Einübung praktischen Neuverhaltens" (F. REICHSTEIN*) hin orientierten Gruppenstunden mit "Fritz" als Gruppenleiter weitaus am häufigsten mit "sehr gut" einge-

*) mündl. Mitteilung

stuft und insgesamt durchschnittlich am besten benotet werden. Weitere in der Beurteilung der Pat. sehr bevorzugt (Prädikat "1") genannten Gruppenthemen sind die Informationsstunden über die JELLINEK-Phasen und die Somatischen Schäden, sowie das Autogene Training.

Nur wenige Themen werden vereinzelt als "mangelhaft" eingestuft.

Insgesamt zeigt diese Therapiebeurteilung anhand der Themen, daß von den Suchtkranken eindeutig die informativen psychagogischen Gruppentechniken bevorzugt werden.

1.3. Nach ihrer Kritik an den Therapeuten gefragt, geben ca. 70% an, nichts an ihnen auszusetzen zu haben. Erwähnt werden nur von einigen (15%): Unerfahrenheit und Unsicherheit, sowie der zu schulmäßig empfundene Unterrichtsstil der Therapeuten (11%).

1.4. Das Verhältnis der Familienangehörigen zum Pat. während der Therapie wird von den meisten Alk.kranken als "sehr gut, verständnisvoll" bzw. als "helfend und einfühlend" (81%) bezeichnet.

Während das Verhalten des Ehe-Partners von den Männern zu 63% positiv und zu 13% als negativ, d.h. mit Formulierungen wie: "reserviert, distanziert" und "sehr schlecht, ohne Kontakt" geschildert wird, äußern sich bei den Frauen 45% positiv, 11% negativ und 8% neutral, d.h. "weder gut noch schlecht". Zu berücksichtigen ist hierbei, daß mehr Frauen (36%) als Männer (23%) alleinstehend sind.

2. Aktivität bei der Gruppenarbeit

Ihre Beteiligung an den einzelnen Gruppenstunden bezeichnen 2/3 unserer Pat. als sehr rege bzw. rege. Das restliche Drittel beschreibt sich als wenig aktiv. Der zeitliche Beginn der bewußten Mitarbeit während der Therapie wird ersichtlich aus Tab. 37.

Tab. 37

bewußte Mitarbeit seit:	Männer N	Männer %	Frauen N	Frauen %	Gesamt N	Gesamt %
erster Tag, sofort	24	40,0	18	34,0	42	37,2
innerhalb d. ersten Woche	16	26,7	6	11,3	22	19,5
erste bis 2. Woche	15	25,0	16	30,2	31	27,4
zweite bis 3. Woche	4	6,7	7	13,2	11	9,7
nach 3 Wochen	1	1,6	6	11,3	7	6,2
	60	100,0	53	100,0	113	100,0

Unsere befragten Männer scheinen sich von Anfang an aktiver eingesetzt zu haben, während bei den Frauen, wahrscheinlich aus einer größeren Zurückhaltung heraus, erst nach 3 Wochen alle bewußt und engagiert mitarbeiteten.

3. Der Persönlichkeitsbereich

Wie beim Leistungsbereich versuchten wir auch beim Persönlichkeitsbereich nur solche Statistiken unserem Entlaßgespräch zu entnehmen, die sich auf die Beobachtungen der eigenen Persönlichkeit unserer Suchtkranken bezogen.

Zunächst interessierte uns, ob sich eine Änderung der Gründe für die therapeutische Behandlung gegenüber den Gründen bei Therapiebeginn ergeben hatte, m.a.W.: Wieviele Motive sich während der Therapie geändert hatten. Anschaulich zeigt diesen Vergleich Tab. 1 (Anhang II,Tab.1). Es fällt auf, daß die Gründe: "Krankheitseinsicht" und "über ärztlichen Rat", "familiäre Schwierigkeiten" bei beiden Geschlechtern bedeutend zugenommen haben, daß Männer und Frauen der Stichprobe nun weniger häufig "körperliche Beschwerden" und "depressive Verstimmungen" (letztere vor allem bei den Frauen) nennen; ferner, daß die Männer jetzt häufiger "berufliche Schwierigkeiten" und "Einschränkung der Arbeitsfähigkeit" als Behandlungsgründe angeben.

Eine weitere Fragestellung bezog sich auf entscheidende Erlebnisse unserer Pbn. während der Klinikzeit.

Wie Tab. 38 zeigt, finden sich in der Frauengruppe nicht nur allgemein die meisten Aussagen, sondern diese beziehen sich auch schwerpunktmäßig neben den mit den Männern gemeinsamen erstgenannten: "Körperliche Beschwerden" und "Krankheitseinsicht", auf sozialbezogene Erlebnisse wie "Gespräche mit Rückfälligen", "Gruppengespräche", "Familienschwierigkeiten" und "Angst" bzw. fehlender Lebensmut.

Gegenüber der Klinikaufnahme schildern sich zwar immer noch unsere Pat. am häufigsten als sensibel, stimmungsabhängig,

Tab. 38

entscheidende Erlebnisse	Männer N	Männer %	Frauen N	Frauen %	Gesamt N	Gesamt %
Körperl. Beschwerden	15	25,0	16	30,0	31	27,4
Krankheitseinsicht	14	23,3	16	30,2	30	26,6
Erinnerungslücke/ Kontrollverl.	10	16,7	13	24,5	23	20,4
Gespräche mit Rückfälligen	12	20,0	14	26,4	26	23,0
Gruppengespräche	10	16,7	12	22,6	22	19,5
Familienschwierigkeiten	8	13,3	12	22,6	20	17,7
Fehlender Lebensmut, Angst	4	6,7	10	18,9	14	12,4
Arbeitsplatzverlust, soz. Abstieg	7	11,7	6	11,3	13	11,5
Sonstiges	7	11,7	3	5,7	10	8,9
	87	145,1	102	192,4	189	167,4

reizbar, doch während bei den Männern eine Abnahme der Prozentwerte eingetreten ist, bezeichnet sich nun eine größere Anzahl von Frauen als sensibel, stimmungsabhängig und reizbar (Anhang II, Tab.8).

Der größte Teil unserer Pbn. gibt an, sich nach 1 - 3 Wochen

Klinikaufenthalt verändert zu haben. Männer und Frauen meinen, sie seien ruhiger und ausgeglichener (57%), klarer und überlegter im Denken (28%) geworden, selbstsicherer und selbstbewußter (27%), optimistischer (26%) Krankheits-einsichtiger (24%) und aufgeschlossener (20%).

Während sich bei Klinikaufnahme nur 53% der Männer und 72% der Frauen für Alkoholiker (bzw. alkoholkrank) hielten, bezeichnen sich nach Abschluß der Therapie insgesamt 98% der Befragten als alkoholkrank.
In ihren Trinkmotiven (Tab.32) zeigen unsere Pbn. ebenfalls eine interessante Veränderung gegenüber dem Klinikaufnahmetermin: zwar verändert sich die Spitzenposition der Items: "Zur Verstärkung geselliger Vergnügungen", "Begießen von Erfolgen" bei den männlichen Alk. nicht, doch ist auffallend, daß die psychosomatischen Beschwerden wie Schlafstörungen, Magenerkrankungen u.a. Schmerzzustände in ihren Aussagen abgenommen haben, depressive Verstimmungen, partnerschaftliche Störungen, unausgefüllte Freizeit, sexuelle Problematik u.a. jedoch nun deutlicher den Pat. als Trinkmotive bewußt, bzw. von ihnen genannt werden. Bei den Frauen fällt ebenfalls auf, daß einmal die depressiven Verstimmungen nicht mehr - wie beim UT 1 - an der Spitze der Trinkgründe stehen und auch in den Aussagen: Gestörte Partnerbeziehung, Schlafstörungen, Angst, sexuelle Problematik ein Rückgang auftritt, doch daß zum andern die Zunahme von Trinkgründen wie: Einsamkeit, Hemmungen, Spannung, unausgefüllte Freizeit, Kontaktstörungen und familiäre Schwierigkeiten feststellbar ist.

4. Vorschau auf die Zeit nach der Entlassung

Von Interesse schienen uns als Indikatoren für die sich anbahnende Neuorientierung die Äußerungen unserer Pat, die sich auf die unmittelbare Zukunft (familiär, beruflich, persönlich, hinsichtlich des Alkohols) bezogen.

Vorbereitungen für das Privatleben getroffen zu haben, und zwar i.S. von Aussprachen mit dem Partner und den Angehörigen, persönlichen Vorsätzen, neuer Wohnung u.a. bejahen 37% der Männer und 59% Frauen. Die Pbn. erwarten zumeist, daß bei ihrer Rückkehr die Angehörigen sie herzlich, freundlich und liebevoll aufnehmen werden (Männer: 55%, Frauen: 38%). Nur ein geringer Prozentsatz (17% bzw. 13%) nehmen ein abwartend-zurüchhaltendes Verhalten des Partners nach der Rückkehr an.

Vorbereitungen auf den Beruf (z.B. Informationen über eine neue Arbeitsstelle, Gespräche mit dem Arbeitgeber) wurden von insgesamt 20% der Pat. getroffen. Bezüglich der Arbeitsaufnahme äußern etwa die Hälfte der Männer und Frauen, die Arbeit von sich aus, innerhalb der ersten 3 Wochen nach Entlassung beginnen zu wollen. Die übrigen machen ihre Entscheidung von Bedingungen abhängig wie: "sobald körperlich gesund" oder "sobald angemessene Arbeit gefunden" (25% der Männer; 15% der Frauen).

Hinsichtlich des <u>Vorsatzes, bestimmte Verhaltensweisen zu ändern</u>, zeigt <u>Tab. 39</u>, daß die Männer vor allem Nicht-trinken

<u>Tab. 39</u>

Veränderung welcher Verhaltensweisen	Männer		Frauen		Gesamt	
	N	%	N	%	N	%
Nicht Trinken	31	63,3	19	39,6	50	51,5
Fehlverhalten beseitigen	14	28,6	26	54,2	40	41,2
ruhig, ausgeglichen werden	17	34,7	13	27,1	30	30,9
selbstbewußt werden	8	16,3	19	39,6	27	27,8
aktiv werden	7	14,3	16	33,3	23	23,7
aufgeschlossener	10	20,4	12	25,0	22	22,7
Hemmungen abbauen	5	10,2	14	29,2	19	19,6
	92	187,8	119	248,0	211	217,4
	N = 49		N = 48		N = 97	

(63%) und ruhiger, ausgeglichener werden wollen (35%), die Frauen hauptsächlich Fehlverhalten beseitigen (54%), Nichttrinker und selbstbewußter werden wollen (je 40%).

Wichtigstes Ziel beider Gruppen ist: "Trockenheit" (78%), gefolgt von Zufriedenheit (20%).

Die meisten Pat. haben bereits einen festen Plan für den 1. Tag nach der Entlassung. Am häufigsten wird genannt: mit Partner und Familie zusammen sein (38%), Kochen, ohne Alkohol den Tag verleben (28%), Arbeit bzw. Angelegenheiten ordnen (27%), sowie, bei den Frauen, Einkäufe machen (17%).

Fast alle Pat. (94%) äußern, von der Wirkung des 1. Glases überzeugt zu sein.

Für die Entscheidung zur Abstinenz werden folgende Gründe genannt:

Tab. 40

Gründe für Abstinenz	Männer		Frauen		Gesamt	
	N	%	N	%	N	%
Krankheitseinsicht	25	41,7	27	50,9	52	46,0
Gesundheit	33	55,0	18	34,0	51	45,1
geordnetes, sinnvolles Leben	20	33,3	19	35,9	39	34,5
Erkenntnis des Fehlverhaltens	14	23,3	21	39,6	35	31,0
Angst v. völligen Ruin	2	3,3	8	15,1	10	8,9
berufliche Schwierigkeiten	8	13,3	1	1,9	9	8,0
Forderung der Gesellschaft	7	11,7	-	-	7	6,2
	109	181,6	94	177,4	203	179,7

Es fällt auf, daß die Abstinenzgründe der Männer Gesundheit, Beruf und Gesellschaft betreffen, während bei den Frauen der Schwerpunkt auf der Krankheitseinsicht, der Erkenntnis des

Fehlverhaltens und der Angst vor völligem Ruin liegt.

Die meisten Pbn. (69%) äußern sich in bezug auf die Zukunft ohne Alkohol positiv mit Aussagen wie: "ich hoffe gut bzw. besser als früher". Weniger zuversichtlich zeigen sich ca. 16% der Befragten, und 15% meinen, sie wüßten es nicht.

Die Absicht, regelmäßig Abstinenzgruppen zu besuchen, erklären 94% der Pat; am häufigsten werden in diesem Zusammenhang die Anonymen Alkoholikergruppen (AA)(46%) genannt. Allerdings äußern nur etwa 42%, bereits Kontakt mit Gruppen aufgenommen zu haben, während die Mehrzahl (56%) dies verneint.

Die meistgenannten Gründe für den Besuch von Abstinenzgruppen sind bei den Männern und Frauen: Sicherheit und Stärkung (37% bzw. 66%), helfende Gespräche (40% bzw. 62%), Trockenbleiben (35% bzw. 30%), sowie Kontakte mit anderen (20% bzw. 25%). Drei Viertel der Befragten ziehen eine "offene Gruppe" einer "geschlossenen" vor.

Als wichtigste Regel zum Trockenbleiben werden in der Reihenfolge ihrer Häufigkeit genannt: "Glaube an das 1. Glas" (52%), Gruppenbesuch (46%), das "24-Stunden-Programm" (32%), eigenes Bemühen, Willenskraft (27%) und gesunde Lebensweise, Arbeit, Sport (17%).

Von Wichtigkeit erscheinen auch die Fragen nach dem Verhalten der Pat. einmal bei "Unruhe", zum andern bei "Gefahr eines Rückfalls".

Bei "Unruhezuständen" wollen die Männer bzw. Frauen vor allem Gruppen aufsuchen (43% bzw. 38%), Kontakt, Gespräch mit dem Partner suchen (33% bzw. 40%), Kontakt mit Alkoholkranken herstellen (15% bzw. 43%) und das Krankenhaus aufsuchen (22% bzw. 26%).

Bei einem Rückfall hingegen wollen die Hälfte der Männer (50%) und fast 3/4 der Frauen (72%) das Krankenhaus aufsuchen, je 1/3 zum Arzt oder Therapeuten gehen (35% bzw. 34%), sowie ca. 1/5 Kontakt mit Gruppen aufnehmen (18% bzw. 19%).

Zusammenfassend lassen sich aufgrund der Expl. II-Daten

gegenüber der Klinikaufnahme Veränderungen in den Bereichen: Psychovegetative Labilität, Sozialkontakte, Aktivität, Stimmung und Interessen feststellen, die in ähnlicher Weise auch in den psychodiagnostischen Testbefunden eintraten:

1. Hinsichtlich der psychovegetativen Labilität zeigt sich, daß die diesen Bereich kennzeichnenden Eigenschaften wie sensibel, stimmungsabhängig, reizbar von den Männern weniger oft und von den Frauen gehäufter genannt werden als z.Z. der Klinikaufnahme.
Ferner: Männer und Frauen geben an, ruhiger, ausgeglichener und selbstbewußter geworden zu sein.

2. ergeben sich bei unseren Pat. intensivere Sozialkontakte, vor allem im Verhältnis zu den Mitpatienten.

3. Die Mitarbeit am Therapieprogramm und in den Gruppen, die Art der Zukunftsplanung und -vorbereitung können als Hinweis für eine nun stärkere Aktivität unserer Pat. betrachtet werden.

4. Eine Stimmungsverbesserung wird allgemein deutlich in der zuversichtlichen, hoffnungsvollen Einstellung unserer Pat. gegenüber der "Zukunft ohne Alkohol", sowie in der Tatsache, daß vor allem die Frauen jetzt weniger häufig "depressive Verstimmung" als Einweisungsgrund angeben. Allerdings scheint sich bei den Frauen, die sich in der Selbstschilderung (- gegenüber den UT 1 -) nun verstärkt als sensibel, stimmungsabhängig und reizbar bezeichnen, ein vertieftes Problembewußtsein und keine so deutliche Stimmungsaufhellung eingestellt zu haben wie bei den Männern.

5. Ein gegenüber der Klinikaufnahme verstärktes Interesse am eigenen Geschick und an der Umwelt kann schließlich angenommen werden aufgrund der selbst- und umweltkritischeren Äußerungen, Verbesserungsvorschlägen und Zukunftsplanung im persönlichen und beruflichen Bereich.

4.2.5 Zusammenfassung und Diskussion der Ergebnisse des UT2

Hinsichtlich unserer Hypothesen können wir beim Klinikentlassungstermin (UT2) zusammenfassend feststellen:

H2 Zur Zeit des UT2 ergeben sich bei der UG signifikante Veränderungen gegenüber dem UT1 i.S. der Annäherung an die Werte der KGn bzw. Normpopulation.

H2a) Die UG zeigt nun: eine verminderte "Psychovegetative Labilität", bestätigt

1. durch die Testergebnisse FPI: Skala1 (ss)
   MPI: N (ss)
   EWL: Kat.8,10 (ss)
2. die Expl. II
3. die Selbstbeurteilungen: PP/SB

H2c) eine verminderte "A-dynamische Grundhaltung", bestätigt

1. durch die Testergebnisse: EWL:Kat.1 (ss); d_2
2. die Expl. II

H2d) eine verminderte "dysphorisch-depressive Stimmung", bestätigt

1. durch die Testergebnisse: FPI : Skala 3 (ss) u. N (ss)
   EWL:Kat. 11,12,13 (ss)
2. die Expl. II

H2e) eine Zunahme der Interessen: bestätigt durch Expl. II.

Nicht bestätigt wurde H2b

H2b) Die schon beim UT1 überdurchschnittlichen Werte im Bereich des "Sozialen Kontaktverhaltens" erhöhten sich noch. Nachgewiesen durch die Testergebn. FPI Skala 5 (ss), Skala 8 (ss); MPI Skala E (ss); EWL

Die durch die Expl. II-ergebnisse beim UT1 bestätigten reduzierten Sozialkontakte normalisierten sich i.S. der H2b.

Damit findet unsere Ergebnishypothese H2 - mit Ausnahme von H2b - in allen Bereichen eine Bestätigung: die signifikant von den KGn unterschiedenen Befunde der UG z.Z. des UT1 haben sich jetzt den Werten der KGn angeglichen.

H6 Geschlechtsspezifisch tritt beim UT2

a) ein stärkerer Rückgang der Psychovegetativen Labilität bei den Männern auf; bestätigt durch die Testergebnisse

b) ebenfalls bei den Männern eine stärkere Zunahme im Bereich Sozialkontakte; bestätigt durch die Testergebnisse

c) eine stärkere Abnahme der a-dynamischen Grundhaltung bei den Männern; bestätigt durch die Testergebnisse: EWL

d) eine Zunahme der Depressions-Indikatoren bei den Männern; nachgewiesen in den Expl. II-Ergebnissen;

Altersspezifisch ergeben sich beim UT2 keine statistisch bedeutsamen Veränderungen in den o.g. Persönlichkeitsbereichen; lediglich in H2c ist eine stärkere Abnahme einer a-dynamischen Grundhaltung in der Gruppe der Jüngeren feststellbar (d_2).

Verlaufshypothesen

H4: Hinsichtlich des Therapieverlaufs ergibt sich vom 1. zum 7. wöchentlichen Untersuchungstermin in unserer Stichprobe eine sign. Zunahme der Kat. Aktiviertheit (ss), sowie eine Abnahme der Kat. Deprimiertheit (ss) und Erregtheit (ss). Insgesamt gleichen sich die Befindlichkeitswerte i.S. der Hypothese den Werten einer KG Gesunder weitgehend an.

Bestätigt wird unsere Verlaufshypothese H4 jedoch lediglich in den Bereichen Aktiviertheit, Stimmung und Erregtheit. (ss)

H5: Hinsichtlich der Befindlichkeit der UG nach dem Autogenen Training ergeben sich sign. Unterschiede zu den Werten einer KG Gesunder in den Bereichen

- Subjektive Aktivität (ss)
- Stimmung (ss)
- Emotionale Kontrolle (ss):

In diesen Bereichen schildert sich die UG als inaktiver, weniger depressiv und weniger erregt als eine KG Gesunder.

Zweifellos sind zum Verständnis der Ergebnisse des UT2 verschiedene situative Faktoren von großer Bedeutung (vgl. POHLEN, 360, S.79-85).

Als wichtigste wären wohl zu nennen: die Abschiedsstimmung der Pat., das Weggehen aus den erlebten Gruppenbeziehungen und dem "Schonklima" (LANGEN, 1956) in das frühere (- u.U. pathogene und sozial ächtende -) Milieu; die Unsicherheit hinsichtlich eines noch nicht real vorstellbaren Lebens ohne Alkohol. Zu berücksichtigen ist auch, daß die Pat. bei einer Testwiederholung weniger distanziert gegenüber dem Untersuchungsverfahren sein dürften und bereitwilliger z.B. ein von der Norm abweichendes Verhalten zugeben oder auch durch nachlässigeres Antwortverhalten die Varianz der Skalen erhöhen (SCHOTT, F., u. LASS, W., 434, S. 184): Ferner dürfte auch die Soziale Desirabilität (vgl. HOFFMANN, H., 220 , S.343) zugenommen haben und der Wunsch eine Rolle spielen, sich,den Angehörigen, den Mitpatienten und Therapeuten zu demonstrieren, daß die Therapie erfolgreich war, wobei der Einzelne darunter wohl zunächst die Abstinenzhaltung verstand. Schließlich ist bedeutsam, daß die Pat. bei Therapiebeginn als relativ homogene Gruppe von Gamma-Alk. mit einer spezifischen sozio-psycho-somatischen Symptomatik und akuten Schmerzen erschienen, jetzt aber abstinent leben und frei von Schmerzen und Entzugssymptomen sind und zeitweise fast zu einer Euphorie über die "bestandene" Therapie neigen. Mit dem Abschluß der stationären Therapie treten jedoch auch wieder die individuellen, geschlechts- und altersspezifischen Merkmale stärker hervor, die bei Klinikaufnahme verdeckt waren.

Generell scheinen nun Breite, Richtung und Intensität der Reaktionsweisen erweitert; Die Pat. schildern sich als emotional stabiler, ruhiger, selbstsicherer sowie umweltoffener und interessierter.

Neben dem Zurückweichen der mehr körperlichen Symptomatik scheinen allerdings jetzt die seelischen Merkmale oder Krankheitszeichen stärker hervorzutreten.

Deutlich wird diese Veränderung in den beiden Bereichen, die wir auch in der Diskussion 1 (Kap.4.1.5.S.180f.) etwas ausführlicher untersuchten, und die fundamental für die Konvergenztherapie sind:

1. der psychosomatische Bereich mit dem Schwerpunkt auf der Psychovegetativen Labilität
2. der Soziale Kontaktbereich mit dem Schwerpunkt auf den Gruppenbeziehungen.

Unsere These bei Klinikaufnahme war zunächst ganz allgemein: je höher die"Psychovegetative Labilität"bzw. die neurotische Komponente (= N-Wert), desto schlechter bzw. geringer ist der Soziale Kontakt der Alk. Wir fanden jedoch beim UT1, daß die Beziehung zwischen beiden Bereichen exakter heißen muß: je höher N oder die körperlich-seelische Alk.-Abhängigkeit, desto stärker ist das Auseinanderklaffen zwischen dem Wunsch nach sozialen Kontakten und den tatsächlichen Kontakten, d.h. global: das Bedürfnis ist größer als die Fähigkeit, soziale Kontakte einzugehen und zu "halten", - und zwar in Relation zur körperlich-seelischen Abhängigkeit.

Die Ergebnisse des UT2 machen nun deutlich, daß hinsichtlich des"Sozialen Bereiches"eine ganzheitliche Entwicklung eingetreten ist und sowohl das Bedürfnis und der Wunsch, als auch die Fähigkeit zu sozialen Kontakten zugenommen haben.

Hinsichtlich der"Psychovegetativen Labilität"zeigt sich dagegen, daß (- verglichen mit UTI -) die körperlichen Beschwerden zwar offensichtlich abgenommen haben, doch die seelischen Krankheitszeichen wie: "nervöse Merkmale, Gespanntheit, schnelle Erregbarkeit, Mißstimmung u.a." überdurchschnittlich ausgeprägt geblieben sind.

Ähnlich stellt ANTONS (9) in seiner Untersuchung bei Alk. und funktionell und organisch gestörten Kurpatienten als Vergleichsgruppen fest, daß Alk.-Kranke etwas mehr als die Norm unter funktionellen Beschwerden und "Nervosität" leiden, und daß es sich wohl um eine unspezifische körperlich-seelische Labilität und stärkere Affektresonanz handelt (s.S. 132; ferner HOBI, 214 , S.18). Verglichen mit seinen organisch gestörten Kurpatienten jedoch seien - so der Autor - die untersuchten Alk. "emotional labiler" und würden "darin nur von Pat. aus einer psychosomatischen Klinik übertroffen". Im psychischen Bereich würden die Konflikte deutlich; die psychische Auffälligkeit der Alk.-Kranken läge dabei in der Richtung des Neurotizismus und damit der Konfliktbearbeitung, die auch im Zug zur Introversion deutlich würde." (vgl. ebd., S.138.)

Hinweise auf eine neurotische Fehlentwicklung schon vor der Alk.-Abhängigkeit ergaben sich in den Ergebnissen der untersuchten Frauen (vgl. auch MARCKWORT, 307 , S.82-85). Sie betonten als Trinkmotive für den Beginn ihres süchtigen Trinkens vor allem seelische Belastungen wie Einsamkeit, Angst u.a. Diese vornehmlich seelischen Schwierigkeiten führten nach Erfahrung der spannungsreduzierenden Wirkung des Alkohols zunächst zur seelischen und im Lauf des Abusus zur körperlichen Abhängigkeit mit allen psychosomatischen Folgen.

Allerdings ist hierbei zu fragen, ob die psychische Problematik nicht vor allem in der Diskrepanz von starken Wünschen nach Sozialkontakten - verstanden als Wunsch nach Geborgenheit, Wärme, Zuwendung durch die Umwelt - und der unbefriedigenden Realität wurzelt: d.h. daß eine vor dem Suchtbeginn gegebene neur. Spannung zwischen einer gesteigerten Oralität (vgl. GOERTZ, 167 , S.191) und Wirklichkeit gegeben war. Diese führte zunächst zum Alkohol als Kontaktersatz und Stimmungsaufbesserungsmittel über den unbefriedigenden Kontakt (vgl. KIELHOLZ, 252 , S.502-505) in einen circulus vitiosus u. zur psycho-physischen Abhängigkeit.

Während die Frauen diese vor-alkoholische, neurotische Situation im sozialen Nah-bereich stärker erinnern und ausdrücken und eher dem "Verstimmungsalkoholismus" (KIELHOLZ, 252, S.504) zuzurechnen sind, zeigt sich bei den Männern ein etwas anderer Sachverhalt: für sie steht der Trinkbeginn weitgehend unter gesellig-gesellschaftlichen Vorzeichen und diese Vorstellung dominiert auch noch am Ende der Therapie. Alkohol scheint das Mittel, um die eigenen Wünsche nach Kontakten i.w.S. mit der näheren und entfernteren Bezugsgruppe zu realisieren und die Diskrepanz zwischen den Riesenerwartungen und der Realität zu verdecken (vgl. GOERTZ, 167 , S.188). Nach KIELHOLZ' (252) Einteilung wären so unsere Männer mehr dem "Geselligkeitsalkoholismus" zuzurechnen. Freilich schließt diese Zuordnung andere Alk.-formen wie "Betäubungsalkoholismus" oder "Milieualkoholismus" (KIELHOLZ 252, S.503) u.a. nicht aus, sondern ein (vgl. auch die Grundlagentrias für den chronischen Alkoholiker: Persönlichkeitsstruktur, Alkoholkonsum, Milieuschäden, KIELHOLZ, 254, S.24).

Betrachten wir die Therapie und ihre Auswirkung auf die psychosomatische und soziale Gestörtheit der Pat., dann zeigt sich, daß sie zunächst, gleichsam als Somatotherapie, auf die Wiederherstellung des geschädigten körperlichen Bereichs zielt und sich oft schon in wenigen Tagen eine erstaunliche körperliche Restitution zeigt. Die psycho-soziale Therapie hingegen zieht sich meist über Jahre hin und ist viel komplexer. In 6 Wochen gelingt ihr lediglich mittels eines multidimensionalen Therapieansatzes, neurotisch-strukturelle Anteile der Sucht offen zu legen und die Grundvoraussetzungen einer weiteren persönlichkeitsumstrukturierenden Therapie zu schaffen: Einsicht bzw. Behandlungsbereitschaft und das Deutlichmachen der Bedeutung der Gruppe. Entscheidend ist somit die Frage, welche Hilfe Männer und Frauen nach der psychosomatischen Wiederherstellung im Hinblick auf die soziale Gesundung erfahren.

Unsere Untersuchungsergebnisse machen deutlich, daß der intensiven Gruppenarbeit ein überragender Anteil im Gesundungsprozeß der Pat. zuzuschreiben ist (vgl. SCHMIDT, 425, 427, 429, ferner FEUERLEIN, 128 u.a.).

Während die psychosomatische Rekonvaleszenz insbesondere anhand der wöchentlichen EWL-Verlaufsdaten und der Ergebnisse des Autogenen Trainings deutlich feststellbar ist, z.B. als Zunahme der Aktivität oder als Abnahme der Mißstimmung, oder in der erhöhten Konzentration und Leistungsbereitschaft und allgemeinen Leistungssteigerung, werden Veränderungen im Sozialen Bereich zwar deutlich, doch als habituelles Merkmal nicht so ausgeprägt wie im Bereich der Psychovegetativen Labilität.

Außer in den erhöhten Extraversionswerten der Tests sind Einstellungsänderungen im Sozialverhalten vor allem den direkten Aussagen der Pat. zu entnehmen: Nachlassen der Schüchternheit, der Sprechangst und Unsicherheit, rege Beteiligung in den Gruppengesprächen, stärkere Durchsetzungsfähigkeit und Selbstsicherheit z.B. gegenüber Mitpat. und Angehörigen. Bei den Männern scheint die Soziale Gesundung i.S. befriedigender Kontaktaufnahme und der Erfahrung des Akzeptiertseins in einer neuen Bezugsgruppe schneller zu erfolgen als bei den Frauen, für die Soziale Gesundung zunächst ein Erkennen und Durcharbeiten ihrer emotionalen Störungen und mangelhaften Erlebnisverarbeitung bedeutet. Bei den Männern mit ihrer stärkeren Somatisierung ist mit der Behebung der psychosomatischen Störungen und der Möglichkeit, in einer Gruppe beachtet und anerkannt zu werden, die soziale Heilung eingeleitet, während bei den Frauen mit ihrer stärker seelischen Problematik sich zunächst in einer erhöhten Reizbarkeit und Affektivität die neue positive Einstellung und Auseinandersetzung mit der Umwelt anzubahnen scheint (vgl. auch BATTEGAY et al., 28, S.84f.).

Eine Bestätigung finden die Befunde und Erklärungsversuche in etwa auch durch WINOKUR et al. (539). Die Autoren unterscheiden ebenfalls eine für Männer und Frauen unterschiedliche Ausprägung der Alk.-Krankheit und fanden in ihren

Untersuchungen unter 3 Alk.gruppen eine Gruppe vornehmlich depressiver Alk., meist aus Frauen bestehend, eine zweite Gruppe soziopathischer Alk. und eine dritte Gruppe primärer Alk. familiärer Herkunft. Die beiden letztgenannten Gruppen waren vorwiegend durch Männer vertreten. WALTON (in FEUERLEIN, 128, S.389-398) wies mit psychologischen Methoden nach, "daß Gamma-Trinker mehr Angst vor ihrem eigenen Impulsstreben haben und mehr feindselige Aggressionen gegen sich selbst richten".
Wir fanden sowohl im UT1 als auch im UT2 unterdurchschnittliche Werte in der Skala Aggressivität (FPI/2,EWL)u.auch sonst keinerlei Anzeichen für ein besonders aggressives Verhalten; d.h. auch bei unseren Männern und Frauen ist es naheliegend, die nicht nach außen gerichteten (-durchschnittlichen -) aggressiven Impulse als gegen die eigene Person gerichtet anzunehmen und von daher eine Verschärfung der Mißstimmungs- und Depressionsgefühle zu erwarten.

Daß den Alk.-Frauen diese Möglichkeit der aggressiven Reaktion aufgrund der sozio-kulturellen Standards und Normen noch weniger möglich ist als einer Normpopulation, und daß sie sich dadurch als noch depressiver als die Männer erleben, deutet sich ebenfalls in unseren Befunden an.

Berücksichtigt man die Kürze der Therapiezeit, so sind die ausgeprägten Veränderungen der Pat.-Persönlichkeit insgesamt und vor allem in den beiden grundlegenden Dimensionen der Psychovegetativen Labilität und des Sozialen Kontaktverhaltens erstaunlich und weisen auf ein positives neues Behandlungskonzept in der Alkoholismustherapie hin.
Wie in Kap.4.1. bei Klinikaufnahme wollen wir auch bei Klinikentlassung versuchen, ein paar charakteristisch erscheinende Verhaltensweisen unserer Pat. zu schildern.

Aus den in der Diskussion dargelegten Gründen ergibt sich insgesamt ein stärker heterogenes Bild der Pat. als bei Beginn der stationären Therapie, doch da es uns wichtig erscheint, mehr einen Gesamteindruck wiederzugeben, verzichten wir auf die Analyse der vielfältigen, in einer solchen Situation auftretenden, interindividuellen Differenzen des Pat.-Verhaltens.

Zunächst: das Verhalten der Alk. beim UT2 war der Untersuchungssituation angepaßt. Die Pat. vermochten sich rasch und ohne größere Schwierigkeiten mit dem Untersuchungsmaterial zurechtzufinden und machten aktiv und interessiert mit. Freilich gab es auch weniger aktive Pat., die voller Angst vor den kommenden Tagen und Wochen waren; je 2 von ihnen baten, den Entlaßtermin, dieser plötzlich aufbrechenden Angstzustände wegen verschieben zu dürfen. Andere wiederum zeigten eine forcierte, rastlose Aktivität und eine überspannte willensmäßige Verhaltenskontrolle, wohl auf dem Hintergrund der gleichen Unsicherheit über die nachfolgende Zeit.

Als Beispiel für die Gestaltung des Entlaßtags bietet sich das fast minutiös eingeteilte Programm an, das ein ca. 60-jähriger Patient ohne irgendwelche Aufforderung dem UL beim Abschied überreichte:

"Programm bei Entlassung am ... 1972 *)

1.) 8^{00} bis 9^{00} Verabschiedung

2.) 9^{00} bis 11^{00} Sozialamt
- a) Unterstützung
- b) Unterkunft
- c) Lohnsteuer und Versicherungskarte

polizeiliche Anmeldung
postalische Ummeldung

3.) 11^{00} bis 13^{00} Arbeitsamt
oder
"Seelenverkäufer"
für den nächsten Tag: falls keine Antwort auf Bewerbungen

4.) 13^{00} bis 14^{00} Amtsgericht
Zahlungsbefehle
und einstweilige Verfügung zur Herausgabe

---

*) Unterstreichungen vom Pat.

meines persönlichen Eigentums "Mobiliar"

5.) 14^{00} bis 15^{00} Dr. med. NN (Nervenarzt)
- Spätsprechstunde -

6.) ab 15^{00} persönliche Bewerbung
- lt. B.Z. - Stellenangebote -
spez. Spät- oder Nachtarbeit

7.) " " falls Geld erhalten
3 wichtige Einschreibebriefe aufgeben u.
Bekleidung, chem. Reinigung u. Schneider

8.) Nachtarbeit oder Gruppe oder Schlaf

Ohne auf eine Diskussion dieses Programms näher einzugehen, vermittelt die Vielzahl der Aktivitäten innerhalb eines Tages, und zwar des 1. Tages nach der Klinikentlassung, etwas von der Hektik und starken Steuerung dieses Pat.

Gefühlsmäßig zeigten sich unsere Alk. bei der Entlassung ansprechbarer als bei der Aufnahme. Ihre Reaktionen auf emotionale Reize waren im allgemeinen gleichmäßiger und gelassener und in Bereichen, die sie persönlich betrafen, schienen sie innerlich beteiligter.

Die bei Therapiebeginn gedrückte Stimmung bei den meisten war einer mehr positiven gewichen; freilich gab es auch welche, die voller Ernst und beklommen der Zukunft entgegensahen.

Im großen und ganzen erschienen unsere Pat. selbstsicherer und selbstkritischer zu sein, sowohl inbezug auf das eigene Verhalten als auch inbezug auf die eigene Leistung.

Gelegentlich kam es zu einem forciert selbstbewußten Auftreten und einer betonten Sicherheit, etwa im Sinne einer Pat.-Aussage:"Bei allen anderen kann es zum Rückfall kommen, und bei dem (N.N.) und dem (N.N.) kommt er bestimmt; doch bei mir wird es keinen Rückfall mehr geben!"

Im Sozialen Kontaktbereich war die allgemeine Veränderung am deutlichsten zu erkennen. Nicht nur das Bedürfnis nach

Kontakt hatte sich verstärkt, sondern auch die Fähigkeit, auf die Belange anderer einzugehen, aufgeschlossener und interessierter am Geschick anderer Anteil zu nehmen und miteinander über gemeinsame Probleme zu sprechen.

Die anfänglich vorherrschende Unselbständigkeit und starke Tendenz zur Konformität war nun einer größeren Selbständigkeit und kritischen Prüfung der an den Pat. herangetragenen Erwartungen von seiten der Umwelt gewichen. Insgesamt wurde diese Umwelt (Familie, Partner, Klinisches Personal, Mitpatienten) als wohlwollend, freundlich und hilfsbereit erlebt.

Hinsichtlich der vorherrschenden Themen zeigte sich einmal eine Fortsetzung der bei Klinikaufnahme anzutreffenden Thematik der Regulation (vgl. THOMAE, 501 , S.312) und der Sozialen Integration (THOMAE, ebd., S.319), zum anderen jedoch gewannen zusätzlich die antizipatorische Regulation, Aktivation und Selbstverwirklichung als Daseins-Thematiken an Bedeutung (THOMAE, 501 , S.314 bzw. S.320). Der Ausgleich (- Regulation -) einer Störung, die in Enttäuschung, Bedrohung, Angst u.a. bestehen kann (THOMAE, 501 , S.312) und früher durch Flucht in den Alkohol zu lösen versucht wurde, ist jetzt deutlicher als Bedürfnis nach Ordnung im eigenen Leben erkennbar. Hinzu kommen nun jedoch auch alle Reaktionen, die das Vermeiden von Krankheit, Rückfall, Enttäuschung, Einsamkeit, Blamage zum Ziel haben.

Bei manchen Pat, besonders bei den Jüngeren, stand z.T. eine stärker sensorisch-explorative Thematik - verstanden als Wunsch nach Erlebnis - und Wissensbereicherung, im Vordergrund. Es schien, als suchten die jüngeren Pat. so die innere Unausgefülltheit nun durch äußere Anregung zu überdecken.

Wieder bei anderen, besonders der mittleren Altersgruppe, war das Streben nach Selbstverwirklichung, nach Selbständigkeit, Verantwortung und einer zufriedenstellenden Arbeit deutlich spürbar.
Von großer Bedeutung war schließlich bei allen, besonders den

Frauen, der starke Wunsch nach Verständnis, Rat, Führung, Hilfe, nach persönlicher Bindung und einer "Getragenheit durch die soziale Umwelt", vonTHOMAE als "Thematik der sozialen Integration" bezeichnet (THOMAE, 501, S.317).

Die zu Beginn der Therapie angewandten Techniken (- verstanden als eine mehr oder minder stark vorherrschende Richtung des Daseinsvollzugs, THOMAE, 501 , S.206 -) des Ausweichens vor Problemen, des Leugnens und Bagatellisierens von Schwierigkeiten oder des passiven Abwartens auf die Lösung durch andere waren im Gefolge der veränderten Thematiken Versuchen gewichen, durch eigene Anstrengung und Leistung Schwierigkeiten zu überwinden und eine ausgleichende Lösung bei den auftauchenden Problemen zu finden.

Die Einstellung zur Zukunft ist im allgemeinen nicht mehr resigniert und pessimistisch, sondern nüchtern, realistisch und auch zuversichtlicher, trotz zeitweiliger unterschwelliger Angst und Unsicherheit. Die Bereiche des Zukunftsbezugs sind vor allem Beruf und Familie, Partnerschaft, d.h. persönliche soziale Beziehungen, des weiteren die materielle Absicherung, ferner die Sinnfrage im eigenen Leben. Realistischer ist schließlich auch die Zukunftsplanung.

4.3. Untersuchungsergebnisse 6 Monate nach Klinikentlassung (UT3)

4.3.1. Persönlichkeitsfragebogen

Wie beim UT2 stellen wir auch beim UT3 die Persönlichkeitsfragebogen als gewichtigste Komponenten unserer Hypothesen an die Spitze der Ergebnisdarstellung, gefolgt von den Ratings und dem Katamnesegespräch (Expl.III).

4.3.1.1. FPI

Erfreut konnten wir in der 3. Untersuchung mit dem FPI, 6 Monate nach Klinikentlassung (UT3) feststellen, daß sich bei unserer Alk.-Stichprobe insgesamt keine sign. Verschlechterungen gegenüber den Werten beim Klinikentlassungstermin (UT2) ergaben.

In Skala Maskulinität findet sich ein Anstieg, in Skala Offenheit ein Abstieg (Abb.7, S.141, Anhang II; Tab. 9), beide Veränderungen sind jedoch nur bei den Männern auf dem 5% Niveau gesichert.

Verringerte Werte in den Skalen Aggressivität, Depressivität, Erregtheit, Dominanzstreben, Gehemmtheit, Extraversion sowie eine Zunahme der Nervosität sind nicht signifikant.

Wie beim UT1 und UT2 schildern sich auch beim UT3 die Pat. als auffallend wenig aggressiv und durchsetzungsbereit (Skala 2 und 7).

Geschlechtsspezifisch ergibt sich bei den Männern eine weitere sehr signifikante ($\alpha \leq .01$) Zunahme des selbstsicheren und kontaktfähigen Verhaltens (Skala 8); bei den Frauen eine weitere Verringerung aggressiver Neigungen ($\alpha \leq .05$) und ein leichter Anstieg der psychovegetativen Labilität (Abb.8 u. 9, S.142f.; Anh. II, Tab. 10 u. 11).

Innerhalb der Altersgruppierung zeichnen sich bei den Jüngeren (<31 J.) neben einer nur tendenziellen Zunahme der Nervosität und Maskulinität und der weiteren Abnahme des Dominanzstrebens (Anhang II, Tab.14) keine sign. Veränderungen ab.

Ähnliches gilt für die mittlere Altersgruppe, deren Werte sich in 7 Skalen nur geringfügig (ns) vom UT2 zum UT3 verändern. Leicht gestiegen sind Nervosität, Geselligkeit und Maskulinität, abgenommen haben Aggressivität, Depressivität, Dominanzstreben und Gehemmtheit. Auf dem 5% Niveau sichern lassen sich lediglich die nun beim UT3 verringerte Offenheit und verstärkte Maskulinität.

Zusammenfassend erweisen sich die am Ende der Stationären Therapie erfaßten Persönlichkeitsbereiche in ihrer Ausprägung

1/2 Jahr später als weitgehend stabil.

<u>Verglichen mit den Ergebnissen bei Klinikentlassung</u> ergibt sich bei den Geschlechts- und Altersgruppen in den Skalen Depressivität und emotionale Labilität eine weitere Annäherung an die entsprechenden Normwerte (- konstant bei Altersgruppe 3 -); dagegen nehmen die Werte in Skala 1, Nervosität, erneut zu.

Diese genannten Veränderungen erreichen jedoch weder das 1% noch das 5% Signifikanzniveau.

<u>Hypothese 3a, b, d,</u> wonach sich die Persönlichkeitsmerkmale
- Psychosomatische Beschwerden (FPI 1),
- Psychovegetative Labilität (FPI N),
- Stimmung i.S. depressiver Verstimmung (FPI 3)
- Extraversion (FPI 5 und E)

bei Alk.-Kranken 6 Monate nach Klinikentlassung nicht signifikant von den Ergebnissen am Ende der Stationären Therapie unterscheiden, erfährt durch diese Befunde eine erste Bestätigung. Mit Aufnahme der Alk.-Frauen, bei denen sich der Extraversionswert sign. verringert ($\alpha \leq .05$), gilt diese Aussage sowohl für die männliche Gruppe als auch für die drei Altersgruppen.

<u>Verglichen mit den Ergebnissen bei Klinikaufnahme</u> sind allerdings signifikante und sehr signifikante Veränderungen i.S. der Persönlichkeitsintegration zu verzeichnen.

So schildern sich nun die Alk. Männer als wesentlich weniger nervös, depressiv, gehemmt und emotional labil ($\alpha \leq .01$) und verstärkt als gesellig, extravertiert ($\alpha \leq .05$), selbstbewußt und zuverlässig (Skala M; $\alpha \leq .01$).

Bei den Frauen beziehen sich die sehr signifikanten Veränderungen ebenfalls auf die Abnahme der Nervosität, Depressivität, Gehemmtheit und emotionale Labilität und auf eine Zunahme der Maskulinität ($\alpha \leq .01$).

4.3.1.2. M P I

Die beim UT3 durchgeführte Untersuchung mit dem MPI erbrachte gegenüber dem UT2 bei der UG insgesamt keine signifikanten Veränderungen hinsichtlich der beiden Faktoren E und N (Abb. 10, S.146, Anhang II, Tab. 15)

Die Neigung zu neurotischen Verhaltensweisen hat sich in den Geschlechtsgruppen weiter in Richtung auf die Werte der Gruppen "Normaler" (EYSENCK) vermindert.

Bei den Männern zeigt sich gegenüber dem Klinikentlaßtermin eine geringe Abnahme, bei den Frauen ein relativ starker Anstieg der Extraversion.

Unter den Altersgruppen findet sich bei den Jüngeren ($<$ 31 J.) in der Dimension Extraversion ein Absinken auf den Ausgangswert z.Z. der UT1; in den beiden übrigen Altersgruppen ist ein Anstieg der sozialen Aufgeschlossenheit festzustellen. Auf der N-Skala ergibt sich bei den Jüngeren ($<$ 31 J.) und Älteren ($>$ 45J.) eine unbedeutende Zunahme, bei den mittleren Jahrgängen eine weitere Abnahme neurotischer Reaktionsweisen.

Zusammenfassend lassen sich bei den untersuchten alkoholkranken Männern und Frauen hinsichtlich der beiden Faktoren E und N keine Veränderungen zwischen UT2 und UT3 aufweisen.

Wenn wir jedoch die Ergebnisse der Katamnese mit den Befunden bei Klinikaufnahme vergleichen, finden wir in der Gesamtgruppe sehr signifikante ($\alpha \leq .01$) Veränderungen i.S. der Abnahme sozial unangepaßter Verhaltensweisen.

Dabei ist der Rückgang neurotischer Reaktionen - nicht jedoch der Extraversion - bei den untersuchten Frauen eindeutiger als bei den Männern, bei den Gruppen der Älteren und Jüngeren stärker als bei den mittleren Jahrgängen ($\alpha \leq .01$ bzw. $\alpha \leq .05$).

Eine Stützung erfahren unsere Ergebnisse durch die Befunde aus dem FPI, wo wir ebenfalls eine Verminderung des Faktors Nervosität und des Syndroms der emotionalen Labilität in den Geschlechts- und Altersgruppen zwischen UT1 und UT3 feststellen konnten.

4.3.1.3. MMPI

Anschaulicher als unsere Tab. 21 u. 22 (Anhang II) zeigen die Profildarstellungen (Abb. 12 u. 13) die Veränderungen, die im MMPI 1/2 Jahr nach Klinikentlassung bei unseren Alk. eingetreten sind. (s. S.149 u. 150)

Bei den männlichen Pbn. ist gegenüber UT1 besonders auffällig der Rückgang der ersten drei Skalenwerte Hd, D, Hy, der sog. neurotischen Trios, zu dem auch noch der etwas verringerte Wert in der Pt-Skala zuzurechnen ist ($\alpha \leq .01$ bzw. $\alpha \leq .05$)

Bei den Frauen ist die Veränderung der Werte nicht nur auf die ersten drei Skalen beschränkt, sondern betrifft auch noch die Pa-und Pt-Skala. In noch stärkerem Maße als die vergleichbare männliche Gruppe haben sich die Frauen den Werten der Normpopulation angenähert. Besonders auffällig ist der Rückgang in Skala D von einem TK-Wert von 60 bei Klinikaufnahme zu einem Wert von 51.

Den höchsten Wert im Profil stellt (- trotz der Abnahme um 8 Wertpunkte -) wie im UT1 auch jetzt wieder der Hd-Wert dar mit einem TK-Wert von 70 bei den Männern und von 67 bei den Frauen (vgl. Abb. 12 u. 13; Anhang II, Tab.21 u.22)

Diese Ergebnisse mit ihren z.T. signifikanten bzw. sehr signifikanten ($\alpha \leq .05$ bzw. .01) Veränderungen vom oberen zum mittleren Durschschnittsbereich zeigen unsere untersuchten Alk.-Pat. z.Z. des UT3 als

1. weniger psychosomatisch gestört und mit weniger neurotischen Reaktionen (Hd, D, Hy, Pt) als z.Z. des UT1 ($\alpha \leq .05$).

2. In den Skalenwerten der neurotischen Trias Hd, D, Hy und Pt ist bei den untersuchten Männern insgesamt eine geringere Abnahme zu verzeichnen als bei den Frauen.

3. Die depressiven Verstimmungszustände unserer Alk. sind signifikant bei den Männern ($\alpha \leq .05$) und sehr signifikant bei den Frauen ($\alpha \leq .01$) auf die Durschschnittswerte zurückgegangen.

4. Im Si-Wert, der schon beim UT1 im Durchschnittsbereich lag, hat sich keine bedeutsame Veränderung ergeben. Soweit aus der Pp-Skala eine gewisse Konfliktbereitschaft zum Ausdruck kommt, läßt sich eine Verringerung dieses Wertes im UT3 feststellen.

Zusammenfassend ergibt sich, daß verglichen mit den Ergebnissen bei Klinikaufnahme sich auch im MMPI deutliche Hinweise für eine Zunahme persönlichkeitsstabilisierender Merkmale z.Z. des UT3 ergeben wie: geringere Psychovegetative Labilität, verminderte Depressivität und eine konstant gebliebene durchschnittliche Soziale Extraversion.

4.3.2. Test d_2

Beim UT3 sind im Vergleich zum UT2 im Test d_2 die Leistungen der beiden jüngeren Altersgruppen ($<$ 39 J. bzw. $<$ 49 J.) im wesentlichen erhalten geblieben, während sie in der Gruppe der Älteren ($>$ 49 J.) deutlich zurückgingen, allerdings immer noch im Bereich des guten Durchschnitts liegen (vgl. Anh.II,Tab.26).

Als Gründe für diesen im Vergleich zur Klinikaufnahme relativ starken qualitativen Leistungsabfall (7%) der Altersgruppe 3 ist einmal an die geringe Gruppenstärke (N = 9) zu denken, ferner an die aufgrund von Rückfällen wieder verstärkt hervortretenden Krankheiten und körperlichen Beschwerden wie Nervosität, Unruhe, Konzentrationsmangel; schließlich ist von Bedeutung auch der in Verbindung mit dem höheren Alter geringere Lern- und Übungseffekt als bei den jüngeren Altersgruppen. (BRICKENKAMP, 54 , S. 24)

4.3.1.4. EWL

Bei der Untersuchung des aktuellen Befindens mit der EWL beim UT3 ergeben sich weder bei der Gesamtgruppe noch bei den Geschlechtsgruppen signifikante Abweichungen von den Werten der KG3a (vgl. Anhang II, Tab. 52).

Das unter die Werte der KG abgesunkene wenig desaktivierte, müde und introvertierte Befinden bei Klinikentlassung (Anh.II,

Tab. 36) hat sich nun wie alle übrigen Befindlichkeiten "normalisiert".

Gegenüber dem UT2 jedoch ergeben sich beim UT3 (vgl. Anhang II, Tab. 51) sign. Unterschiede, und zwar im Bereich "Subjektive Aktivität": Zunahme der Desaktiviertheit, Benommenheit und motorischen Erregtheit ($\alpha \leq .05$), sowie der Müdigkeit ($\alpha \leq .01$); im Bereich "Soziale Orientierung" eine wesentlich höhere Introvertiertheit ($\alpha \leq .01$). Der Bereich "Stimmung" ist gekennzeichnet durch höhere Selbstsicherheit und Deprimiertheit ($\alpha \leq .01$); außerdem ergibt sich zum UT3 noch eine stärkere Empfindlichkeit unserer Pat. ($\alpha \leq .01$).

Geschlechtsspezifisch schildern sich im Bereich "Subjektive Aktivität" die befragten Männer als müder, benommener ($\alpha \leq .05$) und motorisch erregter ($\alpha \leq .01$), während die Frauen äußern, desaktivierter ($\alpha \leq .05$) und müder ($\alpha \leq .01$) zu sein als beim UT2.

Im Bereich "Soziale Orientierung" nahm die Introvertiertheit der Frauen deutlich zu ($\alpha \leq .05$).

Im Bereich "Stimmung" fällt die stärkere Deprimiertheit bei den Männern auf ($\alpha \leq .01$), während die Frauen sich als selbstsicherer ($\alpha \leq .05$) und empfindlicher ($\alpha \leq .05$) gegenüber dem UT2 bezeichnen.

Somit können wir bezüglich unserer H3 und H6 festhalten, daß 1. bei unseren befragten Alk.Männern und Frauen z.Z. des UT3 sign. Abweichungen gegenüber dem UT2 auftreten. Diese betreffen entgegen unserer H3 die Bereiche: Psychovegetative Labilität (nur Männer), reduzierter Sozialkontakt (nur Frauen), a-dynamische Grundhaltung (Männer und Frauen) und dysphorisch-depressive Stimmung (nur Männer).

2. Gegenüber der KG3 treten jedoch keine sign. Unterschiede auf.

Relativ zur KG3a findet also trotz sign. Abweichungen zwischen den Ergebnissen von UT2 und UT3 unsere Hypothese 3 insofern eine Bestätigung, als sowohl z.Z. des UT2, wie auch z.Z. des UT3 unsere Pbn sich von der KG in den Bereichen Psychovegetative Labilität, a-dynamische Grundhaltung und dysphorisch-depressive Stimmung nicht signifikant unterscheiden. Die gefundenen statistisch signifikanten Unterschiede zwischen UT2 und UT3 bei unseren Pbn. scheinen innerhalb der Streuung unserer KG-Werte zu liegen und deshalb hier nicht bedeutsam zu sein.

4.3.3. Ratings (R)

4.3.3.1. Freizeitaktivitäten (RF)

In unserer 2. Untersuchung mit dem RF, 6 Monate nach Klinikentlassung (=UT3) ergeben sich interessante Veränderungen:

Global betrachtet zeigen zunächst sowohl die Mittelwerte der Beliebtheits- (Besk.), wie auch der Häufigkeitsskala (Hsk) eine geringere Ausprägung als bei der 1. Untersuchung. Die besonders beliebten und besonders abgelehnten Freizeitaktivitäten änderten sich nur unbedeutend.

Als häufigste Freizeittätigkeiten werden nun Zeitungslesen und Fernsehen genannt. Vergleicht man die beiden Untersuchungsergebnisse miteinander, so fällt auf, daß in der Besk beim UT3 unsere Pat. weniger starke Wünsche äußern als bei Klinikaufnahme.

Ebenfalls zeigt sich in der Hsk des UT3 lediglich in den Bereichen Basteln, Zeitunglesen, Garten- und Hausarbeiten ein kleiner Anstieg, während alle anderen Tätigkeiten weniger oft getan werden als z.Z. des UT1.

Vergleichen wir die Ergebnisse der beiden Untersuchungen unter geschlechtsspezifischem Gesichtspunkt, so finden wir in der Besk bei den Männern eine sign. Verringerung ($\alpha \leq .01$) im Item: lernen. Bedeutsam ist ebenfalls der geringere Wert in der Variable reisen ($\alpha \leq .05$). Wesentlich auffälliger sind die Veränderungen bei den untersuchten Frauen. Ihren Angaben zufolge sind nun Tätigkeiten wie reisen, Sport treiben, tanzen, Sportveranstaltungen - sowie Vereine besuchen viel weniger ($\alpha \leq .01$) beliebt als früher. Beachtlich ($\alpha \leq .05$)

sind ebenfalls die verminderten Werte in den Items: lernen, mit Freunden zusammensein, Gesellschaftsspiele spielen, ins Kino gehen, Sachbücher lesen, kulturelle Veranstaltungen besuchen.

Auch hinsichtlich der Häufigkeit ist z.Z. des UT3 bei den Frauen ein stärkeres Nachlassen der Freizeittätigkeit festzustellen als bei den Männern. Während wir bei den letzteren sign. Abweichungen ($\alpha \leq .01$) in den Aussagen haben, die vor allem ein aktives Verbringen der Freizeit anzeigen, wie: lernen, kulturelle Veranstaltungen besuchen, reisen, klassische Musik hören u.a., zeigen unsere Frauen deutlich andere Schwerpunkte der Veränderung. Bei ihnen sind es in stärkerem Maße die eher rezeptiven Tätigkeiten, in denen ein Nachlassen z.Z. des UT3 auftritt. Signifikant abgefallen gegenüber dem UT1 sind die ohnehin geringen Besuche von Kino, Sport und Tanzveranstaltungen, kulturellen und religiösen Angeboten, sowie das Hören von Unterhaltungsmusik ($\alpha \leq .01$). Bedeutsam ist ferner die Abnahme des Reisens, des Lesens von Sachbüchern und von Gesellschaftsspielen ($\alpha \leq .05$). Bemerkenswert ist schließlich auch, daß unsere Männer etwas häufiger Zeitung lesen und öfters mal einen Stadtbummel machen, während unsere rekonvaleszenten Frauen nicht nur öfters lesen, sondern auch häufiger mit Freunden zusammen sind, sich mit einem Hobby beschäftigen und mehr als früher zu Hause und im Garten arbeiten.

Zusammenfassend zeigen die Ergebnisse des UT3:

1. daß zahlreiche Freizeitaktivitäten sowohl in der Beliebtheit, als auch - und dies in noch stärkerem Maße - bezüglich der Häufigkeit - sign. abgenommen haben ($\alpha \leq .01$ bzw. $\alpha \leq .05$)

2. daß bei den untersuchten Frauen die Veränderungen deutlicher und in mehr Bereichen auftreten als bei den Männern.

3. daß das Nachlassen der Werte bei den Männern vornehmlich Tätigkeiten betrifft, die mit Bildung und Weltinteresse umschrieben werden können, und die auf eine aktive Gestaltung

der Freizeit hinweisen: (z.B. lernen, reisen u.a.), während bei den Frauen stärkere Abnahmen im Bereich des Vergnügens und der Entspannung auftreten, in Items, die eher einer rezeptiven Verbringung der Freizeit entsprechen (z.B. Unterhaltungsmusik hören, ins Kino und zum Tanzen gehen).

4. daß beim Vergleich der Männer mit den Frauen neben der aktiven bzw. rezeptiven Freizeitverbringung auch der individuelle bzw. soziale Charakter einer Tätigkeit beachtet werden muß. Während bei den Männern in Bereichen, die ein individuelles Verbringen der Freizeit betreffen, fast keine Abnahmen zu verzeichnen sind (Beispiel: Zeitungen lesen) und auch die Verminderung in den geselligen Freizeitbereichen, wie z.B. mit Freunden zusammen sein, relativ geringfügig ist, zeigen sich bei den Frauen sign. ausgeprägtere Veränderungen - sowohl Ab- als auch Zunahme - individueller als auch sozialer Möglichkeiten der Freizeitgestaltung.

Wenn wir nach möglichen Gründen für das Nachlassen der Beliebtheits- und Häufigkeitswerte z.Z. des UT3 fragen, dann ist sicher die jeweilige Untersuchungssituation von großer Bedeutung. Bei Beginn der stationären Therapie (UT1) standen die Pat. zunächst unter einem starken Erwartungsdruck von seiten der persönlichen und institutionellen Umwelt. Der eigene intensive Wunsch nach sozialer Heilung, gesellschaftlicher Integration und Partizipation an gesellschaftlich üblichen und akzeptierten Freizeittätigkeiten stand in enger Beziehung zu den Erwartungen und Wünschen der Angehörigen, der ganzen therapeutischen Atmosphäre des Krankenhauses und des inneren Bildes, das der Alk-Kranke in sich trug. Aktivität wurde von ihm erwartet, Interesse an Fortbildung, Geselligkeit - und so war er geneigt, diesen Erwartungen entsprechend hohe Werte der Beliebtheitsskala anzugeben. Die geringeren Werte in der Häufigkeitsliste machten allerdings erhebliche Diskrepanzen zwischen Wunsch und Wirklichkeit und einen starken Nachholbedarf deutlich.

Die Situation sechs Monate nach Klinikentlassung ist dagegen im wesentlichen geprägt von der Realität des Alltags und der häuslich-vertrauten Umwelt. Vermutlich sind die Erwartungen der familiären und gesellschaftlichen Umwelt - sicher nicht zuletzt durch die Stationäre Therapie und die relative Alkoholabstinenz - nun weniger stark spürbar, und auch der eigene Wunsch nach sozialer Heilung und gesellschaftlicher Integration mag nach der erfahrenen Therapie schwächer geworden sein.

Außer diesem Bestreben der Pat., den jeweiligen Erwartungen der Umwelt entgegenzukommen, ist wohl auch die seelisch-körperliche Verfassung von großem Einfluß auf unsere Ergebnisse.

Die Befunde unserer angewandten objektiven Testverfahren (FPI, MPI, EWL), der Anamnese und der Selbstbeurteilungen, sowie der medizinischen Untersuchungen zeigten z.Z. des UT1 die befragten Pat. als schwer gestörte, neurotische Persönlichkeiten, gehemmt in ihrem Durchsetzungsvermögen, emotional labil und mit verschiedensten psychosomatischen Allgemeinstörungen, d.h. mit einem starken Leidensausdruck, der sich wohl auch auf die hohen Werte der Freizeitaktivitäten auswirkte.

Zur Zeit des UT3 sind die psychosomatischen Allgemeinstörungen weitgehend reduziert, und es zeigt sich zugleich eine im Verlauf der Therapie und mit Aufgabe des Suchtmittels eingetretene stärkere Ich-Integration und Realitätsprüfung, ferner eine Stabilisierung bzw. Entfaltung wesentlicher Persönlichkeitsfaktoren wie Geselligkeit, emotionale Stabilität, Selbstvertrauen, Aktivität (vgl. FPI, MPI, EWL). Diese eher Ich-gesteuerten Verhaltensweisen dürften eine weitere Begründung für die kritischere Einschätzung der Beliebtheit und Häufigkeit der Freizeittätigkeiten z.Z. des UT3 darstellen.

Inbezug auf unsere Hypothesen H3c,e können wir zusammenfassend folg. festhalten:

H1c: Unsere UG unterscheidet sich z.Z. des UT3 von einer KG

durch eine a-dynamischere Grundhaltung in Freizeittätigkeiten wie "garnichts tun" ($\alpha \leq .01$). Sign. häufiger als eine NA-Vergleichsgruppe verbringen unsere Alk.-Pbn. ihre Freizeit mit Tätigkeiten wie Unterhaltungsbücher lesen, fernsehen, klassische Musik hören, Hobby betreiben, Sportveranstaltungen und Clubs besuchen.

H1e: Unsere UG unterscheidet sich z.Z. des UT3 von einer KG durch geringere Interessen an Tätigkeiten wie Lernen ($\alpha \leq .05$), Sozialkontakten ($\alpha \leq .01$), Fortbildung ($\alpha \leq .01$), Klassische Musik hören ($\alpha \leq .01$)
Sporttreiben und Kinobesuch ($\alpha \leq .01$).

4.3.3.2. Die Polaritäten-Profile

Die bereits beim UT2 angesprochenen Tendenzen der Veränderung im SB, WB und FB unseres Alk.-Samples sind auch z.Z. der Nachbefragung (UT3) zu erkennen (Abb. 31-33; Anhang II, Tab. 48-50). Lediglich im Fremdbild fällt auf, daß die Alk.-Pat. nunmehr "den Alkoholiker" verstärkt als schwunglos und als eher verkrampft beurteilen.

Es ist zu vermuten, daß diese Veränderungen im FB einmal im Zusammenhang mit den Informationen während der Therapie über "den Alkoholiker" gesehen werden können, zum andern beeinflußt sind durch die stärkere Identifikation unserer Patienten mit diesem Fremdbild bzw. "dem Alkoholiker". In der Kennzeichnung "des Alkoholikers" geben unsere Alk. "dem Alkoholiker" negativere Eigenschaften, die sie aus ihrem eigenen, früheren Erleben und der Selbstbeobachtung kennen und heute nun ablehnen.

4.3.4. Exploration III - Katamnese

Wie schon Expl. I und II, so soll auch unsere Expl. III dazu dienen, weitere Daten zur Absicherung unserer Arbeitshypothesen zu erhalten.

Zunächst bringen wir eine Kurzgliederung über die von uns im Hinblick auf unsere Hypothesen verwandten Katamnesedaten (vgl. Anhang I,3)

1. Einleitend: Rückschau auf die Stationäre Therapie und die Zeit nach Klinikentlassung
2. Sozialer Bereich: Beziehung zu Partner, Angehörigen und Berufskollegen
3. Leistungsbereich: Arbeit und Beruf
4. Persönlichkeitsbereich: Spezifische Persönlichkeitsmerkmale, Rückschau auf die Trinkmotive
5. Alkoholbereich:
   1) Einstellung zum Alkohol überhaupt
   2) Rückfall
   3) Alk.-Abstinenzgruppe
   4) Vorschau auf die Zukunft

1. In ihrer Rückschau auf die stationäre Therapie halten die meisten Pbn (75%) den 6-Wochen-Zeitraum für "gerade richtig". Von den Frauen empfinden 27%, von den Männern 18% den Klinikaufenthalt als "zu kurz".

Äußerungen unserer Pat, die sich auf Verbesserungen am Therapieprogramm bezogen, lassen sich aus unserer Tab. 41 ablesen.

Tab. 41

Verbesserung am Therapieprogramm	Männer N=34	%	Frauen N=33	%	Gesamt N=67	%
nichts, ist gut so	10	29,4	8	24,2	18	26,9
individuelle Betreuung	7	20,6	11	33,3	18	26,9
kleinere Gruppen	7	20,6	9	27,3	16	23,9
Sonstiges	8	23,5	4	12,1	12	17,9
Sport, Gymnastik	5	14,7	3	9,1	8	11,9
	37	108,8	35	106,0	72	107,5

Ähnlich wie in Expl.II(s.S.219f.) treten auch in Tab. 41 bei den Frauen sehr viel häufiger Aussagen auf, die auf eine individuellere Betreuung und kleinere Gruppen im Therapieprogramm abzielen, während von den Männern häufiger Sport, Gymnastik und "Sonstiges" (z.B. Späteres Zubettgehen, o. Besuch von Abstinenzgruppen außerhalb der Klinik) gewünscht wird.

Von Interesse schien uns - wie beim Klinikentlaßgespräch - die Frage, welche Erlebnisse die Pat. vor allem zur Abstinenzentscheidung geführt haben. Wie Tab. 42 zeigt (nur die meistgenannten Erlebnisse sind berücksichtigt) nennen die Frauen neben der Aufklärung im Krankenhaus als häufigstes Erlebnis "Selbsterkenntnis", während die Männer öfters durch persönliche und/oder soziale Tiefpunkte zu ihrer Abstinenzentscheidung kommen. Beim Vergleich mit den diesbezüglichen Aussagen am Ende der Therapie (s.S.220) fällt auf, daß "Krankheitseinsicht" ca. 20% weniger oft als Erlebnis zur Abstinenz genannt wird.

Tab. 42

Erlebnisse zur Ab-	Männer N=34	%	Frauen N=33	%	Gesamt N=67	%
Aufklärung, Therapie im Krankenhaus	14	41,2	13	39,4	27	40,3
Selbsterkenntnis	10	29,4	13	39,4	23	34,3
pers. Erlebnisse, (Schocks)	9	26,5	9	27,3	18	26,9
Krankheitseinsicht	8	23,5	9	27,3	17	25,4
pers. od. sozialer Tiefpunkt	9	26,5	5	15,2	14	20,9
	50	147,1	49	148,6	99	147,8

Entzugserscheinungen gehabt zu haben, äußern nur 13 Männer und 18 Frauen. Am häufigsten werden Nervosität, Unruhe, Zittern und Schweißausbrüche von den Männern, Depressionen und Angst vor allem von den Frauen genannt.

Interessant schien uns auch die Frage nach den in der Rückschau angegebenen Trinkgründen. (s. Tab. 32, S. 134f.)

Wie aus Tab. 32 ersichtlich, zeigt sich gegenüber den Angaben bei der Entlassung, daß die Männer weniger oft "zur Verstärkung geselliger Vergnügungen" und auch weniger oft "Störung der Partnerbeziehung" als frühere Trinkgründe angeben, während bei den Frauen "Einsamkeit" und "Hemmungen" als Trinkmotive seltener genannt werden. Zieht man noch die beim Aufnahmetermin angegebenen Trinkmotive in die Betrachtung mit ein, dann ist die starke Veränderung bei den Männern in Aussagen wie: "Zur Verstärkung geselliger Vergnügungen" (51%; 45%; 26%), "Störung der Partnerbeziehung, Einsamkeit, unausgefüllte Freizeit, schlechte wirtschaftliche Lage" gegenüber der relativen Konstanz bei den Frauen in Items wie "depressive Verstimmung, Einsamkeit, Störung der Partnerbeziehung, Hemmungen und Angst" besonders auffällig.

2. Der Soziale Bereich

Die Frage, ob offene Gespräche über Alkohol mit dem Partner möglich waren und sind, beantworten die meisten Pbn (78%) positiv. Allerdings geben fast die Hälfte der Männer (47%) und 1/3 der Frauen (33%) an, von ihren Partnern Vorwürfe wegen ihrer Trinkvergangenheit erhalten zu haben. Etwa die Hälfte der Befragten meinte, ihre Gespräche mit dem Partner seien offener (51%), ehrlicher (56%) und toleranter (46%) geworden.

Geschlechtsspezifisch fällt jedoch auf, daß 65% der Männer, doch nur 42% der Frauen ein besseres Vertrauensverhältnis zum Partner erwähnen; ferner, daß die meisten Männer (68%) angeben, keine Schwierigkeiten in ihrer Beziehung zum Partner zu haben gegenüber 42% der Frauen. Von diesen nennen 18% "Mangel an Vertrauen" und "Unverständnis des Partners" (12%) als wesentliche Probleme.

3. Der Leistungsbereich

Mit der Arbeit begonnen haben ihrer Angabe zufolge 65% der Männer und 36% der Frauen innerhalb der ersten 4 Wochen nach Klinikentlassung. Drei Monate später (nach UT2) arbeiteten weitere 12% der Männer und 21% der Frauen. Diese Angaben entsprechen in etwa den bei Klinikentlassung gemachten Aussagen. Von Interesse schien es uns zu sein, unsere Pbn. eine Beurteilung der früheren (vor Klinikaufnahme) und jetzigen (nach Klinikentlassung) Arbeitsbedingungen vornehmen zu lassen. Tab. 43 veranschaulicht unsere Ergebnisse.

Sowohl bei den Männern als auch bei den Frauen ist nach ihrer Selbstaussage ein starker Anstieg günstiger beruflicher Arbeitsbedingungen in der Nachklinikzeit festzustellen.

Tab. 43

	vor Klinikaufnahme			nach Klinikentlassung		
Arbeitsbedingungen	Männer %	Frauen %	Gesamt %	Männer %	Frauen %	Gesamt %
sehr gut	8,8	9,1	9,0	14,7	24,2	19,4
gut	26,5	18,2	22,4	44,1	21,2	32,8
nicht besonders	29,4	6,0	17,9	17,7	6,1	12,0
schlecht	11,8	15,2	13,4	-	-	-
sehr schlecht	8,8	6,0	7,4	-	-	-
entfällt	14,7	45,5	29,9	23,5	48,5	35,8
	100,0	100,0	100,0	100,0	100,0	100,0

4. Der Persönlichkeitsbereich

Unter den unmittelbar auf die eigene Persönlichkeit bezogenen Aussagen lassen sich in unserer Katamnese besonders jene nennen, in denen unsere ehemaligen Pat. sich selbst in ihrem Verhalten zum Partner schildern. So äußern insgesamt mehr als die Hälfte der Pbn. (58%), ihr Verhalten zum Partner geändert zu haben und z.B. ruhiger, netter, ausgeglichener (41%) geworden zu sein und ihn besser zu verstehen (33%). Im Vergleich zur Zeit vor der Klinikaufnahme meinen fast 3/4 der Frauen (73%), sie seien jetzt selbständiger geworden (gleichgeblieben: 15%). Bei den Männern geben ca. 29% an, ihre Selbständigkeit sei gleichgeblieben, und 59%, sie sei gegenüber früher stärker geworden. (Beispiele für diese Selbständigkeit: u.a. Mitbestimmen in Finanz- und Anschaffungsdingen, Kindererziehung, Freizeitverbringung, dabei auch Besuch von Gruppen.)

Etwa 74% der Männer und 88% der Frauen äußern, seit der Klinikentlassung eine vertiefte Nachdenklichkeit an sich festzustellen; ferner, sich selbst und anderen Gegenüber ehrlicher geworden zu sein (77%).

An mehr allgemeinen Verhaltensänderungen im Leben seit Ende der stationären Therapie erwähnen die Frauen häufiger als die Männer "geregelte Lebensführung" (27%) und "persönliche Bereicherung" (24%). Die Männer sehen ihren Schwerpunkt in Einstellungsänderungen (27%) und geben auch öfters an, nichts geändert zu haben (27%).

Hinsichtlich der Anzahl ihrer Kontakte mit Alk.Kranken zeigt Tab. 44 die gegebenen Antworten:

Tab. 44

Zahl der Kontakte	Männer		Frauen		Gesamt	
	N	%	N	%	N	%
zu keinem	10	29,4	7	21,2	17	25,4
zu einem	4	11,8	9	27,3	13	19,4
zu zweien	2	5,9	4	12,1	6	9,0
zu drei bis zehn	11	32,3	9	27,2	20	28,8
zu mehr als zehn	3	8,8	2	6,1	5	7,4
ohne Antwort	4	11,8	2	6,1	6	9,0
	34	100,0	33	100,0	67	100,0

Es fällt auf, daß von 67 ehemaligen Pat. insgesamt 1/4 keinerlei Kontakt zu anderen Schicksalsgefährten hat. Tendenziell zeigt sich in unserer Tab. 44 auch die Neigung der befragten Frauen, eher mit einem oder zwei Personen in Kontakt zu stehen, wie wir dies schon in Expl. I (s.S.137) feststellten.

4. Die Beziehung zum Alkohol

Ein besonders wichtiger Fragenkomplex bezieht sich in unserer Expl. III auf das veränderte Verhältnis unserer ehemaligen Pat. zum alkoholischen Suchtmittel. Um eine bessere Übersicht zu bekommen, gliederten wir diesen Bereich vierfach, und zwar in Fragen

1. nach der jetzigen Einstellung zum Alkohol allgemein,
2. nach dem möglichen Rückfall,
3. nach dem Verhältnis zu Abstinenzgruppen,
4. nach vorgestellten zukünftigen Verhaltensweisen.

4.1. Zur Zeit unserer 3. Befragung geben ca. 85% unserer Männer und Frauen an, alkoholkrank zu sein. Zwei Frauen und 4 Männer sind sich bei dieser Frage nicht sicher. Während von 73% der Frauen bezüglich der Einstellung zum Alkohol eine "völlige Abstinenz" vertreten wird, sind es bei den Männern nur mehr 62% mit dieser Einstellung! (vgl. Expl. II, s. S.226) Mehr als 1/4 der Männer meint , gelegentlich wieder geringe Mengen Alkohol trinken zu können (Frauen nur 15%.)

Befragt nach "Schuldgefühlen wegen Taten aus der Trinkzeit" antworten 72% der Pbn. positiv. Von diesen haben sich die meisten inzwischen bei den Betroffenen entschuldigt.

Eine ernste Gefahr, in der Nachklinikzeit wieder zu trinken, besteht nach ihrer Aussage bei 55% unserer ehemaligen Pat. Von den Männern werden hierbei als gefährliche Situationen vor allem Feste in der Familie, Entzugserscheinungen und Trinken der Arbeitskollegen (je 21%) empfunden, von den Frauen: Trinken der Familienangehörigen (22%) und Partnerschaftsprobleme (17%).

4.2. Von den 34 männlichen Pbn. hatten 21 (62%), von den 33 weiblichen Pbn. 17 (52%) seit der Entlassung wieder einmal oder öfters Alkohol getrunken; insgesamt waren 38% der Männer und 48% der Frauen bis zum Zeitpunkt des UT3 abstinent geblieben. Altersspezifisch verteilen sich die Rückfälligen auf alle 3 Altersgruppen in gleicher Stärke (54-60%). Unter den 21 rückfällig gewordenen Männern hatten 4 bereits nach einem Tag wieder getrunken, ebenfalls 4 nach einer Woche und 5 nach einem Monat.

Von den 17 rückfälligen Frauen tranken 2 wieder in den ersten drei Tagen nach Klinikentlassung, 3 nach einer Woche und 5 nach einem Monat.

Der Rückfall dauerte bei 1/3 der Männer und der Hälfte der Frauen nur einen Tag lang. Länger als 2 Monate hatten 5 Männer und 2 Frau getrunken; die Männer dabei überwiegend wöchentlich (N=5) und täglich (N=9), die Frauen nur einmalig (N=5), aber auch täglich (N=6).

In den meisten Fällen (83%) kam es zum Rückfall "aus eigenem Antrieb". Die am häufigsten geschilderten Situationen waren: die Vorstellung "ein Glas kann nicht schaden" (34%), "Krisensituationen mit dem Partner" (24%) (vor allem von den Frauen genannt) (35%) sowie "unerklärliche Gründe" (18%).

"Kontrolliert" getrunken zu haben meinen 62% der Männer und 59% der Frauen. Schuldgefühle bei ihrem Rückfall nennen 88% der Frauen gegenüber 57% der Männer; ebenfalls äußern mehr Frauen (65%) als Männer (29%) vor dem Rückfall deprimiert, unruhig, ängstlich und traurig gewesen zu sein (je 18%). Erneut in ärztlicher Behandlung wegen des Alkohols waren 5 Männer und 3 Frauen.

Während bzw. nach ihrem Rückfall hatten 43% der Männer und 71% der Frauen Kontakte mit Abstinenzgruppen aufgenommen.

Ihren Rückfall hatten fast 1/4 der Männer niemandem gegenüber eingestanden, während die Frauen fast alle mit einzelnen und/ oder mit mehreren Menschen darüber gesprochen hatten.

Inbezug auf die Frage nach einer möglichen Suchtverlagerung sagten 52% der Pbn., in den 6 Monaten seit Klinikentlassung öfters Tabletten eingenommen zu haben. Anlässe hierzu seien hauptsächlich Schlaflosigkeit, Unruhe (Männer: 27%; Frauen: 35%), sowie körperliche Beschwerden gewesen (28% bzw. 29%).

4.3. Von besonderer Wichtigkeit erschien der Bereich, der die Kontakte und Besuche von Abstinenzgruppen betraf. Etwas mehr Frauen (76%) als Männer (68%) gaben an, Abstinenzgruppen besucht zu haben, und zwar sofort bzw. in der ersten Woche nach Entlassung 91% der Männer und 84% der Frauen.

Meist machten unsere ehemaligen Pat. diese Besuche allein (58%), seltener zusammen mit einem anderen (25%). Am häufigsten wurden die Gruppen einmal pro Woche besucht (42%). Wesentlich mehr Männer (44%) als Frauen (20%) gaben jedoch an, auch mehrmals in der Woche Gruppen besucht zu haben.

In welcher Weise die Männer und Frauen ihre sprachliche Beteiligung in den Gruppen beurteilen, zeigt Tab. 45:

Tabelle 45:

Sprechen in der Gruppe	Männer N = 23	%	Frauen N = 25	%
Über mich gesprochen	-	-	4	16.0
Zum Thema gesprochen	3	13.0	5	20.0
Über mich und zum Thema gesprochen	17	74.0	8	32.0
Nur zugehört	3	13.0	8	32.0
	23	100.0	25	100.0

Besonders auffällig ist der hohe Prozentsatz von Männern, die angeben, über sich und zum Thema gesprochen zu haben. Von den Frauen hatte 1/3 sich gar nicht verbal am Gespräch beteiligt, sondern nur zugehört.

Erstaunlich hoch ist im Vergleich zu den Frauen (40%) die Zahl der Männer (87%), die äußern, in der Gruppe ihre Fehler bekannt zu haben. Neben dieser Tendenz zu einer selbstkritischeren Einstellung scheinen die Männer auch in der häufigeren Teilnahme am sog. "Gruppen-Nach-Meeting" (74%);Frauen: 56%) sich eher einer neuen Bezugsgruppe zugehörig zu wissen als die befragten Frauen.

Gruppenthemen auch noch in den nachfolgenden Tagen mit anderen Menschen (Partner, Angehörigen) besprochen (und vertieft) zu haben, äußern Männer und Frauen in gleicher Häufigkeit (75%).

An erfahrener Hilfe durch die Gruppen nennen die Männer vor allem Information, Erkenntnis (39%) und Sicherheit, Halt (26%), die Frauen in erster Linie Sicherheit (36%) sowie Verständnis und Aussprache (20%).

Die Frage, ob ihnen die Gruppe auch bei der Bewältigung von anderen Lebensproblemen (- außer Alkohol -) geholfen habe, beantworten fast 3/4 der Männer (74%) und gut die Hälfte der Frauen (52%) positiv.

Während von unseren weiblichen Pbn "offene" und "geschlossene Gruppen" in gleicher Weise geschätzt werden (je 42%), bevorzugen unsere Männer eher die offenen (38%) als die geschlossenen Gruppen (29%).

An weiteren Wünschen nennen ca. die Hälfte der Befragten, daß man persönliche Probleme, nicht nur sachliche oder geplante Themen, in der Gruppe besprechen, und daß der Gruppenleiter mehr im Hintergrund und wenig direktiv sein solle (55%).

4.4. In ihrer Vorschau auf die weitere Zukunft ohne Alkohol halten fast 3/4 der Männer (74%) und noch mehr Frauen (85%) eine weitere Beschäftigung mit dem Thema Alkohol für notwendig.

Bezüglich der Bedeutung des Gruppenbesuches in den kommenden 2-3 Jahren äußern mehr als 80% der Frauen und Männer, daß sie einen weiteren, regelmäßigen bzw. gelegentlichen Gruppenbesuch für unbedingt erforderlich halten. Die Anzahl der notwendigen Gruppenbesuche wird dabei überwiegend mit einmal pro Woche (45%) angegeben. Auffallend hoch ist (- verglichen mit der Aussage in Expl. II, S.227) der Prozentsatz der Männer (32% gegenüber nur 3% Frauen), die glauben, wieder kontrolliert trinken zu können. So ist es nicht verwunderlich, daß zwar 94% der Frauen, jedoch nur 74% der Männer von der Wirkung des 1. Glases überzeugt sind (vgl. Expl. II, S.228: Männer: 92%; Frauen: 96%).

Als wichtigste Regeln zum "Trockenbleiben" nennen die Männer vor allem: "eigene Willenskraft" (53%) und "persönliche Erlebnisse mit Alkohol" (z.B. Schocks der Trinkvergangenheit)(21%);

die Frauen geben dagegen an: "Glaube an das 1. Glas" (36%), eigene Willenskraft (30%), das 24-Stunden-Programm (27%) und Gruppenbesuche (24%). Verglichen mit den Aussagen hierzu bei Klinikentlassung (Expl. II,S.229) fällt vor allem auf, daß die Männer sich jetzt offenbar mehr auf ihre eigene Willenskraft inbezug auf die Alkoholabstinenz verlassen.

Zusammenfassend können wir sagen:

1. die in der Expl. III gefundenen Ergebnisse stehen - mit gewissen Einschränkungen - im Einklang mit den Befunden unserer Testverfahren.

2. In wesentlichen Bereichen ergeben sich dabei geschlechtsspezifische Unterschiede.

Des Näheren zeigt sich: 1/2 J. nach Klinikentlassung,

1. daß von der Mehrzahl der ehemaligen Pat. die stationäre Therapie als wichtigste Komponente für die Abstinenzentscheidung angesehen wird.

2. daß die Frauen hinsichtlich des Sozialbereiches im Unterschied zu den Männern

a) kleinere Gruppen,bzw. den Kontakt zu Einzelpersonen bevorzugen,

b) insgesamt eine weniger gute Beziehung zum Partner angeben als die Männer,

3. daß die meisten Männer und Frauen wieder voll arbeitsfähig sind und im Vergleich zur Vorklinikzeit sich beruflich verbessert haben,

4. daß eine sich selbst - und anderen gegenüber ehrlichere, sozialaktivere und selbstkritischere Einstellung bei beiden Geschlechtsgruppen zugenommen hat,

5. daß hinsichtlich der Einstellung zur Alkoholabstinenz bei den Frauen eine kompromißlosere Ablehnung vertreten wird als von den Männern und auch mehr Frauen als Männer abstinent geblieben sind,

6. daß die Situation des Rückfalls stimmungsmäßig von Männern und Frauen verschieden erlebt wird,

7. daß in der Rückschau auf die früheren Trinkmotive bei den Frauen eindeutig depressive Verstimmung, Einsamkeit, Angst, gestörte Partnerbeziehung dominieren, während die Motive der Männer stärkere Schwankungen aufweisen, doch dabei auch eine Einbettung in eine Bezugsgruppe anzeigen,

8. daß 3/4 der Befragten Abstinenzgruppen besuchen, die meisten engagiert und aktiv dabei sind und Gruppenbesuche auch für die Zukunft als notwendige Hilfe betrachten.

4.3.5. Zusammenfassung der Ergebnisse des UT3

Hinsichtlich unserer Hypothesen können wir 6 Monate nach Klinikentlassung (UT3) zusammenfassend feststellen:

H3 Unsere UG zeigt beim UT3 gegenüber den Befunden beim UT2 keine, bzw. nur zufällige Veränderungen:

H3a) im Bereich "Psychovegetative Labilität"
Bestätigt 1. durch die Testergebnisse FPI: Skala 1
(mit Einschränkung MMPJ) MPI: N
2. die Expl. III
3. die Selbstbeurteilungen: PP/SB

Nicht bestätigt wurde H3a durch die Testergebnisse der EWL

H3b) im Sozialen Kontaktbereich
Bestätigt 1. durch die Testergebnisse: FPI: Skala 5
Skala E
MPI: E
(Nicht bestätigt: mit Einschränkung, durch RF)

H3c) im Bereich "A-dynamische Grundhaltung"
Bestätigt in Expl. III
Nicht bestätigt: durch die Testergebnisse EWL
(mit Einschränkung durch Rating Freizeitaktivitäten)

H3d) im Bereich "dysphorisch-depressive Stimmung"
Bestätigt 1. durch die Testergebnisse: FPI: Skala 3
(mit Einschränkung MMPI)
2. die Expl. III

H3e) im Bereich "Interessen"
Nachgewiesen in Expl. III
(Nicht nachgewiesen, mit Einschränkung, im RF)

H6 Geschlechtsspezifisch ergeben sich beim UT3 gegenüber dem UT2 entgegen unserer Hypothese H3 folg. Abweichungen:

a) eine stärkere Psychovegetative Labilität der Männer
Bestätigt durch die Testergebnisse: EWL

d) eine stärkere depressive Stimmung bei den Männern
Bestätigt durch die Testergebnisse: EWL

b) eine Verminderung der Sozialkontakte bei den Frauen
Bestätigt 1. durch die Testergebnisse FPI, EWL
2. die Expl. III
(mit Einschränkung durch Rating Freizeit)

Altersspezifisch ergeben sich keine bedeutsamen Unterscheidungen.

Unsere Ergebnishypothese 3a-e findet somit in wesentlichen Bereichen eine statistisch abgesicherte Bestätigung. Zugleich ergeben sich signifikante Unterschiede zwischen den Ergebnissen der beiden Termine UT2 und UT3, die unsere These von der relativen Konstanz der Ergebnisse der stationären Therapie in Frage stellen, und auf die in der Diskussion näher eingegangen werden soll.

5. Diskussion der Ergebnisse

Abschließend wollen wir die Hauptergebnisse unserer Untersuchung diskutieren und auf dem Hintergrund des vorgestellten therapeutischen Konvergenzmodells Probleme der Katamnese und Prognose sowie Fragen der Psychohygiene erörtern. In Anbetracht der komplexen Zusammenhänge sind die Ausführungen hierzu lediglich als Hinweise zu verstehen. Eine Generalisierbarkeit der Daten auf den Alkoholiker oder Alkoholiker überhaupt ist bei der kleinen selektierten Stichprobe, beim Fehlen einer echten Kontrollgruppe und bei einer Katamnese von nur 1/2 Jahr nicht möglich. Deshalb haben unsere Erklärungen rein hypothetischen Charakter und die Ergebnisse Erkundungscharakter.

Eine nähere Betrachtung unserer Ergebnisse zeigt folgende Veränderungen (vom UT1 zum UT3):

1. Abnahme der Neurotizismus-Werte und der psychovegetativen Labilität (FPI, 1, N; MPI; EWL; im MMPI Rückgang der Werte der "neurotischen Trias": Hd, D, Hy, Pt)

2. Veränderung des Interessenbereiches in Richtung zu größerer Realitätsnähe

3. Anstieg der subjektiven Aktivität (EWL; Expl. III)

4. "Aufbesserung" der depressiven Stimmung (FPI, 3; EWL)

5. Veränderung des Sozialen Kontaktverhaltens i.S. der Aufnahme neuer und befriedigender Beziehungen im Lauf der Therapie wie z.B. häufige Besuche von Abstinenzgruppen, oder größere Offenheit gegenüber dem Partner. Es zeigte sich in der Katamnese nicht nur wiederum der bei Therapiebeginn aufgetretene überdurchschnittlich starke Wunsch nach Kontakt, sondern nun auch eine gewisse Fähigkeit, Kontakte einzugehen.

Da Veränderungen im Sozialen Bereich sich auf alle Persönlichkeitsmerkmale auswirken und die gruppendynamische konvergente Therapie einen Schwerpunkt in der Herstellung befriedigender sozialer Beziehungen sieht, sei dieser Bereich an den Anfang der Diskussion gestellt.

In den objektiven Testverfahren ist vor allem das starke Kontaktbedürfnis der Pat. zu erkennen, nicht jedoch ihre Fähigkeit, befriedigende Soziale Kontakte einzugehen, zu unterhalten und zu intensivieren. In den Selbstaussagen dagegen (Expl. I, II, III; WHO-Fragebogen) werden vor allem die realen, reduzierten und gestörten Sozialbeziehungen i.S. unserer Hypothese H3 deutlich. Es ist anzunehmen, daß in den objektiven Tests eine andere Form oder Ausprägung des Sozialen Kontaktverhaltens gemessen wird als in den Explorationen.

Hinter diesem ausgeprägten Wunsch nach Kontakt, Halt und Zugehörigkeit und dem resignierenden "In - Ruhe - Gelassen - Werden - Wollen" aufgrund der erlebten Unfähigkeit, sich den Wunsch zu erfüllen, läßt sich die gestörte Oralität des Alk. vermuten, wie sie von GOERTZ (167) und MARCKWORT (307) als Eigentümlichkeit des chronischen Suchtkranken herausgearbeitet wurde. Therapeutisch wichtig scheint es, dem Alk.-kranken schrittweise Möglichkeiten zu verschaffen (z.B. mittels unterschiedlich strukturierter Gruppen), aktiv emotional befriedigende Beziehungen aufzunehmen, festzuhalten und zu gestalten.

Wie beim Sozialen Kontaktverhalten finden wir auch im Bereich Stimmung bzw. Stimmungslage unterschiedliche Ergebnisse der objektiven Tests und der subjektiven Beurteilungen. In der EWL, die sich auf die aktuelle Gestimmtheit bezieht, ergibt sich ein Anstieg der Stimmungswerte; im FPI, der etwas "Festeres", Habituelles mißt, wird stärker die zugrundeliegende, verfestigte Stimmungshaltung (die "Klangfarbe des Lebensgefühls" (LERSCH in 488, S.325)) deutlich. Aus diesen Ergebnissen wird somit nur erkennbar, daß sich stimmungsmäßig etwas in Gang setzt - oder "zwischen mehreren ständig wiederkehrenden Stimmungspolen" oszilliert (THOMAE, 488,S.325).

Die Gründe für die Veränderung der Stimmungslage sind wohl vor allem in folgendem zu sehen: Abstinenz und damit verbunden Rückgang oder Fehlen psychosomatischer Beschwerden (z.B. Schlaflosigkeit), Erfolgserlebnisse, Gruppenkontakte, die Auswirkung verschiedener therapeutischer Techniken (z.B. Autogenes Training), das Schonklima, Bedeutsame "Auftriebsfaktoren" sind außerdem die Hoffnung, verstanden als ausdauernde Kraft auf das "Wieder-heil-werden" zu warten (vgl. PLÜGGE, 358, S.438), die neue Wertorientierung und neugesehene und neuangepackte Aufgaben. Für die Therapie scheint es wichtig, daß die Pat. die Ausstrahlung eines optimistischen, hoffnungsvollen therapeutischen Klimas erleben (vgl. GLATT, 161, S.74; SANDMANN, 410,S.52), ferner die echte Möglichkeit haben, neue Kontakte zu knüpfen und Enttäuschungen über mißglückte Ansätze nicht zu verdrängen, sondern durchsprechen zu lernen (vgl. z.B. GLATT, 161, S.71)

Von entscheidender Bedeutung ist schließlich die Einbeziehung der Angehörigen in die Therapie (vgl. GLATT, 161, S.73-75; FEUERLEIN, 125, S.63). Gerade bzgl. der depressiven Verstimmungszustände und starken Stimmungsschwankungen beim Rekonvaleszenten ist das Agieren und Reagieren der nächsten Bezugspersonen von großer Bedeutung für die je neue Entscheidung und Motivation des Pat. zur Abstinenz und zur sozialen und personalen Integration.

Einen weiteren wichtigen Bereich stellt die a-dynamische Grundhaltung dar, die wir als Kennzeichen des chronischen Suchtkranken annahmen. Wir verstanden darunter das Ausmaß von beobachtbaren und erschließbaren Indikatoren subjektiver Aktivität und Desaktivität. Entsprechend unserer These schilderten sich unsere Pat. im Laufe der stationären und nachstationären Therapie als zunehmend aktiver und weniger desaktiv (EWL, Expl.II;III).

Die Gründe hierfür dürften die nämlichen sein, die zur Veränderung der Stimmungslage führen:

1. erreichte Alkoholabstinenz (oder das verstärkte Bemühen darum)
2. das damit verbundene Erfolgserlebnis und die Freude darüber, daß etwas Neues in Schwung kommt und gelingt (positive Verstärkung;"Engelskreis"analog dem"Teufelskreis")
3. das Erlebnis der Verbundenheit mit anderen, bereits "trockenen" Alk. und,dadurch verstärkt, weitere Anregung und Ermunterung
4. Schließlich sind für die Auflockerung der a-dynamischen Grundhaltung von großer Bedeutung die an der Gruppendynamik orientierten verschiedenen und doch konvergierenden Gruppenformen sowie die gezielte Einbeziehung der Angehörigen und Partner.

Der z.B. in der EWL (Abb. 15, S.) erkennbare "Knick" zwischen UT2 und UT3 ist verständlich, wenn man die Hochstimmung mancher Pat. z.Z. des UT2 über die wiedererlangte körperlich-seelische Verfassung und über die positive Klärung familiärer partnerschaftlicher und beruflicher Probleme berücksichtigt. Der reduzierte Wert z.Z. des UT3 (z.B. in Kat. Aktiviertheit) ist auf dem genannten Hintergrund eher als Anzeichen einer größeren Realitätsnähe zu sehen (vgl. bzgl. der besonderen psychologischen Situation am Anfang und Ende einer Behandlung, POHLEN, 360, S.113; ferner VOGEL, 510).

Im Bereich der Interessen knüpften wir in unserer Hypothese an die Vorstellung einer Interessenverarmung bzw. -verminderung, wie sie im WHO-Fragebogen für den Gamma-Alk. aufgezeigt wurde (vgl. z.B. FEUERLEIN, 127, S.35; LÜTH in BELLEBAUM et al. 35, S.59; WANKE, 515, S.76). Wir nahmen an, daß diese Einstellung sich durch eine Therapie ins Positive, verstanden als Aufbau neuer und befriedigender Interessen, verändern lassen würde (vgl. SANDMANN, 410, S.54). Problematisch ist jedoch, daß dieser Bereich keinen vergleichbaren spezifischen Persönlichkeitsfaktor darstellt wie z.B. Aggressivität, ferner, daß aufgrund einer quantitativen Zunahme von Interessen nicht auch schon auf eine Persönlichkeitsumstrukturierung (in diesem Bereich) geschlossen werden kann, da für eine Messung von Interessen und Interessenveränderungen andere Meßinstrumente, größere Zeitabstände u.a. erforderlich sind. So finden wir als Ergebnis unserer Untersuchung lediglich eine gewisse Konzentration auf einige ausgewählte Interessen, m.a.W.: die Pat. konzentrieren sich im Verlauf der Untersuchungen stärker auf weniger Interessen; Die Wünsche werden realistischer, eine Freizeitgestaltung gemäß den eigenen Interessen, die auch mehr im Bereich der Möglichkeiten des Pat. liegt, scheint erreichbar.

Die Gründe für diese Veränderung dürften wohl vor allem in der durch die Therapie angestrebten veränderten Wahrnehmung des Pat. bzgl. seiner subjektiven und objektiven sozialen Realität und einer realitätsnäheren, dynamischeren Grundhaltung zu sehen sein.

Unter dem Gesichtspunkt der Therapie sind zweifellos gerade im Bereich der Interessen die Akzente für eine mögliche Veränderung sehr behutsam zu setzen, da die Evidenz einer Interessenveränderung für die Gesundung oder Besserung für den Pat. weniger deutlich erkennbar ist (wie z.B. bei psychosomatischen Beschwerden), ferner die klinische Situation und Rekonvaleszenzzeit eine starke Einschränkung des Aufbaus eigener Interessen darstellen.

Einen therapeutischen Anknüpfungspunkt würde u.E. die Betonung und Förderung solcher Interessen bilden, die eine soziale Einbettung implizieren und mit gemeinsamen Erfolgserlebnissen verbunden sind (z.B. Gruppensport).

Zusammenfassend können wir festhalten, daß in der Nachklinikzeit bei den meisten der ehemaligen Pat. eine Stabilisierung der bei Klinikentlassung gezeigten psychosozialen Verhaltensmerkmale eingetreten ist. Insbesondere schildern sich die Pat. als kontaktbereiter und kontaktfähiger. Diese Festigung wurde vor allem gefördert durch die intensive Gruppenarbeit in den Abstinenzgruppen und die Kontakte zur Behandlungsklinik. Hinzu kamen die Erfolgserlebnisse, die die ehemaligen Pat. infolge ihres veränderten Verhaltens hatten.

Bezüglich des Rückschlagphänomens ist daran zu denken, daß die nicht signifikanten Veränderungen (von UT2 zu UT3) möglicherweise noch im Fehlerbereich liegen, kleine Veränderungen jedoch auch bedingt sein können durch den Druck (im positiven Sinne) der Therapie bzw. durch das Angespanntsein während und/oder am Ende der Therapie. Dieser (positive) Druck, der nun in der Nachuntersuchung wegfällt, bewirkt ebenfalls eine gewisse Entlastung.

Weiterhin ist auch an die "Rückfäller" zu denken, die durch ihre erneuten Extremwerte den Erfolg bei den übrigen Pat. der Stichprobe nivellieren sowie an geschlechts-, alters-, berufs- und entwicklungsspezifische Einflüsse.

Von besonderer Bedeutung gerade unter geschlechtsspezifischem Aspekt erscheinen unsere Ergebnisse im neurotischen und psychovegetativen Persönlichkeitsbereich. Bei den befragten Männern finden wir eine stärkere Somatisierung, während sich bei den Frauen der Konflikt deutlicher in psychischen Symptomen zeigt. Es scheint, daß unsere untersuchten Alk.-Männer weniger neurotisch beim Trinken reagieren als die befragten Frauen. Für diese ergeben sich, wenn sie trinken, eher N-Werte. Die Vermutung liegt nahe, daß die süchtigen Frauen, bevor sie zu trinken beginnen, schon einige schwere Belastungen erlebt haben.

Es bieten sich zur Erklärung dieses geschlechtsspezifischen Reagierens zwei Hypothesen an:

1. "die Frau" ist sich des Trinkens stärker bewußt als "der Mann", weil die soziale Kontrolle bei ihr stärker ist; es dauert länger, bis sie trinkt, und wenn sie trinkt tut sie dies mit größeren Schuldgefühlen.

2. Suchtverhalten ist Ausdruck einer gestörten Persönlichkeit.

Hierzu würde gehören, daß das Rollenbild "der Frau" gefühlsbetonter, individual-bezogener, auf engere, intensivere Kontakte ausgerichtet ist, während der Leistungsbereich nicht so ausgeprägt wie bei "den Männern" ist. "Die Frauen" sind passiver, weniger expansiv, stärker Überich-gebunden. Sie haben eine viel größere Sensibilität für intensivere soziale Beziehungen mit stärkerem Emotionsgehalt.

"Die Männer" haben dagegen ein mehr nach außen gerichtetes Rollenbild. Deshalb "sind" sie auch oberflächlicher in ihrem Sozialverhalten und äußern weniger Gefühle.

Der N-Wert zeigt sich beim "Mann" mehr im Somatischen,- weil dieser Bereich ihm von der Umwelt als Ausdrucksmöglichkeit zugestanden wird,- und auch durch objektive Schwierigkeiten im Leistungsbereich, wo er gefordert wird.

Bei "der Frau" ist einmal die Somatisierung nicht so notwendig, weil ihr stärker zugebilligt wird, emotional zu reagieren, Gefühle zu zeigen, manchmal auch labil zu sein: Die objektive Schwelle scheint bei ihr höher zu sein, die subjektive wohl nicht. Ihre Gestörtheit zeigt sich folglich primär im emotionalen - und nicht im Leistungsbereich, in dem sie nicht so gefordert wird wie "der Mann".

Beide Hypothesen haben wohl ihr Gewicht, doch läßt sich letztlich nicht entscheiden, welche (- oder ob eine allein -) zutreffend ist.

Insgesamt fanden wir bei den untersuchten Frauen im Laufe der stationären Therapie und in der Nachuntersuchung stärkere Veränderungen als bei den Männern. Als Erklärung hierfür ließe sich z.B. daran denken, daß die von manchen Frauen als Trinkanlaß erwähnten depressiven Spannungs- und Verstimmungszustände z.Z. der Monatsregel nun in der Klinik-und Nachklinikzeit statt mit Alkohol durch Medikamente aufgefangen wurden. Möglicherweise könnte auch eine größere Beeindruckbarkeit oder "Suggestibilität""der Frauen" eine positive Rolle spielen.

Daß diese Komponente im Zusammenhang mit der persönlichen Ausstrahlung eines Therapeuten nicht außer acht gelassen werden kann, zeigen z.B. einige Daten der Expl. II (vgl. Nr. 23, 27, 34, Anhang I,2). Allerdings ist wohl von größerer Bedeutung die Tatsache, daß die Störungen "der Frau" mehr psychischer Natur sind und durch den stärkeren Leidensdruck auch die Motivation zur Heilung ausgeprägter ist. - Von besonderer Bedeutung sind auch die familiären Beziehungen, das klare Rollenbild als Frau und Mutter und das Gefühl der Verantwortung für die Angehörigen sowie die durch die Gruppenaktivitäten ausgelösten Prozesse.

Zu beachten ist schließlich, daß eine stärkere "Überich-Gebundenheit" "die Frauen" auch veranlassen könnte, das ihnen in der Therapie Aufgetragene und einsichtig Gewordene konsequenter und pragmatischer als die Männer durchzuführen.

Bezüglich der stärkeren Veränderungen einzelner Werte (z.B. FPI, N oder FPI, 3) ist auch daran zu denken, daß die Veränderung von einem Extremwert immer stärker sein wird als von einem mittleren Wert (vgl. Kap. 3,1).

Die starke Abhebung auf die Rollenspezifität erschien uns insofern begründet als es sich bei unserem Sample in der Mehrzahl um Frauen der Lebensmitte (ca. 40 J.) handelte, die ähnlicher z.B. als die Jüngeren (< 25 J.) erzogen sind, und die auch bzgl.

des sozialen Status große Gemeinsamkeiten aufweisen.

Altersspezifisch zeigt die Gruppe der Jüngeren Alk. ($<$ 31 J.) extremere Veränderungen als die beiden anderen Altersgruppen, doch normalisiert sie sich auch stärker.

Gründe für die ausgeprägteren Veränderungen bzw. schnellere Normalisierung sind wohl die größere Flexibilität der Jüngeren, die besondere Art der Gruppentherapie, weniger schwere psychosomatische Schädigungen (geringere Ausgangswerte, kürzere Alk.-genese), das leichtere Kontaktfinden; ferner der Umstand, daß sie beim Verlassen der Klinik bzw. dem Neuanfangen auf weniger objektive Schwierigkeiten stoßen als die Älteren und unabhängiger sind (z.B. ohne Kinder). Hinzukommt die insgesamt bessere schulische Ausbildung der Jüngeren und die damit verbundenen besseren beruflichen Chancen, ferner eine wohl auch größere kurzfristige Leistungsfähigkeit und konzentrative Belastbarkeit (vgl. d_2).

Außer der schnelleren somatischen Wiederherstellung und größeren psychischen Anpassungsfähigkeit normalisieren sich die Jüngeren auch rascher, weil sie mehr Kontaktmöglichkeiten haben und von der Umwelt weniger stark sanktioniert werden als die Älteren. Freilich, neben ihrer psychischen Biegsamkeit ist auch ihre geringere Stabilisierung und Ausgeglichenheit zu beachten.

Bei der mittleren Altersgruppe ($>$ 31 $<$ 45 J.) fällt auf, daß die Amplitude der Werte geringer und stetiger ist. Die Pat. sind einigermaßen im sich gefestigt und lassen sich z.B. nicht so stark durch die Therapie beeindrucken wie die Jüngeren; sie sind jedoch auch noch nicht so konservativ wie die Älteren. Ihre Verarbeitungsmöglichkeiten sind besser, weil sie auf eine früher erlebte relativ stabile Ordnungsbasis aufbauen können, sodaß bei ihnen die Auswirkungen der Therapie zwar langsamer eintreten, doch dafür "tiefer sitzen".

Die Älteren ($>$ 45 J.) sind gekennzeichnet durch ein relativ festes Lebenskonzept mit gewissen Zielvorstellungen, die sie erreicht haben. Sie haben zwar die Möglichkeit des Rückgriffs auf eine ehemals gesunde Basis, doch haben sich im Laufe einer langen Trinkzeit auch viele zähe (Trink-) Gewohnheiten herausgebildet. Sie erscheinen als weniger flexibel, sodaß die Gefahr besteht, daß es bei Belastungen schnell zu einem rückläufigen Prozeß kommt.

Unsere Ergebnisse werfen auch eine Reihe von Fragen auf, die sich auf die Form der angewandten Therapie beziehen, vor allem auf die zeitliche Länge, die Intensität und die Vielzahl der Gruppenverfahren.

Zunächst: ob eine zeitlich kürzere oder längere Therapie, oder ob andere Schwerpunkte im therapeutischen Programm (z.B. mehr Gruppensitzungen, die neues Verhalten einüben, oder täglich Autogenes Training) bessere Ergebnisse bzw. mehr Besserungen brächten, oder ob es effektiver wäre, geschlechts- und/oder altersspezifische Gruppierungen vorzunehmen, sind berechtigte Fragen; und sie haben umso mehr Gewicht, wenn sie von Heilstättenleitern mit langfristigen Behandlungskonzepten und -erfolgen kritisch gestellt werden (vgl. z.B. KRYSPIN-EXNER, 269,S.95; RIEMENSCHNEIDER, 381,S.62; ferner WIESER, 530,S.577). Um sie beantworten zu können, wäre jedoch ein Vergleich mehrerer Therapiekonzepte mit großem zeitlichem und finanziellen Aufwand erforderlich. Für unseren Ansatz, der auf die Untersuchung von Persönlichkeitsveränderungen abzielte, schien es wichtiger, festzustellen, 1.) welche der angewandten Untersuchungsverfahren sich als effektiv erwiesen, 2.) welche Bereiche der Persönlichkeit durch diese Art der Therapie besonders stark angesprochen wurden, 3.) in welchen Untergruppen unseres Samples (Geschlechts- und Altersgruppen) die mittelfristige Therapie die stärkste Resonanz fand.

ad 1): Die Kombination von objektiven und subjektiven Verfahren und das Einbeziehen von Selbstbeurteilungen und halbstandardisierten Explorationen erwies sich als sehr fruchtbar,
a) im Hinblick auf die Bereitschaft der Pat., interessiert und engagiert an den verschiedenen Untersuchungen, auch über länger Zeit, teilzunehmen,
b) weil die Daten der eher habituelle Eigenschaften messenden Tests eine Bestätigung und Differenzierung durch die das

Aktual-Befinden messende Eigenschaftswörterliste, oder auch durch die harten Daten der Explorationen, fanden.

Weniger ergiebig zeigten sich dagegen die Polaritätenprofile. Gründe hierfür lagen wohl in der zu geringen Zahl der verwendeten Adjektivpaare, der nur fünf Punkte umfassenden Ratingskala und der zu wenig differenzierten und "wertgeladenen" Eigenschaftsbeschreibung (vgl. hierfür GRAUMANN, 171, S.116-126). Hinzu kam im Hinblick auf Veränderungsmessung des Selbst- und Wunschbildes der Pat. die Kürze der Therapiezeit. Statistisch wichtig wäre es gewesen, eine Überprüfung der einzelnen Merkmalspaare hinsichtlich ihrer Ähnlichkeit bzw. Unähnlichkeit vorzunehmen, ihre Gewichtung zu bestimmen und ihre Anwendbarkeit bei Fremd- (vgl. WETZ, 524) und zugleich bei Selbstbeurteilungen festzustellen (vgl. JANKE in HEISS, Hg., Hb.d.Psychol., Bd. 6, S.907-911)

ad. 2): Ein weiterer kritischer Punkt betraf die Intensität der gd. K.th. Die Frage stellte sich, ob diese Therapie, trotz betonung ihres Initialcharakters (SCHMIDT, 425, 429, 430) nicht vieles "aufreißt", ohne jedoch "tieferliegende" Probleme zu erfassen; und ob sie deshalb auch keine tiefergreifende Veränderungen zu bewirken vermag. Schwerpunkte der konvergenten Therapie bilden die gründliche psychosomatische Behandlung und die Gruppentherapie, genauer: die psychosomatische Wiederherstellung und das Angebot bestimmter strukrurierter Gruppenformen, die es dem Pat. ermöglichen, emotional befriedigende Kontakte zu finden, durch gegenseitigen Gedanken- und Informationsaustausch Einsicht in das persönliche Suchtverhalten zu gewinnen, "Ichstärker" zu werden, einen Zugang zur sozialen Realität zu erhalten u.a. (vgl. z.B. BATTEGAY et al., 27, S.90). Dahinter steckt die richtige Annahme, daß eine neue Bezugsgruppe und die Orientierung an deren Normen eine Voraussetzung für Persönlichkeitsveränderungen ist. Inwieweit der Einzelne sich der Gruppe gegenüber öffnet, oder wie häufig und intensiv er sich in der Nachklinikzeit Gruppen anschließt, das bleibt letztlich seiner Entscheidung überlassen. Eine Reglementierung oder Kontrolle würde dem Therapieziel der Verselbständigung und Autonomie des Pat.

widersprechen. Damit ist freilich die Möglichkeit gegeben, daß der Pat. in seiner Belastbarkeit überfordert wird und daß tiefgreifende Persönlichkeitsveränderungen der nachstationären, fachlich u.U. nicht genügend kontrollierten Gruppenarbeit in den Abstinenzgruppen überlassen bleiben (vgl. jedoch NORMANN, 339,S.57; RIEDEL,378,S.67). Die Möglichkeit der langfristigen Heilstättenbehandlung, sich intensiv viele Monate, u.U. ein Jahr und länger der "Persönlichkeitsarbeit" widmen zu können, stellt durch die dadurch gewährleistete fachliche Kontrolle zweifellos einen Vorteil dar, der vor allem den schwerstererkrankten Alk. zugute kommt. Allerdings wird auch von Vertretern langfristiger Behandlungskonzepte "die Heilstättenbehandlung als <u>eine</u> Etappe oder als "wichtiger Teilabschnitt" in der Behandlung von Alk.-Kranken gesehen, der bzw. dem eine Nachbehandlung folgen muß (vgl. RIEMENSCHNEIDER, 381, S.65-67).

Bedeutsam für die Gesamt-Therapie dürfte die seit 1974 durchgeführte Transaktionsanalyse und Skriptenanalyse sein.

Die Frage, ob - psychoanalytisch betrachtet - Übertragung und Gegenübertragung ungelöst bleiben und damit die Therapie eigentlich als gescheitert angesehen werden muß, stellt sich bei unserem, nicht auf einen einzigen Therapeuten ausgerichteten, und auch nicht ausschließlich analytisch orientierten, sondern mit wechselnden Gruppenstrukturen arbeitendem Konvergenzmodell in der aus der Einzelpsychoanalyse bekannten Form nicht. Jeder Pat. hat so z.B. die Möglichkeit, an bestimmten gruppentherapeutischen Veranstaltungen in der Klinik auch nach der Entlassung teilzunehmen; ebenso kann er nach der Entlassung jeden Therapeuten der Klinik zu Einzelgesprächen und -beratungen aufsuchen und/ oder sich nach gründlicher Information für eine Einzeltherapie, ambulante Gruppenpsychotherapie oder längerfristige Heilstättenbehandlung (zur Vertiefung) entscheiden.

Die durch die stationäre Therapie als Initialtherapie angezielte Persönlichkeitsumstrukturierung kann nur eingebettet betrachtet werden in die 'normalen' lebenslangen Persönlichkeitsprozesse (vgl. z.B. HEISS, 204, S.967; THOMAE 493, S.191). Die Art der 'Tiefung' des in der stationären Therapie und in der Nachklinikzeit Erfahrenen und Erlebten, z.B. Rückfälle und deren Verarbeitung sind zu sehr mit anderen Daseinstechniken dieses betreffenden Individuums verwoben, um mit Hilfe unserer Methoden analysiert werden zu können.

Das Problem der (relativen) Ablösung von der Klinik und den Therapeuten ist einmal aufgefangen durch die Möglichkeit des Pat. a) schon in der Klinik eine spätere Gruppe kennenzulernen und mit dieser in Verbindung zu treten (- allerdings bestehen hierbei z.T. organisatorische Schwierigkeiten infolge des Krankenhausstatus -),

b) sich nach der Entlassung eine seinen Vorstellungen entsprechende Gruppe zu suchen. Gerade in Berlin mit seiner Vielzahl von Gruppen der AA, des Kreuzbundes, des Blauen Kreuzes, der Guttempler u.a. ist dies relativ einfach.

Zum andern jedoch ist für den Alk. mit seiner Einsicht, daß er nur "trocken" wird und "trocken" bleibt in der Gruppe, die Entwicklung einer Art "Missionars"-geist (GLATT, 161, S.76) verbunden, anderen (noch oder wieder) nassen (= aktiven) Suchtkranken mit seiner Erfahrung zu helfen, m.a.W. Mithelfer und -therapeut und damit Partner seines Therapeuten zu werden (vgl. SCHMIDT, 430; GLATT, 161, S.76; RIEDEL, 378, S.69).

ad 3): Hinsichtlich der Frage, welche Untergruppe (Geschlechts- oder Altersgruppe) unseres Samples stärker auf die Therapie "ansprach", zeigen die Ergebnisse, daß sich bei den Frauen während und nach der Klinikzeit größere Veränderungen abzeichnen als bei den untersuchten Männern (vgl. z.B. Tab.39 u. 44, S.227 u. 258). Dies betrifft vor allem den Sozialen Kontaktbereich, doch auch bestimmte Persönlichkeitsmerkmale wie z.B. größere Offenheit und Ehrlichkeit. Es ist anzunehmen, daß das "In-Gang-Setzen" neuer sozialer Aktivitäten durch die gd. Kth. gerade bei den Frauen mit ihrem festen Rollenbild als Frau, und als süchtig trinkende Frau, sich besonders fruchtbar für Verhaltensänderungen auswirkt. Die Männer scheinen es weniger nötig zu haben, in der Nachklinikzeit besonders (sozial) aktiv zu werden, weil für sie die sozialen Beziehungen weniger reduziert waren als bei den Frauen (vgl. z.B. Tab. 5, S.77).

<u>Unter den Altersgruppen</u> sprechen anscheinend die Gruppe der Jüngeren (< 31 J.) und der Älteren (> 45 J.) auf die mittelfristige Therapie besser an als die Mittleren Jahrgänge (> 31 -< 45 J.). Die beiden erstgenannten Gruppen lassen in ihren Ergebnissen jedenfalls auffälligere Veränderungen erkennen. Gründe hierfür könnten bei den Jüngeren die (noch) relativ intakte psychophysische Verfassung und schnellere Kontaktfindung sein, bei den Älteren ein infolge der körperlichen Störungen und Folgekrankheiten erhöhter Leidensdruck und auch der Wunsch, wieder "wie früher" gesund, sozial akzeptiert und integriert zu leben (vgl. KRYSPIN-EXNER, 269, S.99).

Die gefundenen geschlechts- und altersspezifischen Ergebnisse empfehlen u.E. ein unterschiedliches therapeutisches Vorgehen
a) durch die Variation von Gruppentherapieformen,
b) durch die Einbeziehung ergänzender Methoden wie z.B. der "Sozialen Einzelfallhilfe" (vgl. MAAS, 303, S.9) oder der Einzeltherapie. Methodisch wäre bei den Frauen beispielsweise an regelmäßige Einzelgespräche während und nach der stationären Therapie zu denken (vgl. z.B. RIEMENSCHNEIDER, 381, S.65); inhaltlich - bei Frauen mit bestimmten neurotischen Strukturanteilen - an das direkte Eingehen auf die emotionale Gestörtheit und mangelhafte Erlebnisverarbeitung etwa in Form einer Fokalanalyse und Kurztherapie (vgl. BECK, 31, S.92f.).

Die Einzelgespräche könnten (und müßten) ausgeweitet werden zu Dreier- und Vierergesprächen (durch Einbeziehen des Partners, der Kinder, Eltern), ja zur Familientherapie, da die Alkoholkrankheit nicht als geheilt betrachtet werden kann ohne (-Mit-) Veränderung der primären Bezugsgruppe, und jede Stabilisierung und Rehabilitation ihr stärkstes Fundament in den intakten, nicht neurotisierenden Partner- und Familienbeziehungen findet (vgl. hierzu GLATT, 161, S.75; HERMANNS, 208, S.49; RIETH, 383, S.49; KRYSPIN-EXNER, 269, S.95-97).

Die Klärung des emotionalen Bezugsfeldes scheint jedenfalls eine fundamentale Aufgabe in der Therapie suchtkranker Frauen zu sein (vgl. RIEMENSCHNEIDER, 381; 382; WANKE, 515; BATTEGAY et al., 27, S.84ff.).

Bei den Männern wäre inhaltlich wohl mehr zu erreichen über den "Umweg" der Schulung der Einsichtsfähigkeit, die zu einem stärkeren psychischen Leidensdruck führt, ferner durch Übungen des Sensitivity-Trainings zur Aufhellung von "Abwehrmechanismen, Dressaten und Skotomen", um eine größere seelische Elastizität zu erzielen" (vgl. DÄUMLING, 82, S.115). Dies wäre auch bei der Gruppe der Jüngeren im Anschluß an ihre schnellere organische Wiederherstellung eine ergänzende, effektive "Therapieform" in Verbindung mit Formen der Bewegungstherapie (Sport, Tanz, Musik) und dem verstärkten Angebot von Möglichkeiten, ein eigenes neues Wertsystem aufzubauen. Wie RIETH (384) betont, kann erst im Rahmen eines Wertsystems "ein Verzicht (Abstinenz) für den Alkoholkranken sinnvoll gemacht werden" (S.96). Bei der mittleren Altersgruppe spielt die Klärung der sozialen Wirklichkeit:Partnerschaft, Familie, Beruf, wirtschaftliche Situation wohl die entscheidende Rolle, während bei den Älteren gewisse Korrekturen des (Trink-) Verhaltens wohl vor allem über die Herstellung von Beziehungen und durch die Einbettung in kleine Bezugsgruppen möglich sein dürften.

Wenn wir abschließend eine Beziehung einiger unserer Ergebnisse zu der Zusammenfassung von Katamnesen und Prognosen WIESER's (530) herzustellen suchen, dann finden wir vor allem folgendes: unsere Katamnese von 1/2 Jahr stellt zeitlich gesehen ein Minimum dar, um von einem gewissen Erfolg der Behandlung sprechen zu können. Bei verschiedenen der von WIESER angeführten Gruppen zeigt sich eine besonders hohe Rezidivhäufigkeit der behandelten Alk. in der ersten Zeit (ca. 1/2 - 1 Jahr) nach der Entlassung. Erst nach 2 Jahren hat sich die Rückfallquote auf wenige Prozent im Jahr reduziert; die dann erreichten Werte können nach WIESER und anderen Autoren als therapeutische Dauererfolge betrachtet werden (530, S.570; vgl. zum phasenhaften Verlauf der Restitution auch KRYSPIN-EXNER, 269, S.92-101). WIESER betont die starke Streuung der Resultate bei analogen therapeutischen Verfahren in der ersten Zeit nach der Behandlung, meint jedoch, daß die therapeutischen Dauererfolge, unabhängig von den angewandten Verfahren und Techniken, etwa bei 20-30% Abstinenten liegen. Entscheidend bei der Alk.-Behandlung sind nach ihm nicht spezielle therapeutische Techniken, sondern prognostische Faktoren.

Als prognostisch günstige Faktoren gelten nach allgemeiner Auffassung der zivile Stand, Stetigkeit der Beschäftigung, wirtschaftlich geordnete Verhältnisse, Bildungsgrad, Fehlen von Kriminalität, Behandlungsbereitschaft, primäre Persönlichkeitsstruktur, Intelligenzgrad, Beginn und Dauer des Alkoholismus; enge zwischenmenschliche Beziehungen, eine gute Ehe und regelmäßige Gruppenbesuche. (vgl. WIESER 530, S.578f.)

Nach Darstellung von mehreren diesbezüglichen Untersuchungen (u.a. GLATT, KRYSPIN-EXNER, ROBSON) nennt WIESER zusammenfassend und nach ihrem prognostischen Gewicht rangmäßig ordnend für den Verlauf des chronischen Alkoholismus folgende Faktoren:

1. Grad der psychopathischen Disposition des Pat.
2. Geschlecht
3. Motivation des Pat. und seine Bereitschaft, sich einer therapeutischen Gruppe anzuschließen
4. Integrität der zwischenmenschlichen Bindung (Grad der Anomie bzw. der Intaktheit der Familienstruktur und des sozialen Umfeldes mit seinen Interaktionen)
5. Alter, 6. Intelligenzgrad, 7. soziale Stufe (vgl. WIESER, 530, S.580).

Stellen wir nun unsere Befunde den Ergebnissen WIESER's gegenüber, dann schrumpft die relativ hohe Erfolgsquote der abstinent gebliebenen Alk.-Suchtkranken (: nach 1/2 J. 38% Männer und 48% Frauen) doch erheblich zusammen, wenn wir a) die nach WIESER u.a. Autoren bei jeder Alk.-Stichprobe anzunehmenden Spontanremissionen von 20-25% berücksichtigen, b) die relativ kurze Zeit der halbjährigen Katamnese und c) die nicht immer eindeutige Diagnose: Gamma-Alk. bedenken (vgl. Abb.3, S.116 z.B. Kontrollverlust). Freilich ist eine Beurteilung des Therapieerfolges nur anhand der Zahl der Abstinentgebliebenen unzureichend, denn damit würden alle die, die nach einem, zwei oder mehreren, oft kurzfristigen Rückfällen unter hartem "Kampf" zur Abstinenz finden, unberücksichtigt bleiben; ebenso jene, die zu den psychisch, sozial und somatisch Gebesserten zu rechnen sind, und die, wenn sie gelegentlich trinken, doch gelernt haben, den Rückfall schneller wieder aufzuarbeiten. d) Schließlich ist bei unserer Ergebnisbeurteilung auch die relativ hohe Prozentzahl der Drop-outs zu berücksichtigen (beim UT3: 37%, die trotz wiederholter Einladung nicht erschienen oder die Fragebögen nicht zurücksandten), unter denen sich ebenfalls eine Anzahl von Rückfälligen (- doch auch von Abstinentgebliebenen -) befinden dürfte.

Nach WIESER (530, S.579f.) und den von ihm zitierten Autoren (Social-Work Yearbook 1949; THIMANN, 1953; ROBSON, 1963) können bei einem Zufallsample nur ca. 10-15% als echte Erfolgsquote gelten! Es scheint wichtig, in aller Nüchternheit auf diese in mehrjährigen Katamnesen und von mehreren Autoren kritisch überprüften Befunde hinzuweisen. Zu betonen ist jedoch, in wie bedeutsamer Weise derjenige, der diese mittelfristige Therapie erfahren hat, sich als Persönlichkeit veränderte. Mancher lernte nach Jahren des "Nichtstuns", wieder mit Lust und Liebe in seinem Beruf zu arbeiten oder persönliche und familiäre Probleme, trotz größter Schwierigkeiten, in befriedigender Weise zu meistern und vor allem mit Rückfall(-Versuchungs-)situationen und Rückfällen fertig zu werden.

Nach GLATT (161) stellt der "Alkoholismus im wesentlichen eine Krankheit mit Rückfällen dar" (S.78; vgl. auch FEUERLEIN, 125, S.59; ferner ZAPOTOCZKY, 548, S.139-157). Viele Alk. finden nach ihm "den Weg zur vollkommenen permanenten und zufriedenen Abstinenz erst nach mehreren Rückfällen". "In vielen Fällen muß man sich deshalb mit einem nur teilweise erfolgreichen Resultat zufrieden geben". Manchmal hilft das, was die Alk. in den Gruppensitzungen lernten, erst Jahre später, sodaß "beim Alk. mit einer sehr labilen und defekten Persönlichkeitsstruktur eine zwar sehr unvollkommene und durch Rückfälle oft unterbrochene Verbesserung auch einen gewissen Teilerfolg bedeutet" (GLATT, 161, S.78)

6. Ausblick auf psychohygienische Konsequenzen

1. Die Alkoholsucht stellt zweifellos eines der größten und schwierigsten sozial-medizinischen Probleme der Gegenwart in der Bundesrepublik dar, zumal nicht abzusehen ist, wann und wie der überdurchschnittlich hohe jährliche Anstieg von Alkoholgefährdeten und -süchtigen zum Stillstand gebracht werden kann - trotz intensiver Anstrengung aller für das öffentliche Gesundheitswesen Verantwortlichen. In welcher Weise eine allgemeine Aktivierung und bessere Koordination aller Maßnahmen für eine effektive Bekämpfung der Alk.-Sucht möglich wäre, wird deutlich in dem von JANZ (1970) auf dem Internationalen Symposium über Alkoholismus in Bremen vorgetragenen Nationalen Programm der Alk.-Prophylaxe und -Therapie (vgl. JANZ, 238, S.5-14; ferner HOLZGREVE, 226, S.15; BOCHNIK, 45, S.44). JANZ betont für dieses Reformprogramm besonders die Notwendigkeit einer gesetzlichen Regelung. Mit Hilfe der Massenmedien sollen seiner Meinung nach alle betroffenen Institutionen der Gesellschaft erfaßt und aktiviert werden: Schulen, Bundeswehr, Gewerkschaften, Arbeitgeber, Kirchen, Wohlfahrtsverbände u.a. Er schlägt ferner Seminare vor für (Medizin-) Studenten, Richter, Ärzte, Psychologen, Sozialarbeiter; Intensivierung und Koordinierung einer von Bund und Ländern getragenen systematischen Forschung; Errichtung offener und geschlossener Fachkliniken, von ambulanten und halbambulanten Behandlungszentren, von Tages- und (großstädtischen) Nachtkliniken. Auch das Reklame- und Werbungsverbot im Fernsehen und in öffentlichen Verkehrsmitteln erfaßt sein "Nationales Notstandsprogramm" (vgl. auch FEUERLEIN, 125, S.63).

Diesen Forderungen, deren Verwirklichung - wie JANZ hinzufügt - schwerwiegende "Hemmnisse entgegenstehen, wie etwa die Einstellung der Gesellschaft zum Alk.-Konsum und Alk.-Kranken, die Großmacht des Alkohol-Kapitals, Vorbehalte bei Ärzten und privaten Krankenversicherungen, Hemmnisse und Widerstände bei den Pat. selbst und ihren Angehörigen", bedürfen wie jede Einstellungsänderung der Gesellschaft zunächst einer intensiven und systematischen Aufklärung über das Alk.-Problem. Allerdings reicht die Aufklärung allein über die Alkoholschäden nicht aus (vgl. LÜTH in BELLEBAUM 35, S.61). Nach PFLANZ (353, S.287) sind wesentliche Fehler einer nur rational betonten Gesundheitserziehung vor allem folgende:

1. das Außerachtlassen des vor jeder Wissensvermittlung bereits vorhandenen Laienwissens;
2. die Vernachlässigung der Tatsache, daß das Gesundheitsverhalten in die gesamte Kultur eingebettet ist und nur geändert werden kann durch Wandlungen dieser Kultur;
3. die Außerachtlassung der beträchtlichen Differenzen zwischen einzelnen Subkulturen innerhalb einer Kultur.

In Anlehnung an nordamerikanische medizin-soziologische Untersuchungen zählt PFLANZ sodann 10 wichtige Konzepte und Hypothesen hinsichtlich des Gesundheitsverhaltens auf, wie z.B. das Eingebettetsein dieses Verhaltens in eine bestimmte Zeit- und Raumstruktur oder als "ein Teil des normgerechten Verhaltens" (vgl. 353, S.286f.). Psychologisch interessant ist seine Aussage, daß Gesundheitsverhalten vorwiegend im emotionalen Bereich verankert ist und eher von unbewußten Motiven und irrationalen Entscheidungen als von rationalen Überlegungen abhängig ist (ebd. S.286).

Hier scheint sich der spezifische Beitrag einer psychologisch fundierten präventiven Psychohygiene abzuzeichnen, die die Erhaltung und Förderung der körperlichen, seelischen und geistigen Gesundheit und die Verhütung der Erkrankung von Gefährdeten zum Ziele hat (vgl. STRANSKY in DÄUMLING, 77, S.90). Ihre Forderungen richten sich nicht nur auf Aufklärung durch die Massenmedien und psychohygienisches Denken in Film, Funk, Presse, Fernsehen, sondern auch auf die Verankerung von und Formung durch ordnende Leitbilder im einzelnen, auf eine phasengerechte Erziehung von frühester Kindheit an und auf eine Neurosenprophylaxe im Bereich der "Personalen Entfaltung" (vgl. DÄUMLING, 77, S.92f.). Als einen weiteren Problemkreis der Psychohygiene nennt DÄUMLING die "Soziale Beziehungsgestaltung", zu der schwerpunktmäßig Scheidungs-, Verbrechens- und Suizidprophylaxe zu rechnen sind, aber auch z.B. die Abklärung einer gewissen Ehereife i.S. einer "relativen Neurosefreiheit" (SCHOTTLAENDER in DÄUMLING, 77, S.95) sowie die Eheberatung. Schließlich weist DÄUMLING noch auf den Problemkreis "Berufliche Leistungserhaltung" hin. Hierunter fallen vor allem die Schaffung und Erhaltung eines optimalen Betriebsklimas, Unfallverhütung und Hilfe bei der Lösung zwischenmenschlicher Spannungen innerhalb von Arbeitsgruppen.

Es fällt nicht schwer, hinter diesem Konzept einige wesentliche neuralgische Punkte der Alk.-Biografie wiederzuerkennen: die belastete, emotional unbefriedigende Kindheit, geringe "Verankerung erfahrungsvermittelter Ordnungskräfte im Unbewußten" (DÄUMLING, 77, S.93), mißlingende soziale Beziehungen, starke Suggestivität und Suggestion durch Reklame und übermächtige Leitbilder des Konsum- und Genußbereiches, problematische, schließlich reduzierte berufliche Integration. Doch auch die therapeutisch entscheidenden Ansatzpunkte werden deutlich: "Aufbau" emotional befriedigender Sozialer Beziehungen, echte Bindungen im Intimbereich, feste Bezugsgruppen, berufliche Integration, Orientierung an Leitbildern, die die ganze Persönlichkeit in ihrem Daseinsvollzug erfassen, durchdringen und formen.

2. Im Hinblick auf zukünftige psychologische Therapieerfolgsmessungen bei Suchtkranken ist es methodisch gesehen wohl vordringlich, die Überprüfung von Therapiekonzepten nur unter ganz spezifischen Aspekten vorzunehmen, da es z.Z. noch nicht möglich ist, alle Variablen, die für eine Heilung oder Besserung von Einfluß sind, zu erfassen.

Als Hilfen für die Feststellung von Veränderungen sollten jedoch schon jetzt neben dem verstärkten Einsatz quantitativ auswertbarer Persönlichkeitstests (vgl. KIELHOLZ et al. 254, S.26) Zeitreihen- und Längsschnittuntersuchungen einbezogen werden, die weniger auf die Erforschung der Konstitution als auf die Erfassung psychophysischer Zustandsveränderungen abzielen (vgl. die Gesichtspunkte zu einer Planung von LS-Studien durch THOMAE, 501, S.101ff.).Hinweise auf geeignete Methoden,"mit denen man Bedingungen und Verlauf längerfristiger Zustandsveränderungen untersuchen kann, wurden unlängst von KULICK (276, S.235) ausführlich dargestellt.

Generell von Bedeutung wäre zunächst die Überprüfung von bestimmten Situationseinheiten (wie z.B. die Aufnahmesituation), da wie VOGEL (510) mit Recht feststellt wir klinisch "nie die Person per se, sondern immer Person - im - Kontext erfassen" (S. 161f.). Des weiteren käme hinzu die Analyse interner Folgekrankheiten (vgl. z.B. SCHMIDT, 427, S.40-48) oder von kleineren Einheiten, wie etwa von Symptomveränderungen unter bestimmten Bedingungen, oder die Untersuchung von Einflußgrößen wie Medikamentierung vor, während und nach der Klinikzeit (Problem einer latenten Tablettensucht!) oder die Einbeziehung von Puls-, - Blut, - Eiweiß, - Fett, - Stuhl, - Urin u.a. meßbare Einflußgrößen sowie von Diätkost und Vitaminpräparaten.

Von großem Interesse wäre ferner, außer den standardisierten und halb-standardisierten Tiefen-Interviews (vgl. KIELHOLZ, 254, S.26; WIESER, 530, S.587) die Pat. zur freien Selbstschilderung ihrer jeweiligen Befindlichkeit zu veranlassen und zu versuchen, diese Aussagen zu objektivieren (vgl. KULICK, 276, S.242). Verstehen und Beurteilung "des Alk." haben immer von der Mitte seiner Anliegen, seiner Standpunkte, seiner Erfahrungen und Enttäuschungen auszugehen (vgl. THOMAE, 493, S.179f.).

Neben der Selbstbeurteilung wären sodann die Möglichkeiten der Fremdeinschätzung durch die Therapeuten, die Mitpatienten, das Pflegepersonal und die Angehörigen stärker zu nutzen, und zwar sowohl in der Einzel- wie auch in der Gruppensituation. Gruppentherapie als <u>die</u> Therapie bei Alk.-Kranken bedürfte in noch viel stärkerem Maße der systematischen Kontrolle der Gruppenabläufe durch geschulte Beobachter, Tonband- und Videogerät (vgl. SPITZNAGEL, 466, S.799-806).

Sehr bedeutsam erscheint in diesem Zusammenhang die systematische, kontrollierte Überprüfung des Therapeutenverhaltens, das zu den wichtigsten situativen Komponenten zu rechnen ist und sich direkt oder indirekt auf die Testresultate auswirkt (vgl. z.B. VOGEL, 510, S.161).

Neben den genannten methodischen Voraussetzungen ergäbe sich als weitere wichtige Aufgabe zukünftiger Untersuchungen das Auffinden von homogenen Experimental - und methodisch sauberen Kontrollgruppen. Es wäre hierbei zu versuchen, diese Stichproben, trotz Aufwendigkeit dieses Verfahrens, nach der Wahrscheinlichkeitsauswahl und nicht als Auswahl nach Gutdünken (Quoten-Auswahl) zusammenzustellen (vgl. WIESER, 539, S.585). Stärker zu berücksichtigen wären ferner die Überprüfung der nichtstationären Zwischenzeit, die Art der Einbeziehung von Rückfälligen bei längerfristigen Nachuntersuchungen, das Problem der "Umsteiger" auf Tabletten oder ein anderes Suchtersatzmittel; ferner wäre das Problem des Schwundes der Untersuchungsgruppen bei Mehrfachmessungen (Drop-outs) schon bei der Planung des Experiments zu beachten (vgl. WIESER, 530, S.585).

Insgesamt gesehen gewinnen die Forschungsbemühungen im Bereich der Klinisch-Psychologischen Alk.-Diagnostik und -Therapie durch die wachsende Politoxikomanie (KIELHOLZ, 252, S.504) verstärkt an Bedeutung.

7. Zusammenfassung

74 männliche und weibliche Alkohol-Kranke der Psychosomatischen Abteilung des Jüdischen Krankenhauses Berlin wurden zu Beginn im Verlauf und am Ende einer 6-wöchigen Therapie sowie ein halbes Jahr nach Klinikentlassung mit Hilfe einer Testbatterie von objektiven und subjektiven Tests, Schätzverfahren und Explorationen untersucht. Das Ziel war: Auswirkungen dieser mittelfristigen Therapie auf bestimmte Persönlichkeitsbereiche während und nach der stationären Therapie zu ermitteln.

Die gefundenen Ergebnisse wurden mit den Normwerten der Tests verglichen, ferner mehreren Vergleichsgruppen von "nicht-aktiven" ("trockenen") Alkoholikern und Nicht-Alkoholikern gegenübergestellt.

Die Untersuchungsbefunde bestätigten folgende Hypothesen:

1a) überdurchschnittlich hohe Werte in den Persönlichkeitsbereichen: Psychovegetative Labilität, Neurotizismus, depressive Verstimmung und herabgesetzte subjektive Aktivität (a-dynamische Grundhaltung) zu Beginn der Therapie,

b) signifikanter Rückgang (bzw. Anstieg im Bereich Subjektive Aktivität) dieser Werte bei Klinikentlassung und

c) relative Konstanz der Bereiche ein halbes Jahr später.

2. Im Bereich "Soziale Kontakte" ergaben die Testbefunde entgegen unserer Hypothese keine unter-, sondern überdurchschnittliche Werte bei Klinikaufnahme. Diese Werte erhöhten sich noch bei Klinikentlassung und blieben auch bei der Katamnese weitgehend konstant.

Die in den Explorationen und Selbstbeurteilungen gefundenen Werte hinsichtlich des Sozialen Kontaktbereiches entsprachen jedoch weitgehend den aufgestellten Hypothesen.

3. Bezüglich des "Interessenbereichs" nannten die untersuchten Alk.-Pat. gemäß unserer Hypothese reduzierte Interessen bei Klinikaufnahme, eine Zunahme am Ende der Klinikzeit und relative Konstanz derselben ein halbes Jahr später. Allerdings wurde diese Hypothese nur durch die drei Explorationsbefunde bestätigt,

nicht im Ratingverfahren.

Bei den Frauen zeigte sich z.Z. der Klinikaufnahme eine stärker ausgeprägte Psychovegetative Labilität, höhere Neurotizismusscores, eine depressivere Stimmung sowie stärker reduzierte Sozialkontakte; bei den Männern eine erhöhte a-dynamische Grundhaltung und verminderte Interessen.

Am Ende der stationären Therapie schilderten sich die Männer als weniger psychovegetativ gestört, als aktiver, auch bzgl. des Sozialverhaltens, und als mißgestimmter in den Depressions-Indikatoren der Selbstbeurteilungen.

Bei der Nachuntersuchung nannten die Männer wieder eine erhöhte Psychovegetative Gestörtheit, ebenso nahm die depressive Verstimmung zu; bei den Frauen erfolgte ein Rückgang der Sozialkontakte.

Altersspezifisch beschrieb sich die Gruppe der Jüngeren (< 31J. bei Klinikaufnahme als psychovegetativ labiler, als wenig aktiv und wenig interessiert. Die Gruppe der Älteren (> 45 J.) war gekennzeichnet durch eine ausgeprägte depressive Verstimmtheit.

Bei Klinikentlassung ergaben sich keine statistisch bedeutsamen Veränderungen mit Ausnahme einer sign. Zunahme im Bereich der "Subjektiven Aktivität" bei den Jüngeren.

Ebenfalls zeigten sich in der Katamnese bei den drei Altersgruppen keine bedeutsamen Unterscheidungen.

Bezüglich des Therapieverlaufs fand sich entsprechend unseren Hypothesen über den Zeitraum des stationären Aufenthaltes hinweg eine sign. Zunahme in der Kat. Aktivität und eine sign. Abnahme in den Kat. Deprimiertheit und Erregtheit.

Insgesamt glichen sich die Befindlichkeitswerte i.S. der Hypothese den Werten einer KG Gesunder weitgehend an.

Hinsichtlich der subjektiven Befindlichkeit nach dem Autogenen Training schilderten sich die untersuchten Alk.-Kranken als sign weniger depressiv, weniger erregt und als inaktiver im Vergleich mit einer KG Gesunder.

Insgesamt machen die Ergebnisse deutlich, daß das vorgestellte mittelfristige Behandlungskonzept mit seinen beiden Schwerpunkten, der psychosomatischen Therapie und der Konvergenz verschiedener aufeinander abgestimmter diagnostischer und gruppentherapeutischer Verfahren, als eigenständiges, effektives, initiales Therapiemodell für Alkohol-Kranke angesehen werden kann.

Unter der Voraussetzung einer gründlichen alkoholspezifischen Differentialdiagnose, der Behandlungsbereitschaft der Pat. und einer kontinuierlichen nachstationären Gruppentherapie (unter Einbeziehung der Angehörigen) kann diese gruppendynamisch orientierte, sich methodisch ständig weiterentwickelnde Therapie (s. S.276) den bisher in Westdeutschland vorherrschenden langfristigen Therapiemodellen gleichwertig zur Seite gestellt werden.

8. Literaturverzeichnis

1) ABRAHAM, K.: Die psychologischen Beziehungen zwischen Sexualität und Alkoholismus. In: Klin. Beitr. zur Psychoanalyse. Intern. Psychoanal. Bibl., Wien (1921)

2) AICHHORN, A.: Psychoanalyse und Erziehungsberatung, Fischer TB, Frankfurt, 1974

3) ALLPORT, G.W.: Entstehung und Umgestaltung der Motive. In: Thomae, H. (Hg.) Die Motivation menschl. Handelns. Kiepenheuer u. Witsch, Köln (1966,3) 488-497

4) AMMON, G.: Ich-psychologische und gruppendynamische Aspekte der psychoanalytischen Gruppentherap. In: Ammon,G. (Hg.) Gruppenpsychotherap.(1973)223-246,Hoffmann u.Campe,Hambg

5) AMMON, G., MOLDENHAUER, P.: Warum Analytische Gruppendynamik? Gruppendynamik 6 (1973) 448-453

6) AMTHAUER, R.: Intelligenz-Struktur-Test (I.S.T.), Hogrefe, Göttingen (1953²)

7) ANONYME ALKOHOLIKER: Ein Bericht, wie viele Tausende Männer und Frauen vom Alkoholismus genesen sind. Alcoholics Anonymous Publishing, Inc. NY (1955²)

8) ANTONS, K.: Empirische Ergebnisse zur Aggressivität von Alkoholkranken. Br.J. Addict. Vol.65 (1970) 263-272

9) dto. : Zur Frage des Abbaus der Persönlichkeit bei chronischem Alkoholabusus. Inaug.Diss. Freiburg 1970

10) dto. : Empirische Untersuchungen zur Diagnostik d. süchtigen Alkoholismus. Abschlußber. f. Bundesministerium f. Jugend, Familie und Gesundheit, 1972

11) ARGELANDER, H.: Gruppenprozesse. Rowohlt Stud.T.B.580(1972)

12) ARMSTRONG, J.D.: The search for the alcoholic personality. Ann. Amer. Acad. pol. soc. Sci. 315 (1958) 40-47

13) ARNOLD, W.: Angewandte Psychologie. Kohlhammer, Urban TB. 130 (1970)

14) BACHMANN, C.H. (Hg.): Psychoanalyse und Verhaltenstherapie. Fischer TB. 6171, Frankfurt (1972)

15) BACON, M.K.; BARRY, H. ; CHILD, I.L.: A crosscultural study of drinking II. Relations to other features of culture. Quart. J. Stud. Alc. Suppl. No.3 (1965) 29-48

16) BAILEY, M.B.: Alcoholism and marriage: a review of research and professional literature. Quart. J. Stud. Alc. 22 (1961) 387-393

17) BALINT, M.: Ichstärke, Ichpädagogik und Lernen. (1939) In: Cremerius, J. (Hg.) Psychoanalyse u. Erziehungspraxis. Fischer TB. 6076, Frankfurt, (1971) 92-102

18) dto. : Therapeutische Aspekte der Regression. Rowohlt Studium TB. 42 (1973)

19) BALINT; MICHAEL u. ENID: Psychotherapeutische Techniken in der Medizin. Kindler TB. Nr. 2069/70, Geist und Psyche, München, (Klett Stuttgart, 1964)

20) BASTINE, R.: Forschungsmethoden in der klinischen Psychologie. In: Schraml, W.J. (Hg.) "Klinische Psychologie", Huber, Bern (1970) 523-559

21) BATTEGAY, R.: Der Mensch in der Gruppe, Bd. 3, Huber, Bern (1969)

22) dto. : Gruppenpsychotherapie im klinischen Rahmen. In: Schraml, W.J. (Hg) "Klinische Psychologie" Huber, Bern (1970) 453-462

23) dto. : Die Gruppe als Medium zur Behandlung Süchtiger. In: Preuss, H.G. (Hg.) Analyt. Gruppenpsychother. Rowohlt-Studium 20, Reinbek (1972) 150-158

24) dto. : Gruppendynamische Prozesse II: Katharsis-Einsicht-Wandlung. In: Preuss, H.G. (Hg.) Analytische Gruppenpsychotherapie, Rowohlt-Studium 20, Reinbek (1972) 29-43

25) dto. : Alkoholismus: aus psychiatr. Sicht. In: DHS(Hg) "Suchtgefahren". 19, 2 (1973) 52-58

26) dto. : Möglichkeiten, Grenzen und Gefahren der Gruppenpsychotherapie. Gruppenpsychother. und Gruppendyn. 7, 2 (1973) 115-131

27) BATTEGAY, R BOCHNIK, H.J. RIEMENSCHNEIDER, H. WANKE, K.u.a.: Alkoholismus bei Frauen. Frauenalkoholismus: seine Ursachen, Auswirkungen und Behandlungsmöglichkeiten. In: DHS (Hg): Heft 15, Hoheneck, Hamm (1970)

28) BATTEGAY, R. u. LADEWIG, D.: Gruppentherapie und Gruppenarbeit mit süchtigen Frauen. In: DHS (Hg): Heft 15, Hoheneck, Hamm (1970) 81-92

29) BAUMANN, U.: Untersuchung zur Stichprobenabhängigkeit von FPI-Ergebnissen. In: Z.Klin.Psychol. 2 (1973) 85-104

30) dto. : Inter- und intraindividuelle Reststudie bei einem Persönlichkeitsfragebogen (FPI). In: Schweizer Z.f.Psychol. 33 (I) (1974) 33-44

31) BECK, D.: Die Kurzpsychotherapie. Huber, Bern (1974)

32) BECKER, M.: Die Aufgabe des Seelsorgers in der Gemeinde der Alkoholiker. In: Gruppenther. b. Alkoholkranken u.a. Beiträge. Evang. Gesamtverbd. z.Abw.d.Suchtgef. (Hg.):Nicol, Kassel (1967) 18-24

33) BECKER, W.C.; PETERSON, D.R.; HELNIOR, S.O.; SHOEMAKER, D.J. and QUOY, H.D.: Factors in parental behavior and personality as related to problem behavior in children. J.cons.Psychol. 23 (1959) 107-118

34) BECKMANN, D.; MÜLLER-BRAUNSCHWEIG, H.; PLAUM, F.G.: Forschung in der Psychoanalyse. In: W.J.Schraml u. U.Baumann (Hg.) Klinische Psychologie II. Huber, Bern (1974) 168-207

35) BELLEBAUM, A. u. BRAUN, H. (Hg.): Reader Soziale Probleme II. Initiativen und Maßnahmen. Herder (1974)

36) BENEDETTI, G.: Die Alkoholhalluzinosen. Stuttgart, 1952

37) BERG, N.L.: Effects of Alcohol Intoxication on Self-Concept; Studies of Alcoholics and Controls in Laboratory Conditions. Quart.J.Stud.Alc. 32 (1971) 442-453

38) BERGOLD, J.B.: Forschung in der Verhaltenstherapie. In: Schraml, W.J. u. Baumann, U. (Hg.): Klinische Psychologie II. Huber, Bern (1974) 245-283

39) BERNER, P.; SOLMS, W.: Alkoholismus bei Frauen. Wr.Z.f. Nervenheil. 6 (1953) 275-301

40) BINDER, S.: Zu neueren therapeutischen Ansätzen bei Alkoholkranken. Z.Psychother.med.Psychol. 21 (1971) 239-247

41) BINDER, S. u. SCHAPKE, H.: Die Aversionstherapie bei Alkoholkranken. In: DHS (Hg.): "Suchtgefahren", 18, 2 (1972) 10-14.

42) BLUM, E.M.: Psychoanalytic views of alcoholism. A review. Quart.J.Stud.Alc. 27 (1966) 259-279

43) BLUME, S.B. and SHEPPARD, C.: The changing effects of drinking on the changing personalities of alcoholics. Quart.J.Stud.Alc. 28 (1967) 436 - 443

44) BOCHNIK, H.J.: Bedürfnis, Rausch und Sucht. DHS, Heft 10, Hoheneck, Hamm (1962)

45) dto. : Die Möglichkeit der Behandlung suchtkranker Frauen. In: DHS (Hg.) Heft 15, Hoheneck, Hamm (1970) 42-45

46) BOCHNIK, H.J.; BURCHARD, J.; DIECK, C.: Alkoholmißbrauch bei Frauen. Nervenarzt 30 (1959) 433-442

47) BOESCH, E.E.: Die diagnostische Systematisierung. In: Heiss, R. (Hg.) Hdb. d. Psychol., Bd. 6, Hogrefe, Göttingen (1964,2) 930-959

48) BOWEN, W.T. and ANDROES, L.: A follow-up study of 79 alcoholic patients: 1963-1965. Bull.Menninger Chis. 32 (1968) 26-34

49) BOTWINICK, J. and MACHOVER, S.: A psychometric examination of latent homosexuality in alcoholism. Quart.J.Stud. Alc. 12 (1951) 268-272

50) BRÄUTIGAM, W.: Neuere Erfahrungen bei der Behandlung des Alkoholikers. München. med. Wschr. 109 (1967) 2689-2701

51) BRÄUTIGAM, W.: Reaktionen, Neurosen, Psychopathien. Thieme, Stgt. dtv. wr 4054 (1969,[2])

52) BRANDT, G.A.: Psychologie u. Psychopathologie f. soziale Berufe. Luchterhand, Berlin (1968,[5])

53) BRENK, E.: Die therapeutische Gemeinschaft: als sozio- und milieuzentrierte Gruppentherapie bei Alkoholkranken. Inaug.-Diss., Bonn (im Manuskript)

54) BRICKENKAMP, R.: Test d_2 Aufmerksamkeits- Belastungstest: Göttingen, Hogrefe (1968,[2])

55) BRICKENKAMP, R. u. RUMP, G.: Die Stabilität des Aufmerksamkeitsbelastungs-Tests (Test d_2) über längere Zeitabschnitte. Diagnostica, XII (1966,[2]) 17-24

56) BRITTON, J.H.: Dimensionen der Angepaßtheit bei älteren Menschen. In: Thomae u. Lehr (Hg.) Altern. Probleme u. Tatsachen. Akad. Verl. Ges. Frankfurt (1968) 517-529

57) BROCHER, T.: Umgang mit Angst und Aggression in der therapeutischen Gruppe und im gruppendynamischen setting (T-Gruppe). Gruppenpsychother. u. Gruppendyn. 6, 3 (1972) 253-265

58) BROWN, M.A.: Alcoholic profiles on the Minnesota Multiphasic. J. clin. Psychol. 6 (1950) 266-269

59) BRUN, K.: Outcome of different types of treatment of alcoholics. Quart.J.Stud.Alc. 24 (1963) 280-288

60) BSCHOR,F. BURCHARD,V.J. CLARMANN,M.v. GERCHOW,J. u.a.: Drogen- u. Rauschmittelmißbrauch: Bedingungen, Vorbeugung, Behandlung. DHS (Hg.): Heft 17, Hoheneck Verlag, Hamm (1972)

61) BULLOCK, S.C.: The interrelatedness of alcoholism and marital conflict. 2. The interaction of alcoholic husbands and their nonalcoholic wives during counceling. Amer.J.Orthopsychiat. 29 (1959) 519 (zit. in Abstr.: Quart.J.Stud.Alc. 22 (1961) 156)

62) BUTTON, A.D.: A study of alcoholics with the Minnesota Multiphasic Personality Inventory. Quart.J.Stud.Alc. 17 (1956) 263-281

63) dto. : The psychodynamics of alcoholism: A survey of 87 cases. Quart.J.Stud.Alc. 17 (1956) 443-460

64) CAHALAN, D. u. Cisin,I.H.: American Drinking Practices: Summary of Findings from a National Probability Sample, I. Quart. J.Stud.Alc. 29, 1 (1968) 130-151

65) CAPPON, D. and TYNDEL,M.: Time perception in alcoholism; a study of interval estimation and temporal orientation in alcoholic patients. Quart.J.Stud. Alc. 28 (1967) 430-435

66) CARROLL, J.L. u. FULLER, G.B.: The self and ideal-self concept of the alcoholics as influenced by length of sobriety and/or participation in alcoholics Anonymous. J.clin.Psychol. 25 (1969) 363-364

553) CASRIEL, s.Nachtr.

67) CATTEL, R.B.: Personality and motivation: Structure and measurement. New York-Harcourt, (1957)

68) CHAFETZ, M.E.: Practical and theoretical considerations in the psychotherapy of alcoholism. Quart.J.Stud.Alc. 20 (1959) 281

69) CHAFETZ, M.E. and DEMONE, H.W.Jr.: Alcoholism and society. New York, Oxford University Press (1962)

70) CHANDLER, J.; HENSMAN, C.; EDWARDS, G.: Determinants of What Happens to Alcoholics. Quart.J.Stud.Alc. 32 (1971) 349-363

71) CLAUSS, G.; EBNER, H.: Grundlagen der Statistik für Psychologen, Pädagogen und Soziologen. Deutsch, Frankfurt (1970)

72) COCHE, E.u.J.: Die therapeutische Gemeinschaft. In: Gruppenpsychother. u. Gruppendyn. 5, 1 (1971) 52-61

73) COHEN, F.: Personality changes among members of Alcoholics Anonymous. Ment. Hyg. 46 (1962) 427-437

74) COHEN, R.: Grundlagen der Verhaltenstherapie. In: Bachmann, C.H. (Hg.) Fischer TB. 6171, Frankfurt (1972) 87-104

75) CREMERIUS, J.: Die Beurteilung des Behandlungserfolges in der Psychotherapie. Springer, Berlin-Göttingen (1962)

76) DÄUMLING, A.M.: Zum Problem der Erlebnisverarbeitung. Ber. 19. Kongr. Dtsch. Ges. f. Psychol., Köln (1953) 223-227 (Hogrefe, Göttingen, 1954)

77) dto. : Zur Problematik der Psychohygiene. In: Ber. 20. Kongr. Dtsch. Ges. f. Psychol., Berlin, Göttingen (1955)

78) dto. : Motivation als psychologisches Grundproblem. In: A.Wellek (Hg.): Ber. 21. Kongr. Dtsch. Ges. f. Psychol., (Bonn 1957); Hogrefe, Göttingen (1958)40-53

79) dto. : Persönlichkeit - Einklang und Widerspruch. In: Seelenleben und Menschenbild. München (1958)

80) dto. : Psychologische Leitbildtheorien. In: Psychol. Rundschau XI (1960) 92-108

81) dto. : Psychologische Probleme der Partnerwahl. In: Struck, G. (Hg.) Partnerbild und Ehe. Freiburg (1967)

82) dto. : Sensitivity-Training. Gruppenpsychother. u. Gruppendyn. 2 (1968) 113-123

83) dto. : Psychol. Beratung u. psychagogisch bzw. allgemein - psychotherapeut. Verfahren. In: Schraml, W.J. (Hg.) "Klinische Psychologie", Huber, Bern (1970) 239-269

84) DÄUMLING, A.M.: Die Herausforderung des Sensitivitäts-Trainings. Gruppenpsychother. u. Gruppendyn 4 (1970) 1-16

85) DÄUMLING, A.M.; FENGLER, J.; NELLESSEN, L; SVENSSON, A.: Angewandte Gruppendynamik, Klett, Stuttgart (1974)

86) DEBUS, G.: Experimentelle Untersuchungen zur Methodik der Befindlichkeitsbeschreibung. Inaug.-Diss., Gießen (1969)

87) DEGKWITZ,R. KLEE,E: Zwangsjacke und Drogen. Zur Situation der Psychiatrie. Patemos Düsseldorf, Reihe: Das theoretische Interview 23 (1971)

88) DERWORT, A.: Aktuelle Fragen zur Entstehung und Therapie des Alkoholismus. Nervenarzt 30 (1959) 211-220

89) DICHTER, M.; DRISCOLL, G.Z.; OTTENBERG, D.J.; ROSEN, A.: Marathon therapy with alcoholics. Quart. J.Stud.Alc. 32 (1971) 66-77

90) DINGEL,W.: Mitteilungen über Zuverlässigkeitsaspekte des Test d_2. Diagnostica 2, XVII (1971) 84-87

91) DITTRICH, A.: Probleme der Pharmakopsychologischen Forschung. In: W.Schraml. u.W.Baumann (Hg.) Klinische Psychologie II. Huber, Bern (1974) 523-558

92) DOLLARD, J.; DOOB, L.; MILLER, N.E.; MOWRER, O.H.; SEARS, R.S.: Frustration und Aggression Beltz, Weinheim (1971)

93) DORSCH, F.: Psychologisches Wörterbuch. Meiner, Hamburg (1970)

94) DOUCET, F.W.: Psychoanalytische Begriffe. Heyne, München (1972)

95) DREVER, J.; FRÖHLICH, W.D.: Wörterbuch zur Psychologie. DTV 3031, München (1968)

96) DÜHRSSEN, A.: Katamnestische Ergebnisse bei 1004 Patienten nach analytischer Psychotherapie. Z. psychosom. Med. 8 (1961) 94-113

97) DÜHRSSEN, A.: Analytische Psychotherapie in Theorie, Praxis und Ergebnissen. Verlag f. Med. Psychol., Göttingen (1972)

98) DWORSCHAK, R.; STROTZKA, H.: Sozialarbeit und Milieutherapie. In: Schraml, W.J. (Hg.) "Klinische Psychologie", Huber, Bern (1970) 463-473

99) EDWARDS, A.L.: Versuchsplanung in der psychologischen Forschung. Beltz, Weinheim (1971)

100) EDWARDS,G.; HENSMAN,C.; HAWKER,A. and WILLIAMSON,V.: Alcoholics Anonymous; the anatomy of a self-help group. Social Psychiat. 1 (1967) 195-204

101) ELHARDT,S.: Tiefenpsychologie.Kohlhammer, Stuttgart (1971)

102) ELLIS,A.S. and KRUPINSKI,J.: The evalution of a treatment programme for alcoholics; a follow-up study. Med.J.Aust. 1 (1964) 8-13

103) EMRICK,C.D.: Abstinence and time perception of alcoholics. Quart.J.Stud.Alc. 31 (1970) 384-393

104) ENKE,H.: Der Verlauf in der klinischen Psychotherapie. Heidelberg (1965)

105) dto.: Umgang mit Aggress. u. Angst in der psychoanalyt. Gruppenpsychother. Gruppenpsychother. u. Gruppendyn. 5, 3 (1972) 245-253

106) ENKE,H. u. FERCHLAND,E.: Analyt. Gruppenpsychother. u. d. Sozialdynamik i.d. psychotherap. Klinik. In: Preuss,H. G. (Hg.) Analyt. Gruppenpsychotherapie. Rowohlt-Studium, 20, Reinbek (1972) 192-211

107) ENKE,H. u. POHLMEIER,H.(Hg.): Psychosoziale Rehabilitation. Stuttgart (1973)

108) ERIKSON,E.H.: Identität und Lebenszyklus. Suhrkamp, Frankfurt (1970)

109) ERMANN,M.; GÖLLNER,R.; SCHÜTTE-KLINCKWORT,G; SEIFERT,T.: Pragmatismus u. Methodenpluralismus in der analytischen Gruppenpsychotherapie. Gruppenpsychother. u. Gruppendyn. 7, 3 (1973) 287-299

110) EYFERTH,K.: Erfassung v. Gruppenstrukturen. In Meili,R. u. Rohracher,H. (Hg.) Lehrbuch d. Experiment. Psychol., Huber, Bern (1963) 388-402

111) EYSENCK,H.J.: Das "Maudsley Personality Inventory" (MPI). Hogrefe, Göttingen (1959)

112) dto. : The structure of human personality. London, Methnen (1960²)

113) dto. : Wege und Abwege der Psychologie. rde. 17, Rowohlt, Hamburg (1967)

114) EYSENCK,H.J. u.RACHMAN: Neurosen - Ursachen und Heilmethoden. Dt. Verl. Wissensch. Berlin (1967)

115) FAHRENBERG,J.: Objektive Tests zur Messung der Persönlichkeit. In: Heiss,R. (Hg.) Hdb. d. Psychol., Bd. 6. Hogrefe, Göttingen (1964²) 488-532

116) dto. : Aufgaben u. Methoden d. psychologischen Verlaufsanalyse (Zeitreihenanalyse). In: Groffmann,U.J. u. Wewetzer,K.H. (Hg.). Huber, Bern (1968) 41-82

117) FAHRENBERG,J. u.SELG,H.: Das Freiburger Persönlichkeitsinventar (FPI). Hogrefe, Göttingen (1970)

118) FAUST,B.: Möglichkeiten und Bedeutung Nichtverbaler Therapie. In: Hoffmann,J. (Hg.) Zur Therapie Süchtiger, Lambertus, Freiburg (1973) 78-89

119) FENGLER,J.H.: Verhaltensmodifikation im Gruppendynamischen Laboratorium. Inaug.-Diss., Bonn (1972)

120) FENICHEL,O.: The Psychoanalytic Theory of Neurosis. NY, Norton (1945)

121) FERNER,K.: Gruppenarbeit in d. Suchtkrankenhilfe (Ein Modell). In: Hoffmann,J. (Hg.) Zur Therapie Süchtiger, Lambertus, Freiburg (1973) 52-56

122) FETSCHER,R.: Die Versöhnung mit den Elternbildern. In: Gesellschaft und Neurose. (Hg.) Inst. f. Psychoth. u. Tiefenpsych. Klett, Stgt. (1965) 122-153

123) FEUERLEIN,W.: Der Alkoholismus in sozialpsychiatrischer Sicht. In: Med. Klin. 62 (1967) Nr. 23, 922-926

124) dto. : Sucht und Süchtigkeit. Münch. Med. Wschr. 111 (1969) 2593-2600

125) dto. : Therapie des Alkoholismus. In: Beiträge z. Alkohol- u. Drogenprobl., 1, Dtsche. Ges. z. Erforschg. u. Behdlg. d. Alkohol- u. Drogenabhängigkeiten (Hg.) Frankfurt (1970) 59-64

126) dto. : Ursachen d. Alkoholismus. In: DHS (Hg.): Heft 16, Hoheneck, Hamm (1971) 17-27

127) dto. : Alkoholschäden d. zentralen u. peripheren Nervensystems. In: DHS (Hg.): Heft 16, Hoheneck, Hamm (1971) 28-39

128) dto. : Entstehungsbedingungen und Therapie des Alkoholismus. Gesamtverband f. Suchtkrankenhilfe, Nicol, Kassel (1972)

129) dto. : Chronischer Alkoholismus. In: Der Nervenarzt, 43, 8 (1972) 389-398

130) dto. : Abstinenzsymptome und Alkoholpsychosen. Dtsch.Med.Journ. 23, 8 (1972) 510-523 321-325

131) FEUERLEIN,W.; SANDMANN,D.; ROMMENEY,G.; STEHMANNS,H.; SCHMIDT,L.; KRASNEY,O.E. u.a.: Alkoholismus - Bedingungen Auswirkungen Behandlung. In: DHS (Hg.): Heft 16. Hoheneck, Hamm (1971)

132) FITTKAU,B.: Kommunikations- u. Verhaltenstraining für Erzieher. Gruppendynamik, 3 (1972) 252-273

133) FITZGERALD,B.J.; PASEWARK,R.A.; CLARK,R.: Fouryear follow - up of Alcoholics treated at a Rural state Hospital. Quart.J.Stud. Alc. 32 (1971) 636-642

134) FOUQUET,P.: Alkohol und Religionen. In: DHS (Hg.) Alkohol u. Alkoholismus, 27. intern. Kongr. (1964) 21-29

135) FOWLER,R.D.Jr. A comparison of two MMPI actuarial systems COYLE,F.A.Jr.: used in classifying on alcohol out-patient population. J.clin.Psychol. 24 (1968) 434-43

136) FOX,R.: A multidisciplinary approach to the treatment of alcoholism. Amer. J. Psychiat. 123 (1967) 769-778

137) dto. : Treating the alcoholic's family. On: Catanzaro,R.J. (ed): Alcoholism; the total treatment approach; Springfield, Ill.; Thomas (1968) 105-115

138) dto. : Gruppenpsychotherapie mit Alkoholikern. In: Preuss, H.G. (Hg.) Analyt. Gruppenpsychother. Rowohlt-Studium 20, Reinbek (1972) 141-149

139) FREUD,A.: Das Ich und die Abwehrmechanismen. Kinder TB 2001 München (1936)

140) dto. : Probleme der Lehranalyse. Psyche 24, 8 (1970) 565-576

141) dto. : Die Rolle der körperlichen Krankheit im Seelenleben des Kindes (1952). In: Cremerius,J. (Hg.) Psychoanalyse u. Erziehungspraxis. Fischer TB 6076, Frankfurt (1971) 270-281

142) dto. : Die psychoanalytische Psychologie der Kindheit und ihre Quellen (1968). In: Cremerius,J. (Hg.) Psychoanalyse u. Erziehungspraxis. Fischer TB 6076, Frankfurt (1971) 282-287

143) FREUD,S.: Bruchstücke einer Hysterieanalyse. G.W.Bd. V, 163-286, Fischer, Frankfurt (1972)

144) dto. : Psychische Behandlung (Seelenbehandlung). G.W.Bd. V, 289-315, Fischer, Frankfurt (1972^5)

145) dto. : Wege der psychoanalytischen Therapie. G.W.Bd. XII, 183-194, Fischer, Frankfurt (1972^4)

146) dto. : Massenpsychologie und Ich-Analyse. G.W.Bd.XIII, 71-161, Fischer, Frankfurt (1972^7)

147) dto. : Das Ich und das Es. G.W.Bd. XIII, 237-289, Fischer, Frankfurt (19727)

148) dto. : Über einen autobiographisch beschriebenen Fall von Paranoia. G.W.Bd. VIII, 240-320, Fischer, Frankfurt (1973^6)

149) dto. : Trauer und Melancholie. G.W.Bd. X, 428-446, Fischer Frankfurt (1973^6)

150) FRIEDRICHS,J.: Methoden empirischer Sozialforschung. Rororo-Studium 28 (1973), Rowohlt, Hamburg

151) FÜRSTENAU,P.: Probleme der vergleichenden Psychotherapieforschung. In: C.H.Bachmann (Hg.) Psychoanalyse und Verhaltenstherapie, Fischer TB 6171, Frankfurt (1972) 18-57

152) FURRER,W.: Zur Kontrolle der Gegenübertragung in der Gruppentherapie. Gruppenpsychother. u. Gruppendyn. 6, 2 (1972) 230-235

153) GABRIEL,E.: Die Süchtigkeit. Neuland, Hamburg (1962)

154) GARRETT,G.R.; BAHR,H.M.: Women on Skid Row. Quart. J. Stud. Alcohol 34 (1973) 1228-1243

155) GEBSATTEL,U.E.: Über die Anwendung anthropolog. Gesichtspunkte im Gebiet d. Psychotherapie. In: Sborowitz u. Michel (Hg.), Der leidende Mensch, Diederichs, Düsseldorf (1960) 1-15

156) GERARD,D.L.; SAENGER,G. and WILE,R.: The abstinent alcoholic. A.M.A.Arch.gen. Psychiat. 6 (1962) 83-95

157) GLATT,M.M.: Drinking habits of English (middle class) alcoholics. Acta psychiat. scand. 37 (1961) 88-113

158) dto. : Komplikationen d. Alkoholismus im sozialen Bereich. In: DHS (Hg.) Alkohol u. Alkoholismus, 27. intern. Kongr. (1964) 204-215

159) dto. : Psychologische Grundlagen der Alkoholiker-Behandlung. Münch. Med. Wschr. 49 (1965) 2477

160) dto. : Therapeutische Konzeptionen und Modelle. Refer. a.d. Internat. Sympos. üb. d. sozialmediz. Bedeutg. u. Klinik d. Alkoholismus. Bremen (1970)

161) dto. : Therapeut. Konzept. u. Modelle: Die Alkoholik.-Abtlg. d. North-West Metropolit. Regional Hospital Board. In: Beitrge. z. Alkohol- u. Drogenprobl., 1. Dtsche Ges. z. Erforschg. u. Behdlg. d. Alkohol- u. Drogenabhgkten (Hg.) Frankfurt (1970) 68-78

162) dto. : Einstellung und Einfluß der Öffentlichkeit zur Rehabilitation des Alkoholkranken. In: Rehabilitation 24, 4 (1971) 49-56

163) GLATT,M.M. and HILLS,D.R.: Alcohol abuse and alcoholism in the young. Brit. J. Addict. 63 (1968) 183-191

164) GÖRRES,A.: Methode u. Erfahrungen der Psychoanalyse. Kösel, München (1961^2)

165) dto. : Der Kranke - Ärgernis der Leistungsgesellschaft. Patmos, Düsseldorf (1971)

166) dto. : Psychoanalyse und Verhaltenstherapie. In: C.H. Bachmann (Hg.): Psychoanalyse und Verhaltenstherapie, Fischer TB 6171, Frankfurt (1972) 71-86

167) GOERTZ,F.J.: Zur Tiefenpsychologie des chronischen Alkoholabusus. Inaug.-Diss. Bonn (1972)

168) GOUGH,H.G.; HARRIS,R.; BLACK,J: Notes of lectures on the MMPI (zit. nach Hathaway und McKinley

169) GOUGH,H.G. u. HEILBRUN,A.B.Jr.: The Adjective Check List Manual. Palo Alto, Calif. Consulting Psychologists Press (1965)

170) GOZALI,J. u. SLOAN,J.: Control orientation as a personality dimension among alcoholics. Quart. J. Stud. Alc. 32, 1 (1971) 159-161

171) GRAUMANN,C.F.: Eigenschaften als Problem d. Persönlichkeitsforschung. In: Lersch, Ph. u. Thomae,H. (Hg.) Hdb. d. Psychol. Bd. 4, Hogrefe, Göttingen (1960²) 84-154

172) dto. : Die Dynamik v. Interessen, Wertungen u. Einstellungen. In: Thomae,H. (Hg.), Hdb. d. Psychol. Bd. 2, Hogrefe, Göttingen (1965) 272-305

173) GREENSON,R.R.: Technik und Praxis der Psychoanalyse. Klett, Stuttgart, Bd. 1 (1973)

174) GROSS,W.F.; CARPENTER,L.L. and ALDER,L.O.: Problems of Adjustment Reported by Alcoholics Prior to heaving a Hospital Treatment Program. Quart. J. Stud. Alc. 32 (1971) 454-456

175) GRÜNBERGER,J.: Ergebnisse d. experimentellen psychopathol. Untersuchung Alkoholkranker. In: Theorie u. Praxis d. Therapie d. Alkoholabhängigkeit. Kryspin-Exner,U. (Hg.), Hollinek, Wien (1969) 130-138

176) GRÜNTHAL,E.: Der Alkoholismus. In: Grünthal u. Störring (Hg.), Allgemeine u. spezielle Psychiatrie, Karger, Basel (1955⁴) 539-566

177) GUILFORD,J.P.: Persönlichkeit. Beltz, Weinheim, 1964

178) GYNTHER,M.D.; PRESHER,C.H. and Mc DONALD,R.L.: Personal and interpersonal factors associated with alcoholism. Quart.J. Stud.Alc. 20 (1959) 321-333

179) HABERMAN,P.W.: Childhood symptoms in children of alcoholics and comparison group parents. J. Marriage Fam. 28 (1966) 152-154

180) HABERNOLL,A.: Das Problem des Alkoholismus. Ber. d. Unteraussch. f. Alkoholism. im Fachaussch. f. geist. Gesundh. u. d. Fachaussch. f. Alkohol der WHO. In: Schriftenreihe aus dem Gebiet des öffentl. Gesundheitswesens des Bundesminist. d. Innern, 3, Stuttgart (1956)

181) HADDEN,S.B. u. PREUSS,H.G.: Möglichkeiten der Gruppenpsychotherapie im Allgemeinkrankenhaus. In: Preuss,H.G. (Hg.), Analyt. Gruppenpsychother. Rowohlt-Studium, 20, Reinbek (1972) 184-191

182) HALDER,P.: Verhaltenstherapie. Kohlhammer, Urban TB 167 (1973)

183) HARMSEN,H.: Die Frau in unserer Gesellschaft. In: DHS (Hg.), Heft 15, Hoheneck, Hamm (1970) 16-33

184) HARRIS,C.W.(Ed.): Problems in measuring change. Madison (1967)

185) HARTENFELS,H.: Notwendigkeit u. Möglichkeiten d. Abstinenzverbde. in d. Hilfe f. Alkoholkranke. In: DHS (Hg.): Alkohol u. Alkoholism.,27.int.Kongr.(1964) 70-73

186) HARTENFELS,H.: Der Alkohol. Neuland, Hamburg (1970^{8})

187) HARTMANN,Heinz: Die gegenseitigen Beeinflussungen von Ich u. Es in der psychoanalytischen Theoriebildung. Psyche 18 (1964) 330-396

188) HARTMANN,Hans: Psychologische Diagnostik. Urban-TB 135, Kohlhammer, Stuttgart (1970)

189) HARTOCOLLIS,P.: Eine dynamische Betrachtungsweise des Alkoholismus: Trinken zum Zwecke der Verleugnung. Dynam. Psychiat. 3 (1969) 180

190) HATHAWAY,S.R.; MC KINLEY,J.C. (SPREEN,O): MMPI Saarbrücken. Handbuch zur deutschen Ausgabe des Minnesota Multiphasic Personality Inventory. Huber, Bern (1963)

191) HAU,T.F.: Frühkindliches Schicksal und Neurose. Verl. f. Med. Psychol., Göttingen (1968)

192) dto. : Suchterscheinungen und Suchtprobleme in der Psychosomatischen Klinik. In: Zschr. f. Allgemeinmedizin. Der Landarzt 5 (1972) 209-211

193) HEIGL,F.: Einige Gedanken zur Gruppendynamik. Z.f.psychosom. Med. u. Psychoanalyse 16, 1 (1970) 80-98

194) dto. : Indikation und Prognose in Psychoanalyse und Psychotherapie. Verl. f. Med. Psychol., Göttingen (1972)

195) HEIGL-EVERS,A.: Analytische Gruppenpsychotherapie. In: Schraml,W., J. (Hg.) Klinische Psychologie, Huber, Bern (1970) 437-452

196) dto. : Konzepte der analytischen Gruppenpsychotherapie. Verl. f. Med. Psychol., Göttingen (1972)

197) dto. : Die Gruppe unter sozialdynamischem und antriebspsychologischem Aspekt. In: Preuss,H.G. (Hg.) Analyt. Gruppenpsychotherapie, Rowohlt-Studium, 20, Reinbek (1972) 44-72

198) HEIGL-EVERS,A.u. HEIGL,F.: Gruppentherapie: interaktionell-tiefenpsychologisch fundiert (analytisch orientiert) -psychoanalytisch. Gruppenpsychother. u. Gruppendyn. 7, 2 (1973) 132-157

199) dto. : Rolle u. Interventionsstil des Gruppenpsychotherapeuten. Gruppenpsychother. u. Gruppendyn. 5, 2 (1972) 152-171

200) dto. : Die themenzentrierte interaktionelle Gruppenmethode (Ruth C.Cohn): Erfahrungen, Überlegungen, Modifikationen. Gruppenpsychother. u. Gruppendyn. 7, 3 (1973) 237-255

201) HEIGL-EVERS,A. u. SCHULTZE-DIERBACH,E.: Nicht-Analytische Gruppenpsychotherapie. In: W.Schraml (Hg.) Klinische Psychologie, Huber, Bern (1970) 404--436

202) HEISS,R.: Psychologische Diagnostik: Einführung und Überblick. In: Heiss,R. (Hg.): Hdb.d.Psychol. Bd. 6, Hogrefe, Göttingen (1964²) 3-16

203) dto. : Technik, Methodik und Problematik des Gutachtens. In: Heiss,R. (Hg.) Hdb. d. Psychol., Bd. 6, Hogrefe, Göttingen (1964²) 975-995

204) dto. : Über den Begriff d. Verhaltens u. d. Modell d. Persönlichkeit in d. diagn. Psychol. In: Heiss,R.(Hg.) Hdb. d. Psychol. Bd. 6 (1964²) 960-974

205) dto. : Person als Prozeß. In: Groffmann,U.J.,et al.(Hg Person als Prozeß, Huber, Bern (1968) 17-37

206) HELMCHEN,H.: Befunde und Anamnesen von klinisch aufgenommenen Alkoholikern: Dtsch.Med.Journ.23,8(1972)505-509

207) HERBER,F.: Alkohol, Prozente - Promille - Probleme. VEB-Verl. Volk u. Gesundheit, Berlin (1971)

208) HERMANNS,O.: Die Behandlung suchtkranker Frauen, ihre fürsorgerische Erfassung und Betreuung. In: DHS (Hg.) Heft 15, Hoheneck, Hamm (1970) 46-51

209) HERZOG-DURCK,J.: Der Depressive und die Hoffnung. In: Sborowitz u. Michel (Hg.) Der leidende Mensch, Diederichs, Düsseldorf (1960) 352-366

210) HILTMANN,H.: Wortassoziation u. verbale Ergänzungsverfahren. In: Heiss,R. (Hg.) Hdb. d. Psychol. Bd. 6, Hogrefe, Göttingen (1964²) 533-555

211) dto. : Kompendium der psychodiagnostischen Tests. Huber, Bern (1966²)

212) HOBI,V.: Das Drogenproblem bei Jugendlichen. Huber, Bern (1973)

213) HOBI,V. u. KLÄR,A.: Eine gemeinsame Faktorenanalyse von MMPI, FPI und 16 PF. In: Z. Klin. Psychol. 1 (1973) 27-48

214) HOBI,V. u. LADEWIG,D.: Persönlichkeitsmerkmale und Drogenverhalten jugendlicher Toxikomaner. Pharmakopsych. Neuro-Pharmakol. Vol. 4, 1 (1971) 12-22

215) HÖLKEN,H.: Die Bedeutung psychischer Störungen und der Sucht für die Gesellschaft. In: Gesundheitspolitik 12 (1970) 257-276

216) HOFF,H.: Der akute und der chronische Alkoholismus. Med. Klinik 49 (1954) 1425-1461

217) dto. : Lehrbuch der Psychiatrie Bd. I (1956)

218) HOFFMANN,H.: Depression and defensiveness in selfdescriptive moods od alcoholics. Psychol. Rep. 26 (1970) 23-26

219) dto. : Personality characteristics of alcoholics in relation to age. Psychol. Rep. 27 (1970) 167-171

220) HOFFMANN,H.: Personality Changes of Hospitalized Alcoholics after Treatment. Psychol. Rep. 29 (1971) 948-950

221) HOFFMANN,H. u.ABBOTT,D.: Emotional self-description of alcoholic patients after treatment. Psychol. Rep. 26 (1970) 892

222) HOFFMANN,J. (Hg.): Zur Therapie Süchtiger. Lambertus, Freiburg (1973)

223) dto. : Kombination v. ambulanter u. kurzfrist. stationärer Behdlg. b. Alkoholabhängig. In: Hoffmann, J. (Hg.) Zur Therapie Süchtiger. Lambertus, Freiburg (1973) 42-51

224) HOFSTÄTTER,P.R.: Gruppendynamik. (rde. 38) Rowohlt, Hamburg (1967)

225) HOLZGREVE,W.: Frauenalkoholismus - seine Ursachen, Auswirkungen und Behandlungsmöglichkeiten. In: DHS (Hg.) Heft 15, Hoheneck, Hamm (1970)

226) dto. : Alkoholismus - nach wie vor Suchtproblem Nr. 1. In: DHS (Hg.) Heft 16, Hoheneck, Hamm (1971) 5-16

227) HOUBEN,A.: Psychodiagnostik in psychotherapeutischen und psychosomatischen Institutionen. In: Schraml,W.J. (Hg.) Klinische Psychologie, Huber, Bern (1970) 131--160

228) HUDOLIN,V.: Tageskrankenhäuser in der Behandlung d. Alkoholismus. In: DHS (Hg.) Alkohol u. Alkoholismus. 27. intern. Kongr. (1964) 231-233

229) HUDOLIN, V. u. MUACEVIC,V.: Die Möglichkeit der Psychotherapie in großer Gruppe bei Alkoholikern. Psychother. Psychosom. 15 (1967) 31

230) HUEBSCHMANN,H.: Die soziale Funktion der Psychotherapie. In: Der leidende Mensch, Diederichs, Düsseldorf, (1960) 145-156

231) HULSE,W.C.: Kombinierte Einzel- u. Gruppenpsychother. In: Preuss,H.G. (Hg.) Analyt. Gruppenpsychother. Rowohlt-Studium, 20, Reinbek (1972) 92-98

232) IMBER,D.D.; MILLER,A.E.; FAILLACE,L.A. LIBERMAN,B.: Temporal processes in alcoholism. Quart. J. Stud. Alc. 32 (1971) 304-309

233) JACKSON,J.K.: The adjustment of the family to the crisis of alcoholism. Quart. J. Stud. Alc. 15 (1954) 562--586

234) JAMES,J.E.; GOLDMAN,M.: Behavior Trends of Wives of Alcoholics. Quart. J. Stud. Alc. 32 (1971) 373-381

235) JANKE,W.; DEBUS,G.: Die Eigenschaftswörterliste (EWL): Ein Verfahren zur Erfassung des aktuellen Befindens. Hogrefe, Göttingen (1974) (i. Druck)

236) JANZ,H.W.: Aufgaben der Suchtbekämpfung in der ärztlichen Praxis. DHS, Hoheneck, Hamm (1960)

237) dto. : Besondere psychotherapeutische Probleme in der Bekämpfung von Mißbrauch und Sucht. In: Laubenthal,F. (Hg.) Sucht und Mißbrauch. Thieme, Stuttgart (1964) 362-380

238) dto. : Gesundheits- u. sozialpolit. Probleme d. Alkoholismus - Grundlagen eines Reformprogramms. In: Beiträge zum Alkohol- u. Drogenprobl., 1, Dtsche Ges. z. Erforschg. u. Behdlg. d. Alkohol- u. Drogenabhgkten (Hg.) Frankfurt (1970) 5-14

239) dto. : Rehabilitation Alkoholkranker, Z. Allg. Med. 49 (1973) 969-973

240) JELLINEK,E.M.: Phases in the drinking history of alcoholics. Quart. J. Stud. Alc. 7 (1946) 1-88

241) dto. : Phases of alcohol addiction. Quart. J. Stud. Alc. 13 (1952) 673-684

242) dto. : The Disease Concept of Alkoholism. College and University Press, New Haven (Conn.) (1960)

243) JELLINGER,K.: Die ambulante Weiterbehandlung Alkoholkranker. In: Kryspin-Exner,K. (Hg.) Theorie u. Praxis d. Therapie d. Alkoholabhängigkeit. Hollinek, Wien (1969) 60-91

244) JOST,J.: Gedanken zu den Ursachen, Zusammenhängen, Beweggründen u. Motiven des heutigen Frauenalkoholismus. Gesundheitsfürsorge 16 (1966) 162-164

245) JUGENDWERK DER DEUTSCHEN SHELL (Hg.): Jugend, Bildung und Freizeit. Dritte Untersuchg. z. Situat. d. Deutsch. Jugd. i. Bundesgeb., durchgef. v. EMNID-Institut f. Sozialforschg. (Nicht im Buchhandel erhältl. (1969[3])

246) KAHM,O.: Möglichkeiten der Heilbehandlg. an chron. Alkoholismus-Kranken i. d. geschl. Anstalt. In: Gruppenther. b. Alkoholkranken. Evang. Gesamtverb. z. Abw. d. Suchtgef. (Hg.) Nicol, Kassel (1967) 36-44

247) KAUFMANN,L.: Die Handhabung der Beziehung zwischen Familie, Patient und Klinik. Z. Psychother. med. Psychol. 19 (1969) 221-229

248) KEMPER,W.W. (Hg.): Psychoanalytische Gruppentherapie. Kindler TB., Geist u. Psyche 2094, München (1971) (1960)

249) KENDELL,R.E. STATON,M.C.: The fate of untreated alcoholics. Quart. J. Stud. Alc. 27 (1966) 30-41

250) KEUPP,H.; BERGOLD,J.B.: Probleme der Macht in der Psychotherapie unter spezieller Berücksichtigung der Verhaltenstherapie. In: Bachmann,C.H. (Hg.) Fischer TB, 6171, Frankfurt (1972) 105-140

251) KEYSERLINGK,H.v.: Die Suicidgefährdung der Alkoholiker. Psychiat. Neurol. med. Psychol. 12 (1960) 123-125

252) KIELHOLZ,P.: Erscheinungsformen und Verbreitung des Alkoholismus. Dtsch.Med.Journ.23, 8 (1972) 502-505

253) KIELHOLZ,P.: Erfahrungen in der Schweiz. In: Laubenthal,F. (Hg.) Sucht u. Mißbrauch. Thieme, Stuttgart (1964)

254) KIELHOLZ,P.; LADEWIG,D.: Die Abhängigkeit von Drogen. DTV wr 4134, München (1973)

255) KINGHAM,R.J.: Alcoholism and the reinforcement theory of learning. Quart. J. Stud. Alc. 19 (1958) 320-359

256) KINSEY,B.A.: The Female Alcoholic. A social psychological study. Springfield. Ill. Charles C. Thomas (1966)

257) KISH,G.B. and HERMANN,H.T.: The Fort Meade Alcoholism Treatment Program; a follow-up study. Quart.J.Stud.Alc. 32 (1971) 628-635

258) KISSIN,B.; ROSENBLATT,S.; MACHOVER,S.: Prognostic factors in alcoholism. Psychiat. Res.Rep. 24 (1968) 22-43

259) KJØLSTADT: Gruppentherapie bei Alkoholkranken. In: Gruppentherapie b. Alkoholkranken. Evang. Gesamtv. z. Abw. d. Suchtgef. (Hg.) Nicol, Kassel (1967) 5-12

260) KLEINER,D.: Haschisch und Alkohol. Reinhardt, München (1971)

261) KLOOS,G.: Grundriß der Psychiatrie und Neurologie, München (1962[6])

262) KNIGHT,R.P.: Zur Dynamik und Therapie des chronischen Alkoholismus. Int. Z. Psychoanal. 23 (1937) 429-442

263) KNISCHEWSKI,E.: Hilfe f. Alkoholkranke in Heilstätten u. Anstalten. In: DHS (Hg.) Alkohol u. Alkoholismus, 27. int. Kongr. (1964) 65-67

264) KOCKOTT,G.: Verhaltenstherapie bei Alkoholkranken. (Manuskr. eines Vortrages auf der wiss. prakt. Fachkonferenz am 28. 10. 1970 im Kurhaus in Hamm/Westfalen; veranstaltet von der NRW Landesstelle gegen die Suchtgefahren)

265) KRAUWEEL,H.J.: Organisation der sozialen Fürsorge in den Niederlanden. In: DHS (Hg.) Alkohol u. Alkoholismus, 27. int. Kongr. (1964) 54-57

266) KRECH,D. CRUTCHFIELD,R. BALLACHEY,E.L. Individual in Society. Mc. Graw-Hill B.C., New York (1962)

267) KRETSCHMER,E.: Gestufte Aktivhypnose. Zweigleisige Standardmethode. In: Gebsattel,V.v.; Frankl u.a. (Hg.) Hdb. d. Neurosenlehre u. Psychotherapie. Bd. 4, Urban u. Schwarzenberg, München 1963

268) KRÜGER,H.; PETERSEN,P.: Gruppenarbeit in der Sozialpsychiatrie. Gruppenpsychother. u. Gruppendyn. 6, 1 (1972) 69-84

269) KRYSPIN-EXNER,K.: Der phasenhafte Verlauf der Restitution. In: Kryspin-Exner,K. (Hg.) Theorie u. Praxis d. Therapie d. Alkoholabhängigkeit. Hollinek, Wien (1969) 92-101

270) KRYSPIN-EXNER,K.(Hg.): Theorie u. Praxis d. Therapie der Alkoholabhängigkeit. Hollinek, Wien (1969)

271) dto. : Zusammenhänge zwischen Alkohol- u. Drogenabhängigkeit. Öff. Gesundh.-Wes. 33 (1971) 548--555

272) KRYSPIN-EXNER,K.; OLTEANU,T.: Die Dokumentation des Krankengutes. In: Kryspin-Exner,K.(Hg.) Theorie u. Praxis d. Therapie d. Alkoholabhängigkeit. Hollinek, Wien (1969) 39-59

273) dto. (Hg.): Klinik und Therapie des Alkoholismus. Vorträge des Internat. wiss. Sympos. ü. Alkoholismus, Wien, 1968, Verlag Wiener Med. Akad., Wien (1969)

274) KRYSPIN-EXNER,K.; WEIGL,A.: Das Krankengut d. offenen Anstalt für Alkoholkranke in Wien-Kalksburg. In: Kryspin-Exner,K. (Hg.) Theorie u. Praxis d. Therapie der Alkoholabhängigkeit. Hollinek, Wien (1969) 9-25

275) KÜNKEL,F.: Einführung in die Charakterkunde. Hirzel, Stuttgart (1971[15])

276) KULICK,B.: Erfahrungen mit Zeitreihen. Inaug.-Diss. Freiburg (1974)

277) KUTTER,P.: Aspekte der Gruppentherapie. Psyche, 24, 10 (1970) 721-738

278) LANGEN,D.: Die moderne Hypnotherapie einiger Suchtformen, spez. d. Alkoholismus. Praxis Psychother. 11 (1966) 25-30

279) dto. : Die gestufte Aktivhypnose. Thieme, Stuttgart (1969)

280) dto. : Psychotherapie. Thieme, dtv - 4063, Stuttgart (1971[2])

281) LANYON,R.I.: An Aversion-Desensitivation Treatment For Alcoholism. J. cons. clin. Psychol. 38, 3 (1972)394-398

282) LAPLANCHE,J.; PONTALIS,J.B.: Das Vokabular der Psychoanalyse. stw 7(1973) Bd. 1 u. 2

283) LAUBENTHAL,F.: Sucht und Mißbrauch. Thieme, Stuttgart (1964

284) LAWLIS,G.F. u. RUBIN,S.E.: 16 PF-study of personality patterns in alcoholics. Quart. J. Stud. Alc. 32, 2 (1971) 318-327

285) LEHR,U.: Erscheinungsweisen d. Konfliktes. In: Thomae,H.(Hg Hdb. d. Psychol., Bd. 2, Hogrefe, Göttingen (1965) 306-331

286) dto. : Positive und negative Einstellung zu einzelnen Lebensaltern. In: Thomae u. Lehr (Hg.) Altern. Probleme u. Tatsachen. Akad. Verl. Ges. Frankfurt (1968)72-97

287) LEHR,U.: Zur Problematik d. Menschen im reiferen Erwachsenenalter - eine sozialpsychol. Interpretation der "Wechseljahre". In: Thomae u. Lehr (Hg.) Altern. Probleme u. Tatsachen, Akad. Verl.-Ges. Frankfurt (1968) 227-234

288) dto. : Veränderungen d. Daseinsthematik der Frau im Erwachsenenalter. In: Thomae u. Lehr (Hg.) Altern. Probleme u. Tatsachen. Akad. Verl.-Ges. Frankfurt (1968) 469-504

289) dto. : Die Frau im Beruf. Athenäum, Frankfurt-Bonn (1969)

290) LEONHARD,K.: Zur Psychologie der chronischen Trinker. Dtsch. Med. Wschr. 34 (1959) 1474-1478

291) LEUTZ,G.A.: Die Bedeutung des Psychodramas in der Arbeit mit Süchtigen. In: Hoffmann,J. (Hg.) Zur Therapie Süchtiger. Lambertus, Freiburg (1973) 57-77

292) LEVINE,J.: The sexual adjustment of alcoholics. A clinical study of selected sample. Quart. J. Stud. Alc. 16 (1955) 675-680

293) LEVY,R.J.: The psychodynamic functions of alcohol. Quart. J. Stud. Alc. 19 (1958) 649-659

294) LEWIN,K.: Über die Ursachen seelischen Geschehens. In: Thomae,H. (Hg.) Die Motivation menschl. Handelns. Kiepenheuer u. Witsch, Köln (1966^3) 77-84

295) LINDINGER,H.: Über die Sozialdynamik einer Diskussionsgruppe. Gruppenpsychother. u. Gruppendyn. 6, 1 (1972) 49-58

296) LISANSKY,E.S.: Alcoholism in women; social and psychological concomitants. I. Social history data. Quart. J. Stud. Alc. 18 (1957) 588-623

297) LISANSKY,E.S.: The etiology of alcoholism: The role of psychological predisposition. Quart. J. Stud. Alc. 21 (1960) 314-343

298) LIVSON,N.; MUSSEN,P.H.: Das Verhältnis von Ich-Kontrolle zu offener Aggression und Abhängigkeit. In: THOMAE,H. (Hg.): Die Motivation menschlichen Handelns, Kiepenheuer u. Witsch, Köln (1965) 352-361

299) LOCH,W.: Aggression u. Liebesobjekt. In: Gesellschaft und Neurose. (Hg.) Inst. f. Psychother. u. Tiefenpsych. Klett, Stgt. (1965) 99-121

300) dto. (Hg.) Die Krankheitslehre der Psychoanalyse. Hirzel, Stuttgart (1971^2)

301) LÜCK,H.E.: Zum Begriff d. Gruppendynamik. Gruppendynamik 3 (1972) 123-126

302) LUFT,J.: Einführung in die Gruppendynamik. Klett, Stgt. (1971)

303) MAAS,A.: Soziale Fallarbeit in der Suchtkrankenhilfe. Lambertus, Freiburg (1966)

304) MACHOWER,S.u. PUZZO,F.S.: Clinical and objective studies of personality variables in alcoholism. Quart. J. Stud. Alc. 20 (1959) 505-527

305) MADDOX,G. u. EISDORFER,C.: Zusammenhänge zwischen Aktivität und Stimmung bei älteren Menschen. In: Thomae u. Lehr (Hg.) Altern. Probleme u. Tatsachen. Akad. Verl-Ges. Frankfurt (1968) 235-249

306) MALCOLM,A.J.: On the psychotherapy of alcoholism. Additions, Toronto 15, No.1 (1968) 25-40

307) MARCKWORT,J.: Motivationspsychologische Untersuchung an Alkoholikerinnen. Inaug.-Diss., Bonn 1972

308) MARG,E. u. BÜSCHE,P.: Ergebnisse der stationären Behandlung chronischer Trinker. Ein katamnestischer Bericht. In: Psychiatrie XXII, 11 (1968) 424-427

309) MATUSSEK,P.: Zwang und Sucht. Nervenarzt 29 (1958) 452-456

310) dto. : Süchtige Fehlhaltungen. In: E.Frankl, E.v.Gebsattel, Hdb. Neurosenlehre Bd. II. J.H.Schultz (Hg.) Urban und Schwarzenberg, München (1959)

311) MAYER,J. u. MYERSON,D.J.: Characteristics of outpatient alcoholics in relation to change in drinking, work and marital status during treatment. Quart. J. Stud. Alc. 31, 4 (1970) 889-897

312) dto. : Outpatient Treatment of Alcoholics; effects of status, stability and Nature of treatment. Quart. J. Stud. Alc. 32 (1971) 620-627

313) MC ANDREW,C.: The differentiation of male alcoholic outpatients from non-alcoholic psychiatric outpatients by means of the MMPI. Quart. J. Stud. Alc. 26 (1965) 238-246

314) dto. : Self-reports of male alcoholics. Quart. J. Stud. Alc. 28 (1967) 43-51

315) MC ANDREW,C. u. GEERTSMA,R.H.: An analysis of response of alcoholics to Scale 4 of the MMPI. Quart. J. Stud. Alc. 24 (1963) 23-38

316) MC CORD,W.; MC CORD,J. and GUDEMAN,J.: Origins of Alcoholism. Stanford, Calif. Stanford University Press (1960)

317) MC GUIRE,M.T.; STEIN,S. and MENDELSON,J.H.: Comparative psychosocial studies of alcoholic and non-alcoholic subjects undergoing experimentally induced ethanol intoxication. Psychosom. Med. 28 (1966) 13-26

318) MEAD,M.: Kulturbegriff u. psychosomat. Medizin. In: Mitscherlich,A. et al. (Hg.) Der Kranke in d. modernen Gesellschaft. Kiepenheuer u. Witsch, NWB 22 Köln (1969) 111-139

319) MEEKS,D.E. u. KELLY,C.: Family therapy with the families of recovering alcoholics. Quart. j. Stud. Alc. 31, 2 (1970) 399-413

320) MENTZEL,G.: Die Rückfallsituation des chronischen Alkoholikers. Z. Psychosom. Med. 13 (1967) 276-282

321) dto. : Zur Gruppendynamik der Anonymen Alkoholiker. In: Gruppenpsychotherapie u. Gruppendynamik 1 (1968) 91-97

322) MERING,O.v.: Erkranken, Gesundwerden u. d. Problemlösg. In: Mitscherlich,A. et al. (Hg.) Der Kranke i. d. modern. Gesellsch. Kiepenheuer u. Witsch, NWB 22 Köln (1969) 332-348

323) MINSEL,W.-R.; LANGER,I.: Forschung in Client-Centered Gesprächspsychotherapie. In: W.J.Schraml u. U.Baumann (Hg.) Klinische Psychologie II, Huber, Bern (1974) 209-243

324) MITSCHERLICH,A.: Vom Ursprung der Sucht. Klett, Stuttgart (1947)

325) dto. : Zur Wesensbestimmung d. Aggression. In: Thomae,H. (Hg.) Die Motivation menschl. Handelns. Kiepenheuer u. Witsch, Köln (1966[3]) 210-216

326) MITSCHERLICH,A. u. VOGEL,H.: Psychoanalytische Motivationstheorie. In: Thomae,H. (Hg.) Hdb. d. Psychol. Bd. 2, Hogrefe, Göttingen (1965) 759-793

327) MITSCHERLICH,A.; BROCHER,T.; v.MERING,O; HORN,K.: (Hg.) Der Kranke in der modernen Gesellschaft. NWB. Soziologie 22, Kiepenheuer u. Witsch, Köln, Berlin (1969[2])

328) MITTENECKER,E.: Die quantitative Analyse d. Persönlichkeit. In: Lersch, Ph. u. Thomae, H. (Hg.) Hdb. d. Psychol. Bd. 4, Hogrefe, Göttingen (1960[2]) 59-84

329) dto. : Subjektive Tests zur Messung der Persönlichkeit. In: Heiss,R. (Hg.) Hdb. d. Psychol. Bd. 6, Hogrefe, Göttingen (1964[2]) 461-487

330) dto. : Planung und statistische Auswertung von Experimenten. Deuticke, Wien (1966)

331) MOORE,A.; RAMSEUR,F.: A study of the background of 100 hospitalized veterans with alcoholism. Quart. J. Stud. Alc. 21 (1960) 51

332) MULFORD,H.A.: Drinking and deviant drinking, U.S.A. 1963. Quart. J. Stud. Alc. 25 (1964) 634-650

333) MULFORD,H.A.; MILLER,D.E.: Drinking in Iowa. I. Sociocultural distribution of drinkers; with a methodological model for sampling evaluation and interpretation of findings. Quart.J.Stud.Alc. 20 (1959) 704-726

334) MURPHY,M.M.: Social class differences in intellectual characteristics of alcoholics. Quart. J. Stud. Alc. 14 (1953) 192

335) NEUMANN,H.: Möglichkeiten und Grenzen der Behandlung in einer Trinkerheilstätte. Gesundheitspol. 13, 3 (1971) 160-166

336) NEWELL,N.: Alcoholism and the fatherimage. Quart.J.Stud. Alc. 11 (1950) 92-96

337) NIE,N.H.; BENT,D.H.; HULL,C.H.: SPSS-Statistical Package for the Social Sciences. Mc Graw Hill Book Comp. NY (1970)

338) NOCKS,J.J. BRADLEY,D.L.: Self-esteem in an alcoholic population. Dis. nerv. Sept. 30 (1969) 611-617

339) NORMANN,G.: Ambulante Behandlung von Alkoholkranken. Alkoholismus - Heft 16, DHS (1971) 54-64

340) O'CONNOR,W.J.; MORGAN,D.W.: Multidisciplinary Treatment of Alcoholism. A Consultation Program for Team Coordinatio Quart. J. Stud. Alc. 29 (1968) 903-908

341) OLTEANU,T.: Übersicht über die wissenschaftliche Tätigkeit der Institution. In: Kryspin-Exner (Hg.) Theorie u. Praxis d. Therapie d. Alkoholabhängigkeit. Hollinek, Wien (1969) 26-33

342) ODERMATT,J.: Alkohol heute. Schweizerische Zentralstelle gegen den Alkoholismus. SAS-Verlag 1000 Lausanne 13 (o.J.)

343) OHLMEIER,D; RADEBOLD,H.: Übertraggs- u. Abwehrprozesse i.d.Initialphase einer Gruppenanalyse mit Patienten im höheren Lebensalter. Gruppenpsychother. u. Gruppendyn. 5, 3 (1972) 289-302

344) ORFORD,J.and GUTHRIE,S.: Coping behavior used by wives of alcoholics; a preliminary investigation. (Abst.) Int. Congr. Alc. Alcsm. Proc. 28th (1968) 97

345) ORTLIEB,P.: Sozialpsychologische Grundlagen psychotherapeutisch vermittelter "Einsicht". Gruppendynamik 3 (1973 204-212

346) OTTENBERG,D.J. and ROSEN,A.: Merging the Treatment of Drug Addicts into an Existing Program for Alcoholics. Quart. J. Stud. Alc. 32 (1971) 94-103

347) PANSE,F.: Die Therapie von Mißbrauch und Sucht im Rahmen von Landeskrankenhäusern. In: F.Laubenthal, Sucht und Mißbrauch, Thieme, Stuttgart (1964)

348) PAREDES,A.; HOOD,W.R.; SEYMOUR,M.; GOLLOB,M.: Loss of control in alcoholism; an investigatio of the hypothesis, with experimental findings. Quart.J. Stud. Alc. 34 (1973) 1146-1161

349) PARTINGTON,J.T.; JOHNSON,F.G.: Personality types among alcoholics. Quart. J.Stud.Alc. 30, 1 (1969) 21-34

350) PATTISON,E.M.; HEADLEY,E.B.; GLESER,G.C.; GOTTSCHALK,L.A.: Abstinence and normal drinking; an assessment of changes in drinking patterns in alcoholics after treatment. Quart. J. Stud. Alc. 29 (1968) 610-633

351) PECK,R.: Psychologische Entwicklung in der zweiten Lebendhälfte. In: Thomae u. Lehr (Hg.) Altern. Probleme u. Tatsachen. Akad. Verl.-Ges. Frankfurt (1968) 530-544

352) PEMBERTON,D.A.: A comparison of the outcome of treatment in female and male alcoholics. Brit. J. Psychiat. 113 (1967) 367-373

353) PFLANZ,M.: Gesundheitsverhalten. In: Mitscherlich,A. et al. (Hg.) Der Kranke i. d. modernen Gesellsch. Kiepenheuer u. Witsch, Köln, NWB 22 (1969) 283-289

354) PFLANZ,M.; PINDING,M.; ARMBRÜSTER,A.K.-W. u. TÖRÖK,M.: Medizinsoziol. Unters. über Gesundhtsverh. In: Mitscherlich,A. et al. (Hg.) Der Kranke in d. modernen Gesellsch. Kiepenheuer u. Witsch, NWB 22 (1969) 290-303

355) PITTMANN,D.: Soziale u. kulturelle Faktoren d. Struktur d. Trinkers. In: DHS (Hg.): Alkohol u. Alkoholismus. 27. int. Kongr. 1964, 5-20

356) PLOEGER,A.: Das Psychodrama als Therapieform in der Klinik. In: Preuss,H.G. (Hg.) Analyt. Gruppenpsychother. Rowohlt-Studium 20, Reinbek (1972) 221-230

357) PLOEGER,A.; BASSYOUNI,C.; BONZI,A; MARKOVIĆ,A.; u. WOLF,E.: Die Anwendung der therapeutischen Gemeinschaft bei kleinen Psychotherapie-Gruppen. Gruppenpsychoth. u. Gruppendyn. 6, 1 (1972) 85-90

358) PLÜGGE,H.: Über die Hoffnung. In: Sborowitz u. Michel (Hg.) Der leidende Mensch. Diederichs, Düsseldorf (1960) 429-444

359) PODOLSKY,E.: The passive aggressive alcoholic personality. Dis. Nerv. Sept. 22 (1961) 49

360) POHLEN,M.: Gruppenanalyse. Verl. f. Med. Psychol. Göttingen (1972)

361) dto. : Versuch einer systematischen Analyse d. Gruppenkonzepte. Gruppenpsychother. u. Gruppendyn. 5, 2 (1972) 135-151

362) dto. : Gruppenanalyse in einem neuen klinischen Organisationsmodell. Gruppenpsychother. u. Gruppendyn. 6, 1 (1972) 16-29

363) POKORNY,A.D.; MILLER,B.A. CLEVELAND,S.E.: Response to treatment of alcoholism; a follow-up study. Quart. J. Stud. Alc. 29, 2, 364-381

364) POKORNY,A.D.; MILLER,B.A.; KANAS,T.E. u. VALLES,J.: Dimensions of alcoholism. Quart. J. Stud. Alc. 32, 3 (1971) 699-705

365) POLLACK,D.: Experimental intoxication of alcoholics and normals: Some psychological changes. Doctoral Dissertation. Univ. of Cal. (1965) (zit. in Abst.: Quart. J. Stud. Alc. 28 (1967) 160)

366) PONGRATZ,L.: Lehrbuch der Klinischen Psychologie, Hogrefe, Göttingen (1973)

367) PREUSS,H.G. (Hg.): Analytische Gruppenpsychotherapie. Rowohlt Studium 20. Reinbek (1972)

368) dto. : Die psychotherapeutische Gruppe. In: Preuss, H.G. (Hg.) Analyt. Gruppenpsychotherapie. Rowohlt Studium, 20, Reinbek (1972) 15-22

369) dto. : Wirkungs- u. Indikationsbereich d. analyt. Gruppenpsychother. In: Preuss,H.G.(Hg.) Analyt Grpsychother. (1973)223-246, Hoffmann u. Campe, Hamburg

370) RACHMAN,S.: Wirkungen der Psychotherapie. UTB 282, Steinkopff, Darmstadt 1974 (dtsch)

371) RATHOD,N.H. and THOMSON,J.G.: Women alcoholics; a clinical study. Quart. J. Stud. Alc. 32 (1971) 45-52

372) RATTNER,J.: Psychotherapie als Menschlichkeit. Walter, Freiburg (1972)

373) dto. : Gruppentherapie. Fischer TB 6223 (1973)

374) RAUCHFLEISCH,U.: Aussagemöglichkeiten des MMPI in der klinisch-diagnostischen Praxis. Schweiz. Arch. Neurol. Neurochir. Psychiat. 108, 2 (1971) 395-406

375) dto. : Vergleichend-experimentelle Untersuchung zur Persönlichkeitsstruktur von Suchtkranken (Alkohol- u. Drogenabhängigen) Psychiat. clin. 5 (1972) 27-40

376) RICH,C.C. DAVIS,H.G.: Concurrent validity of MMPI alcoholism scales. J. clin. Psychol. 25 (1969) 425-426

377) RICHTER,H.E.: Die Gruppe. Rowohlt, Reinbek (1972)

378) RIEDEL,G.: Möglichkeiten d. nachgehenden Hilfe f. Alkoholkranke durch Abstinenzverbände. In: DHS (Hg.) Heft 16, Hoheneck, Hamm (1971) 65-69

379) RIEGEL,K.; RIEGEL,R.; SKIBA,G.: Probleme d. Anpassung im Alltag. In: Thomae u. Lehr (Hg.) Altern. Probleme u. Tatsachen, Akad. Verl.-Ges. Frankfurt (1968) 505-516

380) RIEMANN,F.: Die Rolle der Angst im menschl. Reifgsprozeß. In: Schalkopf (Hg.) Möglichkeiten moderner Psychotherapie. Verl. f. Med. Psychol. Göttingen (1967)

381) RIEMENSCHNEIDER,H.: Stationäre Behandlung suchtkranker Frauen, Möglichkeiten und Grenzen. In: DHS (Hg.) Heft 15, Hoheneck, Hamm (1970) 52-67

382) dto. : Veränderungen des Persönlichkeitsbildes alkoholkranker Frauen während des Entziehungsbehandlg. DHS (Hg.) Suchtgefahren 17, 2 (1971) 16-18

383) RIETH,E.: Die soziologischen und psychologischen Ursachen der Sucht bei Frauen. In: DHS (Hg.): Heft 15, Hoheneck, Hamm (1970) 34-41

384) dto. : Alkoholkrank? Blaukreuz,Bern (1970)

385) dto. : Gruppentherapie v. Alkoholikern in d. stationär. Behandlg. Gruppenpsychother. u. Gruppendyn. 5, 1(1971) 114-120

386) ROGERS,C.R.: Client-centered therapy: Its current practice, implications and theory. Boston: Houghton Mifflin 1951

387) dto. : The interpersonal relationship: The care of guidance. Harvard Educ. Review 42 (1962) 416-429

388) ROHAN,W.P.: A follow-up study of hospitalized problem drinkers. Dis. nerv. Syst. 31 (1970) 259-265

389) ROHAN,W.P.; TATRO,R.L.; ROTMAN,S.R.: MMPI changes in alcoholics during hospitalization. Quart. J. Stud. Alc. 30, 2 (1969)389-400

390) ROHDE,J.J.; ROHDE-DACHSER,Ch.: Soziologie und Sozialpsychologie des Klinischen Bereichs. In: Schraml,W.J. (Hg.) Klinische Psychologie, Huber, Bern (1970) 46-71

391) ROHNER,P., DÄUMLING,A.M. FÜRSTENAU,P. HEIGL,F. HÜRTER,O. NELLESSEN,L. Gruppendynamik-terminolog. u. empir. Grundlagen. In: Gruppenpsychoth. u. Gruppendyn. 5, 1 (1971) 39-51

392) ROMMENEY,G.: Zur Persönlichkeitswürdigung des Alkoholtäters. Beitr. gerichtl. Med. 25 (1969) 105-109

393) dto. : Rechtsmedizinische Auswirkungen des Alkoholismus. In: DHS (Hg.) Heft 16, Hoheneck, Hamm (1971) 79--89

394) ROOT,L.: Fürsorgearbeit mit Alkoholikern; Eine vergl. Darstllg. d. Behandlg. alkoholsüchtig. Klienten. In: DHS (Hg.) Alkohol u. Alkoholismus, 27. intern. Kongr.1964

395) ROSEN,A.A.: A comparative study of alcoholic and psychiatric patients with the MMPI. Quart. J. Stud. Alc. 21 (1960) 253-266

396) ROSEN,A.C.: Some differences in self perceptions between alcoholics and nonalcoholics. Percept. motor. Skills 23 (1966) 1279-1286

397) ROSENBLATT,S.M.; GROSS,M.M.; CHARTOFF,S.: Marital status and multiple psychiatric admissions for alcoholism. Quart. J. Stud. Alc. 30, 2 (1969) 445-447

398) ROTH,E.: Persönlichkeitspsychologie. Urban 115, Kohlhammer, Stuttgart (1969)

399) ROTTER,H.: Über die Bedeutung der Phasen für die Dynamik des Alkoholismus. Wr.Med.Wschr. 38 (1962) 704-713

400) dto. : Die Rehabilitation Alkoholkranker. Luchterhand, Berlin (1967)

401) ROTTER,J.B.: Social learning and clinical psychology. Englewood Cliffs, N.J.; Prentice-Hall (1954)

402) dto. : Generalized expectancies for internal versus external control of reinforcement. Psychological Monographs, No. 609 (1966)

403) RUBINSTEIN,S.: Die Interessen. In: Thomae,H. (Hg.) Die Motivation menschl. Handelns, Kiepenheuer u. Witsch, Köln (1966³) 136-144

404) RUESCH,J.; BOWMAN,K.M.: Persönlichkeit und chronische Krankheit. In: Mitscherlich,A. et al. (Hg.) Der Kranke in der modernen Gesellsch. NWB 22, Soziologie, Kiepenheuer u. Witsch, Köln (1969²) 253-263

405) RUSHING,W.A.: Alcoholism and suicide rates by status set and occupation. Quart. J. Stud. Alc. 29, 2 (1968) 399-412

406) RUTHE,R. (Hg.): Flucht in die Sucht. Symposionband ü. Sucht und Süchtige. Aussaat Verlag, Wuppertal (1969)

407) SALBER,W.: Qualitative Methoden d. Persönlichkeitsforschung. In: Lersch, Ph. u. Thomae, H. (Hg.) Hdb. d. Psychol. Bd. 4, Hogrefe, Göttingen (1960²) 30-58

408) SANDLER,J; DARE,C.; HOLDER,A.: Die Grundbegriffe der Psychoanalytischen Therapie. Klett, Stuttgart (1973)

409) SANDMANN,D.: Die Sucht aus der Sicht des Mediziners. In: Psychotherapie u. Seelsorge bei Suchtkranken. (Hg.) Evangel. Gesamtverband z. Abwehr d.Suchtgefahren. Nicol, Kassel (1968) 17-23

410) dto. :Stationäre Therapie bei Alkoholkranken. In: DHS (Hg.) Heft 16, Hoheneck, Hamm (1971) 49-56

411) SATTES,H.: Allgemeine psychopathologische Probleme bei Mißbrauch und Sucht. In: Laubenthal,F. (Hg.) "Sucht und Mißbrauch", Thieme, Stuttgart (1964) 51-58

412) SATTLER,J.M.and PFLUGRATH,J.F.: Future-time perspective in alcoholics and normals. Quart. J. Stud. Alc. 31 (1970) 839-850

413) SBANDI,P.: Gruppenpsychologie. Pfeiffer, München (1973)

414) SBOROWITZ,A.u. MICHEL,E.: Der leidende Mensch. Diederichs, Düsseldorf (1960)

415) SCHÄR,M.: Leitfaden der Sozial- und Präventivmedizin. Huber, Bern (1968)

416) SCHINDLER,W. Gefahrenmomente in gruppenanalyt. Theorie u. Technik. Gruppenpsychoth. u. Gruppendyn. 5, 3 (1972) 237-244

417) SCHLEICHER,R.: Die soziale Gruppenarbeit in der ambulanten Suchtkrankenhilfe. In: Gruppenther. b. Alkoholkranken, (Hg.) Evang. Gesamtverb. z. Abw. d. Suchtgef. Nicol, Kassel (1967) 13-17

418) SCHMID,B.A.: Schwierigkeiten mit dem Thema Sachliche Diskussion im themenzentrierten Training. Gruppendynamik 4 (1973) 261-265

419) SCHMIDBAUER,W.; SCHEIDT,J.vom Handbuch der Rauschdrogen. Nymphenburger, München (1971)

420) SCHMIDT,H.D.u. VORTHMANN,H.R.: Eine Skala zur Messung der sozialen Erwünschtheit (social desirability responseset) in: Diagnostica XVII 2 (1971) 87-90.

421) SCHMIDT,L.: Alkoholismus als soziales Problem in der Großstadt. Z. ärztl. Fortbild. 55 (1966) 402-416

422) dto. : Therapie Alkoholkranker in der ärztlichen Praxis. In: Rehabilitation 4 (1970) 49ff.

423) dto. : Der Sozial-Medizinische Dienst Berlin. In: Soziale Arbeit 11 (1970) 495ff.

424) dto. : Chronischer Alkoholismus u. seine Behandlung. In: Beiträge zum Alkohol- u. Drogenprobl. 1, Dtsche Ges. z. Erforsch. u. Behandlg. d. Alkohol- und Drogenabhgkten (Hg.) Frankfurt 1 (1970) 48-58

425) dto. : Therapie u. Rehabilitation v. Alkoholikern unter Berücksichtigg. d. modernen Alkoholismusforschung. Rehabilitation 23, 1 (1970) 1-6

426) dto. : Die Bedeutung des Autogenen Trainings und der Hypnose in der Behandlung Alkoholkranker. In: Alcoholism, Journal of Alcoholism and related Addiction, Vol. VII, Zagreb (1971) 79ff.

427) dto. : Interne Folgekrankheiten durch chronischen Alkoholismus u. ihre Behandlung. In: DHS (Hg.), Heft 16, Hoheneck, Hamm (1971) 40-48

428) dto. : Beiträge zur Therapie des Alkoholismus und alkoholtoxischer Leberschäden. In: Therapie Woche 35 (1971) 2466

429) dto. : Behandlung von Alkoholkranken. Dtsch. Med. Journ. 23, 8 (1972) 522-526

430) dto. : Alkoholismus u. seine Bedeutung für unsere Gesellschaft. In: Rehabilitation 7, 11 (1972) 309-313

431) dto. : Die Bedeutung kombinierter Anwendung verschiedener Behandlungsmethoden für Alkoholkranke. In: Pap.pes. 19. Internat. Institut on the Prevention and Treatment of Alcoholism. Belgrad (1973) 58 ICAA

432) SCHMIDT,L.: (Alkoholismus)- Therapie in der psychosomatischen Abteilung des Jüdischen Krankenhauses Berlin. In: Bellebaum,A. u. Braun,H. (Hg.) Reader Soziale Probleme II. Initiativen u. Maßnahmen, Herder (1974) 56-64

433) SCHMIDT,W.; SMART,R.G.; MOSS,M.K.: Social class and the treatment of alcoholism; an investigation of social class as a determinant of diagnosis, prognosis, and therapy. Toronto, University of Toronto Press (1968)

434) SCHOTT,F.; LASS,U.: Untersuchungen zur Stabilität des FPI und zur Selbsteinschätzung auf den FPI-Skalen. In: Diagnostica XVII 4 (1971) 180-189

435) SCHRAML,W.: Das Psychodiagnostische Gespräch (Exploration u. Anamnese). In: Heiss,R. (Hg.) Hdb. d. Psychol. Bd. 6, Hogrefe, Göttingen (1964^2) 868-897

436) dto. : Ebenen des klinischen Interviews. In: Groffmann,K.J. u. Wewetzer,K.H. (Hg.) Person als Prozeß. Huber, Bern (1968) 157-174

437) dto. : Abriß der Klinischen Psychologie. Kolhammer, Urban-TB 116 (1969)

438) dto. (Hg.): Klinische Psychologie, Huber, Bern (1970)

439) dto. : Das klinische Gespräch in der Diagnostik. In: Schraml,W.J. (Hg.) Klinische Psychologie, Huber, Bern (1970) 207-235

440) SCHRAML,W.J.; BAUMANN,U. (Hg.): Klinische Psychologie II, Huber, Bern, Stuttgart (1974)

441) SCHRAPPE,O.: Gewöhnung und Süchte. Nervenarzt 39 (1968)337--350

442) dto. : Depravation u. psychosomat. bzw. somatopsych. Wechselbeziehungen b. Suchtkrank. in: Beiträge zum Alkohol- u. Drogenprobl., 1, (Hg.): Dtsche Ges. z. Erforschg. u. Behdlg. d. Alkohol- u. Drogenabhgkten, Frankfurt (1970) 32-36

443) SCHULTE,W.: Mißbrauch und Sucht als therapeutisches Problem für den praktischen Arzt. In: Laubenthal, F. (Hg.): "Sucht und Mißbrauch", Thieme, Stuttgart (1964)

444) SCHULTE,D.: Verhaltenstherapie b. Angstsymptomen: Entwicklg. v. Therapieplänen. Z. Klin. Psychol. 1, 1 (1972)64-76

445) SCHULTZ,J.H.: Das Autogene Training. Thieme, Stgt. 1960

446) SCHULTZ-HENCKE,H.: Der gehemmte Mensch. Thieme, Stgt. (1969

447) SCHWIDDER,W.(Hg.): Die Bedeutung der frühen Kindheit für die Persönlichkeitsentwicklung. Verl. f. Med. Psychol., Göttingen (1970^2)

448) dto. : Neurose und Psychoanalyse. Vandenhoeck u. Ruprecht, Göttingen (1972)

449) SELG,H.: Über d. Verhaltenstherapie u. ihre Methoden der Persönlichkeitsänderung. In: Groffmann,K.J. u. Wewetzer,K.H. (Hg.), Huber, Bern (1968) 175-182

450) dto. : Einführung in die experimentelle Psychologie. Urban-TB 98, Kohlhammer, Stuttgart (1969^2)

451) SELG,H.; BAUER,W.: Forschungsmethoden der Psychologie. Urban-TB 121, Kohlhammer, Stuttgart (1971)

452) SHERFEY,M.J.: Psychopathology and character structure in chronic alcoholism. In: Diethelm,O. (ed.): Etiology of Chronic Alcoholism; Springfield, Ill. Thomas (1955) 16-42

453) SIEGLER,M.; OSMOND,H.; NEWELL,S.: Models of alcoholism. Quart. J. Stud. Alc. 29, 3 (1968) 571-591

454) SIEGMAN,A.W.: Father absence during early childhood and anti-social behavior. J. abnorm. Psychol. 71 (1966) 71-74

455) SIEVERS,E.F.: Bilder der Neurose heute. Huber, Bern (1971)

456) SIGRELL,BO: Einführung in die Gruppenpsychotherapie. Beltz, Weinheim (1972)

457) SIMKO,A.: Zur Typologie des süchtigen Trinkens: Das Trinken als Kompensierung einer psychischen Defizienz. Med. Welt 40 (1967) 2363-2365

458) SLAVSON,S.R.: Die histor. Entwicklung der analyt. Gruppenpsychotherapie, Rowohlt-Studium 20, Reinbek (1972) 3-12

459) dto. : Unterschiedliche psychodyn. Prozesse d. Aktivitäts- u. Aussprachegruppen. In: Preuss,H.G.,(Hg.) Analyt. Gruppenpsychother. Rowohlt-Studium 20, Reinbek (1972) 73-84

460) SMART,T.G.: Future time perspective in alcoholics and social drinkers. J. abnorm. Psychol. 73 (1968) 81-83

461) SODHI,K.S.: Der Einfluß der Gruppe auf das Individuum. In: Meili,R. u. Rohracher,H. (Hg.) Lehrbuch d. Experiment. Psychol. Huber, Bern (1963) 354-387

462) SOLMS,H.: Die Behandlung der akuten Alkoholvergiftung u. der akut. u. chronisch. Form d. Alkoholism. In: Gruhle,H.W. u.a. (Hg.) Psychiatrie d. Gegenwart, Bd.2, Springer, Berlin (1960) 295-339

463) SOLMS,W.: Zur Problematik medikamentöser Behandlungsmethoden bei chronischem Alkoholismus: Der psychodynamische Aspekt. Neuland 2 (1960) 1

464) SPEROFF,B.J.: Psychodrama with alcoholics: Two brief paradigms. Group Psychother. 19 (1966) 214-219

465) SPIEGELBERG,U.; SOMMER,J.: Offene ambulante Verbundprüfung von Noxiptilin (Aus der Psychopharmakotherapeutischen Verbundforschungsgruppe) Sonderdruck aus Arzneien. - Forsch. (Drug. Res.) 21 (1971) 609-625 Editio Centor KG/Aulendorf i. Württ.

466) SPITZNAGEL,A.: Diagnostik sozialer Beziehungen. In: Heiss,R. (Hg.) Hdb. d. Psychol., Bd. 6, Hogrefe, Göttingen (1964[2]) 799-806

467) dto. : Die Situation als Problem der Persönlichkeitspsychologie. In: Gröffmann,K.J. u. Wewetzer,K.H. (Hg.) Huber, Bern (1968) 183-212

468) SPOERRI,Th.: Kompendium der Psychiatrie. S.Karger, Basel (1966[4])

469) STAEHELIN,J.E.: Die psychischen Symptome des chronischen Alkoholismus. Bull. schweiz. Akad. med. Wiss. 16 (1960) 78-87

470) STEHMANS,H.: Soziale Auswirkungen d. Alkoholismus - einmal anders gesehen. In: DHS (Hg.): Heft 16, Hoheneck, Hamm (1971) 70-78

471) STIERLIN,H.: Gruppendyn. Prozesse I: Übertragung u. Widerstand. In: Preuss,H.G. (Hg.) Analyt. Gruppenpsychother. Rowohlt-Studium 20, Reinbek (1972) 23-28

472) STÖVER,B.: Anlässe und Fixierungsgründe der Sucht, geprüft an Alkoholikerinnen. Inaug.-Diss. Bonn 1967

473) STOLZE,H.: Die Katamnesen des Psychotherapeuten, Münch. med. Wschr. 104 (1962) 2451

474) STRAUS,R.; BACON,S.D.: Alcoholism and social stability: A study of occupational integration in 2.023 male clinic patients. Quart. J. Stud. Alc. 12 (1951)231-260

475) STROTZKA,H.: Einführung in die Sozialpsychiatrie. rde 214 Rowohlt, Hamburg (1965)

476) dto. : Prävention und Rehabilitation psychischer Krankheiten. In: W.Schraml (Hg.) Klinische Psychologie. Huber, Bern (1970) 72-94

477) dto. : Fortschritte der Neurosentherapie. In: Bachmann,C.H. (Hg.) Psychoanalyse u. Verhaltenstherapie, Fischer TB 6171, Frankfurt (1972) 58-70

478) STRUNK,R.: Theologische Besinnung auf das Problem moderner Süchtigkeit. In: Psychotherapie u. Seelsorge bei Suchtkranken,(Hg.): Evang. Gesamtverb. zur Abwehr d. Suchtgef. Kassel (1968) 37-46

479) STUEBING,G.: Behandlungsmodell f. Alkoholiker und Drogenabhängige. In: Int. Rat z. Bekämpfg. d. Alkohol- u. d. Suchtgef. (Hg.) Ref. d. 2. Intern. Seminars zur Verhütg. u. Behdlg. d. Drogenabhgkt. Baden (1971) 247-253

480) SUMMERS,T.: Validity of alcoholics' self-reported drinking history. Quart. J. Stud. Alc. 31, 4 (1970) 972-974

481) SUSSKIND,D.: The Idealized Self-Image (ISI); a new technique in confidence training. Behav. Ther. 1 (1970) 538-541

482) SUTHERLAND,E.H.; SCHROEDER,H.G.; TORDELLA,C.L.: Personality traits and the alcoholic; a critique of existing studies. Quart. J. Stud. Alc. 11 (1950) 547-561

483) SYME,L.: Personality characteristics and the alcoholic; a critique of current studies. Quart. J. Stud. Alc. 18 (1957) 288-302

484) TAUSCH,R.: Gesprächspsychotherapie. Hogrefe, Göttingen (1970[4])

485) TAUSCH,R.; ROEDLER,J.M.: Client-centered Gesprächs-therapie. In: Schraml,W.J. (Hg.) Klinische Psychologie, Huber, Bern (1970) 310-330

486) TESSMANN,R.: Die Süchtigen unter uns. Nicolai, Herford(1973)

487) THOMAE,H.: Der Strukturwandel der Persönlichkeit in charakteristischer und tiefenpsychologischer Sicht. In: Ber. 20. Kongr. d. Dtsch. Ges. f. Psychol. Berlin-Göttingen (1955)

488) THOMAE,H.: Das Problem d. Konstanz u. Variabilität d. Eigenschaften. In: Lersch,Ph. u. Thomae,H. (Hg.) Hdb. d. Psychol., Bd. 4, Hogrefe, Göttingen (1960[2]) 281-353

489) dto. : Die Bedeutung des Motivationsbegriffs. In: Thomae,H. (Hg.): Hdb. d. Psychol. Bd. 2, Hogrefe, Göttingen (1965) 3-44

490) dto. : Zur allgemeinen Charakteristik des Motivationsgeschehens. In: Thomae,H. (Hg.) Hdb. d. Psychol., Bd. 2, Hogrefe, Göttingen (1965) 45-122

491) dto. : Motivformen. In: Thomae,H. (Hg.) Hdb. d. Psychol., Bd. 2, Hogrefe, Göttingen (1965) 205-228

492) dto. : Das Problem der Motivarten. In: Thomae,H. (Hg.) Hdb. d. Psychol. Bd. 2, Hogrefe, Göttingen (1965) 415--464

493) dto. : Persönlichkeit. Eine dynamische Interpretation. Bouvier, Bonn (1966[2])

494) dto. : Vorbilder und Leitbilder der Jugend. Juventa Verlag, München, Überblick Band 6 (1966[2])

495) dto.(Hg.): Die Motivation menschl. Handelns, Kiepenheuer u. Witsch, Köln (1966[3])

496) dto. : Der Begriff des Antriebes. In: Thomae,H. (Hg.) Die Motivation menschl. Handelns, Kiepenheuer u. Witsch, Köln (1966[3]) 48-51

497) dto. : Die Erscheinungsweise d. Antriebsgeschehens. In: Thomae,H. (Hg.) Die Motivation menschl. Handelns. Kiepenheuer u. Witsch, Köln (1966[3]) 61-66

498) THOMAE,H.: Vorbemerkung zu "Motiv- u. Motivationsformen". In: Thomae,H. (Hg.) Die Motivation menschl. Handelns. Kiepenheuer u. Witsch, Köln (1966³) 93-95

499) dto. : Beobachtung und Beurteilung von Kindern und Jugendlichen. Psychol. Praxis, Heft 15, Karger, Basel (1967⁷)

500) dto. : Das Individuum und seine Welt. Eine Persönlichkeitstheorie. Hogrefe Göttingen (1968)

501) dto. : Vita Humana. Beiträge zu einer genetischen Anthropologie. Athenäum, Frankfurt (1969)

502) THOMAE,H.u. LEHR,U.: Altern. Probleme und Tatsachen. Akad. Verl.-Ges. Frankfurt (1968)

503) TIEBOUT,H.M.: The ego factors in surrender in alcoholism. Quart. J. Stud. Alc. 15 (1954) 610

504) TOMSOVIC,M.: Hospitalized alcoholic patients. A two year study of medical, social and psychological characteristics. Hospital and Community Psychiat. 19 (1968)197

505) TOMSOVIC,M.: A follow-up study of discharged alcoholics. Hosp. Community Psychiat. 21 (1970) 94-97

506) TRAXEL,W.: Einführung in die Methodik der Psychologie. Huber, Bern (1964)

507) ULLMAN,A.D.: Sociocultural backgrounds of alcoholism. Ann. Amer. Acad. polit. social Sci.315 (1958) 48-54

508) VANDERPOOL,J.A.: Alcoholism and the self-concept. Quart. J. Stud. Alc. 30, 1 (1969) 59-77

509) VELDMAN,D.J.: Fortran Programming for the Behavioral Sciences. Holt, Rinehart and Winston, NY, London (1967)

510) VOGEL,H.: Die klinische Testuntersuchung als soziale Interaktion u. die Interferenz zw. Diagnostik und Therapie In: Schraml,W.J. (Hg.) Klinische Psychologie, Huber, Bern (1970) 161-179

511) VOGEL,M.D.: The relationship of personality factors to drinking patterns of alcoholics. Quart. J. Stud. Alc. 22 (1961) 394-400

512) WALTON,H.J.: Personality as a determinant of the form of alcoholism. Brit. J. Psychiat. 114 (1968) 761-766

513) WANBERG,K.W.: Prevalence of symptoms found among excessive drinkers. Int. J. Addict. 4 (1969) 169-185

514) WANBERG,K.W. u.HORN,J.L.: Alcoholism symptom patterns of men and women, a comparative study. Quart. J. Stud. Alc. 31, 1 (1970) 40-61

515) WANKE,K.: Alkoholismus bei Frauen - Analyse klinischer Erfahrungen. In: DHS (Hg.) Alkoholismus bei Frauen, Heft 15; Hoheneck, Hamm (1970) 68-80

516) dto. : Neue Aspekte zum Suchtproblem. Habil.schrift, Frankfurt (1971)

517) WATZLAWICK,P.; BEAVIN,J.H.; JACKSON,Don D.: Menschliche Kommunikation. Huber, Bern (1974[4])

518) WEHOWSKY,H.: Aufgaben des öffentlichen Gesundheitsdienstes bei der Bekämpfung des Alkoholismus. In: Das öffentl. Gesundheitswesen. Sonderdruck 29. 10 (1967) 472-480

519) dto. : Alkoholismus aus der Sicht des öffentlichen Gesundheitsdienstes. In: Z. f. ärztl. Fortbildg. 57. Jahrg.; Nr. 20 u. 21, Teil I u. II (1968)

520) WEITBRECHT,H.J.: Psychiatrie im Grundriß. Springer, Berlin (1968[2])

521) WELLMAN,W.M.; MAXWELL,M.A.; O'HOLLAREN,P.: Private hospital alcoholic patients and the changing conception of the typical alcoholic. Quart. J. Stud. Alc. 18 (1957) 388-404

522) WELTER,H.: Offene u. ambulante Hilfe f. Alkoholkranke in d. offenen u. privaten Fürsorge. In: DHS (Hg.) Alkohol u. Alkoholismus. 27. intern. Kongr. 1964, 68-69

523) WESTFIELD,D.R.: Two Years Experience of Group Methods in the Treatment of Male Alcoholics in a Scottish Mental Hospital. Br. J. Addict., Vol. 67 (1972)267-276

524) WETZ,R.: Jugendliche und Rauschmittel. Hg.: Bundeszentrale für gesundh. Aufklärung. Köln (1971)

525) WEXBERG,E.: Ursachen und Symptome der Arzneimittelsucht und des Alkoholismus. Z. Psychother. med. psychol. 1 (1951) 227

526) WHALEN,T.: Wives of alcoholics; four types observed in a family service agency. Quart. J. Stud. Alc. 14 (1953) 632-641

527) WIDOK,W.: Planung und Durchführung psychotherapeutischer Katamneseerhebung. In: Enke,H. u. Pohlmeier,H. (Hg.): Psychosoziale Rehabilitation, Stuttgart (1973)110-118

528) WIESENHÜTTER,E.: Grundbegriffe d. Tiefenpsychologie. Wiss. Buchgesellsch. Darmstadt (1969)

529) dto. : Hypnose und Entspannungsverfahren. In: Schraml,W.J. (Hg.) Klinische Psychologie; Huber, Bern (1970) 474-491

530) WIESER,S.: Alkoholismus III: Katamnesen und Prognosen. Fortschr. d. Neurologie - Psychiatrie und ihrer Grenzgebiete 11 (1966) 565-588

531) dto. : Über das Trinkverhalten der allgemeinen Bevölkerung und Stereotype des Abstinenten und Trinkers. Fortschr. d. Neurol. Psychiat. 36 (1968) 484-509

532) dto. : Das Trinkverhalten der Deutschen. Nicolai: Herford (1973)

533) WIESER,S.: BAÏER,P.: Fortschritte in der Klinik und Therapie des chronischen Alkoholismus. Dtsche. med. Wschr. 3 (1962) 150-157

534) WILKINSON,A.E.; PRADO,W.M.; WILLIAMS,W.O.; SCHNADT,F.W.: Psychological Test Characteristics and Length of Stay in Alcoholism Treatment. Quart. J. Stud. Alc. 32 (1971) 60-65

535) WILLIAMS,A.F.; MC COURT,W.F. SCHNEIDER,L.: Personality self-descriptions of alcoholics and heavy drinkers. Quart. J. Stud. Alc. 32, 2 (1971) 310-317

536) WILLIAMS,J.H.: Characterization and follow-up of alcoholic patients. In: Catanzaro,R.J. (ed.) Alcoholism; the total treatment approach. Springfield, Ill. Thomas (1968)

537) WILLIAMS,R.J.: The etiology of alcoholism. A working hypothesis involving the interplay of hereditary and environmental factors. Quart. J. Stud. Alc. 7 (1947) 567

538) WINE,D.B.and EDWARDS,A.E.: Intemperance; psychological and sociological concomitants. Quart. J. Stud. Alc. 25 (1964) 77-84

539) WINOKUR,G.; CLAYTON,P.J.: Family History Studies. IV. Comparison of Male and Female Alcoholics. Quart. J. Stud. Alc. 29 (1968) 885-891

540) WITKIN,H.A.; KARP,S.A.; GOODENOUGH,D.R.: Dependence in alcoholics. Quart. J. Stud. Alc. 20 (1959) 493-504

541) WOLF,S.; HOLLAND,L.: A questionnaire follow-up of alcoholic patients. Quart. J. Stud. Alc. 25 (1964)108-118

542) WOLFF,R.; HARTUNG,K.: Psychische Verelendung u. die Politik d. Psychiatrie, VII, Therapie als gesellschaftl. Praxis. In: Enzensberger,H.M. u. Michel,K.M. (Hg.) Kursbuch 28, Wagenbach, Berlin (1972) 69-104

543) WOOD,H.P.u. DUFFY,E.L.: Psychological factors in alcoholic women. Amer. J. Psychiat. 123 (1966) 341-345

544) WRAGE,K.H.u. PETERSEN,P.: Seelsorger und Therapie. Seelsorgerpraktikum I. Einf. in die Neurosenlehre und Psychiatrie Mohn, Gütersloh (1971)

545) WYLIE,R.: The self concept. Lincoln; University of Nebraska Press (1961)

546) WYSS,R.: Klinik des Alkoholismus. In: Gruhle,H.W. u.a. (Hg. Psychiatrie d. Gegenwart, Bd. 2, Springer, Berlin (1960) 265-293

547) dto. : Alkoholismus und Persönlichkeit. Praxis 59 (1970) 515-518

554) YABLONSKY, s. Nachtr.

548) ZAPOTOCZKY,H.G.: Das Problem des Rückfalls. In: Kryspin-Exner,K. (Hg.) Theorie u. Praxis d. Therapie d. Alkoholabhängigkeit, Hollinek, Wien (1969) 139-157

549) ZILTENER,W.: Die Bedeutung des Alkohols im Leben der Alkoholkranken. In: Gruppenther. b. Alkoholkranken u.a. Beiträge, Evang. Gesamtverb. z. Abw. d. Suchtgef. (Hg.) Nicol, Kassel (1967) 25-35

550) ZUTT,J.: Die Behandlung d. Trunksucht, Möglichkeiten u. Grenzen. In: DHS (Hg.): Alkohol u. Alkoholismus, 27. intern. Kongr. (1964) 216-223

551) ZWERLING,J.; ROSENBAUM,M.: Alcoholic addiction and personality. In: Arieti,S. (ed.): American Handbook of Psychiat. 1, New York (1967) 623

552) Bundesminister f. Jugend, Familie u. Gesundheit (Hg.). Gesundheitsbericht. Kohlhammer, Stuttgart (1971).

<u>Nachtrag</u>

553) CASRIEL,D.: Die Wiederentdeckung des Gefühls. Schreitherapie und Gruppendynamik. Bertelsmann, München 1975

554) YABLONSKY,L.: SYNANON, Selbsthilfe der Süchtigen und Kriminellen. Klett, Stuttgart 1975

9. Anhang

A n h a n g I

1. Anamnese - Exploration I

I. Einleitung

1. Zuweisende Stelle:

(1) Krankenhaus - (2) Krankenkasse - (3) Hausarzt - (4) Nervenarzt - (5) Beratungsstelle - (6) Betrieb, Dienststelle - (7) ehemaliger Patient - (8) Bekannte, Freunde - (9) andere

2. Grund der freiwilligen Aufnahme:

(10) Familienschwierigkeiten - (11) Ehescheidung - (12) angedrohte Ehescheidung - (13) berufliche Schwierigkeiten - (14) über ärztlichen Rat - (15) Rat ehemaliger Patienten - (16) drohendes Strafverfahren - (17) Führerscheinentzug - (18) Verlust des Arbeitsplatzes - (19) finanzielle Schwierigkeiten - (20) fehlende Unterkunft - (21) Einschränkung der Arbeitsfähigkeit - (22) wegen nicht auf den Alkohol bezogener Beschwerden - (23) depressive Verstimmung - (24) körperliche Beschwerde - (25) Krankheitseinsicht - (26) andere Gründe

3. Aus welchem Gebiet:

(27) 1. Berlin - (28) 2. Norddeutschland - (29) 3. Westdeutschland - (30) 4. Süddeutschland - (31) 5. Ausland

II. Situation der Herkunftsfamilie

4. Psychosen in der Familie des Patienten:

(32) 1. ja - 2. Verdacht - 3. nein

5. Suchten in der Familie des Patienten:

(33) 1. ja - 2. nein

6. Selbstmord und Selbstmordversuche in der Familie des Pat.:

(34) 1. ja - 2. nein

7. Alkoholismus in der Familie des Patienten:

(35) kein Alkoholismus in der Herkunftsfamilie - (36) nur der Vater (trank bzw. war Alkoholiker) - (37) nur die Mutter (trank bzw. war Alkoholikerin) - (38) Geschwister - (39) Großvater - (40) Großmutter - (41) andere Verwandte

8. Trinkverhalten der Eltern:

(42) 1. die Eltern tranken nie - 2. die Eltern tranken nur zu besonderen Anlässen - 3. die Eltern tranken häufig - 4. die Eltern tranken regelmäßig - 5. die Eltern tranken oft und viel - 6. ein Elternteil trank nur zu besonderen Anlässen; der andere Elternteil regelmäßig - 7. ein Elternteil trank nur zu besondederen Anlässen, der andere oft und viel

9. Wohnort der Herkunftsfamilie:

(43) 1. Dorf - 2. Kleinstadt - 3. Mittelstadt (Wohngebiet) - 4. Mittelstadt (Industriegebiet) - 5. Großstadt (Wohngebiet) - 6. Großstadt (Industriegebiet) - 7. häufig wechselnd

10. Einkommenhöhe der Eltern (Brutto):

(44) 1. kein festes Einkommen - 2. bis DM 500,-- monatlich - 3. bis DM 800,-- monatlich - 4. bis DM 1.000,-- monatlich - 5. bis DM 1.500,-- monatlich - 6. bis DM 2.000,-- monatlich - 7. bis DM 3.000,-- monatlich - 8. über DM 3.000,-- monatlich - 9. unbekannt

11. Beruf des Vaters oder der Bezugsperson:

(45) 1. Hilfsarbeiter, angelernter Arbeiter, Gelegenheitsarbeiter - 2. Facharbeiter, Handwerker - 3. Angestellter - 4. höherer Angestellter - 5. Beamter - 6. Selbständiger, freiberuflich tätig - 7. Hausfrau - 8. Rentner, Pensionär - 9. ohne Beruf, keiner Tätigkeit nachgegangen

12. Konfession der Eltern:

(46) protestantisch/evangelisch - (47) katholisch - (48) andere Konfession bzw. Weltanschauung - (49) keine religiöse Weltanschauung

13. Art der religiösen Bildung der Eltern (bzw. Bezugsperson):

(50) 1. beide Eltern -enge Bindung zur Kirche- - 2. nur Vater -enge Bindung zur Kirche- - 3. nur Mutter -enge Bindung zur Kirche- - 4. beide Eltern nur eine lose Bindung zur Kirche - 5. beide Eltern keine Bindung zur Kirche

14. Alter des Vaters bei der Geburt des Patienten:

(51) 1. bis 20 Jahre - 2. 20-25 Jahre - 3. 25-30 Jahre - 4. 30-40 Jahre - 5. über 40 Jahre

15. Alter der Mutter bei der Geburt des Patienten:

(52) 1. bis 20 Jahre - 2. 20-25 Jahre - 3. 25-30 Jahre - 4. 30-40 Jahre - 5. über 40 Jahre

16. Unvollständige Familie:

(53) 1. ja - 2. nein

17. Unvollständige Familie wenn ja: seit welchem Zeitpunkt:

(54) 1. von Geburt an - 2. im 1. Lebensjahr - 3. innerhalb der ersten 3 Lebensjahre (d.h. vor dem 4. Lebensjahr) - 4. vor dem 6. Lebensjahr - 5. vor dem 10. Lebensjahr - 6. vor dem 17. Lebensjahr

18. Unvollständige Familie: wodurch?

(55) 1. durch Scheidung oder Getrenntleben der Eltern - 2. infolge des Todes vom Vater - 3. infolge des Todes der Mutter - 4. durch Tod beider Eltern - 5. durch zeitweise Abwesenheit eines Elternteils

III. Entwicklung bis heute (u.a.Kindheit, Schulzeit, Beruf, Partnerschaft, Interessen)

19. In den ersten 5 Lebensjahren aufgewachsen bei:

(56) 1. bei den leiblichen Eltern - 2. nur bei der Mutter - 3. nur beim Vater - 4. bei Verwandten - 5. bei Pflegeeltern - 6. im Heim - 7. bei Mutter und Stiefvater - 8. bei Vater und

Stiefmutter - 9. bei anderen

20 Insgesamt vorwiegend (in den ersten 15 Lebensjahren) aufgewachsen:

(57) 1. bei den leiblichen Eltern - 2. bei der Mutter - 3. beim Vater - 4. bei Verwandten - 5. bei Pflegeeltern - 6. im Heim - 7. bei Mutter und Stiefvater - 8. bei Vater und Stiefmutter - 9. bei anderen

21. Unehelich:

(58) 1. ja - 2. nein

22. Heimerziehung:

(59) 1. ja - 2. nein

23. Heimerziehung wenn ja:

(60) 1. innerhalb des 1.-5. Lebensjahres - 2. innerhalb des 5.-10. Lebensjahres - 3. innerhalb des 10.-15. Lebensjahres

24. Mutter berufstätig:

(61) 1. ja - 2. nein

25. Erziehungseinstellung des Vaters (oder der männl. Bezugsperson:

(62) 1. entfällt - 2. strenge - prinzipielle Erziehung - 3. inkonsequente E. - 4. verwöhnende (permissive) E. - 5. gleichgültige (laissez-faire) E. - 6. liberale E. - 7. andere E. - 8. im Entwicklungsverlauf wechselnd

26. Erziehungseinstellung der Mutter (oder der weibl. Bezugsperson

(63) 1. entfällt - 2. strenge - prinzipielle Erziehung - 3. inkonsequente E. - 4. verwöhnende (permissive) E.- 5. gleichgültige (laissez-faire) E. - 6. liberale E. - 7. andere E. - 8. im Entwicklungsverlauf wechselnd

27. Tonangebender bzw. dominierender Elternteil:

(64) 1. keiner dominierte - 2. der Vater dominierte - 3. die Mutter dominierte - 4. kein dominierender Elternteil, aber Einfluß anderer Familienangehöriger (z.B.: Großmutter, Geschwister) - 5. andere Bezugspersonen (außerhalb der Familie) gaben den Ton an

28. Gab es tätliche Auseinandersetzungen in der Familie:

(65) 1. ja - 2. nein

29. Wie beurteilen Sie die Ehe Ihrer Eltern:

(66) 1. entfällt - 2. harmonische Ehebeziehung - 3. gleichgültige Ehebeziehung - 4. disharmonische Ehebeziehung

30. Fühlen Sie sich persönlich von Ihrer Familie akzeptiert:

(67) 1. ja - 2. nein

31. Erscheint Ihnen an Ihrem Vater vieles nachahmungswert:

(68) 1. ja - 2. nein

32. <u>Hat Ihr Vater im Leben geschafft, was er sich vorgenommen hat:</u>

(69) 1. ja - 2. nein

33 <u>Fühlten Sie sich zu einem Elternteil besonders hingezogen:</u>

(70) 1. zum Vater hingezogen - 2. zur Mutter hingezogen - 3. zu keinem hingezogen- 4. zu beiden in gleicher Weise hingezogen

34. <u>Fühlten Sie sich von einem Elternteil abgelehnt:</u>

(71) 1. vom Vater abgelehnt - 2. von der Mutter abgelehnt - 3. von keinem abgelehnt - 4. von beiden in gleicher Weise abgelehnt

35. <u>Würden Sie sich als ein Wunschkind bezeichnen:</u>

(72) 1. ja - 2. nein

36. <u>Welche Stellung hatten Sie in der Geschwisterreihe:</u>

(73) 1. Einzelkind - 2. Ältestes von 2 Kindern - 3. Ältestes von 3 Kindern - 4. Ältestes von mehr als 3 Kindern - 5. Mittleres von 3 Kindern - 6. Mittleres von mehr als 3 Kindern - 7. Jüngstes von 2 Kindern - 8. Jüngstes von 3 Kindern - 9. Jüngstes von mehr als 3 Kindern

37. <u>Wie war Ihr Geburtsverlauf:</u>

(74) 1. normal, ohne Komplikationen von Mutter und/oder Kind - 2. mit Komplikationen

38. <u>Verhaltensstörungen im Vorschulalter:</u>

(75) 1. ja Bettnässen - 2. nein Bettnässen - (76) 1. ja Angst, Zwang - 2. nein Angst, Zwang - (77) 1. ja Stottern - 2. nein Stottern - (78) 1. ja übermäßige Aggressivität und Zerstörungswut - 2. nein übermäßige Aggressivität und Zerstörungswut - (79) 1. ja Verzögerung (Retardierung) im Laufen, Sprechenlernen oder im Kindergarten - 2. nein Verzögerung (Retardierung) im Laufen, Sprechenlernen oder im Kindergarten - (80) 1. ja Fortlaufen, Ausreißen von zu Hause (im Vorschulalter) - 2. nein Fortlaufen, Ausreißen von zu Hause (im Vorschulalter) - (81) 1. ja Eigentumsdelikte, Diebstähle, Einbrüche - 2. nein Eigentumsdelikte, Diebstähle, Einbrüche - (82) 1. ja sonstige dissoziale Verhaltensweisen wie z.B.: Schulschwänzen - (83) 1. regelmäßig Taschengeld in der Jugend - 2. unregelmäßig Taschengeld in der Jugend - 3. kein Taschengeld in der Jugend

39. <u>Subjektives Befinden des Patienten in der Familie bzw. im Heim oder bei den Pflegeeltern</u>

(84) 1. sehr gut - 2. gut - 3. im allgemeinen gut - 4. befriedigend - 5. mehr gut als schlecht - 6. weniger gut - 7. im allgemeinen schlecht - 8. schlecht - 9. sehr schlecht

40. <u>Schulbildung:</u>

(85 + 86) 05 Sonder- oder Hilfsschule - 07 nicht abgeschlossene Volksschule - 08 abgeschlossene Volksschule - 10 mittlere Reife (Mittel-, Real-, Handelsschule) 11 Fachschule - 13 Abitur - 18 Hochschulabschluß (2 Semester = 1 Jahr = 1 Klasse)

41. Einstufung der Leistungen subjektiv:

(87) 1. überdurchschnittlich - 2. durchschnittlich - 3. unterdurchschnittlich - 4. wechselnd

42. Lieblingsfächer:

(88) 1. naturwissenschaftliche Fächer - 2. sprachliche Fächer - 3. Turnen und Sport - 4. andere / musische Fächer - 5. keine

43. Schulklassenwiederholung:

(89) 1. nie - 2. einmal - 3. mehrmals

44. Begründung:

(90) 1. wegen mangelhafter Leistung - 2. krankheitshalber - 3. infolge Kriegseinwirkung - 4. andere Gründe

45. Berufsausbildung:

(91) 1. abgeschlossen - 2. nicht abgeschlossen - 3. in Ausbildung (auch Umschulung) - 4. Ausbildung unterbrochen - 5. Ausbildung mehrfach unterbrochen

46. Erreichter Status:

(92) 1. Hilfs- oder Gelegenheitsarbeiter, angelernter Arbeiter- 2. Facharbeiter, Handwerker - 3. Angestellter - 4. höherer Angestellter - 5. Beamter - 6. Selbständiger, freiberuflich tätig - 7. Hausfrau - 8. Rentner, Pensionär - 9. ohne; keiner Tätigkeit nachgegangen

47. Zuletzt ausgeübte Tätigkeit:

(93) 1. Hilfs- oder Gelegenheitsarbeiter, angelernter Arbeiter- 2. Facharbeiter, Handwerker - 3. Angestellter - 4. höherer Angestellter - 5. Beamter - 6. Selbständiger, freiberuflich tätig - 7. Hausfrau - 8. Rentner, Pensionär - 9. ohne; keiner Tätigkeit nachgegangen

48. Derzeitige berufliche Situation:

(94) 1. Arbeitsverhältnis besteht - 2. Arbeitsverhältnis gekündigt - 3. arbeitslos - 4. Rentner - 5. entfällt, Hausfrau

49. Dauer des derzeitigen Arbeitsverhältnisses:

(95) 1. bis 1 Jahr - 2. bis 2 Jahre - 3. bis 5 Jahre - 4. bis 10 Jahre - 5. mehr als 10 Jahre

50. Im erlernten Beruf tätig:

(96) 1. ja - 2. nein - 3. Hausfrau, ohne erlernten Beruf

51. Arbeitsplatzwechsel:

(97) 1. entfällt - 2. nie - 3. selten - 4. häufig (2 - 3 mal pro Jahr)

52. Begründung:

(98) 1. durch Krankheit - 2. durch Selbstverschulden - 3. wegen Arbeitsmangel - 4. durch Berufswechsel - 5. um sich zu verbessern

53. <u>Eigenes Einkommen des Patienten:</u>

(99) 1. kein festes Einkommen - 2. bis DM 500,-- monatlich - 3. bis DM 800,-- monatlich - 4. bis DM 1.000,-- monatlich - 5. bis DM 1.500,-- monatlich - 6. bis 2.000,-- monatlich - 7. bis DM 3.000,-- monatlich - 8. mehr als DM 3.000,-- monatl.

54. <u>Eigenes Einkommen vorwiegend bezogen von</u>

(100) 1. Herkunftsfamilie - 2. eigene Arbeit - 3. Rente, Stipendium usw. - 4. Unterstützung durch Verwandte, Freunde, Bekannte - 5. Betteln, Schnorren - 6. Arbeitslosenunterstützung - 7. durch Ehefrau bzw. Ehemann - 8. andere

55. <u>Wirtschaftliche Lage insgesamt, subjektiv, d.h. vom Patienten aus gesehen:</u>

(101) 1. sehr günstig - 2. überdurchschnittlich - 3. durchschnittlich - 4. unterdurchschnittlich - 5. schlecht

56. <u>Finanzielle Verhältnisse subjektiv, d.h. vom Patienten aus gesehen</u>

(102) 1. Wohlstand - 2. ausgeglichen - 3. verschuldet - 4. stark verschuldet - 5. hoffnungslos verschuldet

57. <u>Sozialer Vergleich zur Herkunftsfamilie:</u>

(103) 1. entfällt (z.B.: Heimkind) - 2. Aufstieg - 3. gleichbleibend - 4. Abstieg - 5. nicht zu beurteilen

58. <u>Alkoholgefährdeter Beruf:</u>

(104) 1. Gaststättengewerbe - 2. alkoholverarbeitende Industrie - 3. Durstberuf (Arbeit in heißer Umgebung) - 4. Staubberuf (z.B.: Bauarbeiter) - 5. andere - 6. kein alkoholgefährdeter Beruf

59. <u>Wohnungssituation:</u>

(105) 1. Hausbesitz - 2. eigene Wohnung - 3. Untermieter - 4. Schlafstelle - 5. Heimunterbringung - 6. wohnungslos; ohne feste Wohnung - 7. sonstige

60. <u>Wohnungsverhältnisse subjektiv, d.h. vom Patienten aus gesehen:</u>

(106) 1. günstig - 2. durchschnittlich - 3. schlecht

61. <u>Sexualität:</u>

(107 + 108) Zeitpunkt der ersten Regel bzw. des ersten Samenerguß'; in welchem Lebensjahr - (109 + 110) Zeitpunkt des ersten Geschlechtsverkehrs; keiner; in welchem Lebensjahr

62. <u>Intimbeziehungen früher (ein Jahr und länger dauernd):</u>

(111) 1. keine - 2. wechselnd heterosexuell - 3. konstant heterosexuell - 4. wechselnd homosexuell - 5. konstant homosexuell - 6. wechselnd homo- hetero-sexuell

63. <u>Intimbeziehungen jetzt:</u>

(112) 1. keine - 2. wechselnd heterosexuell - 3. konstant heterosexuell - 4. wechselnd homosexuell - 5. konstant homosexuell - 6. wechselnd homo- hetero-sexuell

64. Gruppensex, Partnerwechsel:

(113) 1. ja - 2. nein

65. Personeller Stand:

(114) 1. ledig - 2. verlobt - 3. verheiratet - 4. verwitwet - 5. geschieden - 6. verwitwet und wieder verheiratet - 7. geschieden und wieder verheiratet

66. Lebensform:

(115) 1. alleinlebend - 2. mit Herkunftsfamilie lebend - 3. mit eigener Familie lebend - 4. mit Intim (-Ehe-) Partner lebend - 5. mit neutralem Partner lebend - 6. getrennt lebend - 7. in Scheidung lebend - 8. im Heim lebend - 9. sonstige

67. Wenn verheiratet: wie oft:

(116) 1. einmal - 2. zweimal - 3. dreimal und öfter -
(117 + 118) Wieviele Jahre verheiratet -
(119 + 120) Alter des derzeitigen (Ehe-) Partners in Jahren

68. Subjektive Empfindung bzgl. des Alters des (Ehe-) Partners:

(121) 1. wesentlich älter - 2. wesentlich jünger - 3. keine große Altersdifferenz

69. Beruf des (Ehe-) Partners:

(122) 1. Hilfs-/Gelegenheitsarbeiter oder angelernter Arbeiter - 2. Facharbeiter, Handwerker - 3. Angestellter - 4. höherer Angestellter - 5. Beamter - 6. Selbständiger, freiberuflich tätig 7. Hausfrau - 8. Rentner, Pensionär - 9. ohne, keiner Tätigkeit nachgegangen

70. Konfession des (Ehe-) Partners:

(123) 1. protestantisch/evangelisch - 2. katholisch - 3. andere Konfession bzw. Weltanschauung - 4. ohne religiöse Weltanschauung

71. Art der religiösen Bindung des (Ehe-) Partners:

(124) 1. keine kirchliche Bindung - 2. lose kirchliche Bindung - 3. feste kirchliche Bindung

72. Beziehung zum (Ehe-) Partner derzeit:

(125) 1. gut - 2. schlecht bzw. gespannt - 3. prinzipiell schlecht ("zerrüttet") - 4. leben getrennt

73. Einstellung des (Ehe-) Partners zum Patienten:

(126) 1. unauffällig - 2. dominierend - 3. ablehnend - 4. resignierend - 5. zur Behandlung negativ eingestellt - 6. zur Behandlung positiv eingestellt - 7. pessimistische Beurteilung der Heilungschance - 8. optimistische Beurteilung der Heilungschance

74. Alkohol des (Ehe-) Partners:

(127) 1. trinkt keinen Alkohol - 2. trinkt gelegentlich ("gepflegt") Alkohol - 3. trinkt regelmäßig Alkohol - 4. trinkt heimlich viel Alkohol - 5. trinkt genauso viel Alkohol wie der

Patient (= ebenbürtiger Alkoholmißbrauch) - 6. animiert bzw. regt den Patienten zum Trinken an

75. Alter des Patienten:

(128 + 129) in Lebensjahren

76. Hatten Sie zu Hause (als Kind bzw. als Jugentlicher) ein eigenes Zimmer

(130) 1. entfällt - 2. ja - 3. nein

77. In welchem Lebensjahr gingen Sie aus dem Elternhaus:

(131 + 132) Lebensjahr

78. Im Konflikt:

(133) 1. entfällt - 2. ja - 3. nein

79. Hatten Sie nach dem Ausscheiden noch Kontakt zum Elternhaus:

(134) 1. entfällt - 2. ja - 3. nein

80. Konfession des Patienten:

(135) 1. protestantisch/evangelisch - 2. katholisch - 3. andere Konfession bzw. Weltanschauung - 4. ohne Konfession bzw. ohne religiöse Weltanschauung

81. Art der eigenen religiösen Bindung:

(136) 1. keine kirchliche Bindung - 2. lose kirchliche Bindung - 3. feste kirchliche Bindung

82. Verhaltensmerkmale, die Sie als am ehesten auf Sie zutreffend betrachten

(137) Versager - (138) willensschwach - (139) stimmungsabhängig- (140) nicht durchsetzungsfähig gegenüber dem Partner - (141) nicht durchsetzungsfähig gegenüber dem Vorgesetzten - (142) nicht durchsetzungsfähig gegenüber Berufs- und Arbeitskollegen - (143) sensibel - (144) reizbar - (145) nachlässig in der Arbeit - (146) nachlässig in Bezug auf Kleidung, Frisur, Äußeres - (147) nachlässig in Bezug auf Pünktlichkeit - (148) gleichgültig - (149) ungeduldig - (150) unbeständig - (151) hoffnungsvoll - (152) optimistisch - (153) zu streng erzogen - (154) zu lasch erzogen - (155) trotz allem richtig erzogen - (156) zu sehr auf beruflichen Erfolg ausgerichtet - (157) zu sehr mit sich selbst beschäftigt

83. Haben Sie manchnal Angst:

(158) 1. ja - 2. nein

84. Wenn ja: welcher Art sind diese Ängste:

(159) Angst vor äußeren Gefahren (z.B.: vor Krankheit, vor Gewitter usw.) - (160) irgendwie grundlose und immer wieder wechselnde ("frei flottierende") Angst - (161) Angst vor Alkohol und seinen Folgen - (162) Angst vor der Zukunft - (163) Angst vor Versagen (beruflich, privat) - (164) Angst vor Einsamkeit

85. Selbstmordversuche des Patienten:

(165) 1. ja - 2. nein

86. Wie oft versuchten Sie Selbstmord zu machen:

(166) 1. einmal - 2. zweimal - 3. dreimal und öfter

87. Hatten Sie Geschlechtskrankheiten:

(167) 1. ja - 2. nein

88. Hatten Sie oder haben Sie ein Anfallsleiden:

(168) 1. ja - 2. nein

89. Welcher Art sind Ihre Kontakte zur Umwelt:

(169) zurückgezogen - (170) gern allein - (171) nur zu einem (einer) Freund(in) - (172) loser Kontakt zu Arbeitskollegen - (173) viele, mehrere Freunde - (174) Freunde verloren - (175) Kontakt nur zu Verwandten - (176) oft enttäuscht worden - (177) durch eigenes Verhalten Freunde verloren - (178) Mitglied in einem Verein - (179) Mitglied in einer kirchlichen Gemeinschaft - (180) Mitglied in einem Hobbyclub

90. Was ist für Sie am wichtigsten:

(181) 1. persönlicher Erfolg - 2. soziales Engagement - 3. daß man Sie in Ruhe läßt

91. Welche Ereignisse haben Ihr Leben entscheidend beeinflußt:

(182) Ehe, Partnerschaft - 1. positiv erlebt - 2. negativ erlebt - (183) Kindheit und Jugendzeit - 1. positiv erlebt - 2. negativ erlebt - (184) Krieg, Gefangenschaft, Verwundung, Flucht - 2. negativ erlebt - (185) äußere Ereignisse (z.B.: bestandenes, bzw. nicht bestandenes Examen oder Führerschein) - 1. positiv erlebt - 2. negativ erlebt - (186) Arbeit und Beruf (z.B.: hohe erreichte Stellung oder nicht verwirklichte Berufswünsche) - 1. positiv erlebt - 2. negativ erlebt - (187) Sinnfülle und Sinnlosigkeit des eigenen Lebens (z.B. Selbstmordversuch oder Selbstfindung durch ein Kind) - 1. positiv erlebt - 2. negativ erlebt - (189) Erfahrung der sozialen Teilhabe oder des Verlustes (z.B.: Tod eines Menschen als Verlust oder Heirat, Freundschaft und Gemeinschaft als Gewinn) - 1. positiv erlebt - 2. negativ erlebt

92. Haben Sie bestimmte Interessen und Hobbys:

(190) 1. ja - 2. nein - (191) Musik - (192) Sport - (193) Lesen - (194) Basteln, Werken, Handarbeit - (195) Sonstiges

93. Wie betreiben Sie diese Hobbys:

(196) 1. aktiv - 2. passiv

94. Für welche Art von Filmen interessieren Sie sich besonders:

(197) 1. Western - 2. Krimi - 3. Natur- und Heimatfilme - 4. Problemfilme - 5. Dokumentarfilme - 6. Liebesfilme - 7. sonstige

95. Zukunftsplanung

Wenn Sie an Ihre Zukunft denken - wie würden Sie die Art Ihrer

Zukunftsplanung beurteilen?

(198) 1. langfristig (d.h. ein halbes Jahr und länger vorausplanend) - 2. eher kurzfristig (d.h. einen Tag oder bis zu einer Woche vorausplanend) - 3. ohne Planung - 4. andere Möglichkeit

96. Anzahl der gerauchten Zigaretten täglich vor dem Zeitpunkt des erhöhten Alkoholgebrauches:

(199 + 200) Stückzahl vor A-Kontakt

97. Anzahl der gerauchten Zigaretten täglich nach dem erhöhten Alkoholgebrauch:

(201 + 202) Stückzahl nach A-Kontakt

IV. Psychosomatische Symptomliste

98. Früher, d.h. bevor Sie in erheblichem Ausmaß Alkohol zu sich nahmen:

(203) Haben Sie damals leicht geschwitzt 1. ja - 2. nein
(204) Hatten Sie damals Händezittern 1. ja - 2. nein
(205) Hatten Sie damals Herzklopfen 1. ja - 2. nein
(206) Hatten Sie damals innere Unruhe 1. ja - 2. nein
(207) Hatten Sie damals Gliederschmerzen 1. ja - 2. nein
(208) Hatten Sie damals Durchfälle 1. ja - 2. nein
(209) Hatten Sie damals Verstopfung 1. ja - 2. nein
(210) Hatten Sie damals Appetitlosigkeit 1. ja - 2. nein
(211) Hatten Sie damals Schlaflosigkeit 1. ja - 2. nein
(212) Hatten Sie damals Übelkeit 1. ja - 2. nein
(213) Hatten Sie damals Erbrechen 1. ja - 2. nein
(214) Hatten Sie damals trockenes Kotzen 1. ja - 2. nein
(215) Hatten Sie damals Gastritis (= Magenschleimhautentzündung) 1. ja - 2. nein
(216) Hatten Sie damals Herzbeschwerden 1. ja - 2. nein
(217) Hatten Sie damals Neuritis (= Nervenentzündung) 1. ja - 2. nein
(218) Hatten Sie damals Angst 1. ja - 2. nein
(219) Hatten Sie damals Schwindelgefühl 1. ja - 2. nein
(220) Hatten Sie damals Oedeme (= Wasseransammlungen im Gewebe) 1. ja - 2. nein
(221) Hatten Sie damals Konzentrationsschwierigkeiten 1. ja - 2. nein
(222) Hatten Sie damals Sehstörungen 1. ja - 2. nein
(223) Hatten Sie damals schnelle Erregbarkeit 1. ja - 2. nein
(224) Hatten Sie damals Kopfschmerzen 1. ja - 2. nein

99. Jetzt, d.h. nachdem Sie in erheblichem Ausmaße alkoholabhängig sind:

(225) Schwitzen Sie leicht 1. ja - 2. nein
(226) Haben Sie leicht Händezittern 1. ja - 2. nein
(227) Haben Sie leicht Herzklopfen 1. ja - 2. nein
(228) Haben Sie leicht innere Unruhe 1. ja - 2. nein
(229) Haben Sie leicht Gliederschmerzen 1. ja - 2. nein

(230)	Haben Sie leicht Durchfälle	1. ja - 2. nein
(231)	Haben Sie leicht Verstopfung	1. ja - 2. nein
(232)	Haben Sie leicht Appetitlosigkeit	1. ja - 2. nein
(233)	Haben Sie leicht Schlaflosigkeit	1. ja - 2. nein
(234)	Haben Sie leicht Übelkeit	1. ja - 2. nein
(235)	Haben Sie leicht Erbrechen	1. ja - 2. nein
(236)	Haben Sie leicht trockenes Kotzen	1. ja - 2. nein
(237)	Haben Sie leicht Gastritis (= Magenschleimhautentzündung)	1. ja - 2. nein
(238)	Haben Sie leicht Herzbeschwerden	1. ja - 2. nein
(239)	Haben Sie leicht Neuritis (= Nervenentzündung)	1. ja - 2. nein
(240)	Haben Sie leicht Angst	1. ja - 2. nein
(241)	Haben Sie leicht Schwindelanfälle	1. ja - 2. nein
(242)	Haben Sie leicht Oedeme (= Wasseransammlungen im Gewebe)	1. ja - 2. nein
(243)	Haben Sie leicht Konzentrationsschwierigkeiten	1. ja - 2. nein
(244)	Haben Sie leicht Sehstörungen	1. ja - 2. nein
(245)	Haben Sie leicht schnelle Erregbarkeit	1. ja - 2. nein
(246)	Haben Sie leicht Kopfschmerzen	1. ja - 2. nein

V. Alkohol-Anamnese

100. Alkohol-Erstgebrauch: im wievielten Lebensjahr:

(247 + 248) Lebensjahr

101. Erster Anlaß:

(249) 1. Zur Einsegnung / Kommunion - 2. Fest in der Familie - 3. Feiertag - 4. bestandene Prüfung / Examen - 5. Schockerlebnis, Krieg - 6. Geselligkeit, Party - 7. heimliches Probetrinken - 8. aufgefordert durch Angehörige - 9. sonstiges (z.B.: Erkältung)

102. Wo tranken Sie zum ersten Mal:

(250) 1. zu Hause - 2. in der Öffentlichkeit

103. Mit wem tranken Sie zum ersten Mal:

(251) 1. allein - 2. mit anderen

104. Was haben Sie beim ersten Mal getrunken:

(252) Wein - (253) Bier - (254) Sekt - (255) Bowle - (256) Likör - (257) Spirituosen (Korn, Schnaps u.a.) - (258) Whisky - (259) Wermut - (260) Sonstiges

105. In welchem Alter hatten Sie den ersten Rausch:

(261 + 262) Lebensjahr

106. Wo hatten Sie den ersten Rausch:

(263) 1. zu Hause - 2. in der Öffentlichkeit

107. Mit wem waren Sie zusammen beim 1. Rausch:

(264) 1. allein - 2. mit anderen

108. Was haben Sie beim 1. Rausch getrunken:

(265) Wein - (266) Bier - (267) Sekt - (268) Bowle - (269) Likör - (270) Spirituosen (Korn, Schnaps u.a.) - (271) Whisky - (272) Wermut - (273) Sonstiges

109. In welchem Alter begannen Sie regelmäßig sehr viel Alkohol zu trinken:

(274 + 275) Lebensjahr

110. Wie war der Gebrauch zu Beginn (d.h. damals im ersten Halbjahr des verstärkten Trinkens):

(276) 1. fast täglich oder täglich - 2. ein- bis zweimal in der Woche - 3. ein- bis zweimal im Monat - 4. ein- bis zweimal im Vierteljahr oder noch seltener

111. Was tranken Sie damals (zu Beginn des regelmäßigen und vermehrten Trinkens:

(277) Wein - (278) Bier - (279) Sekt - (280) Bowle - (281) Likör - (282) Spirituosen (Korn, Schnaps u.a.) - (283) Whisky - (284) Wermut - (285) Sonstiges

112. Wieviel tranken Sie damals:

(286) Wein: 1. bis 1 Flasche pro Tag - 2. 1 Flasche pro Tag - 3. 2 Flaschen pro Tag - 4. 3 Flaschen pro Tag und mehr -
(287) Bier: 1. bis 5 Flaschen pro Tag - 2. bis 10 Flaschen pro Tag - 3. bis 15 Flaschen pro Tag - 4. mehr als 15 Flaschen pro Tag -
(288) Schnaps: 1. 0,2 l Schnaps pro Tag (= Taschenflasche) - 2. bis 0,5 l pro Tag - 3. bis 0,7 l pro Tag - 4. bis 1,0 l pro Tag - 5. mehr als 1,0 l pro Tag -
(289) Sonstige Getränke: 1. weniger als 1 Flasche pro Tag - 2. eine Flasche pro Tag - 3. mehr als 1 Flasche pro Tag - 4. drei und mehr Flaschen pro Tag

113. Einnahmeart des Alkohols zu Beginn:

(290) 1. vorwiegend allein - 2. vorwiegend mit einem Partner - 3. vorwiegend mit mehreren Partnern - 4. wechselnd

114. Einnahmezeitpunkt zu Beginn:

(291) 1. vorwiegend morgens - 2. vorwiegend tagsüber - 3. vorwiegend abends oder nachts - 4. wechselnd

115. Verlauf zu Beginn (d.h. im 1. Halbjahr):

(292) 1. ansteigend - 2. gleichbleibend (konstant) - 3. abfallend - 4. schwankend

116. Wie war der Gebrauch jetzt im letzten Halbjahr:

(293) 1. fast täglich oder täglich - 2. ein- bis zweimal in der Woche - 3. ein- bis zweimal im Monat - 4. ein- bis zweimal im Vierteljahr

117. Was tranken Sie im letzten Halbjahr:

(294) Wein - (295) Bier - (296) Sekt - (297) Bowle - (298) Likör - (299) Spirituosen (Korn, Schnaps u.a.) - (300) Whisky - (301) Wermut - (302) Sonstiges

118. <u>Wieviel tranken Sie im letzten Halbjahr:</u>

(303) Wein: 1. bis 1 Flasche pro Tag - 2. 1 Flasche pro Tag - 3. 2 Flaschen pro Tag - 4. 3 Flaschen und mehr pro Tag -
(304) Bier: 1. bis 5 Flaschen pro Tag - 2. bis 10 Flaschen pro Tag - 3. bis 15 Flaschen pro Tag - 4. mehr als 15 Flaschen pro Tag -
(305) Schnaps: 1. bis 0,2 l pro Tag - 2. bis 0,5 l pro Tag - 3. bis 0,7 l pro Tag - 4. bis 1,0 l pro Tag - 5. mehr als 1,0 l pro Tag -
(306) Sonstige Getränke: 1. weniger als 1 Flasche pro Tag - 2. eine Flasche pro Tag - 3. mehr als 1 Flasche pro Tag - 4. drei und mehr Flaschen pro Tag

119. <u>Wie war der Verlauf im letzten Halbjahr:</u>

(307) 1. ansteigend - 2. gleichbleibend (konstant) - 3. abfallend - 4. schwankend

120. <u>Einnahmezeitpunkt im letzten Halbjahr:</u>

(308) 1. vorwiegend morgens - 2. vorwiegend tagsüber - 3. vorwiegend abends oder nachts - 4. schwankend bzw. wechselnd

121. <u>Einnahmewert im letzten Halbjahr:</u>

(309) 1. vorwiegend allein - 2. vorwiegend mit einem Partner - 3. vorwiegend mit mehreren Partnern - 4. wechselnd

122. <u>Wo tranken Sie hauptsächlich:</u>

(310) 1. zu Hause - 2. bei Freunden - 3. auf der Arbeitsstelle - 4. in der Gaststätte - 5. draußen (in Parks u.ä.) - 6. Sonstwo

123. <u>Tranken Sie heimlich:</u>

(311) 1. ja - 2. nein

124. <u>Konnten Sie die Menge Ihres Alkoholkonsums noch kontrollieren, wenn Sie tranken:</u>

(312) 1. ja - 2. nein

125. <u>Kam es vor, daß Sie nach Alkoholkonsum mit Erinnerungslücken erwachten und nicht mehr wußten, was in der Zwischenzeit geschehen war:</u>

(313) 1. ja - 2. nein

126. <u>Was erlebten Sie bei der Einnahme von Alkohol:</u>

(314) 1. Nachlassen von Angst, frei von Angst - 2. sorgenlos, unbeschwert, erleichtert, mir wurde besser - 3. vergessen; ich höre auf zu denken und zu grübeln - 4. (ich wurde bzw. werde) leichtsinnig - 5. voller Angst - 6. besorgt, sorgenvoll, beschwert - (315) 1. selbstsicher - 2. freier, befreiendes Gefühl, ungehemmt, verliere Hemmungen - 3. Dranghaftigkeit (Zwang) - 4. Sex; Steigerung der Sexualität - 5. unsicher - 6. gehemmt - (316) 1. frisch und aktiv, Anregung des Allgemeinbefindens - 2. unruhig, erregt, gespannt - 3. stärker, mehr "fitter", leistungsstärker - 4. langweilig, gleichgültig, müde, matt, schläfrig - 5. ruhig, ausgeglichen, entspannt, Zufriedenheit, gelöst, befriedigt - 6. elend, fühle mich schwächer - 7. Katzenjammer, Zittern - (317) 1. vergnügt,

lustig, heiter, froh, glücklich, optimistisch, herrliches, angenehmes Gefühl - 2. ausgelassen, starke Beschwingtheit, Rausch, Illusionen - 3. Gemütlichkeit - 4. traurig, niedergeschlagen, ernst, bedrückt, ich weine, bin depressiv, schwermütig, pessimistisch - (318) 1. voller Schuldgefühle, Ekel und Abscheu vor mir selbst, Minderwertigkeitskomplexe - 2. gesteigertes Selbstgefühl und gesteigertes Selbstwertgefühl (befreiendes Gefühl) frei von Komplexen und Schuldgefühlen - (319) 1. ich sehe Bilder - 2. Alpträume - 3. Aggressivität, ich wurde reizbarer, aggressiver - 4. Steigerung der Erinnerung

127. Wieviel Geld geben Sie etwa pro Monat für Alkohol aus:

(320) 1. weniger als 50,-- DM - 2. mehr als 50,-- DM - 3. bis 100,-- DM - 4. bis 200,-- DM - 5. bis 500,-- DM - 6. mehr als 500,-- DM

128. Welches ist Ihre Einstellung hinsichtlich des weiteren Gebrauchs von Alkohol:

(321) 1. aufgeben (völlig) - 2. einschränken - 3. beibehalten

129. Zeigten sich bei Ihnen körperliche Auffälligkeiten nach Alkoholkonsum:

(322) 1. keine oder unbemerkt - 2. nur zu Beginn - 3. durchgehend - 4. wechselnd - 5. nur zuletzt

130. Wie empfanden Sie diese in ihrer Wirkung:

(323) 1. stark - 2. wechselnd - 3. schwach

131. In welcher Richtung zeigten sich Änderungen in Ihrem Sexualleben unter Alkoholeinfluß:

(324) 1. Steigerung - 2. gleichbleibend - 3. nachlassend - 4. Erlöschen - 5. stark wechselnd

132. Waren Sie schon einmal in ambulanter oder stationärer, ärztlicher, auch nervenärztlicher Behandlung, seitdem Sie Alkohol nehmen

(325) 1. ja - 2. nein - (326) in ambulanter Behandlung: 1. ja - 2. nein - (327) in stationärer Behandlung: 1. ja - 2. nein - (328) in Behandlung beim Nervenarzt: 1. ja - 2. nein - (329) in Behandlung beim Psychotherapeuten: 1. ja - 2. nein - (330) in einer Heilstätte zur Behandlung: 1. ja - 2. nein - (331) in einem allgemeinen Krankenhaus, Hausarzt = praktischen Arzt in Behandlung: 1. ja - 2. nein - (332) in einer Nervenklinik 1. ja - 2. nein - (333) in einer speziellen Alkohol-Klinik: 1. ja - 2. nein

133. Wie oft waren Sie in Behandlung:

(334) 1. einmal - 2. zweimal - 3. dreimal und mehrmals - 4. seit Jahren - (335) beim Psychotherapeuten: 1. einmal - 2. zweimal - 3. dreimal und mehrmals - 4. seit Jahren - (336) in einer Heilstätte: 1. einmal - 2. zweimal - 3. dreimal und mehrmals - 4. seit Jahren - (337) im Allgemein-Krankenhaus bzw. beim praktischen Arzt = Hausarzt: 1. einmal - 2. zweimal - 3. dreimal und mehrmals - 4. seit Jahren - (338) in einer

Nervenklinik: 1. einmal - 2. zweimal - 3. dreimal und mehrmals - 4. seit Jahren - (339) in einer speziellen Alkohol-Klinik: 1. einmal - 2. zweimal - 3. dreimal und mehrmals - 4. seit Jahren

134. Wie lange waren Sie in Behandlung:

(340) beim Nervenarzt: 1. bis 1 Woche - 2. bis 1 Monat - 3. bis 3 Monate - 4. länger als 3 Monate - (341) beim Psychotherapeuten: 1. bis 1 Woche - 2. bis 1 Monat - 3. bis 3 Monate - 4. länger als 3 Monate - (342) in einer Heilstätte: 1. bis 1 Woche - 2. bis 1 Monat - 3. bis 3 Monate - 4. länger als 3 Monate - (343) in einem Allgemein-Krankenhaus bzw. beim praktischen Arzt = Hausarzt: 1. bis 1 Woche - 2. bis 1 Monat - 3. bis 3 Monate - 4. länger als 3 Monate - (344) in einer Nervenklinik: 1. bis 1 Woche - 2. bis 1 Monat - 3. bis 3 Monate - 4. länger als 3 Monate - (345) in einer speziellen Alkohol-Klinik: 1. bis 1 Woche - 2. bis 1 Monat - 3. bis 3 Monate - 4. länger als 3 Monate

135. Haben Sie eine Beeinträchtigung Ihrer Gesundheit festgestellt:

(346) 1. ja - 2. nein

136. Wenn ja welcher Art ist diese Beeinträchtigung:

(347) ZNS (Störungen im Zentralnervensystem) - (348) Herz und Kreislauf - (349) Magen-Darm - (350) Leber - (351) Stoffwechsel - (352) Sonstige Erkrankungen

137. (353) Störung der Beziehung zum Ehepartner - (354) andere familiäre Schwierigkeiten - (355) berufliche Schwierigkeiten - (356) berufliche Notwendigkeit - (357) gesellschaftliche Notwendigkeit - (358) Überarbeitung - (359) Arbeitslosigkeit - (360) Nachtarbeit - (361) schlechte wirtschaftliche Lage - (362) unausgefüllte Freizeit - (363) beengte Wohnverhältnisse - (364) depressive Verstimmung - (365) Kontaktstörung - (366) Einsamkeit - (367) Schlafstörung - (368) Hemmungen - (369) Angst - (370) Spannung - (371) sexuelle Problematik - (372) Schmerzzustände - (373) Magenerkrankung - (374) andere körperliche Erkrankung - (375) weil andere auch trinken - (376) zur Verstärkung geselliger Vergnügen - (377) "Begießen" von Erfolgen bzw. freudigen Ereignissen - (378) keine der genannten Gründe - (379) andere Gründe

138. Andere Rauschmittel: Haben Sie schon einmal irgendwelche andere Rauschmittel genommen:

(380) 1. ja - 2. nein- (381) Schlafmittel - (382) Beruhigungsmittel - (383) Dämpfungsmittel - (384) Antidepressiva - (385) Psychotonica - (386) Phantastica

139. Wie lange nahmen Sie diese Rauschmittel zu sich:

(387) Schlafmittel: 1. bis 3 Monate - 2. bis 6 Monate - 3. bis 1 Jahr - 4. bis 3 Jahre - 5. länger als 3 Jahre - 6. einmalig - (388) Beruhigungsmittel: 1. bis 3 Monate - 2. bis 6 Monate - 3. bis 1 Jahr - 4. bis 3 Jahre - 5. länger als 3 Jahre - 6. einmalig
(389) Dämpfungsmittel: 1. bis 3 Monate - 2. bis 6 Monate -

3. bis 1 Jahr - 4. bis 3 Jahre - 5. länger als 3 Jahre - 6. einmalig - (390) Antidepressiva: 1. bis 3 Monate - 2. bis 6 Monate - 3. bis 1 Jahr - 4. bis 3 Jahre - 5. länger als 3 Jahre - 6. einmalig - (391) Psychotonica: 1. bis 3 Monate - 2. bis 6 Monate - 3. bis 1 Jahr - 4. bis 3 Jahre - 5. länger als 3 Jahre - 6. einmalig (392) Phantastica: 1. bis 3 Monate - 2. bis 6 Monate - 3. bis 1 Jahr - 4. bis 3 Jahre - 5. länger als 3 Jahre - 6. einmalig -

140. Hatten Sie schon einmal mit Rauschmitteln Kontakt, bevor Sie Alkohol tranken:

(393) 1. ja - 2. nein

141. Wenn ja, welche Rauschmittel nahmen Sie damals:

(394) Schlafmittel - (395) Beruhigungsmittel - (396) Dämpfungsmittel - (397) Antidepressiva - (398) Psychotonica - (399) Phantastica

142. Hatten Sie mit Rauschmittel Kontakt, nachdem Sie den Alkohol kennengelernt bzw. genommen hatten:

(400) 1. ja - 2. nein

143. Wenn ja, welche Rauschmittel nahmen Sie:

(401) Schlafmittel - (402) Beruhigungsmittel - (403) Dämpfungsmittel - (404) Antidepressiva - (405) Psychotonica - (406) Phantastica

144. Wie würden Sie insgesamt Ihren Rauschmittelkonsum beurteilen:

(407) 1. ansteigend - 2. gleichbleibend - 3. schwankend - 4. abfallend - 5. nur einmalig

145. Wie reagierten Ihre Angehörigen auf Ihren Alkoholkonsum:

(408) 1. keine Angabe - 2. indifferent-unsicher - 3. nur verbale Kritik - 4, Gegenmaßnahmen geplant - 5. Gegenmaßnahmen unternommen - 6. prinzipiell toleriert - 7. entfällt - 8. wissen es nicht

146. Wie reagierte Ihr Partner auf Ihren Alkoholkonsum:

(409) 1. keine Angabe - 2. indifferent-unsicher - 3. nur verbale Kritik - 4. Gegenmaßnahmen geplant - 5. Gegenmaßnahmen unternommen - 6. prinzipiell toleriert - 7. entfällt - 8. weiß es nicht

147. Wie reagierten Ihre Berufskollegen auf Ihren Alkoholkonsum:

(410) 1. keine Angabe - 2. indifferent-unsicher - 3. nur verbale Kritik - 4. Gegenmaßnahmen geplant - 5. Gegenmaßnahmen unternommen - 6. prinzipiell toleriert - 7. entfällt - 8. wissen es nicht

148. Wie reagierte(n) Ihr(e) Vorgesetzter(en) auf Ihren Alkoholkonsum:

(411) 1. keine Angabe - 2. indifferent - 3. nur verbale Kritik-

4. Gegenmaßnahmen geplant - 5. Gegenmaßnahmen unternommen - 6. prinzipiell toleriert - 7. entfällt - 8. weiß (wissen) es nicht

149. Bei welchen Anlässen oder Gelegenheiten haben Sie vornehmlich getrunken:

(412) bei festlichen Anlässen - (413) bei Geselligkeit, Vergnügen - (414) bei Ärger, sozialer Vereitelung - (415) bei gedrückter Stimmung (Stimmungsveränderung) - (416) weil ich das Bedürfnis (nach Rausch) hatte - (417) weil es mir Spaß machte - (418) stark wechselnd - (419) bei freudigen Ereignissen

150. Welche Erwartungen hatten Sie bei Einnahme von Alkohol:

(420) Realitätsflucht: 1. ja - 2. nein -
(421) Leistungssteigerung: 1. ja - 2. nein -
(422) Erlebnissteigerung: 1. ja - 2. nein -
(423) Sexuelle Steigerung: 1. ja - 2. nein -
(424) Intensivierung der zwischenmenschlichen Beziehung: 1. ja - 2. nein

151. Welche dieser Erwartungen haben sich erfüllt:

(425) Realitätsflucht: 1. ja - 2. nein -
(426) Leistungssteigerung: 1. ja - 2. nein -
(427) Erlebnissteigerung: 1. ja - 2. nein -
(428) Sexuelle Steigerung: 1. ja - 2. nein -
(429) Intensivierung der zwischenmenschlichen Beziehung: 1. ja - 2. nein

152. Haben sich die Beziehungen zu Ihrer Familie seit Ihrem erhöhten Alkoholkonsum verändert:

(430) 1. Abbruch - 2. Abnahme - 3. gleichbleibend - 4. Intensivierung - 5. entfällt

153. Haben sich die Beziehungen zu Ihrem Freundes- und Bekanntenkreis seit Ihrem erhöhten Alkoholkonsum verändert:

(431) 1. Abbruch - 2. Abnahme - 3. gleichbleibend - 4. Intensivierung - 5. entfällt

154. Haben sich Ihre Ziele und Wünsche bezüglich Ausbildung und Beruf infolge des Alkohols geändert:

(432) 1. ja - 2. nein - 3. entfällt

155. Haben Sie des öfteren Fehlzeiten (= Unterbrechung der Arbeitszeit) seit Ihrem Alkoholkonsum:

(433) 1. ja - 2. nein - 3. entfällt

156. Bemerkten Sie einen Leistungsabfall seit Ihrem Alkoholkonsum:

(434) 1. ja - 2. nein - 3. entfällt

157. Kam es zu kriminellen Delikten vor der Zeit Ihres erhöhten Alkoholkonsums:

(435) 1. ja - 2. nein

158. <u>Wenn ja: welcher Art waren diese Delikte:</u>

(436) Eigentumsdelikte - (437) Körperverletzung - (438) Zechprellerei - (439) Widerstand gegen die Staatsgewalt/Verfehlung im Dienst (1 Mal)

159. <u>Kam es zu kriminellen Delikten unter Alkoholeinfluß:</u>

(440) 1. ja - 2. nein

160. <u>Wenn ja: welcher Art waren diese Delikte:</u>

(441) Eigentumsdelikte - (442) Körperverletzung - (443) Zechprellerei - (444) Widerstand gegen die Staatsgewalt/Verfehlung im Dienst (1 Mal)

161. <u>Kam es zu Verkehrsdelikten:</u>

(445) 1. ja - 2. nein

162. <u>Wenn ja: zu welchen Verkehrsdelikten:</u>

(446) Trunkenheit am Steuer - (447) Fahrerflucht - (448) Fahren ohne Führerschein - (449) Widerstand gegen die Staatsgewalt

163. <u>Haben Sie einen Führerschein:</u>

(450) 1. ja - 2. nein

164. <u>Wurde Ihnen dieser Führerschein entzogen:</u>

(451) 1. ja - 2. nein

165. <u>Wenn ja: wie oft:</u>

(452) 1. einmal - 2. zweimal - 3. dreimal und mehr

166. <u>Kam es zu Ausnüchterungen (auf der Polizeistation):</u>

(453) 1. ja - 2. nein

167. <u>Wenn ja: wie oft:</u>

(454) 1. einmal - 2. zweimal - 3. dreimal - 4. bis 10 mal - 5. mehr als 10 mal

168. <u>Würden Sie mit Ihren Eltern über die Art Ihres Alkoholgebrauches sprechen:</u>

(455) 1. ja - 2. nein - 3. entfällt

169. <u>Würden Sie mit Ihrem Partner über die Art Ihres Alkoholgebrauches sprechen</u>

(456) 1. ja - 2. nein - 3. entfällt

170. <u>Würden Sie mit Ihrem Vorgesetzten über die Art Ihres Alkoholgebrauches sprechen:</u>

(457) 1. ja - 2. nein - 3. entfällt

171. <u>Würden Sie mit Ihrem Arzt/Psychologen über die Art Ihres Alkoholgebrauches sprechen:</u>

(458) 1. ja - 2. nein - 3. entfällt

172. <u>Würden Sie wegen der Art Ihres Alkoholgebrauches eine Beratungsstelle aufsuchen:</u>

(459) 1. ja - 2. nein - 3. entfällt

173. Würden Sie wegen der Art Ihres Alkoholgebrauches mit einer Nervenklinik Kontakt aufnehmen bzw. sich dort behandeln lassen:

(460) 1. ja - 2. nein - 3. entfällt

2. Entlassungsgespräch - Exploration II

I. Rückschau auf die Therapie

1. Wieviele Wochen waren Sie hier in der Klinik:

(1) 1. weniger als 3 Wochen - 2. drei Wochen - 3. sechs Wochen - 4. mehr als sechs Wochen - 5. einen Monat - 6. zwei Monate - 7. drei Monate - 8. vier Monate

2. Haben Sie die Behandlung ganz abgeschlossen:

(2) 1. ja - 2. nein

3. Wenn nein, warum nicht:

(3) 1. Behandlung schon bekannt - Auffrischung - 2. Weiterbehandlung - Hausarzt - Sanatorium - 3. Familienangelegenheiten - 4. Ablehnung durch das Team - 5. Entlassung durch Gruppenbeschluß - 6. keine Aussicht auf Erfolg - 7. Sonstiges

4. Zu wem und welcher Eigenschaft wegen fühlen Sie sich während des Aufenthaltes besonders hingezogen:

(4) Oberarzt - (5) Stationsarzt - (6) andere Ärzte - (7) Krankenschwester/Pfleger - (8) Psychologe - (9) Sozialarbeiter - (10) Gruppenleiter - Therapeut - (11) Angehörige - (12) Mitpatienten - (13) Gruppe - (14) keiner
Gründe dafür: (15) Fachwissen - (16) Offenheit - (17) Einfühlungsvermögen - (18) Toleranz - (19) Sonstiges

5. Wieviele Zimmerkollegen hatten Sie:

(20) 1. allein - 2. einen - 3. zwei - 4. drei - 5. vier - 6. fünf und mehr

6. Wie war der Kontakt mit Ihren Zimmerkollegen:

(21) 1. sehr gut - 2. gut - 3. weder gut noch schlecht - 4. schlecht - 5. sehr schlecht

7. Was hat Sie an Ihren Zimmerkollegen gestört:

(22) nichts - (23) schlechte Gewohnheiten (Körpergeruch, Schnarchen u.ä.) - (24) negativ erlebte Verhaltensweisen (Unaufrichtigkeit, Schwatzhaftigkeit, Rücksichtslosigkeit) - (25) Sonstiges

8. Welche positiven Anregungen erfuhren Sie im Zusammensein mit Ihren Zimmerkollegen:

(26) keine - (27) Selbsterkenntnis, Probleme sehen und angehen lernen - (28) Krankheitseinsicht - (29) Gedanken - Erfahrungsaustausch - (30) Rücksichtnahme und Verständnis - (31) Lebensratschläge - (32) Kameradschaft - Annahme durch die Gruppe -

(33) Sonstiges

9. Wie war das Verhältnis zu den Mitpatienten insgesamt:

(34) 1. sehr gut - 2. gut - 3. weder gut noch schlecht - 4. schlecht (gleichgültig) - 5. sehr schlecht

10. Was hat Sie an den Mitpatienten gestört:

(35) nichts - (36) die Gruppennormen, störende äußere Verhaltensmerkmale (u.a. Lärmen) - (37) die Gruppennormen, störende innere Verhaltensweisen (Egozentrismus, Arroganz, zu geringe Aktivität) - (38) negativ-erlebte Verhaltensweisen des Anderen (Lüge u.ä.) - (39) Sonstiges

11. Wie war das Verhalten der Familie (-Angehörigen-) während des Klinikaufenthaltes:

(40) 1. sehr gut, sehr verständnisvoll - 2. helfend, einfühlend - 3. weder gut noch schlecht, abwartend, ambivalent - 4. reserviert-distanziert - 5. sehr schlecht, ohne Kontakt, ablehnend

12. Wie war das Verhalten des -Ehe-Partners während des Klinikaufenthaltes

(41) 1. sehr gut, sehr verständnisvoll - 2. helfend, einfühlend - 3. weder gut noch schlecht - 4. reserviert-distanziert - 5. sehr schlecht, ohne Kontakt, ablehnend

II. Gruppen

13. Fühlten Sie sich von der Gruppe akzeptiert:

(42) 1. ja - 2. nein

14. Wie groß sollte Ihrer Meinung nach eine Gruppe sein:

(43) 1. bis 5 Mitglieder - 2. bis 10 Mitglieder - 3. bis 15 Mitglieder - 4. über 15 Mitglieder

15. Welche Gruppe hat Ihnen am meisten gegeben:

(44) 1. Informationsgruppe - 2. Diskussionsgruppe - 3. beide in gleicher Weise

16. Was hat sie Ihnen gegeben:

(45) Information, Aufklärung - (46) Selbstvertrauen, Klarheit, Sicherheit - (47) Selbsterkenntnis, Selbstkritik - (48) Krankheitseinsicht - (49) Erkenntnis von Fehlverhalten, die zum Alkohol führten - (50) nichts - (51) Sonstiges

17. Was störte Sie in den Informationsgruppen:

(52) nichts - (53) zu große Gruppe - (54) zu wenig Gruppenstunden - (55) zu sehr Unterricht - (56) Undiszipliniertheit - (57) mangelnde Offenheit der eigenen Problematik gegenüber - (58) zu geringe Gesprächsbeteiligung - (59) zu viele Fremdwörter - (60) mangelnde Ankündigung der Themen - (61) keine Leistung, zu große Zurückhaltung der Therapeuten (non-direktiv)- (62) zu wenig Information - (63) zu direktives Vorgehen der

Therapeuten - Gruppenleiter - (64) zu viele Wiederholungen - (65) sonstiges

18. Was störte Sie in den Diskussionsgruppen:

(66) nichts - (67) zu große Gruppen - (68) zu wenig Gruppenstunden - (69) zu sehr Unterricht - (70) Undiszipliniertheit - (71) mangelnde Offenheit der eigenen Problematik gegenüber - (72) zu geringe Gesprächsbeteiligung - (73) zu viele Fremdwörter - (74) mangelnde Ankündigung der Themen - (75) keine Leistung, zu große Zurückhaltung der Therapeuten (non-direktiv)- (76) zu wenig Information - (77) zu direktives Vorgehen der Therapeuten - Gruppenleiter - (78) zu viele Wiederholungen - (79) sonstiges

19. Waren die behandelten Themen für Sie verständlich:

(80) 1. ja - 2. nein

20. Wie schätzen Sie Ihre eigene Beteiligung an den Gruppengesprächen ein:

(81) 1. sehr rege - 2. rege - 3. wenig aktiv - 4. uninteressiert

21. Bei welcher Gelegenheit erhielten Sie Ihrer Meinung nach die bedeutsamste Anregung:

(82) keine - (83) Informationsgruppen - (84) Diskussionsgruppen - (85) autogenes Training - (86) AA-Gruppen - (87) schon außerhalb der Klinik - (88) Untersuchungen (Labor, Arzt) - (89) Einzelgespräche mit Patienten - (90) Einzelgespräche mit Psychologen / Therapeuten - (91) Gruppengespräche - (92) Anamnese, Lebenslaufbericht - (93) sonstiges

III. Therapeuten-Team

22. Fühlten Sie sich vom Team akzeptiert:

(94) 1. ja - 2. nein

23. Was hat Sie an den Therapeuten (=Gruppenleitern) gestört:

(95) nichts - (96) Unerfahrenheit, Unsicherheit - (97) Unterrichtsstil (schulmäßig, zu direktives Verhalten) - (98) zu nondirektives Verhalten - (99) keine Alkoholiker - (100) zuviel Information - (101) zu wenig Information - (102) zu wenig Zeit für den Einzelnen, - Einzelgespräch - (103) sonstiges (z.B. leise sprechen)

24. Welche Eigenschaften müßte Ihrer Meinung nach der ideale Arzt haben:

(104) verständnisvoll, einfühlsam, liebevoll, freundlich - (105) ruhig, geduldig - (106) fürsorglich, hilfsbereit, sich mehr um den Patienten kümmern - (107) Einsatzbereitschaft, Aktivität - (108) Fachwissen, Erfahrung, sicher - (109) aufrichtig, die Wahrheit sagen (Echtheit) - (110) streng, durchsetzungsfähig, direktiv - (111) praktisch, gründlich, exakte Untersuchung - (112) Hilfe bei o. zur Problemeinsicht und Problembewältigung, Hilfe zur Selbsthilfe - (113) weiß nicht,

keine Vorstellung - (114) sonstiges

25. Welche Eigenschaften müßte Ihrer Meinung nach die ideale Krankenschwester / Pfleger haben

(115) verständnisvoll, einfühlsam, liebevoll, freundlich - (116) ruhig, geduldig - (117) fürsorglich, hilfsbereit, sich mehr um den Patienten kümmern - (118) Einsatzbereitschaft, Aktivität - (119) Fachwissen, Erfahrung, sicher - (120) aufrichtig, die Wahrheit sagen (Echtheit) - (121) streng, durchsetzungsfähig, direktiv - (122) praktisch, gründlich, exakte Untersuchung - (123) Hilfe bei o. zur Problemeinsicht und Problembewältigung, Hilfe zur Selbsthilfe - (124) weiß nicht, keine Vorstellung - (125) sonstiges

26. Welche Eigenschaften müßte Ihrer Meinung nach der ideale Psychologe / Psychologin haben:

(126) verständnisvoll, einfühlsam, liebevoll, freundlich - (127) ruhig, geduldig - (128) fürsorglich, hilfsbereit, sich mehr um den Patienten kümmern - (129) Einsatzbereitschaft, Aktivität - (130) Fachwissen, Erfahrung, sicher - (131) aufrichtig, die Wahrheit sagen (Echtheit) - (132) streng, durchsetzungsfähig, direktiv - (133) praktisch, gründlich, exakte Untersuchung - (134) Hilfe bei o. zur Problemeinsicht und Problembewältigung, Hilfe zur Selbsthilfe - (135) weiß nicht, keine Vorstellung - (136) sonstiges

27. Welche Eigenschaften müßte Ihrer Meinung nach der ideale Sozialarbeiter / Sozialarbeiterin haben:

(137) verständnisvoll, einfühlsam, liebevoll, freundlich - (138) ruhig, geduldig - (139) fürsorglich, hilfsbereit, sich mehr um den Patienten kümmern - (140) Einsatzbereitschaft, Aktivität - (141) Fachwissen, Erfahrung, sicher - (142) aufrichtig, die Wahrheit sagen (Echtheit) - (143) streng, durchsetzungsfähig, direktiv - (144) praktisch, gründlich, exakte Untersuchung- (145) Hilfe bei o. zur Problemeinsicht und Problembewältigung, Hilfe zur Selbsthilfe - (146) weiß nicht, keine Vorstellung - (147) sonstiges

28. Wie war Ihr Verhältnis zum Stationsarzt:

(148) 1. sehr gut - 2. gut - 3. befriedigend, normal, weder gut noch schlecht - 4. etwas gezwungen, reserviert, distanziert - 5. schlecht, unzufrieden - 6. sehr schlecht, u.U. ohne Kontakt, ablehnend - 7. wechselnd

29. Wie war Ihr Verhältnis zum Pflegepersonal:

(149) 1. sehr gut - 2. gut - 3. befriedigend, normal, weder gut noch schlecht - 4. etwas gezwungen, reserviert, distanziert - 5. schlecht, unzufrieden - 6. sehr schlecht, u.U. ohne Kontakt, ablehnend - 7. wechselnd

30. Wie war Ihr Verhältnis zu den Psychologen:

(150) 1. sehr gut - 2. gut - 3. befriedigend, normal, weder gut noch schlecht - 4. etwas gezwungen, reserviert, distanziert - 5. schlecht, unzufrieden - 6. sehr schlecht, u.U. ohne Kontakt, ablehnend - 7. wechselnd

31. Wie war Ihr Verhältnis zu den Sozialarbeitern:

(151) 1. sehr gut - 2. gut - 3. befriedigend, normal, weder gut noch schlecht - 4. etwas gezwungen, reserviert, distanziert - 5. schlecht, unzufrieden - 6. sehr schlecht, u.U. ohne Kontakt, ablehnend - 7. wechselnd

32. Wie war Ihr Verhältnis zu den Stationshilfen:

(152) 1. sehr gut - 2. gut - 3. befriedigend, normal, weder gut noch schlecht - 4. etwas gezwungen, reserviert, distanziert - 5. schlecht, unzufrieden - 6. sehr schlecht, u.U. ohne Kontakt, ablehnend - 7. wechselnd

IV. Therapie - Behandlung

33. Was hat Ihnen am meisten Halt gegeben:

(153) nichts - (154) Aufklärung, Information - (155) Gespräche - (156) entgegengebrachtes Verständnis - (157) Gemeinschaft, Gruppe - (158) Krankheitseinsicht - (159) Selbsterkenntnis - (160) Gruppentherapie - (161) Rückfall von anderen Patienten und seine Besprechung - (162) sonstiges

34. Wer hat Ihnen am meisten Halt gegeben:

(163) niemand - (164) Mitpatienten - (165) Oberarzt - (166) Stationsarzt - (167) Psychologe - (168) Sozialarbeiter - (169) Pflegepersonal - (170) Gruppen - (171) Gruppenleiter-Therapeuten - (172) Familie, Verwandte - (173) Bekannte, Freunde - (174) alle gleich viel - (175) AA-Abstinenzgruppen - (176) sonstige

35. Wie sollte Ihrer Meinung nach die ideale Therapie für Alkoholkranke aussehen

(177) Therapie so wie sie ist - (178) kleinere Gruppen - (179) mehrAufklärung über Alkoholkrankheit, Unterricht, Information - (180) mehr Kontakt zum Therapeuten, Einzelgespräche - (181) mehr Bewegung, Sport - (182) differenzierte Freizeitgestaltung - (183) strenger, härter, direktiver, mehr Aktivität der Therapeuten - (184) keine Vorstellung - (185) sonstiges

36. Wie kam Ihnen die Zeit Ihres Hierseins vor:

(186) 1. lang - 2. kurz - 3. zuerst lang, dann kurz - 4. zuerst kurz und dann lang

37. Welche Vorstellungen hatten Sie von der Behandlung als Sie hierher kamen:

(187) 1. keine - 2. Aufklärung über Alkoholkrankheit - 3. Angst, geschlossene Station, eingesperrt, Zwang, strenge Vorschriften- 4. Erwartung einer rein organischen Behandlung (Tabletten, Bettruhe u.a.) - 5. klare Vorstellung durch Information vor der Behandlung, bekannt - 6. Hoffnung auf Hilfe - 7. sonstiges

38. Wurden Ihre Erwartungen erfüllt:

(188) 1. ja - 2. nein

39. Welches waren die Gründe für Sie, sich freiwillig in klinische Behandlung zu begeben:

(189) Familienschwierigkeiten - (190) Ehescheidung - (191) angedrohte Ehescheidung - (192) berufliche Schwierigkeiten - (193) über ärztl. Rat - (194) Rat ehemaliger Patienten - (195) drohendes Strafverfahren - (196) Führerscheinentzug - (197) Verlust des Arbeitsplatzes - (198) finanzielle Schwierigkeiten - (199) fehlende Unterkunft - (200) Einschränkung der Arbeitsfähigkeit - (201) wegen nicht auf den Alkohol bezogener Beschwerden - (202) depressive Verstimmung - (203) körperliche Beschwerden - (204) Krankheitseinsicht - (205) andere Gründe, sonstiges

40. Was waren für Sie die entscheidenden Erlebnisse:

(206) Familienschwierigkeiten, Eheschwierigkeiten - (207) Arbeitsplatzverlust, sozialer Abstieg, berufliche Schwierigkeiten - (208) Krankheitseinsicht - (209) körperliche Beschwerden - (210) Erinnerungslücken, Kontrollverlust, geistiger Abbau, fortgeschrittene Stufe des Alkoholismus - (211) Alkohol-Entzugserscheinungen - (212) Gespräche mit Rückfälligen, eigene Rückfälle und Analyse von Rückfällen - (213) Gruppengespräche - (214) fehlender Lebensmut, Angst - (215) sonstiges

41. Was waren für Sie die entscheidenden Erkenntnisse:

(216) keine, entfällt - (217) Gespräche mit Oberarzt, Therapeuten - (218) Krankheitseinsicht, Freiwerden von Alkohol, Alkohol meiden - (219) Änderung von Fehlverhalten, Problemeinsicht, Erkennen der Notwendigkeit eigener Aktivitäten - (220) Einschränkung der Arbeitsfähigkeit - (221) körperliche Schäden - (222) Hilfsbedürftigkeit - (223) Rückfälle von anderen, eigene Rückfälle - (224) Weiterbehandlung in Gruppen erforderlich - (225) sonstiges

42. Haben Sie den Eindruck, daß die Behandlung für Sie erforderlich war:

(226) 1. ja - 2. nein

43. Haben Sie das Gefühl, dazugelernt zu haben:

(227) 1. ja - 2. nein

44. Ab wann haben Sie bewußt mitgearbeitet:

(228) 1. erster Tag. sofort, von Anfang an - 2. innerhalb der ersten Woche - 3. erste bis zweite Woche - 4. zweite bis dritte Woche - 5. nach drei Wochen - 6. nach sechs Wochen und länger

45. Glauben Sie, daß Sie die Zeit hier voll genutzt haben:

(229) 1. ja - 2. nein

46. Welche Faktoren waren hemmend:

(230) 1. weil ich nicht offen war - 2. Unentschlossenheit - 3. Faulheit - 4. wegen der körperlichen Reorganisation - 5. eigene Unfähigkeit - 6. Ängste, eigene Probleme zu besprechen - 7. Ausscheren aus der Gruppen- oder Therapiesituation durch Familienschwierigkeiten

47. Welches war wohl das Hauptziel der Behandlung:

(231) Entziehung von Alkohol - (232) Heilung körperlicher Schäden - (233) Aufklärung über Alkohol - (234) Krankheitseinsicht- (235) Persönlichkeitsstärkung, Persönlichkeitsfestigung (Selbstsicherheit) - (236) Erkennen von Fehlverhalten, Selbstkritik - (237) Hilfe zur Trockenheit, Nüchternheit - (238) Hilfe zur Resozialisierung - (239) sonstiges

48. Was könnte man im Stationsleben besser machen:

(240) nichts - (241) Räumlichkeiten zusätzlich (Tagesprogramm, Ruheraum, Nichtraucher - (242) zusätzliche, intensivere Freizeitgestaltung - (245) mehr Disziplin (Mittagsruhe einhalten - (244) Sportanlagen - (245) später zu Bett gehen - (246) besseres Essen - (247) Forderung nach stärkeren Gruppen - (248) direktiveres Eingreifen der Therapeuten ins Stationsleben - (249) bessere und schnellere ärztliche Betreuung - (250) Änderung in Bezug auf Therapeuten; andere Akzentuierung - (251) sonstiges

49. Was könnte man an der Behandlung besser machen:

(252) nichts - (253) längere Therapiezeit insgesamt - (254) mehr Gruppengespräche - (255) mehr Einzelgespräche - (256) mehr Persönlichkeitsarbeit - (257) mehr Hypnose - (258) mehr autogenes Training - (259) mehr Aufklärung über Alkohol - (260) mehr Psychologen und Ärzte - (261) mehr Pfleger und Sozialarbeiter - (262) Beschäftigungstherapie - (263) Individuellere Behandlung- (264) kleinere Gruppen - (265) sonstiges

50. Als Sie zur Behandlung kamen, hielten Sie sich da für einen Alkoholiker:

(266) 1. ja - 2. nein

51. Sind Sie alkoholkrank:

(267) 1. ja - 2. nein

52. Welche der im folgenden angeführten Gründe erscheinen Ihnen am ehesten zutreffend für Ihr Alkoholtrinken:

(268) Störung der Beziehung zum (-Ehe-)-Partner - (269) andere familiäre Schwierigkeiten - (270) berufliche Schwierigkeiten - (271) berufliche Notwendigkeit - (272) gesellschaftliche Notwendigkeit - (273) Überarbeitung - (274) Arbeitslosigkeit - (275) Nachtarbeit - (276) schlechte wirtschaftliche Lage - (277) unausgefüllte Freizeit - (278) beengte Wohnverhältnisse - (279) depressive Verstimmung - (280) Kontaktstörung - (281) Einsamkeit - (282) Schlafstörung - (283) Hemmungen - (284) Angst - (285) Spannung - (286) Sexuelle Problematik - (287) Schmerzzustände - (288) Magenerkrankung - (289) andere körperliche Erkrankung - (290) weil andere auch trinken - (291) zur Verstärkung geselliger Vergnügungen - (292) "Begießen" von Erfolgen bzw. nach freudigen Ereignissen - (293) keiner der genannten Gründe - (294) andere Gründe, wenn ja: welche:

53. Welche der im folgenden angeführten Verhaltensmerkmale würden Sie für sich als am ehesten zutreffend betrachten

(295) Versager - (296) willensschwach - (297) stimmungsabhängig - (298) nicht durchsetzungsfähig gegenüber dem Partner - (299) nicht durchsetzungsfähig gegenüber dem Vorgesetzten - (300) nicht durchsetzungsfähig gegenüber Berufs- und Arbeitskollegen - (301) sensibel - (302) reizbar - (303) nachlässig in der Arbeit - (304) nachlässig in Bezug auf Kleidung, Frisur, Äußeres - (305) nachlässig in Bezug auf Pünktlichkeit - (306) gleichgültig - (307) ungeduldig - (308) unbeständig - (309) hoffnungslos - (310) hoffnungsvoll - (322) optimistisch - (312) pessimistisch - (313) zu streng erzogen - (314) zu lasch erzogen - (315) trotz allem richtig erzogen - (316) zu sehr auf beruflichen Erfolg ausgerichtet - (317) zu sehr mit sich selbst beschäftigt

54. Hat sich an Ihren Rauchgewohnheiten etwas verändert seit Ihrer Aufnahme in die Klinik:

(318) 1. ja - 2. nein

55. Rauchen Sie jetzt mehr oder weniger gegenüber dem Aufnahmetag:

(319) 1. bis 5 Zigaretten mehr geraucht - 2. bis 10 Zigaretten mehr geraucht - 3. bis 15 Zigaretten mehr geraucht - 4. bis 20 Zigaretten mehr geraucht - 5. über 20 Zigaretten mehr geraucht - 6. bis 5 Zigaretten weniger geraucht - 7. bis 10 Zigaretten weniger geraucht - 8. bis 15 Zigaretten weniger geraucht - 9. mehr als 15 Zigaretten weniger geraucht

56. Haben Sie sich seit Ihrer Aufnahme in die Klinik verändert:

(320) 1. ja - 2. nein

57. Nach welcher Zeit haben Sie sich verändert:

(321) 1. bis 4 Tage - 2. bis eine Woche - 3. bis zwei Wochen - 4. bis drei Wochen - 5. bis vier Wochen - 6. über vier Wochen - 7. nach zwei Monaten - 8. nach drei Monaten - 9. während der ganzen Behandlung

58. In welcher Hinsicht haben Sie sich verändert:

(322) ruhiger, ausgeglichener - (323) selbstsicherer, selbstbewußter - (324) aufgeschlossener - (325) aufrichtiger - (326) gesünder - (327) optimistischer, nicht mehr gleichgültig - (328) frei von Angst - (329) Krankheitseinsicht - (330) klarer, realistischer, überlegter im Denken - (331) sonstiges

59. Welche Eigenschaften oder Verhaltensweisen wollen Sie an sich verändern:

(332) nicht-trinken - (333) aufgeschlossener, Mißtrauen abbauen - (334) nicht in der Vergangenheit, sondern in der Zukunft leben, Zielstrebigkeit - (335) Fehlverhalten beseitigen - (336) ruhig, ausgeglichen, geduldiger - (337) aktiver sein - (338) beherrscht, Abbau von Aggressivität - (339) geduldig, tolerant - (340) Verantwortungsbewußtsein - (341) sich beschränken, sich bescheiden, Selbsteinschätzung verbessern - (342) hilfsbereit - (343) Hemmungen abbauen - (344) Selbstbewußt - (345) sonstiges

60. Haben Sie mit der Lösung Ihrer Probleme während des Aufenthaltes in der Klinik begonnen:

(346) 1. ja - 2. nein

61. Welche Ziele haben Sie:

(347) Trockenheit - (348) erstes Glas stehen lassen - (349) 24-Stunden-Programm - (350) Arbeit, Beruf, (Veränderung, Aufstieg) - (351) Freizeit - (352) Gesundheit (seelisch, körperlich) - (353) Partner, Familie, häusliche Probleme - (354) Anschaffungen - (355) finanzielle Probleme - (356) Gruppenbesuch - (357) soziale Kontakte - Wiedereingliederung - (358) Zufriedenheit, ruhiges glückliches Leben führen - (359) keine - (360) Änderung eigener Verhältnisse - (361) sonstiges

62. Welches Ziel würden Sie für die Zukunft als das wichtigste betrachten:

(362) Trockenheit - (363) erstes Glas stehen lassen - (364) 24-Stunden-Programm - (365) Arbeit, Beruf, (Veränderung, Aufstieg) - (366) Freizeit - (367) Gesundheit (seelisch, körperlich) - (368) Partner, Familie, häusliche Probleme - (369) Anschaffungen - (370) finanzielle Probleme - (371) Gruppenbesuch - (372) soziale Kontakte - Wiedereingliederung - (373) Zufriedenheit, ruhiges glückliches Leben führen - (374) keine - (375) Änderung eigener Verhältnisse - (376) sonstiges

63. Konnten Sie bereits während des Klinikaufenthaltes Vorbereitungen treffen für Ihre berufliche Zukunft:

(377) 1. entfällt - 2. ja - 3. nein

64. Wenn ja: welche:

(378) 1. Bewerbung - 2. neue Arbeitsstelle - 3. Informationssuche, Kontaktaufnahme mit Arbeitsamt - 4. Gespräche mit Arbeitgeber - 5. finanzielle Regelung - 6. sonstiges

65. Konnten Sie bereits während des Klinikaufenthaltes Vorbereitungen treffen für Ihre private Zukunft:

(379) 1. entfällt - 2. ja - 3. nein

66. Wenn ja: welche:

(380) 1. neue Wohnung - 2. Aussprache mit Partner, Familie - 3. Gruppenbesuch - 4. anderen Umgang - 5. Partner - 6. neue Bindung eingegangen - 7. bessere Freizeitgestaltung - 8. Einzeltherapie - 9. sonstiges

67. Fanden Sie dabei Unterstützung durch das Behandlungsteam:

(381) 1. ja - 2. nein

68) Wenn ja: durch wen:

(382) Arzt - (383) Psychologe - (384) Sozialarbeiter - (385) Pfleger, Schwester - (386) Gruppenleiter - (387) Gruppenteam

69. In welcher Art:

(388) Tagesplanung, individuell - (389) Einzelgespräch, Beratung - (390) Arbeitsbeschaffung - (391) Therapieangebot (=Überweisung eines Patienten an eine andere Stelle) - (392) Ehepaartherapie - (393) sonstiges

70. War die Hilfe ausreichend:

(394) 1. entfällt - 2. ja - 3. nein

V. Vorschau

71. Wie gedenken Sie in erstmals "trockenem" Zustand den 1. Tag nach der Entlassung zu verbringen:

(395) Gruppenbesuch - (396) für mich allein sein - (397) Partner, Familie - (398) Hausarzt aufsuchen - (399) Verwandte - (400) Arbeitssuche - (401) Bekannte, Freunde - (402) Trockenbleiben, ohne Alkohol - (403) Arbeit (Gartenarbeit u.a.) Angelegenheiten ordnen - (404) Einkäufe - (405) keine Pläne - (406) wie üblich an freien Wochenenden - (407) sonstiges

72. Fühlen Sie sich genügend vorbereitet für draußen:

(408) 1. ja - 2. nein

73. Wenn nein: Glauben Sie eine längere klinische Behandlung zu benötigen:

(409) 1. ja - 2. nein

Berufliche Situation

74. Besteht noch das alte Arbeitsverhältnis:

(410) 1. ja - 2. nein

75. Wenn nein: Erfolgte Kündigung durch Sie oder Ihren Arbeitsgeber:

(411) 1. Arbeitsgeber - 2. Arbeitnehmer - 3. gegenseitiges Einverständnis

76. Wollen Sie die Arbeitsstelle wechseln:

(412) 1. ja - 2. nein

77. Wollen Sie den Beruf wechseln:

(413) 1. ja - 2. nein

78. Glauben Sie, daß Sie Schwierigkeiten auf der Arbeitsstelle wegen Ihres Aufenthaltes in der Klinik bekommen:

(414) 1. ja - 2. nein

79. Wenn ja: mit dem Chef:

(415) 1. ja - 2. nein

80. Wenn ja: mit den Kollegen:

(416) 1. ja - 2. nein

81. Wollen oder werden Sie auf Ihrer Arbeitsstelle die Kollegen über Ihre Alkoholkrankheit aufklären:

(417) 1. ja - 2. nein

82. Wollen oder werden Sie auf Ihrer Arbeitsstelle den (oder die) Vorgesetzten über Ihre Alkoholkrankheit aufklären:

(418) 1. ja - 2. nein

83. Wenn ja: warum:

(419) 1. Ehrlichkeit - 2. Vertrauen - 3. Klarheit, damit ich nicht in Versuchung komme wieder zu trinken - 4. Verständnis - 5. beruflich bedingt - 6. sonstiges

84. Wenn nein: warum nicht:

(420) 1. nicht wichtig - 2. Angst vor Ablehnung - 3. persönliche Angelegenheit - 4. kein Verständnis erwartet - 5. um Gerede zu vermeiden - 6. sonstiges

85. Wann wollen Sie mit der Arbeit beginnen:

(421) 1. entfällt - 2. sobald als möglich - 3. sofort - 4. noch eine Woche - 5. noch drei Wochen - 6. noch sechs Wochen - 7. weiß ich noch nicht - 8. wenn ich eine angemessene Arbeit habe - 9. wenn körperlich gesund (nach Gesundschreibung durch Arzt)

Wohnsituation:

86. Haben Sie noch Ihre Wohnung, die Sie vor Ihrer Klinikaufnahme bewohnten:

(422) 1. ja - 2. nein

87. Wenn nein: Wo werden Sie wohnen:

(423) 1. neue Wohnung - 2. Zimmer - 3. bei Bekannten, Freunden - 4. weiß noch nicht - 5. sonstiges (z.B. Heim) - 6. noch auf Wohnungssuche

88. Kehren Sie in das vor Ihrem Klinikaufenthalt bestehende Familienverhältnis zurück:

(424) 1. ja - 2. nein

89. Wenn nein: Mit wem werden Sie in Zukunft leben:

(425) 1. allein - 2. mit Kindern - 3. Partner - 4. Bekannte, Freunde - 5. im Heim - 6. weiß noch nicht - 7. sonstiges

90. Wie fühlen Sie sich bei dem Gedanken, nach Hause zurückzukommen:

(426) 1. sehr gut, sehr froh, glücklich, wohl - 2. gut, froh, zufrieden, befreit, sicher, hoffnungsvoll, unbeschwert, zuversichtlich - 3. gemischt, unsicher, mittelprächtig - 4. beklommen, ängstlich - 5. schlecht, bedrückend - 6. sehr schlecht, "beschissen" - 7. keine Antwort

91. Wie wird Ihrer Meinung nach Ihr Partner (= die Ihnen am nächsten stehende Person) sich Ihnen gegenüber verhalten:

(427) 1. sehr gut, sehr positiv, liebevoll - 2. gut, herzlich, verständnisvoll, nett, freundlich, erleichtert - 3. rücksichtsvoll, entgegenkommend - 4. normal, einsichtig, verständnisvoll - 5. abwartend, verhalten, skeptisch - 6. teilnahmslos, desinteressiert - 7. ablehnend

92. Glauben Sie, daß Sie sich ohne Alkohol wohlfühlen können:

(428) 1. ja - 2. nein

93. Glauben Sie an das erste Glas und seine Folgen:

(429) 1. ja - 2. nein

94. Warum wollen Sie aufhören zu trinken:

(430) Gesundheit - (431) Krankheitseinsicht, frei von Alkohol - (432) Erkenntnis des Fehlverhaltens: Alkohol hilft nicht zur Lösung von Problemen - (433) geordnetes, sinnvolles Leben - (434) Forderung der Gesellschaft, so wie andere leben - (435) Familienschwierigkeiten - (436) finanzielle Schwierigkeiten - (437) berufliche Schwierigkeiten - (438) Angst vor völligem Ruin, Irrenanstalt und Tod - (439) sonstiges

95. Wie geht es ohne Alkohol weiter:

(440) 1. weiß nicht - 2. gut - 3. besser als vorher, sehr gut, aufgeschlossener - 4. ich hoffe gut - 5. ich hoffe (glaube) besser - 6. normal wie immer, wie bisher - 7. es muß gehen - 8. zuerst schwerer dann besser - 9. mit Hilfe ambulanter Behandlung; oder durch Mitarbeit bei den AA.

96. Wird Ihr Partner mit Ihnen abstinent leben:

(441) 1. ja - 2. nein

97. Haben Sie vor, irgendeine Gruppe regelmäßig zu besuchen

(442) 1. ja - 2. nein

98. Wenn ja: Welche:

(443) 1. noch nicht feststehend - 2. AA - 3. Kreuzbund - 4. Guttempler 5. Blaukreuz - 6. Entlassungsgruppen der Station (Sonnabendgruppe) - 7. sonstige, andere Gruppen

99. Wenn nein: Warum nicht:

(444) 1. halte nichts davon - 2. unmöglich, wegen räumlicher Entfernung z.B. - 3. es fehlt mir die Ruhe dazu

100. Haben Sie schon Kontakt mit Gruppen aufgenommen:

(445) 1. ja - 2. nein

101. Wenn ja: Welche:

(446) 1. AA - 2. Kreuzbund - 3. Guttempler - 4. Blaukreuz - 5. sonstige

102. Weshalb wollen Sie nach der Entlassung eine Gruppe besuchen:

(447) Trockenbleiben - (448) Sicherheit, Stärkung - (449) Kontakte - (450) Hilfe, Gespräch, Aussprache - (451) Überzeugung - (452) stete Erinnerung an Alkohol und seine Folgen - (453) alleine ist es nicht zu schaffen - (454) sonstiges

103. Welche Ihrer Lebensbereiche würden Sie in der Gruppe besprechen:

(455) unbestimmt - (456) alles - (457) Familie, Partner - (458) Trinken, Alkohol - (459) Arbeit, Beruf - (460) Freizeit -

(461) persönliches Fehlverhalten - (462) keine privaten Themen oder Bereiche - (463) sonstiges

104. Wie viele Gruppenbesuche halten Sie für sich für notwendig:

(464) 1. 1 mal im Monat - 2. 2 mal im Monat - 3. 1 mal pro Woche - 4. mehr als 1 mal pro Woche

105. Welche Art von Gruppe würden Sie bevorzugen:

(465) 1. offene Gruppen - 2. geschlossene Gruppen

106. Welche Regel zum Trockenbleiben erscheint Ihnen am wichtigsten:

(466) Glaube an das 1. Glas - (467) Gruppenbesuch - (468) 24-Stunden-Programm - (469) Gesundes Leben, Arbeit, Sport und Freizeit - (470) nicht mehr trinken, meiden von Sauftouren und Situationen wie Kegelbahn und Gaststättenbesuch - (471) Kontaktaufnahme bei Spannungen - (472) eigenes Bemühen, Willenskraft, Nachdenken - (473) Gespräch mit dem Partner - (475) neue Ziele suchen - (476) die Schuld nicht bei anderen suchen - (477) sonstiges

107. Ist Ihnen das "24-Stunden-Programm":

(478) 1. zu lang - 2. gerade richtig - 3. zu kurz

108. Halten Sie das "24-Stunden-Programm" für die Bewältigung Ihres Problems:

(479) 1. für notwendig - 2. für hilfreich - 3. für brauchbar - 4. nicht akzeptabel -

109. Was gedenken Sie bei eventuellem Auftreten von Unruhe und Verstimmung zu unternehmen:

(480) 1. Kontakt, Gespräch suchen mit Partner - 2. mit Fachmann - 3. mit Alkoholkranken - (481) Krankenhaus aufsuchen - (482) Gruppe aufsuchen - (483) autogenes Training, sich ruhig hinlegen - (484) intensive Beschäftigung, Arbeit, Ablenkung - (485) weiß nicht - (486) Spaziergänge, Sport - (487) mit mir selber reden - (488) Ursache suchen - (489) sonstiges

110. Was würden Sie tun, wenn trotz Bemühung ein Rückfall eintreten sollte:

(490) Krankenhaus - (491) Entziehungskur - (492) Gruppen aufsuchen - (493) Arzt, Therapeuten aufsuchen - (494) 1. Aussprache mit Fachmann - 2. Aussprache mit Alkoholiker - 3. Aussprache mit Bezugsperson - (495) suizifale Tendenzen, verzweifeln an mir selbst - (496) weiß ich nicht - (497) sonstiges - (498) Versuch, es selbst wieder aufzufangen - (499) Ursache besprechen.

3.Katamnese - Exploration III

I. Rückschau

1. Seit wieviel Monaten sind Sie aus dem Krankenhaus:

(1) 1. drei Monate - 2. vier Monate - 3. fünf Monate - 4. sechs Monate - 5. über sechs Monate

2. Wie war Ihrer jetzigen Meinung nach die Therapie

(2) 1. zu lang - 2. zu kurz - 3. gerade richtig

3. Was könnte man im Therapie-Programm aus Ihrer heutigen Sicht besser machen:

(3) nichts - (4) individuellere Betreuung, Einzelgespräche, persönlicher Kontakt - (5) Möglichkeiten zur Freizeitgestaltung - (6) Organisationen, Tagesablauf (besseres Essen, später zu Bett) - (7) mehr autogenes Training, Hypnose - (8) Aufklärung der Öffentlichkeit - (9) sonstiges - (10) kleinere Gruppen bilden - (11) Sport, Gymnastik - (12) mehr Psychoanalytische Gruppenstunden - (13) Patientenorientiertere Beschäftigungs- und Arbeitstherapie

4. Glaubten Sie zum Zeitpunkt der Entlassung, daß Sie alkoholkrank sind:

(14) 1. ja - 2. nein - 3. Zweifel

5. Wie war Ihre Einstellung in Bezug auf Alkoholtrinken, als Sie die Klinik verließen:

(15) 1. völlig Abstinenz - 2. gel. ger. Mengen mit großer Vorsicht - 3. so wie andere Menschen trinken

6. Durch welche Anregungen, Informationen, Erlebnisse wurden Sie zu Ihrer Abstinenzentscheidung bewegt:

(16) Aufklärung, Therapie im Krankenhaus - (17) Aufklärung, Hausarzt - (18) Aufklärung Alkoh.-Gruppen - (19) Gespräche mit Patienten - (20) persönliche Erlebnisse (Schocks) - (21) Krankheitseinsicht - (22) Minderg. der Arbeitskraft - (23) sonstiges - (24) Gespräche mit Freunden, Bekannten, Partner und Familie - (25) Selbsterkenntnis - (26) 1. Rückfall, eigener - 2. Rückfall, anderer - (27) 1. sozialer (eigener) Tiefpunkt - 2. moralischer Tiefpunkt - 3. organischer Tiefpunkt

7. Welche Person hat Ihnen den entscheidenden Impuls dazu gegeben:

(28) niemand - (29) Oberarzt (Jüd. Krankenhaus) - (30) Stationsarzt, Therapeuten - (31) Mitpatienten - (32) Hausarzt, Arzt außerhalb - (33) Familie, Verwandte, Bekannte, Freunde, Partner - (34) sonstige -(35) Abstinenzverbände - (36) ich selbst - (37) die Gruppe

8. Akzeptieren Sie, daß der Wunsch, Alkohol zu trinken, weiterhin in Ihnen steckt:

(38) 1. ja - 2. nein

9. Gab es bei Ihnen Entzugserscheinungen:

(39) 1. ja - 2. nein

10. Wenn ja: Welcher Art waren diese:

(40) Kopfschmerzen - (41) Herzbeschwerden - (42) Anfallsleiden - (43) Kreislauf - (44) Nervosität, Unruhe, Erregungszustände - (45) Depressionen, Angst, Beklemmung - (46) sonstige - (47) andere Schmerzen (z.B. Rheuma) - (48) Zittern - (49) Schweißausbrüche - (50) Übelkeit

11. Wie reagierten Sie darauf:

(51) ruhig nicht beachtet - (52) Ablenkung, Gespräche - (53) Schlaf - (54) aggressiv - (55) Angst - (56) sonstiges (z.B. Wasser trinken) - (57) Nachdenken - (58) Sport, Wechselbäder, körperliche Ablenkung - (59) Säfte trinken, Kaffee, Kuchen usw. - (60) Tabletten - (61) soziale Kontaktaufnahme

12. Gab es bestimmte Situationen, durch die diese Entzugserscheinungen ausgelöst wurden:

(62) 1. ja - 2. nein

13. Wenn ja: Welche Situationen waren das:

(63) 1. Gespräche über Alkohol - 2. Ärger und Enttäuschung, Aufregung - 3. berufliche Anspannung - 4. Tabletten - 5. Einsamkeit - 6. Schlaflosigkeit - 7. Angst - 8. Zeiten des Nichtstuns- 9. keine bestimmten Situationen

14. Bedauern Sie, alkoholkrank zu sein, und verspüren Sie darüber eine Art Selbstmitleid:

(64) 1. überhaupt nicht - 2. gelegentlich - 3. häufig

15. Schämen Sie sich, alkoholkrank zu sein:

(65) 1. überhaupt nicht - 2. gelegentlich - 3. häufig

16. Fühlen Sie sich an "Taten" schuldig (Verkehrsdelikte, Familie, Ehe, Beruf, persönlich), die Sie in Ihrer Trinkzeit begangen haben:

(66) 1. ja - 2. nein

17. Haben Sie sich bereits bei jemandem, dem Sie Unrecht in Ihrer Trinkzeit getan haben, entschuldigt:

(67) 1. ja - 2. nein

18. Wenn nein: Was hinderte Sie daran, es zu tun:

(68) 1. Schamgefühl - 2. keine Gelegenheit, Wiedergutmachung ist nicht mehr möglich - 3. unnötig - 4. keine Beleidigung, Unrecht dagewesen

19. Gab es für Sie eine größere Gefahr (nämlich wieder zu trinken) in den letzten 3 - 4 Monaten:

(69) 1. ja - 2. nein

20. Wenn ja: Welcher Art war diese:

(70) 1. Feste in der Familie - 2. Feierlichkeiten im Geschäft,

Beruf - 3. Einsamkeit, Untätigkeit, Langeweile - 4. Entzugserscheinungen - 5. Familienmitglieder trinken - 6. Arbeitskollegen trinken - 7. sonstiges - 8. Partnerschaftsprobleme, Verlust z.B. - 9. Gleichgültigkeit, Leichtsinn, Überheblichkeit

21. Wie haben Sie darauf reagiert:

(71) Alkohol getrunken - (72) keinen Alkohol getrunken - (73) Problemlösung ohne Alkohol - 1. durch Meiden von Veranstaltungen - 2. durch Lösung des Verhältnisses - 3. durch festes Tagesprogramm - 4. durch Gespräche - 5. durch Ablenkung - 6. Resignation - 7. sonstiges

22. Welche der im folgenden angeführten Gründe erscheinen Ihnen am ehesten zutreffend für Ihr Alkoholtrinken:

(74) Störung der Beziehung zum Partner - (75) andere familiäre Schwierigkeiten - (76) berufliche Notwendigkeit - (77) gesellschaftliche Notwendigkeit - (78) Überarbeitung - (79) Arbeitslosigkeit - (80) berufliche Schwierigkeiten - (81) Nachtarbeit - (82) schlechte wirtschaftliche Lage - (83) unausgefüllte Freizeit - (84) beengte Wohnverhältnisse - (85) depressive Verstimmung - (86) Kontaktstörung - (87) Einsamkeit - (88) Schlafstörung - (89) Hemmungen - (90) Angst - (91) Spannung - (92) sexuelle Problematik - (93) Schmerzzustände - (94) Magenerkrankung - (95) andere körperliche Erkrankung - (96) weil andere auch trinken - (97) zur Verstärkung geselliger Vergnügen - (98) "Begießen" von Erfolgen bzw. nach freudigen Ereignissen - (99) keine der genannten Gründe

23. Haben Sie Ihren Hausarzt vollständig über Ihre Krankheit aufgeklärt:

(100) 1. ja - 2. nein - 3. entfällt

II. Rückfall

24. Haben Sie seit dem Entlassungstag wieder Alkohol getrunken:

(101) 1. ja - 2. nein

25. Nach wieviel Tagen:

(102) 1. mehr als 4 Monate - 2. nach 3 Monaten - 3. nach 2 Monaten - 4. nach 1 Monat - 5. nach 3 Wochen - 6. nach 2 Wochen - 7. nach 1 Woche - 8. in den ersten 3 Tagen - 9. nach 1 Tag, am 1. Tag

26. Wie lange:

(103) 1. ein Tag - 2. zwei Tage - 3. drei Tage - 4. eine Woche - 5. zwei Wochen - 6. einen Monat - 7. zwei Monate - 8. mehr als zwei Monate

27. Wie oft haben Sie getrunken:

(104) 1. nur einmal - 2. einmal im Monat - 3. alle 14 Tage - 4. wöchentlich - 5. mehrmals in der Woche - 6. täglich

28. Welche(s) Getränk(e) tranken Sie:

(105) Bier - (106) Wein - (107) Likör, Jägermeister - (108) Schnaps - (109) sonstiges - (110) alles mögliche

29. Welche Mengen:

(111) 1. weiß ich nicht mehr, unkontrolliert - 2. ein Glas - 3. ein paar Gläser - 4. eine Flasche - 5. bis fünf Flaschen - 6. bis zehn Flaschen - 7. mehr als zehn Flaschen

30. Wo tranken Sie:

(112) 1. Gaststätte, Lokal - 2. zu Hause - 3. Arbeitsstelle - 4. Verwandte - 5. Freunde, Bekannte - 6. sonstige

31. Tranken Sie allein oder mit anderen:

(113) 1. allein - 2. mit anderen - 3. unterschiedlich, wechselnd

32. Wie kam es dazu:

(114) 1. auf Drängen von anderen - 2. aus eigenem Antrieb - 3. von der Situation überrumpelt

33. Könnten Sie bitte in Stichworten die Situation schildern, in der es zum Rückfall kam:

(115) 1. "ein Glas kann nicht schaden", wollte mal sehen, ob es noch geht, Aufsuchen von Gaststätten, Atmosphäre - 2. Alkoholfreie schmeckten nicht mehr - 3. Schmerzen - 4. Feier in der Familie - 5. Urlaub - 6. Arbeit - 7. Krisensituationen; beruflicher Bereich - 8. Krisensituation; partnerschaftlicher Bereich (Sexualität, Ehescheidung) - 9. unerklärliche Gründe

34. Haben Sie kontrolliert getrunken:

(116) 1. ja - 2. nein

35. Wenn ja: Wie viele Tage / Wochen:

(117) 1. ein Tag - 2. bis vier Tage - 3. bis eine Woche - 4. bis zwei Wochen - 5. bis einen Monat - 6. länger als einen Monat

36. Haben Sie das Trinken geplant:

(118) 1. geplant - 2. überrumpelt -

37. Hatten Sie Schuldgefühle als Sie tranken:

(119) 1. ja - 2. nein

38. Haben Sie etwas unternommen, um wieder aufzuhören:

(120) 1. ja - 2. nein

39. Wenn ja: Was:

(121) 1. von mir aus Alkohol reduziert - 2. zu Hause geblieben - 3. Krankenhaus aufgesucht zu Gesprächen mit Fachleuten - 4. Ablenkung, aktives Freizeitprogramm - 5. zum Hausarzt - 6. keinen Alkohol im Hause - 7. Krankenhaus aufgesucht zur Behandlung - 8. Gespräche gesucht mit Bekannten und Freunden, Gruppen - 9. sonstiges

40. Wenn nein: Was hinderte Sie daran, etwas zu unternehmen:

(122) 1. Lebensüberdruß - 2. fehlende Willenskraft - 3. Angst - 4. es ging ganz gut - 5. nichts

41. Waren Sie vor dem Rückfall besonders traurig, deprimiert, voller Angst oder voller Selbstmitleid darüber, keinen Alkohol mehr zu sich nehmen zu können:

(123) 1. ja - 2. nein

42. Stimmung:

(124) Traurigkeit - (125) Selbstmitleid - (126) Ärger - (127) Unruhe - (128) Angst - (129) Deprimiertheit - (130) sonstiges

43. Hatten Sie sich in der Zeit des Rückfalls zu viel zugemutet:

(131) zu viel Arbeit - (132) zu wenig Schlaf - (133) zu viele Sorgen

44. Haben Sie seit Ihrer Entlassung aus der Klinik Tabletten genommen:

(134) 1. ja - 2. nein

45. Aus welchem Anlaß:

(135) 1. Kopfschmerzen - 2. Anfallsleiden - 3. körperliche Beschwerden (Leber, Herz, Kreislauf) - 4. Schlaflosigkeit, Unruhe - 5. Depressionen - 6. ärztliche Anordnung - 7. Alkohol-Rückfall

46. Welche Art von Tabletten:

(136) 1. Schmerztabletten - 2. Dämpfungsmittel - 3. Antidepressiva - 4. Schlafmittel - 5. Vitamintabletten - 6. "Therapeutika" (Blutdruck -, Magen-, Leber-,) - 7. Psychotonika (LSD u.a.)

47. In welcher Dosis:

(137) 1. nur gelegentlich - 2. regelmäßig - 3. in steigender Menge

48. Haben Sie einen Rauschzustand mit Tabletten verspürt:

(138) 1. ja - 2. nein

49. Kamen Sie über den Umweg der Tabletten wieder zum Alkohol-Trinken:

(139) 1. ja - 2.nein

50. Akzeptieren Sie Tabletten als "trockenen Alkohol":

(140) 1. ja - 2. nein

51. Waren Sie inzwischen erneut in ärztlicher Behandlung wegen Ihres Alkohol-Problems:

(141) 1. ja - 2. nein

52. Waren Sie inzwischen erneut in ärztlicher Behandlung wegen Ihres Tabletten-Problems:

(142) 1. ja - 2. nein

53. Waren Sie inzwischen erneut in Behandlung stationär:

(143) 1. ja - 2. nein

54. Wenn ja: Wo:

(144) 1. Allgemeinkrankenhaus - 2. Nervenklinik - Landesklinik -

3. spezielle Alkoholklinik

55. Wenn ja: Von wann bis wann:

(145) 1. bis einen Tag - 2. bis drei Tage - 3. bis eine Woche - 4. bis zwei Wochen - 5. bis einen Monat - 6. bis zwei Monate - 7. noch in Behandlung

56. Waren Sie inzwischen erneut ambulant in Behandlung:

(146) 1. ja - 2. nein

57. Wenn ja: bei wem:

(147) 1. Hausarzt - 2. Facharzt - 3. Nervenarzt - Psychiater - 4. Psychotherapeut

58. Wie lange:

(148) 1. bis eine Woche - 2. bis zwei Wochen - 3. bis einen Monat - 4. bis zwei Monate - 5. mehr als zwei Monate - 6. noch immer

59. Haben Sie während Ihres Rückfalls mit Personen Ihrer Gruppe Kontakt gehalten:

(149) 1. telefonisch - 2. persönlich - 3. telefonisch und persönlich - 4. gar nicht

60. Haben Sie Ihren Rückfall zugegeben:

(150) 1. nur zu einzelnen Menschen - 2. nur vor der Gruppe - 3. zu Einzelnen und vor der Gruppe - 4. überhaupt nicht

61. Glauben Sie, daß über Sie geredet wird:

(151) 1. ja 2. nein

62. Wenn ja: Würden Sie sich dadurch abhalten lassen, in diese Gemeinschaft - Gruppe - zurückzukehren:

(152) 1. ja - 2. nein

III. Ehe-Partner und Familie

63. Sind Sie nach Ihrer Entlassung in die vorher bestehenden Familienverhältnisse zurückgekehrt:

(153) 1. entfällt - 2. ja - 3. nein

64. Wenn nein: Mit wem haben Sie in den vergangenen drei Monaten zusammengelebt:

(154) 1. allein - 2. bei Eltern - 3. mit Partner, Familie - 4. mit Kindern - 5. in Scheidung - 6. mit alkoholkrankem Partner - 7. sonstiges (z.B. Heim)

65. Hat Ihr Partner in der Zeit Ihres Klinikaufenthaltes eine Angehörigengruppe besucht:

(155) 1. ja - 2. nein

66. Hat sich im Verhalten Ihres Partners Ihnen gegenüber in den vergangenen Monaten etwas geändert:

(156) 1. ja - 2. nein

67. Wenn ja: In welcher Hinsicht:

(157) 1. besseres Verstehen - 2. mehr Vertrauen, Einsicht, Krankheit - 3. ruhiger, netter - 4. zurückhaltender - 5. abweisend, Mißtrauen - Skepsis - 6. Abbruch

68. Wie stufen Sie dieses Verhalten Ihres Partners vor dem Klinikaufenthalt ein:

(158) 1. sehr schwach - 2. schwach - 3. unbestimmt - 4. stark - 5. sehr stark

69. Wie stufen Sie dieses Verhalten Ihres Partners nach dem Klinikaufenthalt ein:

(159) 1. sehr schwach - 2. schwach - 3. unbestimmt - 4. stark - 5. sehr stark

70. Haben Sie sich in Ihrem Verhalten dem Partner bzw. der Familie gegenüber geändert:

(160) 1. entfällt - 2. ja - 3. nein

71. Wenn ja: In welcher Hinsicht:

(161) 1. besseres Verstehen - 2. mehr Vertrauen, toleranter - 3. ruhiger, netter, ausgeglichener - 4. zurückhaltender - 5. Lösung, Abbruch - 6. aktiver - 7. sonstiges

72. Konnten Sie rückhaltlos mit Ihrem Partner über Ihr Alkoholproblem sprechen:

(162) 1. ja - 2. nein

73. Hängt Ihrem Partner das Reden über Alkoholismus zum Hals heraus:

(163) 1. ja - 2. nein

74. Hat Ihr Partner Ihnen Vorwürfe über Ihre Trinkvergangenheit gemacht:

(164) 1. ja - 2. nein

75. Wenn ja: Häufig:

(165) 1. wenig - 2. häufig - 3. viel

76. Wie reagierten Sie darauf:

(166) 1. einsichtig, verständnisvoll, sachlich - 2. "lachte innerlich darüber" - 3. gleichgültig, passiv - 4. verärgert, sauer, wütend - 5. traurig, deprimiert - 6. heftig, aggressiv - 7. wieder getrunken - 8. ohne Zeichen von Reaktion - 9 unterschiedlich

77. Anerkennt Ihr Partner Sie als alkoholkrank:

(167) 1. ja - 2. nein

78. Wenn nein: Warum nicht:

(168) 1. keine Alkoholkrankheit, sondern Willensschwäche - 2. keine Alkoholkrankheit, sondern Nervensache - 3. glaubt es nicht

79. Ist Ihr Partner Ihretwegen abstinent:

(169) 1. ja - 2. nein

80 Trinkt er heimlich:

(170) 1. ja - 2. nein

81. Haben Sie Ihren Partner gebeten, Ihre Alkoholiker-Gruppe kennenzulernen:

(171) 1. ja - 2. nein

82. Ist Ihr Partner gegen Ihren Besuch einer Gruppe:

(172) 1. ja - 2. nein

83. Wenn ja: Was tun Sie dagegen:

(173) 1. nichts - 2. gehe trotzdem hin - 3. versuche es ein paarmal, doch es war vergebens - 4. versuche es immer wieder - 5. versuche ihn durch Fachleute zu motivieren

84. Haben Sie andere Alkoholkranke mit Ihrem Partner zusammengebracht: (z.B. zu sich nach Hause eingeladen)

(174) 1. ja - 2. nein

85. Wo liegen Ihre Hauptschwierigkeiten in Ihrer Beziehung zum Partner:

(175) keine - (176) Sexuelle - (177) Überbesorgnis des Partners - (178) Mangel an Vertrauen - (179) Mangel an Herzlichkeit - (180) Unduldsamkeit des Partners, Unverständnis - (181) Aggression des Partners, Vorhaltungen - (182) Trinken des Partners - (183) (Psychisch) Krankheit des Partners - (184) sonstiges

86. Wo liegen Ihre Hauptschwierigkeiten in Ihrer Beziehung zur Familie / Kinder:

(185) keine - (186) Überbesorgnis der Familie - (187) Mangel an Vertrauen - (188) Mangel an Herzlichkeit - (189) Unduldsamkeit der Familie, Unverständnis - (190) Aggression der Familienmitglieder - (191) sonstiges, z.B. Schuldgefühle gegenüber der Familie

87. Wie haben Sie auf diese Schwierigkeiten reagiert gegenüber dem Partner:

(192) 1. lächelnd, verständnisvoll - 2. Aussprache - 3. gar nicht, passiv, abwartend - 4. beleidigt, resigniert - 5. verbale Kritik - 6. aggressiv - 7. nahm Tabletten - 8. nahm Alkohol - 9. Distanzierung, neue Beziehungen gesucht

88. Wie haben Sie auf diese Schwierigkeiten reagiert gegenüber der Familie / Kinder:

(193) 1. lächelnd, verständnisvoll - 2. Aussprache - 3. gar nicht, passiv, abwartend - 4. beleidigt, resigniert - 5. verbale Kritik - 6. aggressiv - 7. nahm Tabletten - 8. nahm Alkohol - 9. Distanzierung

89. Gibt es in Ihrer Beziehung zum Partner sexuelle Schwierigkeiten:

(194) 1. ja - 2. nein

90. Ist Ihr Vertrauensverhältnis zum Partner besser geworden:

(195) 1. ja - 2. nein

91. Selbständigkeit des Partners:

(196) 1. stärker - 2. gleich - 3. schwächer - 4. entfällt

92. Ihre eigene Selbständigkeit:

(197) 1. stärker - 2. gleich - 3. schwächer

93. Sind die Gespräche zwischen Ihnen und Ihrem Partner offener geworden:

(198) 1. ja - 2. nein

94. Sind die Gespräche zwischen Ihnen und Ihrem Partner ehrlicher geworden:

(199) 1. ja - 2. nein

95. Sind die Gespräche zwischen Ihnen und Ihrem Partner toleranter geworden:

(200) 1. ja - 2. nein

IV. Persönlichkeit

96. Glauben Sie, daß Sie ein "zweites Ich" haben:

(201) 1. ja - 2. nein

97. Wenn ja: Hat es Einfluß auf Ihre Handlungen:

(202) 1. ja - 2. nein

98. Was haben Sie in Ihrem Leben geändert seit Ihrer Entlassung aus der Klinik:

(203) 1. nichts - 2. neue Arbeit, berufliche Änderung - 3. Gruppenkontakte - 4. persönliche Bereicherung: Dinge tun, die ich früher nicht tat - 5. geregelte Lebensführung und neue Kontakte - 6. mehr Kontakt im Sozialbereich - 7. Angst vor Neubeginn - 8. Versuche mit mir selbst ins Reine zu kommen - 9. Einstellungsänderung wie: selbständiger, durchsetzungsfähiger

99. Spüren Sie bei sich eine andere Art von Nachdenklichkeit und Selbstbetrachtung als früher:

(204) 1. ja - 2.nein

100. Glauben Sie, daß Sie ehrlicher geworden sind:

(205) 1. ehrlicher gegen mich selbst - 2. ehrlicher gegenüber anderen - 3. ehrlicher gegen mich selbst und andere - 4. weder mir selbst noch anderen gegenüber ehrlicher

101. Gab es nach Ihrer Entscheidung, nicht mehr trinken zu wollen, mindestens einen Menschen, zu dem Sie ganz offen und ehrlich waren:

(206) 1. ja - 2. nein

102. Wenn nein: Warum nicht:

(207) 1. kein anderer Mensch oder Partner vorhanden - 2. bisher

nicht eingetreten, d.h. ich habe mich noch nicht entschieden - 3. ich trinke kontrolliert - 4. ich bin ehrlich mir selbst gegenüber - 5. sonstiges

103. Wenn ja: In welcher Beziehung standen Sie zu ihm:

(208) 1. Partner - 2. Eltern, Kinder = Familienangehörige - 3. Arzt, Therapeut - 4. Verwandte - 5. Bekannte, Freunde - 6. Gruppen (-leiter) Mitglied - 7. Fremde - 8. Arbeitskollegen, Vorgesetzter - 9. sonstige

104. Glauben Sie, daß Bescheidenheit in Ihrer augenblicklichen Lage nützlich sein könnte:

(209) 1. ja - 2. nein

105. In welchem Zeitraum wollen Sie Ihre durch das Trinken verursachten äußeren Schwierigkeiten (Beruf, Schulden, Rechtsverfahren, Wohnung, Partnerschaft u.a.) befriedigend gelöst haben:

(210) 1. sofort - 2. sobald wie möglich - 3. weiß nicht, Zeitraum nicht bestimmbar - 4. bis einen Monat - 5. bis sechs Monate - 6. bis ein Jahr - 7. über ein Jahr - 8. bereits gelöst - 9. entfällt, keine Schwierigkeiten

106. Lesen Sie einschlägige Literatur über Alkoholismus und Suchtkrankheiten:

(211) 1. ja - 2. nein

107. Gibt Ihnen dieses Lesen etwas:

(212) 1. ja - 2. nein

108. Welches sind Ihre 3 wichtigsten Probleme im Augenblick:

(213) Gesundheit - (214) Arbeit, Beruf, Fortbildung - (215) Familie, Kinder - (216) Partnerschwierigkeiten, Eheschließung - (217) keine - (218) Trockenheit, Tabletten - (219) Persönlichkeitseigenschaften, Abbau von Fehlverhalten - (220) Wohnung - (221) sonstiges - (222) Kontaktfindung, Einsamkeit - (223) Vergangenheitsbewältigung - (224) Sinnfindung in der Zukunft

109. Was gibt Ihnen zur Zeit am meisten Halt bei Ihrem Alkoholproblem:

(225) Partner - (226) Gruppen, AA - (227) Arbeit, Beruf - (228) Familie, Angehörige, Kinder, Eltern - (229) Hobby, ausgefüllte Freizeit - (230) eigener Entschluß - (231) sonstiges - (232) im Krankenhaus gelerntes Verhalten (z.B. autogenes Training)

V. Arbeit

110. Sind Sie nach Ihrer Entlassung aus der Klinik an Ihre alte Arbeitsstelle zurückgekehrt:

(233) 1. ja - 2. nein - 3. entfällt

111. Haben Sie sich eine neue gesucht:

(234) 1. ja - 2. nein - 3. entfällt

112. Wenn Sie zur alten Arbeitsstelle zurückgekehrt sind, wußten Ihre Vorgesetzten von Ihrem Trinken:

(235) 1. ja - 2. nein

113. Wenn Sie zur alten Arbeitsstelle zurückgekehrt sind, wußten Ihre Kollegen von Ihrem Trinken:

(236) 1. ja - 2. nein

114. Haben Sie auf der Arbeitsstelle wegen Ihres Aufenthaltes in der Klinik Schwierigkeiten bekommen:

(237) 1. ja - 2. nein - 3. entfällt

115. Wieviele Tage nach Ihrer Entlassung haben Sie Ihre Arbeit aufgenommen:

(238) 1. sofort - 2. innerhalb der ersten Woche - 3. nach einer Woche - 4. nach zwei Wochen - 5. nach einem Monat - 6. nach zwei Monaten - 7. nach drei Monaten - 8. nach mehr als drei Monaten - 9. noch nicht

116. Welches waren Ihre Gründe hierfür:

(239) 1. persönlicher Entschluß - 2. berufliche Gründe, Arbeitsplatz - 3. Forderung/Empfehlung anderer (Arzt, Heimleiter) - 4. finanzielle Schwierigkeiten - 5. Angst vor Alkoholtrinken der Kollegen - 6. Krankheit - 7. Schwierigkeiten in der Familie - 8. um mich schnell wieder anzugleichen - 9. sonstiges

117. Wie haben Ihre Vorgesetzten und Kollegen sich nach Ihrer Rückkehr verhalten:

(240) 1. verständnisvoll - 2. mißtrauisch - 3. ablehnend - 4. entfällt - 5. neutral

118. Versuchten Ihre Kollegen, Ihnen Alkohol anzubieten oder aufzudrängen:

(241) 1. ja - 2. nein - 3. entfällt

119. Haben Sie gesagt, daß Sie keinen Alkohol mehr trinken:

(242) 1. nicht mehr trinken wollen - 2. nicht mehr trinken dürfen - 3. nicht mehr trinken wollen und dürfen - 4. keines von beidem

120. Wenn ja: Welche Gründe haben Sie dafür angegeben:

(243) 1. Alkoholkrankheit - 2. andere Krankheit - 3. Arbeitskraft erhalten - 4. habe im Leben genug getrunken - 5. Alkohol ist schädlich - 6. gesundheitliche Gründe - 7. habe keine Gründe angegeben - 8. sonstiges

121. Wie reagierte Ihr Vorgesetzter darauf:

(244) 1. verständnisvoll, einsichtig - 2. (positiv) anerkennend, erfreut - 3. tolerant, klare Aussprache, sachlich, gelassen - 4. neutral, gleichgültig, zurückhaltend - 5. gar nicht - 6. (negativ) Mitleid - 7. ablehnend, Spott, Ironie - 8. entfällt

122. Wie reagierten die Kollegen darauf:

(245) 1. verständnisvoll, einsichtig - 2. (positiv) anerkennend, erfreut - 3. tolerant, klare Aussprache, sachlich gelassen -

4. neutral, gleichgültig, zurückhaltend - 5. gar nicht - 6. (negativ) Mitleid - 7. ablehnend, Spott, Ironie - 8. entfällt - 9. unterschiedlich

123. Fühlen Sie sich als Außenseiter wegen Ihrer Alkohol-Abstinenz:

(246) 1. ja - 2. nein

124. Haben Sie in den letzten Monaten den Arbeitgeber gewechselt:

(247) 1. ja - 2. nein - 3. entfällt

125. Haben Sie in den letzten Monaten den Arbeitsplatz gewechselt:

(248) 1. ja - 2. nein - 3. entfällt

126. Wenn ja: Wie oft:

(249) 1. einmal - 2 zweimal - 3. dreimal - 4. mehr als dreimal

127. Was war der Grund hierfür:

(250) 1. wurde entlassen - 2. um mich zu verbessern - 3. Rückfall - 4. Krankheit - 5. äußere Gründe wie z.B. ein Umzug - 6. familiäre Gründe (Ehescheidung oder Eheschwierigkeiten) - persönliche Gründe (=fehlt der Mut)

128. Wenn Sie nun mal an die Bedingungen denken, unter denen Sie arbeiten (-Arbeitsplatz, Gehalt, Vertrauenswürdigkeit, Kollegen-Achtung-) wie würden Sie diese beurteilen: Vor dem Klinikaufenthalt:

(251) 1. sehr gut - 2. gut - 3. nicht besonders - 4. schlecht - 5. sehr schlecht - 6. entfällt

129. Wenn Sie nun mal an die Bedingungen denken, unter denen Sie arbeiten (-Arbeitsplatz, Gehalt, Vertrauenswürdigkeit, Kollegen-Achtung-) wie würden Sie diese beurteilen: Nach dem Klinikaufenthalt:

(252) 1. sehr gut - 2. gut - 3. nicht besonders - 4. schlecht - 5. sehr schlecht - 6. entfällt

VI. Gruppe

130. Haben Sie nach Ihrer Entlassung aus der Klinik irgendwelche Alkoholiker-Gruppen besucht

(253) 1. ja - 2. nein

131. Wenn ja: Welche

(254) 1. Krankenhaus - Sonnabendgruppen, Gruppen der Station - 2. geschlossene Gruppe - 3. offene Gruppe - 4. Kreuzbund - 5. anonyme Alkoh. - 6. Guttempler - 7. sonstiges - 8. mehrere zugleich

132. Nach wieviel Tagen:

(255) 1. sofort - 2. nach drei Tagen - 3. nach einer Woche - 4. nach zwei Wochen - 5. nach einem Monat - 6. nach zwei Monaten

7. nach drei Monaten und mehr - 8. schon während der Behandlung

133. Warum haben Sie diese Gruppen besucht:

(256) 1. Trocken bleiben - 2. Willensstärkung - 3. auf Anregung, Rat - 4. Kontaktpflege - 5. zur Information, Neugierde, Interesse - 6. Möglichkeit der Aussprache - 7. schon von früher bekannt - 8. sonstiges

134. Durch wen - oder was - sind Sie zum Besuch gerade dieser Gruppe angeregt worden:

(257) 1. Krankenhaus (Hinweise, die ich dort erhielt) - 2. Eigeninitiative - 3. Bezirksamt, Gesundheitsamt - 4. Hausarzt, praktischer Arzt - 5. durch Aktivitäten von Abstinenzgruppen - 6. Schriften, Broschüre - 7. mehrere zugleich - 8. sonstiges

135. Sind Sie allein oder mit anderen hingegangen:

(258) 1. allein - 2. mit einem anderen - 3. mit zwei anderen und mehr

136. Wenn Sie keine Gruppe besucht haben: Was war der Grund dafür:

(259) ich schaff's allein - (260) Angst vor Gruppe und fremden Menschen - (261) habe mich entschieden und möchte vom Alkohol nichts mehr hören - (262) mein Partner ist dagegen - (263) ich habe kleine Kinder - (264) ich muß abends noch arbeiten - (265) abends zu müde und Weg zu weit - (266) keiner der genannten Gründe

137. Wie oft haben Sie Ihre Gruppe besucht:

(267) 1. einmal im Monat - 2. zweimal im Monat - 3. einmal pro Woche - 4. mehr als einmal in der Woche

138. Haben Sie in der Gruppe gesprochen:

(268) 1. über mich gesprochen - 2. zum Diskussionsthema gesprochen - 3. über mich und zum Thema gesprochen - 4. nur zugehört

139. Haben Sie sich in der Gruppe zu irgend einem Ihrer Fehler bekannt:

(269) 1. ja - 2. nein

140. Hat das Zuhören, ohne selbst zu sprechen, zu Veränderungen in Ihrer Auffassung geführt:

(270) 1. ja - 2. nein

141. Haben Sie sich unmittelbar nach der Gruppe noch mit anderen Menschen irgendwo zusammengesetzt: (=Nach-Meeting)

(271) 1. ja - 2. nein

142. Haben Sie an den Tagen nach der Gruppe die dort behandelten Themen mit irgend jemand besprochen:

(272) 1. ja - 2. nein

143. Haben Sie sich in den Tagen nach der Gruppe weiter mit den dort besprochenen Themen beschäftigt:

(273) 1. ja - 2. nein

144. <u>Zu wie vielen, gleichfalls alkoholkranken Menschen haben Sie nähere Kontakte:</u>

(274) 1. zu keinem - 2. zu einem - 3. zu zweien - 4. zu drei und mehr - 5 bis zehn - 6. mehr als zehn

145. <u>Wie schätzen Sie Ihre eigene Beteiligung an den Gruppengesprächen ein:</u>

(275) 1. sehr rege - 2. rege - 3. wenig aktiv - zurückhaltend - 4. fühle mich noch fremd, traue mich noch nicht zu reden

146. <u>Was gab Ihnen die Gruppe:</u>

(276) 1. Ruhe - 2. Sicherheit, Halt - 3. Vertrauen - 4. Information, Erkenntnis - 5. Gemeinschaftsgefühl - 6. Verständnis, Aussprache - 7. Ablenkung, neue Impulse - 8. nichts - 9. sonstiges - 10. entfällt

147. <u>Hat Ihnen die Teilnahme an der Gruppe nicht nur bei Ihrem Alkoholproblem, sondern auch in der Bewältigung anderer Lebensprobleme geholfen:</u>

(277) 1. ja - 2. nein

148. <u>Was, -oder wer-, hat in Ihnen am meisten Ablehnungsgefühle oder Aggressionen in den Gruppen hervorgerufen:</u>

(278) nichts / niemand - (279) Rückfälle - (280) negative Eigenschaften der Mitglieder (z.B. Selbstgefälligkeit, Überheblichkeit) - (281) Themen der Gespräche - (282) Kritik, die man von den anderen erfuhr - (283) Gruppenatmosphäre - (284) sonstiges

149. <u>Was könnte man in den Gruppen besser machen:</u>

(285) nichts, ist gut so - (286) kleinere Gruppen - (287) mehr Zusammenarbeit, zu geringe Beteiligung - (288) andere Themen, nicht immer nur Alkohol - (289) mehr Beschäftigung mit dem Einzelnen - (290) mehr Toleranz - (291) schlechte Gruppenleitung - (292) Dominanzanspruch der Alten "Trockenen" gegenüber den Jüngeren "Frischen" - (293) sonstiges

150. <u>Gab es Situationen, in denen Sie ohne die Gruppe nicht ausgekommen wären:</u>

(294) 1. ja - 2. nein

151. <u>Gab es Situationen, in denen Sie ohne Kontaktpersonen nicht ausgekommen wären:</u>

(295) 1. ja - 2. nein

152. <u>Bevorzugen Sie:</u>

(296) 1. geschlossene Gruppen - 2. offene Gruppen - 3. beide in gleicher Weise - 4. überhaupt keine Gruppen

153. <u>Bevorzugen Sie:</u>

(297) 1. sachbezogene Gruppen - 2. kombinierte Gruppen - 3. beide in gleicher Weise - 4. bin kein Gruppen-Fan

154. <u>Können Sie frei über sich sprechen, wenn Ihr Angehöriger in der Gruppe neben Ihnen sitzt:</u>

(298) 1. ja - 2. nein - 3. entfällt

155. Wünschen Sie, daß Ihr Angehöriger mit zu Ihrer Gruppe kommt:

(299) 1. gelegentlich - 2. ständig - 3. gar nicht

156. Was halten Sie für richtiger:

(300) 1. geplante Themen - 2. persönliche Probleme vorbringen - 3. beides kombiniert - 4. keines von beiden

157. Welche Art von Gruppenführung bevorzugen Sie:

(301) 1. Gruppenleiter aktiv - 2. Gruppenleiter mehr im Hintergrund - 3. Gruppenleiter je nach Situation aktiv / passiv - 4. gar keinen Gruppenleiter

Notwendigkeit der weiteren Gruppentherapie

158. Glauben Sie, daß es für Sie notwendig ist, sich weiter mit dem Thema Alkohol in einer Gruppe zu beschäftigen:

(302) 1. ja - 2. nein

159. Glauben Sie, daß es für Sie notwendig ist, zur Verbesserung Ihrer Lebenstüchtigkeit

(303) 1. ja - 2. nein

160. Wenn Sie nun mal an die nächsten 2 - 3 Jahre denken: Wie beurteilen Sie die Notwendigkeit des Gruppenbesuches für sich:

(304) 1. nicht erforderlich - 2. zeitweise oder gelegentlich erforderlich - 3. regelmäßig notwendig - 4. unbedingt oder sehr notwendig

VII. Vorschau

161. Glauben Sie, jemals wieder kontrolliert, wie andere, trinken zu können:

(305) 1. ja - 2. nein - 3. weiß ich nicht

162. Glauben Sie an die Wirkung des 1. Glases:

(306) 1. ja - 2. nein

163. Wie viele Gruppenbesuche halten Sie für sich notwendig:

(307) 1. gelegentlich - 2. einmal im Monat - 3. zweimal im Monat - 4. einmal pro Woche - 5. mehr als einmal pro Woche - 6. keine

164. Welche Regel zum Trockenbleiben erscheint Ihnen am wichtigsten:

(308) eigene Willenskraft - (309) Krankheitseinsicht - (310) Gruppenbesuch - (311) 24-Stunden-Programm - (312) Glaube an 1. Glas; kein Versuchstrunk - (313) Arbeit - (314) Persönlichkeitsarbeit - (315) andere Getränke trinken, orale Befriedigung, Kuchen essen - (316) autogenes Training - (317) persönliche Erlebnisse mit Alkohol - (318) Gespräche mit Alkoholikern - (319)

Gespräche mit Partner - (320) Gespräche mit Gruppe - (321) Religion, Kirchenbesuch, Gebet - (322) sonstiges

165. Halten Sie das 24-Stunden-Programm für die Bewältigung Ihres Alkoholproblems

(323) 1. notwendig - 2. hilfreich - 3. brauchbar - 4. nicht akzeptabel

166. Wie offen, meinen Sie, haben Sie die Fragen dieses Bogens beantwortet:

(324) 1. sehr offen - 2. offen - 3. verhalten - 4. wenig offen - 5. sehr wenig offen

4. WHO- F R A G E B O G E N (JELLINEK)

Wir bitten Sie, die folgenden Fragen so offen als möglich zu beantworten. Sie helfen uns damit, Ihre Schwierigkeiten mit dem Alkohol besser verstehen zu können. Vielen Dank.

1. Ab und zu hatte ich nach Alkoholgenuß Erinnerungslücken, "der Film war gerissen".
2. Ich trank des öfteren heimlich, weil keiner es sehen sollte.
3. Meine Gedanken kreisten ständig um den Alkohol.
4. Ich trank die ersten Gläser meist hastig, kippte sie runter.
5. Ich hatte ein ständiges Schuldgefühl, das Empfinden, etwas Falsches zu tun, das ich mir aber nicht eingestehen wollte.
6. Ich vermied es, über Alkohol zu sprechen, weil ich befürchtete, daß man dabei auf meine Räusche anspielen könne.
7. Immer häufiger erwachte ich nach übermäßigem Alkoholgenuß mit Erinnerungslücken und wußte nicht mehr, was in der Zwischenzeit durch mich oder mit mir geschehen war.
8. Wenn ich erst einmal ein gewisses Maß getrunken hatte, verlor ich die Kontrolle über mich und hatte ein unwiderstehliches Verlangen, weiterzutrinken.
9. Ich fand Dutzende von Ausreden, warum ich trinken mußte.
10. Auf gutgemeinte Mahnungen, mit dem Alkohol aufzuhören, reagierte ich mit Widerstand.
11. Mein Benehmen war großspurig, obwohl ich innerlich unsicher war.
12. Ich wurde ausfallend gegen meine Umgebung, zuweilen sogar tätlich.
13. Ich war innerlich dauernd zerknirscht und bekam wegen des Trinkens immer stärkere Schuldgefühle.
14. Ich machte immer neue vergebliche Versuche, für Tage oder Wochen ohne Alkohol auszukommen.
15. Ich versuchte zeitweise, nach einem bestimmten Trinksystem zu trinken (z.B. nicht vor einer bestimmten Tageszeit).
16. Ich trennte mich von meinen Freunden, weil diese meine Lebensführung mißbilligten und ich ihre Kontrolle als lästig empfand.
17. Ich ließ wegen meines Trinkens schon Arbeitsplätze fallen.
18. Durch den Alkohol hat sich an meiner Lebensweise so gut wie nichts geändert.
19. Ich spürte, wie ich im Laufe der Zeit das Interesse an anderen Dingen als an Alkohol mehr und mehr verlor.

20. Liebe, Freundschaft und Kameradschaft nutzte ich egoistisch zur Beschaffung von Alkohol aus, ohne mich in gleicher Weise verpflichtet zu fühlen.
21. Ich hielt mich für bedauernswert und neigte zu einem gewissen Selbstmitleid.
22. Ich wanderte oder reiste, unterwegs trinkend, planlos umher, erwachte irgendwo aus meinem Rausch und wußte nicht mehr, wo ich mich befand.
23. In meiner Ehe änderte sich in der Folge meines Trinkens so gut wie nichts.
24. Ich wurde manchmal ohne Grund unwillig.
25. Ich achtete darauf, daß ich immer einen gewissen Vorrat an Alkohol im Hause hatte.
26. Ich aß allmählich unregelmäßiger und vernachlässigte eine angemessene Ernährung.
27. Ich kam wegen des Alkohols ins Krankenhaus, aber ich betrachtete die Krankheit als Folge beruflicher Überbelastung.
28. In meinem Geschlechtsleben hat sich während der Zeit des Trinkens nichts geändert.
29. Ich war eifersüchtig auf meine Frau und verdächtigte sie oft grundlos wegen Untreue.
30. Ich mußte jeden Morgen trinken, bevor ich irgend etwas tun konnte.
31. Manchmal war ich tagelang betrunken und kurze Pausen der Halbnüchternheit wurden nur durch Mangel an Alkohol erzwungen.
32. Ich spürte, wie allmählich mein sittliches Empfinden verlorenging (Verlust des Schamgefühls, des Unterscheidungsvermögens für Gut und Böse, kriminelle Entgleisungen).
33. Ich merkte, daß ich langsamer im Denken wurde und nicht mehr so leistungsfähig wie früher war.
34. Manchmal kam es vor, daß ich Stimmen hörte, wenn ich allein war, oder daß ich Bilder sah, die andere nicht sahen.
35. Manchmal trank ich mit jedem X-Beliebigen; oft auch mit Personen unter meinem Niveau, mit denen ich früher nicht getrunken hätte.
36. Hin und wieder griff ich nach Mitteln, die dem Alkohol ähnlich sind (Brennspiritus, Haarwasser, Franzbranntwein u.ä.).
37. Ich spürte, daß meine Verträglichkeit für Alkohol im Laufe der Zeit nachließ.
38. Unter Angstzuständen litt ich nie.
39. Meine Bewegungen - besonders die meiner Hand - wurden immer fahriger und zittriger.
40. Ich stellte fest, daß ich manchmal bestimmte Bewegungen garnicht mehr oder nicht mehr korrekt auszuführen vermochte.

41. Ich war wie besessen vom Drang nach Alkohol.

42. Ich fand keine Erklärungen mehr für mein Trinken und leistete nur noch schwachen Widerstand, wenn man mir helfen wollte.

43. Es ist schon mal vorgekommen, daß ich völlig seelisch und körperlich zusammengebrochen bin.

5. FREIZEIT *)

In der Freizeit kann man mancherlei tun. Das eine tut man lieber, das andere weniger gern. - Wir haben hier eine Liste, auf der solche Dinge aufgeschrieben sind. - Sagen Sie bitte, wie gern oder wie ungern Sie die folgenden Dinge tun:

	sehr gern	gern	weniger gern	ungern	kommt für mich nicht in Frage
1. basteln, reparieren	1	2	3	4	5
2. lernen,um voranzukommen	1	2	3	4	5
3. mit Freund.zusammensein	1	2	3	4	5
4. gar nichts tun	1	2	3	4	5
5. Gesellschaftsspiele	1	2	3	4	5
6. Schlager u.Tanzmus.hören	1	2	3	4	5
7. Unterhaltungsbücher o. Illustrierte lesen	1	2	3	4	5
8. Klassische Musik hören	1	2	3	4	5
9. Gaststätte - Café besuchen	1	2	3	4	5
10. Zeitungen lesen	1	2	3	4	5
11. Fernsehen	1	2	3	4	5
12. mit Hobby beschäftigen	1	2	3	4	5
13. reisen	1	2	3	4	5
14. Stadtbummel machen	1	2	3	4	5
15. wandern, spazierengehen	1	2	3	4	5
16. Sportveranstaltungen besuchen	1	2	3	4	5
17. ins Kino gehen	1	2	3	4	5
18. zum Tanzen gehen	1	2	3	4	5
19. Sport treiben	1	2	3	4	5
20. zur Kirche bzw. religiösen Veranstaltungen gehen	1	2	3	4	5
21. Sachbücher u. Fachzeitschriften lesen	1	2	3	4	5
22. "Arbeit" im Haus u. Garten	1	2	3	4	5
23. Club-Vereins-Parteibesuch	1	2	3	4	5
24. Kultur. Veranstalt. (Konzert, Theater,Oper,Museen,Ausst.)	1	2	3	4	5
25. Sonstiges	1	2	3	4	5

*) z.T.entn.u.modifiz.aus:Jugend, Bildung und Freizeit. (Hg. Jugendwerk der Deutschen Shell. 3. Aufl. 1969)

Freizeit*)

- 2 -

Und nun geht es darum, wie oft Sie diese Dinge tun! - Machen Sie bitte dort ein Kreuz, wo es Ihrer Meinung nach am ehesten zutrifft:

	sehr oft	öfters	manchmal	selten	nie
1. basteln, reparieren	1	2	3	4	5
2. lernen, um voranzukommen	1	2	3	4	5
3. mit Freund. zusammensein	1	2	3	4	5
4. gar nichts tun	1	2	3	4	5
5. Gesellschaftsspiele	1	2	3	4	5
6. Schlager u. Tanzmusik hören	1	2	3	4	5
7. Unterhaltungsbücher o. Illustrierte lesen	1	2	3	4	5
8. Klassische Musik hören	1	2	3	4	5
9. Gaststätte - Café besuchen	1	2	3	4	5
10. Zeitungen lesen	1	2	3	4	5
11. Fernsehen	1	2	3	4	5
12. mit Hobby beschäftigen	1	2	3	4	5
13. reisen	1	2	3	4	5
14. Stadtbummel machen	1	2	3	4	5
15. wandern, spazierengehen	1	2	3	4	5
16. Sportveranstaltungen besuchen	1	2	3	4	5
17. ins Kino gehen	1	2	3	4	5
18. zum Tanzen gehen	1	2	3	4	5
19. Sport treiben	1	2	3	4	5
20. zur Kirche bzw. religiösen Veranstaltungen gehen	1	2	3	4	5
21. Sachbücher u. Fachzeitschriften lesen	1	2	3	4	5
22. "Arbeit" im Haus und Garten	1	2	3	4	5
23. Club-Vereins-Parteibesuch	1	2	3	4	5
24. Kultur. Veranstalt. (Konzert, Theater, Oper, Museen, Ausstell.)	1	2	3	4	5
25. Sonstiges	1	2	3	4	5

*) z.T. entn. u. modifiz. aus: Jugend, Bildung und Freizeit, (Hg. Jugendwerk der Deutschen Shell. 3. Aufl. 1969)

Anhang II: Verzeichnis der statistischen Tabellen im Anhang

Tabelle: 1 Verteilung der für die stationäre Behandlung angegebenen Gründe bei Klinikaufnahme und Klinikentlassung

Gründe für die klinische Behandlung	Klinikaufnahme						Klinikentlassung					
	Männer		Frauen		Gesamt		Männer		Frauen		Gesamt	
	N	%	N	%	N	%	N	%	N	%	N	%
Krankheitseinsicht	34	47,9	32	56,1	66	51,6	35	58,3	37	69,8	72	63,7
über ärztlichen Rat	30	42,3	25	43,9	55	43,0	34	56,7	29	54,7	63	55,7
körperliche Beschwerden	33	46,5	21	36,8	54	42,2	26	43,3	18	34,0	44	38,9
depressive Verstimmung	19	26,8	33	57,9	52	40,6	15	25,0	18	34,0	33	29,2
Familienschwierigkeiten	18	25,4	20	35,1	38	29,7	20	33,3	18	34,0	38	33,6
berufliche Schwierigkeiten	21	29,6	11	19,3	32	25,0	21	35,0	10	18,9	31	27,4
Einschränkung der Arbeitsfähigkeit	20	28,2	7	12,3	27	21,1	20	33,3	13	24,5	33	29,2
andere Gründe, sonstiges	11	15,5	12	21,0	23	18,0	8	13,3	7	13,2	15	13,3
Verlust des Arbeitsplatzes	15	21,1	4	7,0	19	14,8	7	11,7	5	9,4	12	10,6
finanzielle Schwierigkeiten	10	14,1	2	3,5	12	9,4	7	11,7	2	3,8	9	8,0
wegen nicht auf Alkohol bezogene Schwierigkeiten	8	11,3	3	5,3	11	8,6	1	1,7	1	1,9	2	1,8
Ehescheidung	4	5,6	6	10,5	10	7,8	3	5,0	1	1,9	4	3,5
Rat ehemaliger Patienten	8	11,3	1	1,8	9	7,0	7	11,7	4	7,6	11	9,7
angedrohte Ehescheidung	5	7,1	3	5,3	8	6,3	4	6,7	5	9,4	9	8,0
Führerscheinentzug	5	7,1	1	1,8	6	4,7	5	8,3	1	1,9	6	5,3
drohendes Strafverfahren	1	1,4	-	-	1	0,8	1	1,7	-	-	1	0,9
	242	341,2	181	320,4	423	320,4	214	356,7	169	319,0	383	338,8
	N = 71		N = 57		N = 128		N = 60		N = 53		N = 113	

Tabelle:2 W H O - Fragebogen (Die JELLINEK'schen Phasen)

Vergleich: Untersuchungstermin 1 (Klinikaufnahme) - Untersuchungstermin 2 (Klinikentlassung) bei N = 117 männlichen und weiblichen Alkoholikern

	Klinikaufn.	Klinikentl.	Prozent.Differenz	
1. Gedächtnislücken	83.8	86.3	+ 2,5	
2. Heimliches Trinken	75.2	78.6	+ 3,4	
3. Dauerndes Denken an Alkohol	37.6	58.1	+2o,5	
4. Hastiges Trinken	75.2	72.6		- 2,6
5. Schuldgefühle	82.9	8o.3		- 2,6
6. Vermeiden von Anspiel. über Alkoh.	53.o	65.o	+12,o	
7. Zunahme von Gedächtnislücken	6o.7	63.2	+ 2,5	
8. Kontrollverlust	73.5	78.6	+ 5,1	
9. Ausreden, Alibis	7o.1	77.8	+ 7,7	
1o. Widerstand	59.o	8o.3	+21,3	
11. Großspuriges Benehmen	36.8	49.6	+12,8	
12. Aggressives Benehmen	28.2	28,2	± o,o	
13. Stärkere Schuldgefühle	81.2	72.6		- 8,6
14. Versuch mit Abstinenzzeiten	82.1	82.1	± o,o	
15. Trinksystem	48.7	58.1	+ 9,4	
16. Meiden d. Freunde	23.1	32.5	+ 9,4	
17. Aufgeben von Arbeitsplätzen	42.7	41.o		- 1,7
18. Änderung des Lebensstils	6o.7	65.8	+ 5,1	
19. Interessenverarmung	61.2	77.8	+16,6	
2o. Änderung zwischenmenschl. Beziehung	18.8	35.9	+17,1	
21. Selbstmitleid	51.3	53.8	+ 2,5	
22. Fluchtgedanken	17.9	24.8	+ 6,9	

Tabelle: 2 (Forts.) WHO-Fragebogen (Die Jellinekschen Phasen) Vergleich: Untersuchungstermin 1 - Untersuchungstermin 2 bei N = 117 männl. u. weibl. Alkoholikern

	Klinikaufn.	Klinikentl.	Prozent.Differenz
23.Auflösungserschein. in Ehe u. Familie	53.o	62.4	+ 9,4
24.Grundlos.Gereizth.	65.8	73.5	+ 7,7
25.Alkohol-Vorratssicherung	48.7	7o.9	+22,2
26.Unregelm.Ernähr.	8o.3	81.2	+ o,9
27.Krankenh.aufenth. Körperl.Erkrankung	27.4	3o.8	+ 3,4
28.Abhahme d.Sex.-Trieb.	47.o	48.7	+ 1,7
29.Alkohol.Eifersucht	16.2	26.5	+1o,3
3o.Regelmäßiges morgendliches Trinken	51.3	65.8	+14,5
31.Verlängerte Rauschzustände	34.2	36.8	+2, 6
32.Gleichgültigk.gegenüber moral. u. eth. Werten	18.8	21.4	+ 2,6
33.Beeinträchtigung der geistigen Funktion	73.5	85.5	+12,o
34.Halluzinationen	25.6	25.6	± o,o
35.Trinken mit Personen unter d. eig. Niveau	32.5	4o.2	+ 7,7
36.Trinken von techn. Produktionen	3.4	5.2	+ 1,8
37.Verlust der Alkohol. Toleranz	7o.1	71.8	+ 1,7
38.Angstzustände	63.2	64.1	+ o,9
39.Zittern	77.8	83.8	+ 6,o
4o.Bewegungsstörungen	65.8	65.8	± o,o
41.Besessen von Gier nach Alkohol	53.o	62.4	+ 9,4
42.Versagen des Erklär.-systems	65.8	73.5	+ 7,7
43.Totaler Zusammenbruch	62.4	59.o	- 3,4

Tabelle: 3 WHO-Fragebogen (Die Jellinek'schen Phasen)

Vergleich: Untersuchungstermin 1 (Klinikaufnahme) - Untersuchungstermin 2 (Klinikentlassung) bei N = 63 männlichen und N = 54 weiblichen Alkoholikern

	männliche Pbn			weibliche Pbn		
	Unters.-termin 1	Unters.-termin 2	Prozent. Differenz	Unters.-termin 1	Unters.-termin 2	Prozent. Differenz
++ 1.	85.7	9o.5	+ 4,8	81.5	81.5	± o,o
2.	58.7	66.7	+ 8,o	94.4	92.6	- 1,8
3.	36.5	5o.8	+14,3	38.9	66.7	+27,8
4.	76.2	73.o	- 3,2	74.1	72.2	- 1,9
5.	74.6	69.8	- 4,8	92.6	92.6	± o,o
6.	44.4	52.4	+ 8,o	63.o	79.6	+16,6
7.	68.3	65.1	- 3,2	51.9	61.1	+ 9,2
8.	71.4	77.8	+ 6,4	75.9	79.6	+ 3,7
9.	61.9	66.7	+ 4,8	79.6	9o.7	+11,1
1o.	63.5	76.2	+12,7	53.7	85.2	+31,5
11.	38.1	52.4	+14,3	35.2	46.3	+11,1
12.	34.9	38.1	+ 3,2	2o.4	16.7	- 3,7
13.	71.4	63.5	- 7,9	92.6	83.3	- 9,3
14.	77.8	76.2	- 1,6	87.o	88.9	+ 1,9
15.	49.2	6o.3	+11,1	48.1	55.6	+ 7,5
16.	19.o	3o.2	+11,2	27.8	35.2	+ 7,4
17.	52.4	49.2	- 3,2	31.5	31.5	± o,o
18.	63.5	65.1	+ 1,6	57.4	66.7	+ 9,3
19.	58.1	77.8	+19,7	64.8	77.8	+13,o
2o.	14.3	31.7	+17,4	24.1	4o.7	+16,6
21.	47.6	46.o	- 1,6	55.6	63.o	+ 7,4
22.	23.8	36.5	+12,7	11.1	11.1	± o,o
23.	46.o	63.5	+17,5	61.1	61.1	± o,o
24.	58.7	71.4	+12,7	74.1	75.9	+ 1,8
25.	42.9	58.7	+15,8	55.6	85.2	+19,6
26.	77.8	82.5	+ 4,7	83.3	79.6	- 3,7
27.	27.o	36.5	+ 9,5	27.8	24.1	- 3,7

Tabelle: 3 (Forts.) WHO-Fragebogen (Die Jellinek'schen Phasen)
Vergleich: Untersuchungstermin 1 (Klinikaufnahme) - Untersuchungstermin 2 (Klinikentlassung) bei N = 63 männlichen und N = 54 weiblichen Alkoholikern

	männliche Pbn			weibliche Pbn		
	Unters.-termin 1	Unters.-termin 2	Prozent. Differenz	Unters.-termin 1	Unters.-termin 2	Prozent. Differenz
28.	44.4	46.o	+ 1,6	5o.o	51.9	+ 1,9
29.	14.3	31.7	+17,4	18.5	2o.4	+ 1,9
3o.	54.o	68.3	+14,3	48.1	63.o	+14,9
31.	39.7	46.o	+ 6,3	27.8	25.9	- 1,9
32.	27.o	25.4	- 1,6	9.3	16.7	+ 7,4
33.	81.o	85.7	+ 4,7	64.8	85.2	+2o,4
34.	31.7	34.9	+ 3,2	18.5	16.7	- 1,8
35.	42.9	6o.3	+17,4	2o.4	16.7	- 3,7
36.	1.6	3.2	+ 1,6	5.6	7.5	+ 1,9
37.	6o.3	61.9	+ 1,6	81.5	83.3	+ 1,8
38.	55.6	6o.3	+ 4,7	72.2	68.5	- 3,7
39.	88.9	87.3	- 1,6	64.6	79.6	+15.o
4o.	71.4	71.4	± o,o	59.3	59.3	± o,o
41.	54.o	58.7	+ 4,7	51.9	66.7	+14,8
42.	68.3	68.3	± o,o	63.o	79.6	+16,6
43.	63.5	55.6	- 7,9	61.1	63.o	+ 1,9

++ = Symptombezeichnung siehe vorhergehende Tabelle

Tabelle: 4 W H O - Fragebogen (Die JELLINEK'schen Phasen)

Vergleich: Untersuchungstermin 1 (Klinikaufnahme) - Untersuchungstermin 2 (Klinikentlassung) bei N = 20 männlichen und weiblichen Alkoholikern der Altersgruppe 1 (bis 31 Jahre)

	Klinikaufn.	Klinikentl.	Proz.Differenz
1. Gedächtnislücken	9o.o	95.o	+ 5.o
2. Heimliches Trinken	8o.o	75.o	- 5.o
3. Dauerndes Denken an Alkohol	35.o	7o.o	+35.o
4. Hastiges Trinken	8o.o	8o.o	± o.o
5. Schuldgefühle	75.o	8o.o	+ 5.o
6. Vermeiden von Anspiel.über Alkohol	7o.o	75.o	+ 5.o
7. Zunahme von Gedächtnislücken	65.o	7o.o	+ 5.o
8. Kontrollverlust	9o.o	85.o	- 5.o
9. Ausreden, Alibis	7o.o	8o.o	+1o.o
1o. Widerstand	5o.o	1oo.o	+5o.o
11. Großspuriges Benehmen	5o.o	5o.o	± o.o
12. Aggressives Benehmen	4o.o	55.o	+15.o
13. Stärkere Schuldgefühle	8o.o	7o.o	-1o.o
14. Versuch mit Abstinenzzeiten	8o.o	7o.o	-1o.o
15. Trinksystem	5o.o	6o.o	+1o.o
16. Meiden der Freunde	35.o	55.o	+2o.o
17. Aufgeben von Arbeitsplätzen	55.o	55.o	± o.o
18. Änderung des Lebensstils	75.o	75.o	± o.o
19. Interessenverarmung	8o.o	75.o	- 5.o
2o. Änderung zwischenmenschl. Beziehung	35.o	55.o	+2o.o
21. Selbstmitleid	65.o	7o.o	+ 5.o
22. Fluchtgedanken	35.o	25.o	-1o.o

Tabelle: 4 (Forts.) WHO-Fragebogen (Die Jellinek'schen Phasen)

Vergleich: Untersuchungstermin 1 - Untersuchungstermin 2 bei N = 2o männlichen und weiblichen Alkoholikern der Altersgruppe 1

	Klinikaufn.	Klinikentl.	Proz. Differenz
23.Auflösungserschein. in Ehe u. Familie	55.o	6o.o	+ 5.o
24.Grundlos. Gereizth.	75.o	95.o	+2o.o
25.Alkohol-Vorratssicherung	55.o	8o.o	+25.o
26.Unregelm.Ernährung	8o.o	75.o	- 5.o
27.Krankenh.aufenth. körperl. Erkrankung	4o.o	25.o	-15.o
28.Abnahme d.Sex.-Trieb.	5o.o	7o.o	+2o.o
29.Alkohol.Eifersucht	3o.o	4o.o	+1o.o
3o.Regelmäßiges morgendliches Trinken	5o.o	7o.o	+2o.o
31.Verlängerte Rauschzustände	5o.o	6o.o	+1o.o
32.Gleichgültigk.gegenüber moral. u. eth. Werten	4o.o	4o.o	± o.o
33.Beeinträchtigung der geistigen Funktion	65.o	9o.o	+25.o
34.Halluzinationen	4o.o	35.o	- 5.o
35.Trinken mit Personen unter d. eig. Niveau	5o.o	55.o	+ 5.o
36.Trinken von techn. Produktionen	1o.o	1o.o	± o.o
37.Verlust der Alkohol. Toleranz	5o.o	7o.o	+2o.o
38.Angstzustände	65.o	7o.o	+ 5.o
39.Zittern	8o.o	85.o	+ 5.o
4o.Bewegungsstörungen	65.o	8o.o	+15.o
41.Besessen von Gier nach Alkohol	6o.o	75.o	+15.o
42.Versagen des Erklär.-systems	65.o	75.o	+1o.o
43.Totaler Zusammenbruch	8o.o	75.o	- 5.o

Tabelle: 5 W H O - Fragebogen (Die JELLINEK'schen Phasen)

Vergleich: Untersuchungstermin 1 (Klinikaufnahme) - Untersuchungstermin 2 (Klinikentlassung) bei N = 55 männlichen und weiblichen Alkoholikern der Altersgruppe 2 (31 bis 45 Jahre)

	Klinikaufn.	Klinikentl.	Proz. Differenz
1. Gedächtnislücken	85.5	83.6	- 1.9
2. Heimliches Trinken	72.7	78.2	+ 5.5
3. Dauerndes Denken an Alkohol	36.4	67.3	+30.9
4. Hastiges Trinken	72.7	80.0	+ 7.3
5. Schuldgefühle	81.8	83.6	+ 1.8
6. Vermeiden von Anspiel. über Alkohol	45.5	65.5	+20.0
7. Zunahme von Gedächtnislücken	67.3	67.3	± 0.0
8. Kontrollverlust	70.9	80.0	+ 9.1
9. Ausreden, Alibis	67.3	76.4	+ 9.1
10. Widerstand	61.8	76.4	+14.6
11. Großspuriges Benehmen	41.8	60.0	+ 8.2
12. Aggressives Benehmen	23.6	25.5	+ 1.9
13. Stärkere Schuldgefühle	89.1	80.0	- 9.1
14. Versuch mit Abstinenzzeiten	85.5	83.6	- 1.9
15. Trinksystem	45.5	58.2	+12.7
16. Meiden d. Freunde	25.5	30.9	+ 5.4
17. Aufgeben von Arbeitsplätzen	47.3	45.5	- 1.8
18. Änderung des Lebensstils	63.6	63.6	± 0.0
19. Interessenverarmung	63.0	81.8	+18.8
20. Änderung zwischenmenschl. Beziehung	16.4	36.4	+20.0
21. Selbstmitleid	56.4	58.2	+ 1.8
22. Fluchtgedanken	12.7	30.9	+18.2

Tabelle: 5 (Forts.) WHO-Fragebogen (Die Jellinek'schen Phasen)
Vergleich: Untersuchungstermin 1 - Untersuchungstermin 2 bei N = 55 männlichen und weiblichen Alkoholikern der Altersgruppe 2

	Klinikaufn.	Klinikentl.	Proz.Differenz
23.Auflösungserschein. in Ehe u. Familie	54.5	72.7	+18.2
24.Grundlos. Gereizth.	65.5	76.4	+1o.9
25.Alkohol-Vorratssicherung	5o.9	7o.9	+2o.o
26.Unregelm. Ernährung	89.1	83.6	- 5.5
27.Krankenh.aufenth. körperl. Erkrankung	21.8	32.7	+1o.9
28.Abnahme d. Sex.-Trieb.	43.6	5o.9	+ 7.3
29.Alkohol. Eifersucht	14.5	25.5	+11.o
3o.Regelmäßiges morgendliches Trinken	49.1	69.1	+2o.o
31.Verlängerte Rauschzustände	38.2	4o.o	+ 1.8
32.Gleichgültigkeit gegenüber moral. u. eth. Werten	2o.o	2o.o	± o.o
33.Beeinträchtigung der geistigen Funktion	7o.9	85.5	+14.6
34.Halluzinationen	29.1	3o.9	+ 1.8
35.Trinken mit Personen unter d. eig. Niveau	3o.9	4o.o	+ 9.1
36.Trinken von techn. Produktionen	3.6	5.5	+ 1.9
37.Verlust der Alkohol. Toleranz	72.7	67.3	- 5.4
38.Angstzustände	67.3	69.1	+ 1.8
39.Zittern	83.6	85.5	+ 1.9
4o.Bewegungsstörungen	65.5	69.1	+ 3.6
41.Besessen von Gier nach Alkohol	49.1	67.3	+18.2
42.Versagen des Erklär.-systems	69.1	78.2	+ 9.1
43.Totaler Zusammenbruch	65.5	65.5	± o.o

Tabelle: 6 W H O - Fragebogen (Die JELLINEK'schen Phasen)

Vergleich: Untersuchungstermin 1 (Klinikaufnahme) - Untersuchungstermin 2 (Klinikentlassung) bei N = 42 männlichen und weiblichen Alkoholikern der Altersgruppe 3 (älter 45 Jahre)

	Klinikaufn.	Klinikentl.	Proz.Differenz
1. Gedächtnislücken	78.6	85.7	+ 7.1
2. Heimliches Trinken	76.2	81.o	+ 4.8
3. Dauerndes Denken an Alkohol	4o.5	4o.5	± o.o
4. Hastiges Trinken	76.2	59.5	-16.7
5. Schuldgefühle	88.1	76.2	-11.9
6. Vermeiden von Anspiel. über Alkohol	54.8	59.5	+ 4.7
7. Zunahme von Gedächtnislücken	5o.o	54.8	+ 4.8
8. Kontrollverlust	69.o	73.8	+ 4.8
9. Ausreden, Alibis	73.8	78.6	+ 4.8
1o. Widerstand	59.5	76.2	+16.7
11. Großspuriges Benehmen	23.8	35.7	+11.9
12. Aggressives Benehmen	28.6	19.o	- 9.6
13. Stärkere Schuldgefühle	71.4	64.3	- 7.1
14. Versuch mit Abstinenzzeiten	78.6	85.7	+ 7.1
15. Trinksystem	52.4	57.1	+ 4.7
16. Meiden d. Freunde	14.3	23.8	+ 9.5
17. Aufgeben von Arbeitsplätzen	31.o	28.6	- 2.4
18. Änderung des Lebensstils	5o.o	64.3	+14.3
19. Interessenverarmung	5o.o	73.8	+23.8
2o. Änderung zwischenmenschl. Beziehung	14.3	26.2	+11.9
21. Selbstmitleid	38.1	4o.5	+ 2.4
22. Fluchtgedanken	16.7	16.7	± o.o

Tabelle: 6 (Forts.) WHO-Fragebogen (Die Jellinek'schen Phasen)
Vergleich: Untersuchungstermin 1 - Untersuchungstermin 2 bei N = 42 männlichen und weiblichen Alkoholikern der Altersgruppe 3

	Klinikaufn.	Klinikentl.	Proz. Differenz
23.Auflösungserschein. in Ehe u. Familie	5o.o	5o.o	± o.o
24.Grundlos. Gereizth.	61.9	59.5	- 2.4
25.Alkohol-Vorrats-sicherung	42.9	66.7	+23.8
26.Unregelm. Ernähr.	69.o	81.o	+12.o
27.Krankenh.aufenth. Körperl. Erkrankung	28.6	31.o	+ 2.4
28.Abnahme d.Sex.-Trieb.	5o.o	35.7	-14.3
29.Alkohol.Eifersucht	11.9	21.4	+ 9.5
3o.Regelmäßiges morgendl. Trinken	54.8	59.5	+ 4.7
31.Verlängerte Rauschzustände	21.4	21.4	± o.o
32.Gleichgültigk. gegenüber moral. u. eth. Werten	7.1	14.3	+ 7.2
33.Beeinträchtigung der geistigen Funktion	81.o	83.3	+ 2.3
34.Halluzinationen	14.3	16.7	+ 2.4
35.Trinken mit Personen unter d. eig. Niveau	26.2	33.3	+ 7.1
36.Trinken von techn. Produktionen	.o	2.4	+ 2.4
37.Verlust der Alkohol. Toleranz	76.2	78.6	+ 2.4
38.Angstzustände	57.1	54.8	- 2.3
39.Zittern	69.o	81.o	+12.o
4o.Bewegungsstörungen	66.7	54.8	-11.9
41.Besessen von Gier nach Alkohol	54.8	5o.o	- 4.8
42.Versagen des Erklär.-systems	61.9	66.7	+ 4.8
43.Totaler Zusammenbruch	5o.o	42.9	- 7.1

Tabelle: 7 : Prozentuale Verteilung der körperlichen Beschwerden, vor und nach Eintritt der Alkoholabhängigkeit von N = 71 männlichen, N = 57 weiblichen und N = 128 männlichen und weiblichen Patienten erlebt

Beschwerden	vor Männer N = 71	vor Frauen N = 57	vor Gesamt N = 128	nach Männer N = 71	nach Frauen N = 57	nach Gesamt N = 128
Schwitzen	43,66	33,33	39,o6	87,32	8o,7o	84,38
Zittern	19,72	19,3o	19,53	87,32	75,44	82,o3
Herzklopfen	23,94	36,84	29,69	64,79	75,44	69,53
innere Unruhe	36,62	42,11	39,o6	87,32	84,21	85,94
Gliederschmerzen	12,68	19,3o	15,63	43,66	24,56	35,16
Durchfall	14,o8	8,77	11,72	47,89	33,33	41,41
Appetitlosigkeit	28,17	22,81	25,78	74,65	7o,18	72,66
Schlaflosigkeit	23,94	33,33	28,13	64,79	71,93	67,97
Übelkeit/ Erbrechen	15,49	19,3o	17,19	56,34	52,63	54,69
"Trockenes Kotzen"	12,68	7,o2	1o.16	52,11	35,o9	44,53
Gastritis	42,25	31,58	37,5o	5o,7o	24,56	39,o6
Herzbeschwerden	15,49	33,33	23,44	46,48	52,63	49,22
Angst	23,94	35,o9	28,91	49,3o	63,16	55,47
Schwindelgefühl	18,31	15,79	17,19	46,48	43,86	45,31
Konzentrationsschwierigkeiten	21,13	12,28	17,19	74,65	64,91	7o,31
Sehstörungen	11,27	24,56	17,19	42,25	36,84	39,84
Schnelle Erregbarkeit	39,44	75,44	55,47	71,83	8o,7o	75,78
Kopfschmerz	25,35	38,6o	31,25	39,44	47,37	42,97

Tabelle: 8 Verhaltensmerkmale, die die Alk.-Pat. bei Klinikaufnahme und Klinikentlassung als für sich zutreffend bezeichneten

Verhaltensmerkmale	Klinikaufnahme						Klinikentlassung					
	Männer		Frauen		Gesamt		Männer		Frauen		Gesamt	
	N	%	N	%	N	%	N	%	N	%	N	%
sensibel	38	53,5	37	64,9	75	58,6	27	45,0	37	69,8	64	56,6
stimmungsabhängig	33	46,5	25	43,9	58	45,3	21	35,0	31	58,5	52	46,0
reizbar	31	43,7	21	36,8	52	40,6	18	30,0	21	39,6	39	34,5
willensschwach	25	35,2	24	42,1	49	38,3	17	28,3	19	26,4	31	27,4
trotz allem richtig erzogen	25	35,2	18	31,6	43	33,6	9	15,0	13	24,5	22	19,5
ungeduldig	24	33,8	19	33,3	43	33,6	22	36,7	12	22,6	34	30,1
gleichgültig	24	33,8	11	19,3	35	27,3	12	20,0	12	22,6	24	21,2
zu sehr mit sich selbst beschäftigt	17	23,9	16	28,1	33	25,8	22	36,7	16	30,2	38	33,6
zu streng erzogen	13	18,3	15	26,3	28	21,9	21	35,0	8	15,1	29	25,7
nicht durchsetzungsfähig gegenüber dem Partner	13	18,3	14	24,6	27	21,1	6	10,0	13	24,5	19	16,8
unbeständig	12	16,9	11	19,3	23	18,0	10	16,7	10	18,9	20	17,7
optimistisch	13	18,3	7	12,3	20	15,6	15	25,0	9	17,0	24	21,2
hoffnungsvoll	12	16,9	7	12,3	19	14,8	8	13,3	8	15,1	16	14,2
nicht durchsetzungsfähig gegenüber Vorgesetzten	12	16,9	5	8,8	17	13,3	5	8,3	4	7,6	9	8,0
zu lasch erzogen	11	15,5	6	10,5	17	13,3	7	11,7	16	30,2	23	20,4
nachlässig bezüglich Kleidung, Frisur, Äußeres	8	11,3	7	12,3	15	11,7	5	8,3	9	17,0	14	12,9
Versager	8	11,3	6	10,5	14	10,9	5	8,3	6	11,3	11	9,7
zu sehr auf beruflichen Erfolg ausgerichtet	10	14,1	4	7,0	14	10,9	7	11,7	7	13,2	14	12,4
nachlässig in der Arbeit	8	11,3	5	8,8	13	10,2	10	16,7	10	18,9	20	17,7
nicht durchsetzungsfähig gegenüber Arbeits- und Berufskollegen	5	7,0	7	12,3	12	9,4	4	6,7	9	5,7	7	6,2
nachlässig bezüglich Pünktlichkeit	8	11,3	3	5,3	11	8,6	9	15,0	4	7,6	13	11,5
	350	499,0	268	470,3	618	482,8	260	433,4	263	493,3	523	462,8
	N = 71		N = 57		N = 128		N = 60		N = 53		N = 113	

Tabelle: 9 FPI-Mittelwerte von N = 74 männlichen und weiblichen Alkoholikern an 3 verschiedenen Untersuchungsterminen

	Unters.termin 1 Aufnahme in die Klinik			Unters.termin 2 Entlassung aus der Klinik			Unters.termin 3 6 Monate nach Klinikentlassung		
Variable	M	s	1:2[+]	M	s	2:3[+]	M	s	1:3[+]
1.Nervosität	9.39	3.96	ss	6.o8	3.84	ns	6.65	4.69	ss
2.Aggressivität	3.o8	2.o1	ns	3.28	2.35	ns	2.86	1.89	ns
3.Depressivität	9.o9	3.12	ss	7.o3	3.26	ns	6.61	3.57	ss
4.Erregbarkeit	5.24	2.35	ns	5.11	2.59	ns	4.86	2.52	ns
5.Geselligkeit	7.23	3.31	ns	7.65	3.27	ns	7.65	3.56	ns
6.Gelassenheit	5.12	2.54	ns	5.58	2.25	ns	5.45	2.26	ns
7.Dominanzstreben	3.31	1.85	ns	3.18	1.97	ns	3.o9	2.o2	ns
8.Gehemmtheit	5.o9	2.65	ss	4.54	2.87	ns	4.23	2.64	ss
9.Offenheit	9.92	2.36	ns	9.97	2.75	s	9.3o	2.57	s
1o.Extraversion	5.59	2.77	ss	6.27	2.54	ns	6.o3	2.69	ns
11.Emot.Labilität	7.32	2.71	ss	5.96	2.91	ns	5.86	2.92	ss
12.Maskulinität	5.o7	2.41	s	5.78	2.52	s	6.42	3.oo	ss

+ = Vergleich Untersuchungstermin 1 mit 2, Untersuchungstermin 2 mit 3 und Untersuchungstermin 1 mit 3

Tabelle: 10 FPI-Mittelwerte von N = 39 männlichen Alkoholikern an 3 verschiedenen Untersuchungsterminen

	Unters.termin 1 Aufnahme in die Klinik			Unters.termin 2 Entlassung aus der Klinik			Unters.termin 3 6 Monate nach Klinikentlassung		
Variable	M	s	1:2+	M	s	2:3+	M	s	1:3+
1.Nervosität	8.69	3.74	ss	5.49	3.23	ns	5.9o	4.9o	ss
2.Aggressivität	3.o8	2.11	ns	3.28	2.33	ns	3.o8	1.95	ns
3.Depressivität	8.44	3.29	ss	6.41	3.23	ns	5.92	3.13	ss
4.Erregbarkeit	4.59	2.26	ns	4.64	2.5o	ns	4.41	2.41	ns
5.Geselligkeit	6.82	3.18	s	7.51	3.27	ns	7.64	3.37	s
6.Gelassenheit	5.56	2.47	ns	6.18	2.o2	ns	5.92	2.o9	ns
7.Dominanzstreben	3.26	1.94	ns	3.36	2.1o	ns	3.o5	2.o5	ns
8.Gehemmtheit	4.51	2.59	ns	4.23	2.7o	ss	3.44	2.36	ss
9.Offenheit	1o.13	2.27	ns	1o.31	2.41	s	9.51	2.7o	ns
1o.Extraversion	5.46	2.62	s	6.15	2.44	ns	6.36	2.62	s
11.Emot.Labilität	6.54	2.67	ss	5.36	2.87	ns	5.36	2.87	ss
12.Maskulinität	5.92	2.46	ns	6.62	2.21	s	7.56	2.65	ss

+ = Vergleich Untersuchungstermin 1 mit 2, Untersuchungstermin 2 mit 3 und Untersuchungstermin 1 mit 3

Tabelle: 11 FPI-Mittelwerte von N = 35 weiblichen Alkoholikern an 3 verschiedenen Untersuchungsterminen

	Unters.termin 1 Aufnahme in die Klinik			Unters.termin 2 Entlassung aus der Klinik			Unters.termin 3 6 Monate nach Klinikentlassung		
Variable	M	s	1:2+	M	s	2:3+	M	s	1:3+
1.Nervosität	1o.17	4.11	ss	6.74	4.37	ns	7.49	4.37	ss
2.Aggressivität	3.o9	1.93	ns	3.29	2.41	s	2.63	1.82	ns
3.Depressivität	9.83	2.79	ss	7.71	3.2o	ns	7.37	3.9o	ss
4.Erregbarkeit	5.97	2.26	ns	5.63	2.64	ns	5.37	2.57	ns
5.Geselligkeit	7.69	3.44	ns	7.8o	3.31	ns	7.66	3.81	ns
6.Gelassenheit	4.63	2.56	ns	4.91	2.32	ns	4.91	2.34	ns
7.Dominanzstreben	3.37	1.77	ns	2.97	1.84	ns	3.14	2.o2	ns
8.Gehemmtheit	5.74	2.6o	ss	4.89	3.o6	ns	5.11	2.69	s
9.Offenheit	9.69	2.47	ns	9.6o	3.o9	ns	9.o6	2.42	ns
1o.Extraversion	5.74	2.96	s	6.4o	2.68	s	5.66	2.75	ns
11.Emot.Labilität	8.2o	2.51	ss	6.63	2.85	ns	6.43	2.92	ss
12.Maskulinität	4.11	1.97	ns	4.86	2.56	ns	5.14	2.88	s

+ = Vergleich Untersuchungstermin 1 mit 2, Untersuchungstermin 2 mit 3 und Untersuchungstermin 1 mit 3

Tabelle: 12 FPI-Mittelwerte von N = 74 männlichen und weiblichen Alkoholikern unterteilt nach 3 Altersgruppen beim Untersuchungstermin 1

	Altersgruppe 1 bis 31 Jahre, N = 13			Altersgruppe 2 31 bis 45 Jahre, N = 36			Altersgruppe 3 älter 45 Jahre, N = 25		
Variable	M	s	1:2+	M	s	2:3+	M	s	1:3+
1.Nervosität	9.62	3.31	ns	8.92	3.86	ns	9.96	4.46	ns
2.Aggressivität	3.69	2.32	ns	2.86	1.99	ns	3.o8	1.89	ns
3.Depressivität	1o.15	2.76	ns	9.oo	3.o5	ns	8.68	3.39	ns
4.Erregbarkeit	6.oo	2.42	ns	4.83	2.18	ns	5.44	2.5o	ns
5.Geselligkeit	6.62	2.79	ns	7.83	3.61	ns	6.68	3.o5	ns
6.Gelassenheit	5.o8	1.89	ns	4.83	2.55	ns	5.56	2.83	ns
7.Dominanzstr.	3.62	1.98	ns	3.17	1.84	ns	3.36	1.85	ns
8.Gehemmtheit	5.69	2.59	ns	5.25	2.61	ns	4.56	2.76	ns
9.Offenheit	1o.77	2.o1	ns	1o.oo	2.44	ns	9.36	2.36	ns
1o.Extraversion	5.39	2.29	ns	6.o3	3.o6	ns	5.o8	2.57	ns
11.Emot.Labilit.	7.92	2.25	ns	7.11	2.73	ns	7.32	2.94	ns
12.Maskulinität	5.oo	2.12	ns	4.97	2.31	ns	5.24	2.74	ns

+ = Vergleich Altersgruppe 1 mit 2, Altersgruppe 2 mit 3 und Altersgruppe 1 mit 3

Tabelle: 13 FPI-Mittelwerte von N = 74 männlichen und weiblichen Alkoholikern unterteilt nach 3 Altersgruppen beim Untersuchungstermin 2

Variable	Altersgruppe 1 bis 31 Jahre, N = 13			Altersgruppe 2 31 bis 45 Jahre, N = 36			Altersgruppe 3 älter 45 Jahre, N = 25		
	M	s	1:2+	M	s	2:3	M	s	1:3+
1.Nervosität	5.39	3.79	ns	5.89	3.76	ns	6.72	4.o4	ns
2.Aggressivität	3.77	1.42	ns	3.44	2.78	ns	2.8o	2.o2	ns
3.Depressivität	7.31	4.42	ns	7.o8	2.92	ns	6.8o	3.15	ns
4.Erregbarkeit	5.46	2.88	ns	5.17	2.69	ns	4.84	2.38	ns
5.Geselligkeit	8.39	3.o4	ns	7.56	3.43	ns	7.4o	3.23	ns
6.Gelassenheit	5.23	2.o9	ns	5.31	2.o3	ns	6.16	2.58	ns
7.Dominanzstr.	3.69	2.29	ns	3.o6	2.19	ns	3.o8	1.61	ns
8.Gehemmtheit	3.92	2.66	ns	5.22	2.53	ns	3.88	3.3o	ns
9.Offenheit	1o.77	2.42	ns	1o.5o	2.43	s	8.8o	3.o6	ns
1o.Extraversion	6.54	2.18	ns	6.36	2.85	ns	6.oo	2.31	ns
11.Emot.Labilit.	6.54	3.62	ns	6.25	2.62	ns	5.24	2.89	ns
12.Maskulinität	6.31	2.46	ns	5.5o	2.24	ns	5.92	2.96	ns

+ = Vergleich Altersgruppe 1 mit 2, Altersgruppe 2 mit 3 und Altersgruppe 1 mit 3

Tabelle: 14 FPI-Mittelwerte von N = 74 männlichen und weiblichen Alkoholikern unterteilt nach 3 Altersgruppen beim Untersuchungstermin 3

	Altersgruppe 1 bis 31 Jahre, N = 13			Altersgruppe 2 31 bis 45 Jahre, N = 36			Altersgruppe 3 älter 45 Jahre, N = 25		
Variable	M	s	1:2+	M	s	2:3+	M	s	1:3+
1.Nervosität	6.oo	5.31	ns	6.64	4.7o	ns	7.oo	4.51	ns
2.Aggressivität	3.77	1.74	ns	2.78	2.o7	ns	2.52	1.58	s
3.Depressivität	6.39	4.77	ns	6.67	3.o1	ns	6.64	3.75	ns
4.Erregbarkeit	5.39	2.53	ns	4.69	2.36	ns	4.84	2.78	ns
5.Geselligkeit	7.46	3.23	ns	8.o8	3.81	ns	7.12	3.41	ns
6.Gelassenheit	4.69	2.18	ns	5.42	2.13	ns	5.88	2.46	ns
7.Domoninazstr.	3.46	2.47	ns	2.81	1.69	ns	3.32	2.23	ns
8.Gehemmtheit	4.46	2.99	ns	4.33	2.4o	ns	3.96	2.87	ns
9.Offenheit	1o.69	2.25	s	9.11	2.45	ns	8.84	2.73	s
1o.Extraversion	6.46	1.51	ns	6.oo	3.1o	ns	5.84	2.59	ns
11.Emot.Labilit.	6.o8	3.3o	ns	5.92	2.74	ns	5.68	3.o9	ns
12.Maskulinität	6.54	3.31	ns	6.72	2.51	ns	5.92	3.51	ns

+ = Vergleich Altersgruppe 1 mit 2, Altersgruppe 2 mit 3 und Altersgruppe 1 mit 3

Tabelle: 15 MPI-Mittelwerte von N = 74 männlichen und weiblichen Alkoholikern an 3 verschiedenen Untersuchungsterminen

	Unters.termin 1 Aufnahme in die Klinik			Unters.termin 2 Entlassung aus der Klinik			Unters.termin 3 6 Monate nach Klinikentlassung		
DIMENSIONEN	M	s	1:2+	M	s	2:3+	M	s	1:3+
EXTRAVERSION	26.24	1o.19	ns	26.45	1o.6o	ns	27.24	9.89	ns
NEUROTIZISM.	29.81	1o.2o	ss	24.97	11.88	ns	24.49	13.o4	ss

Tabelle: 16 MPI-Mittelwerte von N = 38 männlichen Alkoholikern an 3 verschiedenen Untersuchungsterminen

	Unters.termin 1 Aufnahme in die Klinik			Unters.termin 2 Entlassung aus der Klinik			Unters.termin 3 6 Monate nach Klinikentlassung		
DIMENSIONEN	M	s	1:2+	M	s	2:3+	M	s	1:3+
EXTRAVERSION	24.95	1o.oo	ns	25.32	9.59	ns	25.oo	8.97	ns
NEUROTIZISM.	27.97	1o.25	s	23.34	11.75	ns	23.13	12.86	s

Tabelle: 17 MPI-Mittelwerte von N = 36 weiblichen Alkoholikern an 3 verschiedenen Untersuchungsterminen

	Unters.termin 1 Aufnahme in die Klinik			Unters.termin 2 Entlassung aus der Klinik			Unters.termin 3 6 Monate nach Klinikentlassung		
DIMENSIONEN	M	s	1:2+	M	s	2:3+	M	s	1:3+
EXTRAVERSION	27.61	1o.34	ns	27.64	11.59	ns	29.61	1o.39	ns
NEUROTIZISM.	31.75	9.92	ss	26.69	11.93	ns	25.92	13.25	ss

+ = Vergleich Untersuchungstermin 1 mit 2, Untersuchungstermin 2 mit 3 und Untersuchungstermin 1 mit 3

Tabelle: 18 MPI-Mittelwerte von N = 13, N = 36, N = 25 männlichen und weiblichen Alkoholikern beim Untersuchungstermin 1 (Klinikaufnahme)

	Altersgruppe 1 bis 31 Jahre, N = 13			Altersgruppe 2 31 bis 45 Jahre, N = 36			Altersgruppe 3 älter 45 Jahre, N = 25		
DIMENSIONEN	M	s	1:2+	M	s	2:3+	M	s	1:3+
EXTRAVERSION	27.46	9.46	ns	26.o3	1o.27	ns	25.92	1o.77	ns
NEUROTIZISM.	34.23	9.33	ns	28.53	9.29	ns	29.36	11.56	ns

Tabelle: 19 MPI-Mittelwerte von N = 13, N = 36, N = 25 männlichen und weiblichen Alkoholikern beim Untersuchungstermin 2 (Entlassung aus der Klinik)

	Altersgruppe 1 bis 31 Jahre, N = 13			Altersgruppe 2 31 bis 45 Jahre, N = 36			Altersgruppe 3 älter 45 Jahre, N = 25		
DIMENSIONEN	M	s	1:2+	M	s	2:3+	M	s	1:3+
EXTRAVERSION	28.77	1o.6o	ns	25.97	1o.91	ns	25.92	1o.42	ns
NEUROTIZISM.	26.46	1o.84	ns	25.86	12.13	ns	22.92	12.21	ns

Tabelle: 20 MPI-Mittelwerte von N = 13, N = 36, N = 25 männlichen und weiblichen Alkoholikern beim Untersuchungstermin 3 (6 Monate nach Klinikentlassung)

	Altersgruppe 1 bis 31 Jahre, N = 13			Altersgruppe 2 31 bis 45 Jahre, N = 36			Altersgruppe 3 älter 45 Jahre, N = 25		
DIMENSIONEN	M	s	1:2+	M	s	2:3+	M	s	1:3+
EXTRAVERSION	27.46	8.51	ns	26.67	1o.67	ns	27.96	9.73	ns
NEUROTIZISM.	26.62	14.71	ns	24.75	12.21	ns	23.oo	13.66	ns

+ = Vergleich Untersuchungstermin 1 mit 2, Untersuchungstermin 2 mit 3 und Untersuchungstermin 1 mit 3

Tabelle: 21 MMPI-Mittelwerte, paarweiser Mittelwertvergleich bei N = 25 männl. Alkoholikern an zwei verschiedenen Untersuchungsterminen

Skala	1.Unters.termin Rohwert mit K	Tk-Wert	2.Unters.termin Rohwert mit K	Tk-Wert	Sign.
Hypochondrie (Hd)	26.o2	78	22.3	7o	s
Depression (D)	27.76	6o	24.7	55	ss
Hysterie (Hy)	25.32	65	23.4	59	ss
Psychopathie (Pp)	26.2o	58	26.o	58	ns
Männlich-Weiblich	3o.84	64	3o.5	64	ss
Paranoia (Pa)	12.36	53	12.3	54	ss
Psychasthenie (Pt)	31.32	61	28.5	58	ss
Schizoidie (Sc)	31.4o	55	31.2	55	ss
Hypomanie (Ma)	21.46	53	22.1	54	ss
Introversion/ Extraversion (Si)	29.84	51	29.o	5o	ss
Lügenwert (L)	5.32	52	5.4	52	
Validitätswert (F)	1o.96	54	11.1	54	
Korrekturwert (K)	14.12	51	13.6	5o	

Tabelle: 22 MMPI-Mittelwerte, paarweiser Mittelwertvergleich bei N = 26 weiblichen Alkoholikern an zwei verschiedenen Untersuchungsterminen

Skala	1.Unters.termin Rohwert mit K	1.Unters.termin Tk-Wert	2.Unters.termin Rohwert mit K	2.Unters.termin Tk-Wert	Sign.
Hypochondrie (Hd)	27.69	75	23.6	67	s
Depression (D)	29.o8	6o	24.2	51	ss
Hysterie (Hy)	26.o8	61	23.3	56	ss
Psychopathie (Pp)	29.52	63	28.1	6o	ns
Männlich-Weiblich	36.77	48	35.8	46	ss
Paranoia (Pa)	13.oo	55	11.6	5o	ss
Psychasthenie (Pt)	33.54	56	28.7	49	ss
Schizoidie (Sc)	34.57	56	31.1	52	ss
Hypomanie (Ma)	22.7o	57	22.o	56	ss
Introversion/ Extraversion (Si)	34.19	52	31.8	5o	ss
Lügenwert (L)	5.73	5o	4.8	46	
Validitätswert (F)	1o.39	55	1o.3	55	
Korrekturwert (K)	12.92	49	12.46	49	

Tabelle: 23 MMPI-Mittelwerte der Stichprobe GOERTZ, N = 60, männl. Alkoholiker und der Stichprobe MERKEL, N = 73, männl. Alkoholiker

Skala	Stichpr.GOERTZ Rohwert mit K	Stichpr.GOERTZ Tk-Wert	Stichpr.MERKEL Rohwert mit K	Stichpr.MERKEL Tk-Wert
Hypochondrie (Hd)	21.43	68	25.4	77 +
Depression (D)	25.71	56	28.5	61
Hysterie (Hy)	22.23	57	24.1	59
Psychopathie (Pp)	33.66	71 +	28.o	61
Männlich-Weiblich	28.oo	57	29.3	6o
Paranoia (Pa)	14.23	59	12,4	54
Psychasthenie (Pt)	4o.74	77 +	32.o	63
Schizoidie (Sc)	44.6o	73 +	32.9	57
Hypomanie (Ma)	24.3o	59	21.6	53
Introversion/ Extraversion (Si)	31.55	53	33.9	56
Lügenwert (L)	5.48	52	4.9	5o
Validitätswert (F)	12.43	57	12.4	57
Korrekturwert (K)	11.53	46	12.2	47

+ = oberhalb der normalen Streuung (Tk > 7o)

Tabelle: 24 EWL - Mittelwertvergleich UG : KG 3 a Geschlechtsgruppen und Gesamt beim UT 1

Kat.[+]	UG/Männer		KG/Männer			UG/Frauen		KG/Frauen			UG/Gesamt		KG/Gesamt		
	M	s	M	s	Sign	M	s	M	s	Sign	M	s	M	s	Sign
1	3.86	3.61	6.38	4.09	ss	3.52	3.78	6.77	3.72	ss	3.71	3.68	6.56	3.90	ss
2	4.39	3,66	2.28	2.87	ss	4.18	3.85	1.94	3.26	ss	4.30	3.73	2.12	3.04	ss
3	2.71	2.29	2.00	2.16	ns	2.77	2.47	1.59	2.22	ss	2.74	2.36	1.81	2.18	ss
4	0.86	1.37	0.38	0.78	s	0.71	1.32	0.32	0.68	ns	0.79	1.34	0.34	0.73	ss
5	4.82	1.77	4.71	2.31	ns	4.18	1.87	5.00	1.94	ns	4.53	1.84	4.85	2.13	ns
6	2.49	2.62	1.54	1.88	s	2.52	2.91	1.27	1.69	s	2.51	2.74	1.41	1.79	ss
7	3.43	1.83	1.95	1.41	ss	2.84	1.70	2.53	1.67	ns	3.16	1.78	2.22	1.56	ss
8	7.35	4.67	3.33	3.50	ss	6.25	4.70	3.29	3.96	ss	6.84	4.69	3.32	3.70	ss
9	1.16	1.38	1.59	1.55	ns	1.89	1.62	1.50	1.50	ns	1.50	1.53	1.55	1.52	ns
10	2.86	2.13	4.46	2.60	ss	2.52	2.42	4.06	2.24	ss	2.71	2.26	4.27	2.43	ss
11	2.55	2.39	0.82	1.45	ss	3.05	2.41	1.53	1.76	ss	2.78	2.40	1.15	1.63	ss
12	6.41	5.43	1.26	2.47	ss	7.27	5.61	1.38	2.84	ss	6.81	5.50	1.32	2.63	ss
13	3.26	3.72	6.05	4.22	ss	2.89	3.58	7.24	3.55	ss	3.08	3.64	6.60	3.94	ss
14	0.45	1.25	0.72	1.21	ns	0.50	1.17	0.62	1.23	ns	0.63	1.21	0.67	1.21	ns
	N=51		N=39			N=44		N=34			N=95		N=73		

[+] Kategorien: 1.Aktiviertheit-2.Desaktiviertheit-3.Müdigkeit-4.Benommenheit-5.Extravertiert=heit-6.Introvertiertheit-7.Verträumtheit-8.Motorische Erregtheit-9.Empfind=lichkeit-1o.Selbstsicherheit-11.Ängstlichkeit-12.Deprimiertheit-13.Gehobene Stimmung-14.Aggressivität.

Tabelle: 25 EWL ⊥ Mittelwertvergleich UG : KG 3 a drei Altersgruppen beim UT 1

	UG/Alter 1		KG/Alter 1			UG/Alter 2		KG/Alter 2			UG/Alter 3		KG/Alter 3		
Kat.[+]	M	s	M	s	1 : 1	M	s	M	s	2 : 2	M	s	M	s	3 : 3
1	2.25	2.67	6.32	4.03	ss	3.93	3.65	7.46	3.40	ss	4.09	4.03	5.84	4.23	ns
2	6.00	4.37	3.23	3.46	s	4.11	3.83	1.12	1.88	ss	3.74	3.11	2.20	3.37	ns
3	3.94	2.02	2.00	2.31	s	2.27	2.48	1.58	2.18	ns	2.79	2.20	1.88	2.15	ns
4	1.19	1.60	0.32	0.57	ns	0.80	1.44	0.27	0.67	s	0.59	1.05	0.44	0.92	ns
5	4.06	1.81	4.68	2.44	ns	4.73	1.68	5.00	1.81	ns	4.47	2.05	4.84	2.23	ns
6	2.75	2.91	1.50	2.06	ns	2.42	2.72	1.42	1.60	ns	2.50	2.77	1.32	1.77	ns
7	3.69	1.66	2.55	1.65	s	3.24	1.84	1.92	1.52	ss	2.79	1.74	2.24	1.51	ns
8	8.69	4.42	4.82	4.15	ss	6.82	4.83	3.15	3.61	ss	6.00	4.51	2.16	2.98	ss
9	1.88	1.54	2.00	1.51	ns	1.44	1.53	1.46	1.50	ns	1.38	1.54	1.24	1.51	ns
10	1.44	1.59	3.91	2.71	ss	2.42	2.11	4.39	1.90	ss	3.68	2.37	4.48	2.73	ns
11	3.44	2.76	1.27	1.70	s	3.00	2.38	1.19	1.90	ss	2.18	2.18	1.00	1.29	s
12	8.88	5.08	2.18	3.50	ss	6.80	5.86	1.00	2.37	ss	5.85	5.08	0.88	1.79	ss
13	1.19	1.91	5.64	4.09	ns	3.24	3.63	7.54	3.61	ss	3.77	4.04	6.48	4.07	s
14	0.81	1.33	1.23	1.51	ss	0.62	1.15	0.62	1.10	ns	0.56	1.26	0.24	0.83	ns
	N=16		N=22			N=45		N=26			N=34		N=25		

[+] Kategorien s.vorher.Tab.24

TABELLE: 26 Test d 2: durchgeführt an drei verschiedenen Untersuchungsterminen bei einer Stichprobe von männlichen und weiblichen Alkoholikern (N = 70)

(1. U.termin: Aufnahme in die Klinik; 2. U.termin: Entlassung aus der Klinik; 3. U.termin: sechs Monate nach der Entlassung)

Rohwert (RW) - Prozentrang (PR) - Verteilung für Gesamtleistungsmenge (GZ) - Gesamtleistungsmenge minus Fehlerzahl (GZ-F) - Fehlerzahl, bezogen auf die Gesamtleistung (F %) - Schwankungsbreite der Leistung (SB) - Fehlerverteilung

Altersgruppe	Unters.-Termin	N	GZ		F %		GZ-F		SB		Fehlerverteilung		
			RW	PR	RW	PR	RW	PR	RW	PR			
19 - 39; 11 J.	1. U. - T.	37	378,2	46,0	7,1	10-25	351,5	96,0	12,4	25-50	9	11	7
	2. U. - T.	37	454,9	84,1	4,2	25-50	436,0	86,4	11,7	25-50	6	8	5
	3. U. - T.	37	454,5	84,1	4,5	25-50	434,4	86,4	8,1	75-90	5	9	6
40 - 49; 11 J.	1. U. - T.	24	420,1	65,5	12,2	10-25	368,8	61,8	16,6	10-25	16	23	13
	2. U. - T .	24	460,0	81,6	6,2	50-75	431,7	86,4	13,5	25-50	8	12	8
	3. U. - T.	24	461,1	84,1	5,9	50-75	433,9	88,5	9,6	75-90	7	10	9
50 - 59; 11 J.	1. U. - T.	9	329,3	30,9	5,8	50-75	310,3	38,2	11,6	25-50	4	9	6
	2. U. - T.	9	406,1	69,2	3,5	75-90	391,9	75,8	10,4	50-75	5	5	4
	3. U. - T.	9	382,3	57,9	8,5	25-50	349,9	57,9	12,7	25-50	9	14	10

insgesamt: N = 70

Tabelle: 27 Rating Freizeitaktivitäten (RF) Beliebtheit und Häufigkeit der Aktivitäten (Aktiv) Vergleich UT 1 : UT 3; Gesamtstichprobe (N = 74)

		Beliebtheit						Häufigkeit				
Nr.d. Items	N	UT 1 M	s	UT 3 M	s	Sign	Nr.d. Items	UT 1 M	s	UT 3 M	s	Sign
1	74	2.51	1.13	2.51	1.18		1	2.84	1.21	2.85	1.14	
2		2.23	0.91	2.70	1.19	s	2	2.65	1.10	3.12	1.22	s
3		2.23	1.10	2.32	0.99		3	2.72	1.13	2.70	1.09	
4		3.66	1.22	3.61	1.23		4	3.47	1.17	3.70	1.26	
5		2.69	1.20	3.04	1.24		5	3.19	1.07	3.59	1.12	
6		2.05	0.96	2.23	1.04		6	2.15	0.95	2.35	1.03	
7		2.20	1.01	2.28	1.05		7	2.34	0.95	2.31	1.07	
8		2.82	1.17	2.97	1.13		8	3.14	1.17	3.47	1.21	
9		2.84	1.05	2.91	1.10		9	3.14	1.14	3.32	1.10	
10		1.78	0.71	1.89	0.79		10	1.65	0.85	1.57	0.88	
11		1.95	0.79	1.88	0.84		11	1.80	0.81	1.86	0.94	
12		2.22	1.06	2.16	1.10		12	2.77	1.21	2.65	1.27	
13		1.65	0.94	2.27	1.30	ss	13	2.84	1.24	3.43	1.21	ss
14		2.28	0.96	2.14	0.88		14	2.86	1.01	2.78	1.00	
15		1.89	0.87	2.08	0.87		15	2.50	0.90	2.74	1.03	
16		3.05	1.20	3.53	1.32	s	16	3.77	1.14	4.19	1.08	
17		2.80	1.03	3.15	1.29		17	3.62	1.02	3.99	1.07	
18		2.96	1.31	3.46	1.40	s	18	3.95	1.08	4.28	1.10	
19		2.80	1.19	3.35	1.38	ss	19	3.73	1.16	4.14	1.15	
20		3.51	1.09	3.61	1.10		20	4.09	0.97	4.27	0.85	
21		2.66	1.13	3.01	1.36		21	3.15	1.20	3.41	1.37	
22		2.31	1.07	2.43	1.02		22	2.45	1.09	2.35	1.24	
23		3.73	1.13	4.22	1.26	s	23	4.31	1.03	4.41	1.11	
24		2.70	1.14	3.05	1.37		24	3.41	1.10	3.93	1.11	s
25		3.32	1.59	3.45	1.41		25	3.50	1.55	3.91	1.17	

Tabelle: 28 RF - Beliebtheit und Häufigkeit der Aktiv. Vergleich UT 1 : UT 3; Männer (N =38)

Nr. d. Items	Beliebtheit						Nr.d. Items	Häufigkeit					
	N	UT 1 M	s	UT 3 M	s	Sign		N	UT 1 M	s	UT 3 M	s	Sign
1	38	2.26	0.98	2.45	1.01		1		2.45	0.98	2.71	1.01	
2		2.11	0.89	2.53	1.08	ss	2		2.45	1.08	3.05	1.18	ss
3		2.34	0.97	2.24	0.79		3		2.53	0.92	2.66	0.94	
4		3.84	1.26	3.63	1.17		4		3.58	1.29	3.84	1.20	
5		3.00	1.19	3.18	1.23		5		3.26	0.98	3.63	1.00	s
6		2.16	1.03	2.39	1.13		6		2.34	1.07	2.47	1.11	
7		2.26	0.98	2.45	1.20		7		2.34	0.97	2.42	1.11	
8		3.16	1.08	3.29	1.11		8		3.45	1.01	3.82	0.90	s
9		2.89	1.01	3.16	1.03		9		2.92	1.02	3.34	1.12	s
10		1.66	0.53	1.79	0.62		10		1.42	0.60	1.39	0.59	
11		1.92	0.82	1.89	0.80		11		1.79	0.74	1.84	0.92	
12		2.05	1.14	2.21	0.91		12		2.61	1.22	2.71	1.14	
13		1.68	0.99	1.95	0.98	s	13		2.76	1.34	3.24	1.28	s
14		2.32	0.90	2.29	0.98		14		2.87	0.84	2.71	0.93	
15		2.03	0.91	2.29	0.93		15		2.63	0.85	2.92	1.00	s
16		2.89	1.25	3.13	1.23		16		3.42	1.18	3.89	1.16	ss
17		2.87	1.07	3.08	1.30		17		3.66	1.12	3.82	1.11	
18		3.16	1.15	3.29	1.29		18		3.92	1.08	4.16	1.03	
19		2.71	1.04	3.03	1.24		19		3.58	1.18	3.84	1.31	
20		3.76	1.08	3.84	1.00		20		4.39	0.79	4.39	0.82	
21		2.39	1.03	2.74	1.35	(s)	21		2.89	1.18	2.97	1.30	
22		2.42	1.00	2.53	1.01		22		2.53	0.89	2.55	1.22	
23		3.61	1.22	3.82	1.49		23		4.08	1.22	4.11	1.29	
24		2.92	1.10	3.11	1.25		24		3.45	0.92	3.92	1.12	ss
25		3.32	1.54	3.39	1.35		25		3.50	1.45	3.84	1.17	

Tabelle: 29 RF - Beliebtheit und Häufigkeit der Aktiv. Vergleich UT 1 : UT 3; Frauen (N = 36)

Beliebtheit

Nr.d. Items	N	UT 1 M	UT 1 s	UT 3 M	UT 3 s	Sign
1	36	2.78	1.22	2.58	1.36	
2		2.36	0.93	2.89	1.28	s
3		2.11	1.24	2.42	1.18	s
4		3.47	1.16	3.58	1.30	
5		2.36	1.15	2.89	1.26	s
6		1.94	0.89	2.06	0.92	
7		2.14	1.05	2.11	0.85	
8		2.47	1.18	2.64	1.07	
9		2.78	1.10	2.64	1.13	
10		1.92	0.84	2.00	0.93	
11		1.97	0.77	1.86	0.90	
12		2.39	0.96	2.11	1.28	s
13		1.61	0.90	2.61	1.50	ss
14		2.25	1.02	1.97	0.74	
15		1.75	0.81	1.86	0.76	
16		3.22	1.15	3.94	1.29	ss
17		2.72	1.00	3.31	1.28	s
18		2.75	1.44	3.64	1.50	ss
19		2.89	1.35	3.69	1.45	ss
20		3.25	1.05	3.36	1.15	
21		2.94	1.17	3.31	1.33	
22		2.19	1.14	2.33	1.04	
23		3.86	1.02	4.64	0.80	ss
24		2.47	1.16	3.00	1.51	s
25		3.33	1.66	3.50	1.48	

Häufigkeit

Nr.d. Items	N	UT 1 M	UT 1 s	UT 3 M	UT 3 s	Sign
1	36	3.25	1.30	3.00	1.26	
2		2.86	1.10	3.19	1.26	
3		2.92	1.30	2.75	1.25	
4		3.36	1.05	3.56	1.32	
5		3.11	1.17	3.56	1.25	s
6		1.94	0.75	2.22	0.93	s
7		2.33	0.96	2.19	1.04	
8		2.81	1.26	3.11	1.39	
9		3.36	1.22	3.31	1.09	
10		1.89	1.01	1.75	1.08	
11		1.81	0.89	1.89	0.98	
12		2.94	1.19	2.58	1.40	
13		2.92	1.13	3.64	1.10	ss
14		2.86	1.17	2.86	1.07	
15		2.36	0.93	2.56	1.05	
16		4.14	0.99	4.50	0.91	ss
17		3.58	0.91	4.17	1.00	ss
18		3.97	1.11	4.42	1.18	s
19		3.89	1.14	4.44	0.88	ss
20		3.78	1.05	4.14	0.87	
21		3.42	1.18	3.86	1.31	s
22		2.36	1.27	2.22	1.24	
23		4.56	0.73	4.72	0.78	(s)
24		3.36	1.27	3.94	1.12	ss
25		3.50	1.66	3.97	1.18	

Tabelle: 3o RF - Beliebtheit und Häufigkeit der Aktiv. UG : KG 1 Gesamt beim UT 1

		Beliebtheit							Häufigkeit						
Nr.d. Items	N	UG/Gesamt M	s	N	KG/Gesamt M	s	Sign	Nr.d. Items	N	UG/Gesamt M	s	N	KG/Gesamt M	s	Sig
1	74	2.51	1.13	43	2.26	0.85		1	74	2.84	1.21	43	2.65	0.97	
2		2.23	0.91		2.28	0.67		2		2.65	1.10		2.63	0.87	
3		2.23	1.11		1.63	0.76	ss	3		2.72	1.13		2.37	1.02	
4		3.66	1.22		3.42	1.10		4		3.47	1.17		3.93	0.88	s
5		2.69	1.20		2.49	0.83		5		3.19	1.07		3.51	0.59	s
6		2.05	0.96		2.61	0.95	ss	6		2.15	0.95		3.16	1.05	ss
7		2.20	1.01		2.54	0.96		7		2.34	0.95		2.95	0.95	ss
8		2.82	1.18		2.21	0.97	ss	8		3.14	1.17		2.98	1.04	
9		2.84	1.05		2.49	0.91		9		3.14	1.14		3.28	0.63	
10		1.78	0.71		1.86	0.97		10		1.65	0.85		1.91	1.02	
11		1.95	0.79		2.09	0.68		11		1.80	0.81		2.19	0.82	s
12		2,22	1.06		1.88	0.91		12		2.77	1.21		2.63	0.90	
13		1.65	0.94		1.40	0.58		13		2.84	1.24		2.67	0.84	
14		2.28	0.96		2.16	0.92		14		2.87	1.01		3.16	0.84	
15		1.89	0.87		1.88	0.82		15		2.50	0.90		2.74	0.93	
16		3.05	1.20		3.07	1.20		16		3.77	1.14		4.02	1.21	
17		2.80	1.03		2.42	0.88	s	17		3.62	1.02		3.56	0.80	
18		2.96	1.31		2.44	1.20	s	18		3.95	1.08		3.84	0.78	
19		2.80	1.19		2.44	1.08		19		3.73	1.16		3.56	0.98	
20		3.51	1.09		3.12	1.20		20		4.10	0.97		3.19	1.35	ss
21		2.66	1.13		2.26	0.76	s	21		3.15	1.20		2.40	1.00	ss
22		2.31	1.07		2.63	0.93		22		2.45	1.09		2.63	1.27	
23		3.73	1.13		3.42	1.16		23		4.31	1.03		4.05	1.13	
24		2.70	1.14		1.98	0.77	ss	24		3.41	1.10		3.05	1.02	
25		3.32	1.59		3.44	1.61		25		3.50	1.55		3.95	1.15	

Tabelle: 31 RF - Beliebtheit und Häufigkeit der Aktiv. UG : KG Männer beim UT 1

	Beliebtheit							Häufigkeit						
Nr.d. Items	N	M	s	N	M	s	Sign.	Nr.d. Items	N	M	s	N	M	s	Sign.

Nr.d. Items	N	M	s	N	M	s	Sign.	Nr.d. Items	N	M	s	N	M	s	Sign.
1	38	2.26	0.98	23	2.30	0.70		1	38	2.45	0.98	23	2.74	0.96	
2		2.11	0.89		2.35	0.71		2		2.45	1.08		2.65	0.93	
3		2.34	0.97		1.70	0.56	ss	3		2.53	0.92		2.57	0.90	
4		3.84	1.26		3.35	1.11		4		3.58	1.29		3.91	0.85	
5		3.00	1.19		2.52	0.85		5		3.26	0.98		3.57	0.66	
6		2.16	1.03		2.61	1.03		6		2.34	1.07		3.26	0.96	ss
7		2.26	0.98		2.65	1.07		7		2.34	0.97		3.17	0.94	ss
8		3.16	1.08		2.48	1.12	s	8		3.45	1.01		3.30	1.02	
9		2.90	1.01		2.44	0.90		9		2.92	1.02		3.17	0.65	
10		1.66	0.53		1.61	0.84		10		1.42	0.60		1.57	0.73	
11		1.92	0.82		2.00	0.74		11		1.79	0.74		2.13	0.81	
12		2.05	1.14		1.78	0.90		12		2.61	1.22		2.61	0.84	
13		1.68	0.99		1.52	0.67		13		2.76	1.34		2.87	0.81	
14		2.32	0.90		2.44	0.90		14		2.87	0.84		3.30	0.76	s
15		2.03	0.91		2.04	0.88		15		2.63	0.85		2.87	0.97	
16		2.90	1.25		2.91	1.20		16		3.42	1.18		3.91	1.38	
17		2.87	1.07		2.52	0.90		17		3.66	1.12		3.65	0.78	
18		3.16	1.15		3.00	1.00		18		3.92	1.08		4.00	0.74	
19		2.71	1.04		2.39	0.78		19		3.58	1.18		3.57	0.90	
20		3.76	1.08		3.00	1.35	s	20		4.40	0.79		3.04	1.46	ss
21		2.40	1.03		2.09	0.79		21		2.90	1.18		2.00	0.85	ss
22		2.42	1.00		2.61	0.94		22		2.53	0.89		2.83	1.27	
23		3.61	1.22		3.22	1.00		23		4.08	1.22		3.78	1.20	
24		2.92	1.10		2.09	0.90	ss	24		3.45	0.92		3.13	1.06	
25		3.32	1.54		3.17	1.61		25		3.50	1.45		3.70	1.19	

Tabelle: 32 RF - Beliebtheit und Häufigkeit der Aktiv. UG : KG Frauen beim UT 1

	Beliebtheit							Häufigkeit							
Nr.d. Items	N	M	s	N	M	s	Sign.	Nr.d. Items	N	M	s	N	M	s	Sign.
1	36	2.78	1.22	20	2.20	1.01		1	36	3.25	1.30	20	2.55	1.00	s
2		2.36	0.93		2.20	0.62		2		2.86	1.10		2.60	0.82	
3		2.11	1.24		1.55	0.94		3		2.92	1.30		2.15	1.14	s
4		3.47	1.16		3.50	1.10		4		3.36	1.05		3.95	0.94	s
5		2.36	1.15		2.45	0.83		5		3.11	1.17		3.45	0.51	
6		1.94	0.89		2.60	0.88	s	6		1.94	0.75		3.05	1.15	ss
7		2.14	1.05		2.40	0.82		7		2.33	0.96		2.70	0.92	
8		2.47	1.18		1.90	0.64	s	8		2.81	1.26		2.60	0.94	
9		2.78	1.10		2.55	0.94		9		3.36	1.22		3.40	0.60	
10		1.92	0.84		2.15	1.04		10		1.89	1.01		2.30	1.17	
11		1.97	0.77		2.20	0.62		11		1.81	0.89		2.25	0.85	
12		2.39	0.96		2.00	0.92		12		2.94	1.19		2.65	0.99	
13		1.61	0.90		1.25	0.44	s	13		2.92	1.13		2.45	0.83	
14		2.25	1.03		1.85	0.88		14		2.86	1.18		3.00	0.92	
15		1.75	0.81		1.70	0.73		15		2.36	0.93		2.60	0.88	
16		3.22	1.15		3.25	1.21		16		4.14	0.99		4.15	0.99	
17		2.72	1.00		2.30	0.86		17		3.58	0.91		3.45	0.83	
18		2.75	1.44		1.80	1.11	s	18		3.97	1.11		3.65	0.81	
19		2.89	1.35		2.50	1.36		19		3.89	1.14		3.55	1.10	
20		3.25	1.05		3.25	1.02		20		3.78	1.05		3.35	1.23	
21		2,94	1.17		2.45	0.69	s	21		3.42	1.18		2.85	0.99	
22		2.19	1.14		2.65	0.93		22		2.36	1.27		2.40	1.27	
23		3.86	1.02		3.65	1.31		23		4.56	0.73		4.35	0.99	
24		2.47	1.16		1.85	0.59	s	24		3.36	1.27		2.95	1.00	
25		3.33	1.66		3.75	1.59		25		3.50	1.67		4.25	1.07	s

Tabelle: 33 Polaritäten Profil: Selbstbild
Mittelwerte und Streuungen der UG und von 3KGn bei Klinikaufnahme (UT 1)

Selbstbild	UG (Alkoholiker) 1. UT		KG 5 (Angehörige)		KG 4 ("Trockene")		KG 1 + 2 (Nicht-Alk; NA)	
	Mittel	s	Mittel	s	Mittel	s	Mittel	s
	N = 73		N = 70		N = 49		N = 92	
1 großzügig	1.92	0.86	2.17	0.92	2.35	0.97	2.61	0.71
2 aufgeschlossen	2.30	1.33	2.20	1.15	2.65	1.23	2.27	0.84
3 locker	2.68	1.25	2.57	1.21	2.94	1.01	2.97	1.02
4 schwungvoll	2.53	1.20	2.27	1.02	2.71	1.14	2.89	0.86
5 modern	2.10	1.04	2.06	0.90	2.18	0.95	2.58	0.95
6 freundlich	1.73	0.61	1.59	0.69	2.10	0.98	2.07	0.78
7 interessant	3.03	1.04	2.69	1.03	3.33	0.85	3.02	0.83
8 intelligent	2.58	0.72	2.40	0.87	2.69	0.80	2.65	0.73
9 fleißig	2.29	1.12	1.83	0.92	2.24	0.95	2.83	1.09
10 rücksichtsvoll	2.03	0.90	1.77	0.82	2.33	0.94	2.24	0.84
11 ruhig	3.05	1.35	2.34	1.11	2.88	1.24	2.84	1.20
12 zuverlässig	2.18	1.18	1.49	0.70	2.00	0.87	1.89	0.75
13 gründlich	2.21	1.09	1.89	1.02	2.14	0.94	2.33	1.12
14 zurückhaltend	2.10	0.90	1.80	0.86	2.31	0.96	2.27	0.93

Tabelle: 34 Polaritäten Profil: Wunschbild
(Mittelwerte und Streuungen der UG und von 3 KGn bei Klinikaufnahme (UT 1)

Wunschbild	UG (Alk.) 1. UT		KG 5 (Angeh.)		KG 4("Trock")		KG1+2 (NA)	
	Mittel	s N = 73	Mittel	s N = 70	Mittel	s N = 49	Mittel	s N = 92
1 großzügig	1.77	0.68	1.96	0.89	2.12	0.81	1.98	0.71
2 augeschlossen	1.55	0.80	1.57	0.71	1.57	0.65	1.73	0.73
3 locker	1.48	0.56	1.57	0.60	1.43	0.50	1.74	0.64
4 schwungvoll	1.63	0.77	1.50	0.58	1.67	0.80	1.88	0.72
5 modern	1.63	0.68	1.81	0.75	1.76	0.69	2.23	0.79
6 freundlich	1.42	0.52	1.39	0.55	1.51	0.58	1.57	0.65
7 interessant	2.04	0.84	1.86	0.75	2.06	0.92	2.01	0.72
8 intelligent	1.55	0.58	1.47	0.58	1.55	0.65	1.68	0.65
9 fleißig	1.47	0.60	1.56	0.79	1.57	0.74	2.12	0.85
10 rücksichtsvoll	1.49	0.60	1.54	0.70	1.67	0.83	1.85	0.81
11 ruhig	1.51	0.77	1.51	0.70	1.49	0.74	2.21	0.86
12 zuverlässig	1.27	0.48	1.34	0.59	1.29	0.50	1.47	0.60
13 gründlich	1.47	0.60	1.49	0.70	1.65	0.97	1.97	0.82
14 zurückhaltend	1.85	0.70	1.83	0.87	1.92	0.73	2.18	0.71

Tabelle: 35 Polaritäten Profil: Angenommenes Selbstbild
Mittelwerte und Streuungen der UG und von 3 KGn bei Klinikaufnahme (UT 1)

Angenommenes Selbstbild	UG (Alk.) 1. UT		KG 5 (Angeh.)		KG 4("Trock")		KG 1+2(NA)	
	Mittel	s	Mittel	s	Mittel	s	Mittel	s
	N = 73		N = 70		N = 49		N = 92	
1 großzügig	1.79	1.04	2.57	1.39	2.12	1.18	2.73	1.20
2 aufgeschlossen	2.44	1.43	2.30	1.20	2.47	1.29	2.46	0.93
3 locker	2.79	1.39	2.79	1.15	2.84	1.11	2.88	0.96
4 schwungvoll	2.60	1.26	2.79	1.19	2.65	1.23	2.63	0.89
5 modern	2.25	1.18	2.33	1.21	2.57	1.14	2.55	1.01
6 freundlich	2.00	0.99	2.19	1.03	2.29	1.04	2.34	0.95
7 interessant	2.73	1.06	2.77	1.02	3.00	1.14	2.73	0.89
8 intelligent	2.29	0.94	2.34	0.98	2.39	1.04	2.41	0.85
9 fleißig	2.40	1.33	1.90	1.07	2.18	1.20	2.37	1.03
10 rücksichtsvoll	2.47	1.24	2.29	1.01	2.43	1.22	2.63	1.02
11 ruhig	2.99	1.41	2.33	1.39	2.96	1.14	2.71	1.22
12 zuverlässig	2.37	1.36	1.71	0.76	2.14	1.12	2.15	1.07
13 gründlich	2.48	1.33	1.97	1.10	2.24	1.18	2.39	1.14
14 zurückhaltend	2.37	1.17	2.06	1.01	2.33	0.94	2.42	0.97

Tabelle: 36 EWL - Mittelwertvergleich UG : KG 3 a Geschlechtsgruppen und Gesamt beim UT 2

	UG/Männer		KG/Männer			UG/Frauen		KG/Frauen			UG/Gesamt		KG/Gesamt		
+Kat.	M	s	M	s	Sign	M	s	M	s	Sign	M	s	M	s	Sign
1	7.18	3.70	6.39	4.09	ns	6.23	3.77	6.77	3.72	ns	6.74	3.75	6.56	3.90	ns
2	1.28	2.57	2.28	2.87	ns	1.00	2.17	1.94	3.26	ns	1.15	2.38	2.12	3.04	s
3	0.59	1.39	2.00	2.16	ss	0.48	0.98	1.59	2.22	ss	0.54	1.21	1.81	2.18	ss
4	0.29	0.88	0.36	0.78	ns	0.o7	0.26	0.32	0.68	s	0.19	0.67	0.34	0.73	ns
5	5.53	1.91	4.72	2.31	ns	5.21	1.85	5.00	1.94	ns	5.38	1.88	4.85	2.13	ns
6	0.71	1.65	1.54	1.88	s	0.71	1.39	1.27	1.69	ns	0.71	1.53	1.41	1.79	ss
7	2.22	1.82	1.95	1.41	ns	1.66	1.68	2.53	1.67	s	1.96	1.77	2.22	1.56	ns
8	2.45	3.38	3.33	3.50	ns	3.36	4.50	3.29	3.96	ns	2.87	3.94	3.32	3.70	ns
9	1.04	1.50	1.59	1.55	ns	1.27	1.47	1.50	1.50	ns	1.15	1.48	1.55	1.52	ns
10	3.92	2.86	4.46	2.60	ns	3.23	2.78	4.06	2.24	ns	3.60	2.83	4.27	2.43	ns
11	0.65	1.49	0.82	1.45	ns	1.23	1.80	1.53	1.76	ns	0.92	1.66	1.15	1.63	ns
12	1.29	3.06	1.26	2.47	ns	1.43	3.27	1.38	2.84	ns	1.36	3.14	1.32	2.63	ns
13	7.16	4.33	6.05	4.22	ns	6.66	4.05	7.24	3.55	ns	6.93	4.19	6.60	3.94	ns
14	0.43	1.12	0.72	1.21	ns	0.36	1.12	0.62	1.23	ns	0.40	1.12	0.67	1.21	ns
	N=51		N=39			N=44		N=34			N=95		N=73		

+ Kategorien s.vorher.Tab.24

Tabelle: 37 EWL - Mittelwertvergleich UG : KG 3 a drei Altersgruppen beim UT 2

	UG/Alter 1		KG/Alter 1			UG/Alter 2		KG/Alter 2			UG/Alter 3		KG/Alter 3		
+Kat.	M	s	M	s	1:1	M	s	M	s	2:2	M	s	M	s	3:3
1	5.06	3.96	6.32	4.03	ns	7.29	3.56	7.46	3.40	ns	6.79	3.76	5.84	4.23	ns
2	3.38	4.16	3.23	3.46	ns	0.98	1.85	1.12	1.88	ns	0.32	0.77	2.20	3.37	s
3	1.56	2.07	2.00	2.31	ns	0.36	0.91	1.58	2.18	s	0.29	0.72	1.88	2.15	ss
4	0.75	1.29	0.32	0.57	ns	0.04	0.21	0.27	0.67	ns	0.12	0.54	0.44	0.92	ns
5	4.25	2.24	4.68	2.44	ns	5.51	1.87	5.00	1.81	ns	5.74	1.54	4.84	2.23	ns
6	1.13	2.19	1.50	2.06	ns	0.60	1.32	1.42	1.60	s	0.65	1.43	1.32	1.77	ns
7	2.81	2.37	2.55	1.65	ns	2.00	1.75	1.92	1.52	ns	1.50	1.31	2.24	1.51	s
8	5.13	5.63	4.82	4.15	ns	2.91	4.13	3.15	3.61	ns	1.77	1.86	2.16	2.98	ns
9	1.56	1.71	2.00	1.51	ns	1.27	1.50	1.46	1.50	ns	0.79	1.30	1.24	1.51	ns
10	2.44	1.97	3.91	2.71	ns	3.62	3.06	4.39	1.90	ns	4.12	2.76	4.48	2.73	ns
11	1.81	2.46	1.27	1.70	ns	0.91	1.58	1.19	1.90	ns	0.50	1.08	1.00	1.29	ns
12	2.63	4.79	2.18	3.50	ns	1.62	3.39	1.00	2.37	ns	0.41	0.74	0.88	1.79	ns
13	4.81	4.10	5.64	4.09	ns	7.42	4.17	7.54	3.61	ns	7.27	4.07	6.48	4.07	ns
14	0.56	1.15	1.23	1.51	ns	0.47	1.24	0.62	1.10	ns	0.24	0.92	0.24	0.83	ns
	N=16		N=22			N=45		N=26			N=34		N=25		

+Kategorien s.vorher.Tab.24

Tabelle: 38 EWL - Mittelwerte und Streuungen von N = 95 männlichen und weiblichen Alkoholpatienten an 7 wöchentlich festgelegten Untersuchungsterminen

Kategorien	1. Woche		2. Woche		3. Woche		4. Woche		5. Woche		6. Woche		7. Woche	
	M	s	M	s	M	s	M	s	M	s	M	s	M	s
1. Akt.	3.71	3.68	5.41	3.89	5.73	3.94	5.75	4.oo	5.67	3.99	5.79	4.18	6.74	3.75
2. Desakt.	4.29	3.73	2.32	3.31	1.48	2.47	1.51	2.79	1.41	2.72	1.63	3.o6	1.15	2.38
3. Müdigk.	2.74	2.36	1.28	1.97	.92	1.68	.87	1.85	.76	1.58	.91	1.66	.54	1.21
4. Benomm.	.79	1.34	.32	.81	.27	.9o	.24	.81	.2o	.77	.21	.68	.19	.67
5. Extrav.	4.53	1.84	5.o5	2.2o	5.13	2.1o	5.31	1.97	5.o5	2.18	5.o3	2.o5	5.38	1.88
6. Introv.	2.51	2.74	1.4o	2.36	.82	1.57	.82	1.69	.92	1.81	.93	1.83	.71	1.53
7. Vertrmt.	3.16	1.78	2.61	1.89	2.48	1.93	2.o7	1.96	2.o6	1.81	1.91	1.71	1.96	1.77
8. Mot.Err.	6.84	4.69	4.12	4.3o	3.o7	4.o3	3.14	4.17	2.4o	3.66	2.62	3.85	2.87	3.94
9. Empf.	1.49	1.53	1.36	1.49	1.o5	1.39	1.13	1.45	1.o4	1.43	1.17	1.51	1.15	1.48
10.Selbsts.	2.71	2.26	3.44	2.79	3.79	2.74	3.48	2.74	3.71	2.8o	3.51	2.89	3.6o	2.83
11.Ängstl.	2.78	2.4o	1.25	1.81	.81	1.59	.82	1.41	.85	1.73	.8o	1.55	.92	1.65
12.Depr.	6.81	5.5o	2.82	3.98	1.98	3.59	1.8o	3.63	1.85	3.48	1.85	3.52	1.36	3.14
13.Geh.Sti.	3.o8	3.64	5.77	4.48	6.33	4.3o	6.25	4.31	6.15	4.5o	6.34	4.44	6.93	4.19
14.Aggr.	.63	1.21	.47	1.11	.44	1.1o	.54	1.14	.42	.98	.37	.88	.4o	1.11

Kategorien

Tabelle: 39 EWL - Mittelwerte und Streuungen von N = 51 männlichen Alkoholpatienten an 7 wöchentlich festgelegten Untersuchungsterminen

Kategorien	1. Woche		2. Woche		3. Woche		4. Woche		5. Woche		6. Woche		7. Woche	
	M	s	M	s	M	s	M	s	M	s	M	s	M	s
1. Akt.	3.92	3.67	5.96	3.92	6.25	4.11	6.37	4.o8	6.27	3.86	6.71	3.94	7.22	3.71
2. Desakt.	4.33	3.69	2.29	3.25	1.86	3.o5	1.33	2.65	1.45	2.99	1.35	2.93	1.27	2.57
3. Müdigk.	2.65	2.32	1.29	2.o1	1.o2	1.79	.8o	1.83	.82	1.73	.75	1.75	.59	1.39
4. Benomm.	.86	1.37	.33	.93	.31	.99	.18	.74	.33	.99	.29	.88	.29	.88
5. Extrav.	4.92	1.7o	5.45	1.84	5.43	2.o9	5.53	1.99	5.31	2.o1	5.49	1.88	5.61	1.84
6. Introv.	2.33	2.52	1.16	2.18	.73	1.46	.59	1.39	.82	1.55	.67	1.48	.67	1.62
7. Vertrmt.	3.39	1.83	2.76	1.86	2.63	1.93	2.18	2.o8	2.29	1.97	2.12	1.83	2.22	1.81
8. Mot.Err.	7.2o	4.68	4.25	4.41	3.24	3.96	2.57	3.7o	2.39	3.72	2.67	3.61	2.47	3.37
9. Empf.	1.16	1.38	1.22	1.39	.88	1.39	.84	1.36	.8o	1.36	.96	1.43	1.oo	1.47
10.Selbsts.	2.92	2.o9	3.92	2.75	4.14	4.64	3.82	2.7o	3.76	2.8o	3.82	2.75	3.88	2.89
11.Ängstl.	2.43	2.37	1.14	1.84	.69	1.58	.55	1.29	.67	1.66	.61	1.42	.65	1.49
12.Depr.	6.25	5.41	2.49	3.89	1.96	3.75	1.31	3.o1	1.76	3.66	1.47	3.13	1.25	3.o6
13.Geh.Sti.	3.43	3.77	6.25	4.35	6.8o	4.4o	6.88	4.39	6.51	4.59	7.o2	4.35	7.33	4.22
14.Aggr.	.67	1.16	.33	.86	.39	1.o4	.37	.82	.35	1.oo	.33	.84	.41	1.12

Kategorien

Tabelle: 40 EWL - Mittelwerte und Streuungen von N = 44 weiblichen Alkoholpatienten an 7 wöchentlich festgelegten Untersuchungsterminen

Kategorien	1. Woche		2. Woche		3. Woche		4. Woche		5. Woche		6. Woche		7. Woche	
	M	s	M	s	M	s	M	s	M	s	M	s	M	s
1. Akt.	3.45	3.71	4.77	3.81	5.11	3.68	5.o2	3.81	4.98	4.o8	4.73	4.23	6.18	3.75
2. Desakt.	4.25	3.82	2.34	3.42	1.o5	1.45	1.7o	2.97	1.36	2.39	1.95	3.21	1.oo	2.17
3. Müdigk.	2.84	2.43	1.27	1.93	.8o	1.55	.95	1.89	.68	1.39	1.o9	1.55	.48	.98
4. Benomm.	.7o	1.32	.3o	.67	.23	.8o	.32	.88	.o5	.3o	.11	.32	.o7	.25
5. Extrav.	4.o7	1.91	4.59	2.51	4.77	2.o8	5.o5	1.93	4.75	2.35	4.57	2.16	5.11	1.91
6. Introv.	2.7o	2.99	1.68	2.56	.93	1.7o	1.o9	1.97	1.o2	2.1o	1.23	2.14	.75	1.43
7. Vertrmt.	2.89	1.7o	2.43	1.93	2.32	1.95	1.95	1.83	1.8o	1.58	1.66	1.55	1.66	1.68
8. Mot.Err.	6.43	4.73	3.95	4.21	2.89	4.16	3.8o	4.61	2.41	3.64	2.57	4.16	3.34	4.51
9. Empf.	1.89	1.62	1.52	1.61	1.25	1.38	1.45	1.49	1.32	1.47	1.41	1.57	1.32	1.49
10.Selbsts.	2.45	2.44	2.89	2.76	3.39	2.83	3.o9	2.75	3.64	2.84	3.14	3.o4	3.27	2.76
11.Ängstl.	3.18	2.4o	1.39	1.78	.95	1.6o	1.14	1.5o	1.o7	1.8o	1.o2	1.68	1.23	1.79
12.Depr.	7.45	5.6o	3.2o	4.1o	2.oo	3.44	2.36	4.21	1.95	3.28	2.3o	3.92	1.48	3.26
13.Geh.Sti.	2.68	3.48	5.2o	4.61	5.77	4.15	5.52	4.15	5.73	4.41	5.55	4.47	6.45	4.16
14.Aggr.	.59	1.28	.64	1.33	.5o	1.17	.73	1.4o	.5o	.98	.41	.92	.39	1.13

Kategorien

Tabelle: 41 EWL - AT - Mittelwerte und Streuungen an 6 Terminen (nach der AT-Stunde); Gesamt (N = 44)

Gesamt N = 44	1.Unters. Termin M 1	s	2.Unters. Termin M 2	s	3.Unters. Termin M 3	s	4.Unters. Termin M 4	s	5.Unters. Termin M 5	s	6.Unters. Termin M 6	s	Sign
1. Akt.	4.11	4.78	4.52	4.31	4.89	4.53	4.57	4.49	5.36	4.19	5.05	4.36	
2. Desakt.	4.23	4.80	3.20	3.69	3.27	3.97	2.91	3.65	2.55	3.73	2.48	3.53	ss
3. Müdigk.	2.50	2.45	2.02	2.09	1.86	2.42	1.75	2.28	1.52	2.02	1.50	2.01	ss
4. Benomm.	1.16	1.45	0.93	1.47	1.02	1.52	1.05	1.63	0.73	1.42	0.84	1.35	
5. Extrav.	4.43	2.26	4.80	2.03	4.61	2.17	4.23	2.51	4.68	1.99	4.41	2.13	
6. Introv.	2.11	2.69	1.18	1.76	1.39	2.09	1.25	2.18	1.11	2.20	1.18	2.11	ss
7. Verträumt	2.80	1.92	2.50	1.87	2.27	2.07	2.05	1.98	2.16	2.01	2.18	2.07	(s)
8. Mot.Err.	3.18	4.05	2.39	3.68	2.07	3.35	2.00	3.45	2.14	3.56	1.77	2.91	s
9. Empf.	0.82	1.37	0.77	1.28	0.77	1.34	0.80	1.42	1.03	1.50	0.95	1.36	
10. Selbstsi.	4.02	3.01	3.75	3.04	3.82	3.21	3.73	3.22	3.27	3.15	3.93	3.15	
11. Ängst.	1.34	1.74	1.09	1.76	1.09	1.92	0.86	1.55	1.00	1.97	0.98	1.61	
12. Depr.	2.95	4.38	2.16	3.72	2.55	4.43	2.48	4.43	2.20	4.19	1.82	3.45	
13. Geh.Sti.	5.48	4.89	6.09	4.31	6.27	4.74	6.14	4.63	6.30	4.53	6.64	4.02	
14. Agg.	0.41	0.84	0.20	0.43	0.16	0.65	0.25	0.81	0.39	1.02	0.25	0.84	

Tabelle: 42 EWL - AT - Mittelwerte und Streuungen an 6 Terminen (nach der AT-Stunde); Männer (N = 21)

Männer N = 21	1.Unters. Termin M 1	s	2.Unters. Termin M 2	s	3.Unters. Termin M 3	s	4.Unters. Termin M 4	s	5.Unters. Termin M 5	s	6.Unters. Termin M 6	s	Sign
1. Akt.	4.29	4.34	5.38	4.43	5.48	4.68	5.48	4.78	6.19	4.25	6.67	4.08	ss
2. Desakt.	4.38	5.30	3.29	4.21	2.95	4.34	3.14	4.25	3.05	4.42	2.62	4.23	
3. Müdigk.	2.76	2.74	2.05	2.28	1.76	2.68	1.76	2.53	1.76	2.36	1.67	2.31	s
4. Benomm.	0.95	1.60	0.90	1.73	1.00	1.79	1.10	1.87	1.10	1.81	1.14	1.68	
5. Extrav.	4.81	2.16	5.38	1.74	4.90	1.97	4.86	2.18	5.24	1.92	5.19	1.78	
6. Introv.	2.33	3.06	0.95	1.89	1.05	1.94	1.05	2.04	1.14	2.10	0.81	1.81	ss
7. Verträumt	2.81	1.97	2.38	1.83	2.48	1.94	2.33	2.29	2.62	2.06	2.48	2.21	
8. Mot.Err.	3.86	4.70	2.86	4.11	2.76	4.21	2.52	4.18	2.19	4.16	1.62	2.69	s
9. Empf.	0.86	1.49	0.76	1.35	0.81	1.44	0.76	1.51	0.86	1.59	0.76	1.34	
10. Selbstsi.	4.33	2.97	3.76	3.19	4.14	3.35	4.19	3.16	3.95	3.17	4.33	3.04	
11. Ängstl.	1.38	1.88	1.10	1.94	1.38	2.30	1.05	2.06	1.14	2.37	0.90	1.76	
12. Depr.	3.90	5.44	2.38	3.80	3.24	5.40	2.67	5.19	2.62	4.99	1.90	3.73	
13. Geh.Sti.	5.81	4.98	6.81	4.27	6.52	4.92	7.14	4.59	7.33	4.62	8.14	3.37	s
14. Aggr.	0.43	0.87	0.19	0.30	0.19	0.87	0.33	1.07	0.43	1.03	0.95	0.30	

Tabelle:43 EWL - AT - Mittelwerte und Streuungen an 6 Terminen (nach der AT-Stunde); Frauen (N = 23)

Frauen N = 23	1.Unters. Termin M 1	s	2.Unters. Termin M 2	s	3. Unters. Termin M 3	s	4.Unters. Termin M 4	s	5.Unters. Termin M 5	s	6.Unters. Termin M 6	s	Sign
1. Akt.	3.96	4.31	3.74	4.15	4.35	4.42	3.74	4.13	4.61	4.09	3.57	4.14	
2. Desakt.	4.09	4.41	3.13	3.25	3.57	3.67	2.70	3.10	2.09	2.98	2.35	2.84	ss
3. Müdigk.	2.26	2.20	2.00	1.95	1.96	2.21	1.74	2.09	1.30	1.66	1.35	1.72	
4. Benomm.	1.35	1.30	0.96	1.22	1.04	1.26	1.00	1.41	0.39	0.84	0.57	8.96	s
5. Extrav.	4.09	2.33	4.26	2.18	4.35	2.35	3.65	2.71	4.17	1.95	3.70	2.20	
6. Introv.	1.91	2.35	1.39	1.64	1.70	2.23	1.43	2.33	1.09	2.33	1.52	2.33	
7. Verträumt	2.78	1.93	2.61	1.95	2.09	2.21	1.78	1.65	1.74	1.91	1.91	1.95	
8. Mot.Err.	2.57	3.33	1.96	3.28	1.43	2.23	1.52	2.63	2.09	3.01	1.91	3.15	
9. Empf.	0.78	1.28	0.78	1.24	0.74	1.29	0.83	1.37	1.17	1.44	1.13	11.39	
10. Selbstsi.	3.74	3.08	3.74	2.96	3.52	3.12	3.30	3.28	2.65	3.07	3.57	3.27	
11. Ängstl.	1.30	1.64	1.09	1.62	0.83	1.49	0.70	0.88	0.87	1.55	1.04	1.49	
12. Depr.	2.09	2.98	1.96	3.71	1.91	3.32	2.30	3.72	1.83	3.37	1.74	3.25	
13. Geh.Sti.	5.17	4.89	5.43	4.35	6.04	4.67	5.22	4.57	5.35	4.32	5.26	4.14	
14. Aggr.	0.39	0.84	0.22	0.18	0.13	0.34	0.17	0.49	0.35	1.03	0.39	1.12	

Tabelle: 44 EWL - AT - Mittelwertvergleich UG : KG 3 b Geschlechtsgruppen und Gesamt beim 1 AT.-Termin

	UG/Männer		KG/Männer			UG/Frauen		KG/Frauen			UG/Gesamt		KG/Gesamt		
+ Kat.	M	s	M.	s	Sign	M	s	M	s	Sign	M	s	M	s	Sign
1	4.29	4.34	7.54	3.18	ss	3.96	4.31	5.52	3.74	ns	4.11	4.28	6.59	3.56	ss
2	4.38	5.30	1.89	2.93	ns	4.09	4.41	3.61	4.03	ns	4.23	4.80	2.69	3.56	ns
3	2.76	2.74	1.85	2.46	ns	2.26	2.20	2.39	2.81	ns	1.50	2.45	2.10	2.62	ns
4	0.95	1.60	0.58	1.14	ns	1.35	1.30	0.61	1.03	s	1.16	1.45	0.59	1.08	s
5	4.81	2.16	4.81	1.92	ns	4.09	2.33	3.96	2.10	ns	4.43	2.26	4.41	2.03	ns
6	2.33	3.06	1.58	2.06	ns	1.91	2.35	2.44	2.56	ns	2.11	2.69	1.98	2.32	ns
7	2.81	1.97	2.35	1.72	ns	2.78	1.93	3.04	2.14	ns	2.80	1.92	2.67	1.94	ns
8	3.86	4.70	5.08	4.27	ns	2.57	3.33	4.30	3.77	ns	3.18	4.05	4.71	4.02	ns
9	0.86	1.49	1.42	1.45	ns	0.78	1.28	2.26	1.60	ss	0.82	1.37	1.82	1.56	ss
10	4.33	2.97	4.35	2.74	ns	3.74	3.08	3.13	2.69	ns	4.02	3.01	3.78	2.76	ns
11	1.38	1.88	6.54	1.41	ns	1.30	1.64	2.04	1.97	ns	1.34	1.74	1.31	1.82	ns
12	3.91	5.44	1.92	3.58	ns	2.09	2.98	4.26	5.39	ns	2.96	4.38	3.02	4.62	ns
13	5.81	4.98	6.65	3.98	ns	5.17	4.90	4.74	3.96	ns	5.48	4.89	5.76	4.04	ns
14	0.43	0.87	0.96	1.51	ns	0.39	0.84	0.91	1.28	ns	0.41	0.84	0.94	1.39	s
	N=21		N=26			N=23		N=21			N=44		N=49		

+ Kategorien s.vorher.Tab.24

Tabelle: 45 EWL - AT - Mittelwertvergleich UG : KG 3 b Geschlechtsgruppen und Gesamt beim 4. AT.-Termin

+Kat.	UG/Männer		KG/Männer			UG/Frauen		KG/Frauen			UG/Gesamt		KG/Gesamt		
	M	s	M	s	Sign	M	s	M	s	Sign	M	s	M	s	Sign
1	5.48	4.78	7.54	3.18	ns	3.74	4.13	5.52	3.74	ns	4.57	4.49	6.59	3.56	s
2	3.14	4.25	1.89	2.93	ns	2.70	3.10	3.61	4.03	ns	2.91	3.65	2.69	3.56	ns
3	1.76	2.53	1.85	2.46	ns	1.74	2.09	2.39	2.81	ns	1.75	2.28	2.10	2.62	ns
4	1.10	1.87	0.58	1.14	ns	1.00	1.41	0.61	1.03	ns	1.05	1.63	0.59	1.08	ns
5	4.86	2.18	4.81	1.92	ns	3.65	2.71	3.96	2.10	ns	4.23	2.51	4.41	2.03	ns
6	1.05	2.04	1.58	2.06	ns	1.44	2.33	2.44	2.56	ns	1.25	2.18	1.98	2.32	ns
7	2.33	2.29	2.35	1.72	ns	1.78	1.65	3.04	2.14	s	2.05	1.98	2.67	1.94	ns
8	2.52	4.18	5.08	4.27	s	1.52	2.63	4.30	3.77	ss	2.00	3.45	4.71	4.02	ss
9	0.76	1.51	1.42	1.45	ns	0.83	1.37	2.26	1.60	ss	0.80	1.42	1.82	1.56	ss
10	4.19	3.16	4.35	2.74	ns	3.30	3.28	3.13	2.69	ns	3.73	3.22	3.78	2.76	ns
11	1.05	2.06	0.65	1.41	ns	0.70	0.88	2.04	1.97	ss	0.86	1.55	1.31	1.82	ns
12	2.67	5.19	1.92	3.58	ns	2.30	3.72	4.26	5.39	ns	2.48	4.43	3.02	4.62	ns
13	7.14	4.59	6.65	3.98	ns	5.22	4.57	4.74	3.96	ns	6.14	4.53	5.76	4.04	ns
14	0.33	1.07	0.96	1.51	ns	0.17	0.49	0.91	1.28	s	0.25	0.81	0.94	1.39	ss
	N=21		N=26			N=23		N=23			N=44		N=49		

+Kategorien s.vorher.Tab.24

Tabelle: 46 EWL - AT - Mittelwertvergleich UG:KG 3 b Geschlechtsgruppen und Gesamt beim 6. AT - Termin

	UG/Männer		KG/Männer			UG/Frauen		KG/Frauen			UG/Gesamt		KG/Gesamt		
+Kat.	M	s	M	s	Sign	M	s	M	s	Sign	M	s	M	s	Sign
1	6.67	4.08	7.54	3.18	ns	3.57	4.14	5.52	3.74	ns	5.05	4.36	6.59	3.56	ns
2	2.62	4.23	1.86	2.93	ns	2.35	2.84	3.61	4.03	ns	2.48	3.53	2.69	3.56	ns
3	1.67	2.31	1.85	2.46	ns	1.35	1.72	2.39	2.81	ns	1.50	2.01	2.10	2.62	ns
4	1.14	1.68	0.58	1.14	ns	0.57	8.96	0.61	1.03	ns	0.84	1.35	0.59	1.08	ns
5	5.19	1.78	4.81	1.92	ns	3.70	2.20	3.96	2.10	ns	4.41	2.13	4.41	2.03	ns
6	0.81	1.81	1.58	2.06	ns	1.52	2.33	2.44	2.56	ns	1.18	2.11	1.98	2.32	ns
7	2.48	2.21	2.35	1.72	ns	1.91	1.95	3.04	2.14	ns	2.18	2.07	2.67	1.94	ns
8	1.62	2.69	5.08	4.27	ss	1.91	3.15	4.30	3.77	s	1.77	2.91	4.71	4.02	ss
9	0.76	1.34	1.42	1.45	ns	1.13	1.39	2.26	1.60	s	0.96	1.36	1.82	1.56	ss
10	4.33	3.04	4.35	2.74	ns	3.57	3.27	3.13	2.69	ns	3.93	3.15	3.78	2.76	ns
11	0.91	1.76	0.65	1.41	ns	1.04	1.49	2.04	1.97	ns	0.98	1.61	1.31	1.82	ns
12	1.91	3.73	1.92	3.58	ns	1.74	3.25	4.26	5.39	ns	1.82	3.45	3.02	4.62	ns
13	8.14	3.37	6.65	3.98	ns	5.26	4.14	4.74	3.96	ns	6.64	4.02	5.76	4.04	ns
14	0.95	0.30	0.96	1.51	ss	0.39	1.12	0.91	1.28	ns	0.25	0.84	0.94	1.39	ss
	N=21		N=26			N=23		N=23			N=44		N=49		

+Kategorien s.vorher.Tab.24

Tabelle: 47 EWL - Paarweiser Mittelwertvergleich bei N = 12 männlichen und weiblichen Alkoholpatienten vor und nach 6 zeitlich festgelegten Autogenen Trainingstunden (AT.Stunde)

	vor der 1. ATS.		nach der 1. ATS.				vor der 2. ATS.		nach der 2. ATS.				vor der 3. ATS.		nach der 3. ATS.			
+Kat.	M	s	M	s	t	sig.	M	s	M	s	t	sig.	M	s	M	s	t	sig.
1	6.58	3.32	5.25	3.72	o.166	ns	6.58	3.85	5.67	4.o8	o.195	ns	6.5o	3.97	5.83	4.3o	o.283	n s
2	2.42	3.92	2.42	3.45	o.5oo	ns	1.58	2.71	1.83	3.24	o.341	ns	o.5o	1.24	1.92	2.97	o.o34	s
3	1.5o	1.73	1.17	1.85	o.314	ns	.92	1.78	1.33	1.72	o.o69	ns	o.5o	1.oo	1.25	1.54	o.o79	ns
4	.42	1.44	.5o	1.oo	o.44o	ns	.25	4.52	.58	.9o	o.o83	ns	.17	.57	.33	.88	o.3o7	ns
5	5.o8	2.o2	4.67	2.1o	o.159	ns	5.o8	2.23	4.5o	2.54	o.o45	s	5.42	1.88	5.o8	2.31	o.o83	ns
6	1.25	1.91	1.oo	1.54	o.334	ns	.92	2.31	1.o8	1.78	o.344	ns	o.5o	1.24	o.75	1.6o	o.o41	s
7	3.17	1.34	3.33	1.56	o.386	ns	2.17	1.85	3.oo	1.81	o.o48	s	2.58	1.51	2.83	1.47	o.312	ns
8	5.17	5.44	2.o8	3.66	o.o15	s	3.75	4.75	2.83	4.55	o.363	ns	3.67	4.92	2.oo	3.52	o.227	ns
9	2.17	1.59	1.33	1.61	o.o17	s	1.92	1.62	1.58	1.79	o.153	ns	1.58	1.56	1.33	1.56	o.138	ns
1o	2.92	2.68	4.o8	2.71	o.oo9	ss	3.58	2.71	3.33	2.46	o.258	ns	3.17	2.25	3.75	2.63	o.218	ns
11	2.oo	1.86	1.25	1.66	o.o85	ns	.92	9.96	.92	1.51	o.5oo	ns	.67	1.23	.42	.67	o.5oo	ns
12	3.33	3.47	1.17	1.99	o.o21	s	.92	1.31	1.oo	1.35	o.389	ns	.83	1.53	.33	.65	o.o7o	ns
13	4.83	3.81	6.oo	3.74	o.183	ns	5.33	4.o1	6.oo	3.86	o.241	ns	5.58	3.48	6.75	3.6o	o.15o	ns
14	.17	3.89	.o8	.28	o.5oo	ns	.5o	6.74	.33	.65	o.219	ns	.25	.45	.o8	.29	o.25o	ns

+ Kategorien s. vorher. Tabelle 24

Forts. Tabelle:47 EWL - Paarweiser Mittelwertvergleich bei N = 12 männlichen und weiblichen Alkoholpatienten vor und nach 6 zeitlich festgelegten Autogenen Trainingstunden (AT.Stunde)

	vor der 4. ATS.		nach der 4. ATS.				vor der 5. ATS.		nach der 5. ATS.				vor der 6. ATS.		nach der 6. ATS.			
+Kat.	M	s	M	s	t	sig.	M	s	M	s	t	sig.	M	s	M	s	t	sig.
1	5.42	4.98	3.67	4.19	o.o84	ns	6.42	4.48	4.42	4.48	o.o25	s	7.oo	4.13	6.17	4.76	o.153	ns
2	2.17	3.69	4.25	4.97	o.o7o	ns	1.33	2.5o	1.92	3.63	o.322	ns	1.o8	3.45	1.75	3.72	o.5oo	ns
3	.83	1.99	1.67	2.35	o.344	ns	.5o	1.17	1.17	2.12	o.2o3	ns	.67	2.o2	.67	1.5o	o.5oo	ns
4	.17	.38	.58	.99	o.125	ns	.17	.57	.5o	1.oo	o.184	ns	.25	.87	.33	.89	o.5oo	ns
5	4.58	2.81	4.67	2.23	o.439	ns	5.o8	2.43	4.25	2.7o	o.153	ns	5.5o	2.11	4.83	2.86	o..313	ns
6	1.33	2.35	1.25	1.76	o.429	ns	.75	1.76	.75	1.48	o.5oo	ns	.33	1.15	.33	1.15	1.ooo	ns
7	2.75	1.96	3.oo	2.3o	o.246	ns	2.33	1.83	2.42	1.62	o.145	ns	1.83	1.75	2.25	1.86	o.291	ns
8	3.58	3.4o	2.33	3.47	o.o16	s	2.33	3.34	1.5o	2.78	o.24o	ns	3.42	3.9o	2.75	3.86	o.228	ns
9	1.75	1.76	1.5o	1.62	o.138	ns	1.25	1.6o	1.oo	1.41	o.231	ns	1.25	1.86	.92	1.5o	o.133	ns
1o	2.42	2.43	2.75	2.83	o.27o	ns	3.17	2.37	3.42	3.o3	o.374	ns	3.42	2.71	3.5o	2.94	o.435	ns
11	.83	1.19	.83	1.7o	o.5oo	ns	.67	1.o7	.o8	.29	o.o34	s	.25	.62	.17	.39	o.293	ns
12	2.33	3.98	2.42	4.12	o.466	ns	1.oo	1.35	1.o8	1.83	o.431	ns	1.o8	2.19	.5o	1.17	o.153	ns
13	4.33	4.42	4.67	4.25	o.381	ns	6.17	4.3o	5.25	3.74	o.249	ns	7.oo	4.o9	6.5o	4.54	o.31o	ns
14	.5o	6.74	.67	1.37	o.293	ns	.oo	.oo	.17	.58	o.5oo	ns	.25	.62	.oo	.oo	o.25o	ns

+ Kategorien s. vorher. Tabelle 24

TAB.: 48 Polaritäten-Profil: Selbstbild - Mittelwerte und Streuungen bei Alk.-Männer, -Frauen, -Gesamt an 4 Unters.terminen

	1. Unters.termin						2. Unters.termin					
	Männer (N = 38)		Frauen (N = 36)		Gesamt (N = 74)		Männer (N = 38)		Frauen (N = 36)		Gesamt (N = 74)	
Selbstbild	Mittel	s	Mittel	s	Mittel	s	Mittel	s	Mittel	s	Mittel	s
1 großzügig	1.97	.96	1.86	.76	1.92	.86	2.00	.75	2.28	.57	2.14	.67
2 aufgeschloss.	2.19	1.24	2.42	1.42	2.30	1.33	2.22	1.03	2.11	.85	2.16	.94
3 locker	2.43	1.17	2.94	1.29	2.68	1.25	2.57	.87	2.64	1.07	2.60	.97
4 schwungvoll	2.38	1.14	2.69	1.26	2.53	1.20	2.54	.87	2.33	.93	2.44	.90
5 modern	2.03	1.01	2.17	1.08	2.10	1.04	2.35	.89	2.19	.71	2.27	.80
6 freundlich	1.68	.63	1.78	.59	1.73	.61	1.95	.66	1.81	.62	1.88	.64
7 interessant	2.95	.91	3.11	1.17	3.03	1.04	3.11	.84	2.97	.74	3.04	.79
8 intelligent	2.51	.61	2.64	.83	2.58	.72	2.62	.79	2.81	.62	2.71	.72
9 fleissig	2.27	1.10	2.31	1.17	2.29	1.12	2.27	.84	2.56	1.05	2.41	.96
10 rücksichtsv.	2.00	.82	2.06	.98	2.03	.90	2.03	.76	2.25	.94	2.14	.85
11 ruhig	2.76	1.30	3.36	1.36	3.05	1.35	2.54	.93	2.58	1.18	2.56	1.05
12 zuverlässig	2.16	1.17	2.19	1.21	2.18	1.18	2.05	.88	2.19	.79	2.12	.83
13 gründlich	2.27	1.12	2.14	1.07	2.21	1.09	2.27	.93	2.22	.96	2.25	.94
14 zurückhaltend	2.19	.94	2.00	.86	2.10	.90	2.32	.85	2.47	.91	2.40	.88

TAB.: 48 (Forts.) Polatitäten-Profil: Selbstbild - Mittelwerte und Streuungen bei Alk.-Männer, -Frauen, -Gesamt an 4 Unters.terminen

	3.Unters.termin						4. Unters.termin					
	Männer (N = 38)		Frauen (N = 36)		Gesamt (N = 74)		Männer (N = 38)		Frauen (N = 36)		Gesamt (N = 74)	
Selbstbild	Mittel	s	Mittel	s	Mittel	s	Mittel	s	Mittel	s	Mittel	s
1 großzügig	1.97	.64	2.22	.72	2.1o	.69	2.14	.86	2.25	.73	2.19	.79
2 aufgeschloss.	2.16	1.o7	2.47	1.11	2.32	1.o9	2.16	1.04	2.36	.96	2.26	1.oo
3 locker	2.41	.9o	2.64	.93	2.52	.91	2.38	1.o4	2.86	.96	2.62	1.o2
4 schwungvoll	2.59	1.o4	2.5o	.81	2.55	.93	2.41	1.o1	2.69	.86	2.55	.94
5 modern	2.27	.96	2.5o	.61	2.38	.81	2.22	.79	2.25	.65	2.23	.72
6 freundlich	2.o3	.69	2.17	.77	2.1o	.73	2.14	.71	2.o8	.65	2.11	.68
7 interessant	2.97	.83	3.o8	.65	3.o3	.74	2.92	.83	2.97	.7o	2.95	.76
8 intelligent	2.62	.68	2.86	.72	2.74	.71	2.59	.72	2.78	.68	2.68	.7o
9 fleissig	2.41	1.o1	2.47	.88	2.44	.94	2.27	1.o7	2.47	1.o8	2.37	1.o7
1o rücksichtsv.	2.22	.82	2.28	.78	2.25	.80	2.16	.65	2.28	.81	2.22	.73
11 ruhig	2.51	.87	2.78	1.1o	2.64	.99	2.54	.90	2.81	1.19	2.67	1.05
12 zuverlässig	2.43	.83	2.33	.99	2.38	.91	2.o3	.87	2.17	.88	2.1o	.87
13 gründlich	2.3o	.85	2.5o	1.00	2.4o	.92	2.o8	.8o	2.25	.91	2.16	.85
14 zurückhaltend	2.35	.79	2.64	.80	2.49	.8o	2.35	.79	2.47	.97	2.41	.88

TAB.: 49 Polaritäten-Profil: Wunschbild - Mittelwerte und Streuungen bei Alk.-Männer, -Frauen, -Gesamt an 4 Unters.terminen

	1. Unters.termin						2. Unters.termin					
	Männer (N = 38)		Frauen (N = 36)		Gesamt (N = 74)		Männer (N = 38)		Frauen (N = 36)		Gesamt (N = 74)	
Wunschbild	Mittel	s	Mittel	s	Mittel	s	Mittel	s	Mittel	s	Mittel	s
1 großzügig	1.92	.72	1.61	.6o	1.77	.68	2.24	.93	2.o3	.65	2.14	.8o
2 aufgeschloss.	1.51	.8o	1.58	.81	1.55	.8o	1.68	.63	1.64	.68	1.66	.65
3 locker	1.43	.55	1.53	.56	1.48	.56	1.68	.67	1.78	.76	1.73	.71
4 schwungvoll	1.51	.61	1.75	.91	1.63	.77	1.59	.55	1.75	.73	1.67	.65
5 modern	1.59	.69	1.67	.68	1.63	.68	2.oo	.82	1.89	.67	1.95	.74
6 freundlich	1.38	.55	1.47	.51	1.42	.52	1.62	.64	1.61	.6o	1.62	.62
7 interessant	2.14	.95	1.94	.71	2.o4	.84	2.41	.86	2.28	.74	2.34	.8o
8 intelligent	1.49	.56	1.61	.6o	1.55	.58	1.92	.72	1.89	.92	1.9o	.82
9 fleissig	1.38	.55	1.56	.65	1.47	.6o	1.54	.61	1.67	.63	1.6o	.62
10 rücksichtsv.	1.46	.61	1.53	.61	1.49	.6o	1.68	.67	1.86	.8o	1.77	.74
11 ruhig	1.43	.6o	1.58	.91	1.51	.77	1.57	.6o	1.75	.73	1.66	.67
12 zuverlässig	1.22	.48	1.33	.48	1.27	.48	1.32	.53	1.61	.73	1.47	.65
13 gründlich	1.46	.65	1.47	.56	1.47	.6o	1.65	.75	1.72	.78	1.68	.76
14 zurückhaltend	1.86	.67	1.83	.74	1.85	.7o	2.o3	.76	2.o3	.81	2.o3	.78

TAB.: 49 (Forts.) Polaritäten-Profil: Wunschbild - Mittelwerte und Streuungen bei Alk.-Männer, -Frauen, -Gesamt an 4 Unters.terminen

	3. Unters.termin						4. Unters.termin					
	Männer (N = 38)		Frauen (N = 36)		Gesamt (N = 74)		Männer (N = 38)		Frauen (N = 36)		Gesamt (N = 74)	
Wunschbild	Mittel	s	Mittel	s	Mittel	s	Mittel	s	Mittel	s	Mittel	s
1 großzügig	2.o8	.83	2.o8	.81	2.o8	.81	2.03	.69	1.92	.81	1.97	.74
2 aufgeschloss.	1.68	.53	1.81	.86	1.74	.71	1.68	.82	1.64	.54	1.66	.69
3 locker	1.7o	.66	1.72	.61	1.71	.63	1.73	.56	1.86	.59	1.79	.58
4 schwungvoll	1.81	.62	1.89	.67	1.85	.64	1.68	.71	1.78	.64	1.73	.67
5 modern	1.89	.77	1.86	.64	1.88	.71	1.95	.74	1.94	.58	1.95	.66
6 freundlich	1.78	.58	1.53	.56	1.66	.58	1.62	.59	1.47	.51	1.55	.55
7 interessant	2.35	.68	2.11	.67	2.23	.68	2.19	.74	1.94	.67	2.o7	.71
8 intelligent	1.7o	.66	1.83	.74	1.77	.7o	1.62	.72	1.61	.84	1.62	.78
9 fleissig	1.65	.63	1.72	.74	1.68	.68	1.73	.69	1.67	.76	1.7o	.72
1o rücksichtsvoll	1.73	.61	1.83	.74	1.78	.67	1.84	.76	1.94	1.o1	1.89	.89
11 ruhig	1.68	.63	1.89	.78	1.78	.71	1.78	.79	1.64	.72	1.71	.75
12 zuverlässig	1.51	.56	1.58	.69	1.55	.62	1.65	.63	1.5o	.7o	1.58	.66
13 gründlich	1.62	.64	1.72	.7o	1.67	.67	1.78	.71	1.67	.76	1.73	.73
14 zurückhaltend	2.o3	.69	2.14	.8o	2.o8	.74	2.27	.9o	2.17	.7o	2.22	.8o

TAB.: 5o Polaritäten-Profil: Fremdbild - Mittelwerte und Streuungen bei Alk.-Männer, -Frauen, -Gesamt an 4 Unters.terminen

	1. Unters.termin						2. Unters.termin					
	Männer (N = 38)		Frauen (N = 36)		Gesamt (N = 74)		Männer (N = 38)		Frauen (N = 36)		Gesamt (N = 74)	
Fremdbild	Mittel	s	Mittel	s	Mittel	s	Mittel	s	Mittel	s	Mittel	s
1 großzügig	2.32	1.18	1.72	1.06	2.03	1.15	2.14	1.13	1.92	.91	2.03	1.03
2 aufgeschloss.	2.76	1.16	2.67	1.43	2.71	1.30	2.65	1.27	2.89	1.17	2.77	1.22
3 locker	2.97	1.52	2.47	1.48	2.73	1.51	3.11	1.35	3.00	1.17	3.05	1.26
4 schwungvoll	3.19	1.45	2.86	1.59	3.03	1.52	3.11	1.15	2.94	.98	3.03	1.07
5 modern	3.08	1.14	2.53	1.11	2.81	1.15	3.16	.93	2.81	.79	2.99	.87
6 freundlich	3.11	1.13	3.11	1.37	3.11	1.24	3.05	1.03	2.69	.86	2.88	.96
7 interessant	3.65	1.23	3.31	1.21	3.48	1.23	3.59	1.19	3.50	.85	3.55	1.03
8 intelligent	3.38	1.23	3.42	1.16	3.40	1.19	3.19	.94	3.31	.71	3.25	.83
9 fleissig	3.65	1.23	3.58	1.13	3.62	1.17	3.54	1.07	3.53	.84	3.53	.96
1o rücksichtsv.	3.76	1.06	3.94	1.01	3.85	1.04	3.68	1.03	3.86	.87	3.77	.95
11 ruhig	3.86	1.25	4.08	1.08	3.97	1.17	3.86	1.13	4.00	.99	3.93	1.06
12 zuverlässig	4.22	1.08	4.28	.97	4.25	1.02	3.81	1.20	4.08	.84	3.95	1.04
13 gründlich	4.08	1.14	4.28	.91	4.18	1.03	3.78	1.16	3.89	.92	3.84	1.04
14 zurückhaltend	3.84	1.24	3.72	1.28	3.78	1.25	3.68	1.16	3.56	1.08	3.62	1.11

TAB.: 5o (Forts.) Polaritäten-Profil: Fremdbild - Mittelwerte und Streuungen bei Alk.-Männer, -Frauen, -Gesamt an 4 Unters.terminen

	3. Unters.termin						4. Unters.termin					
	Männer (N = 38)		Frauen (N = 36)		Gesamt (N = 74)		Männer (N = 38)		Frauen (N = 36)		Gesamt (N = 74)	
Fremdbild	Mittel	s	Mittel	s	Mittel	s	Mittel	s	Mittel	s	Mittel	s
1 großzügig	1.91	.83	1.97	.94	1.95	.88	2.22	1.06	2.14	1.07	2.18	1.06
2 aufgeschloss.	2.86	1.16	2.81	1.31	2.84	1.22	2.95	1.18	3.06	1.19	3.00	1.18
3 locker	3.27	1.07	3.22	1.29	3.25	1.18	3.41	1.34	3.25	1.30	3.33	1.31
4 schwungvoll	3.27	1.07	3.33	1.17	3.30	1.11	3.24	1.36	3.67	1.04	3.45	1.23
5 modern	3.22	.89	3.06	.89	3.14	.89	3.11	.91	3.17	1.00	3.14	.95
6 freundlich	2.95	.91	3.00	1.12	2.97	1.01	3.11	.94	3.06	1.01	3.08	.97
7 interessant	3.73	1.02	3.44	1.23	3.59	1.13	3.81	1.02	3.64	.99	3.73	1.00
8 intelligent	3.32	.82	3.47	.88	3.40	.85	3.41	.98	3.14	.83	3.27	.92
9 fleissig	3.54	1.12	3.69	1.17	3.62	1.14	3.59	1.04	3.69	.95	3.64	.99
10 rücksichtsv.	3.84	.99	4.06	.83	3.95	.91	3.73	1.02	4.11	.85	3.92	.95
11 ruhig	4.03	1.04	4.06	.95	4.04	.99	4.22	.85	4.31	.89	4.26	.87
12 zuverlässig	4.00	1.08	4.06	.98	4.03	1.03	3.95	1.15	4.17	.77	4.05	.98
13 gründlich	3.95	1.03	3.97	1.06	3.96	1.03	4.00	.91	3.86	1.10	3.93	1.00
14 zurückhaltend	3.84	1.14	4.11	.85	3.97	1.01	4.00	1.20	3.94	1.01	3.97	1.11

Tabelle: 51 **EWL - Mittelwertvergleich $UT_2:UT_3$ (Klinikentlassung - Katamnese) bei Alk.-Männern, -Frauen u. Gesamt**

	Klinik-entl.		Nach-unters.				Klinik-entl.		Nach-unters.				Klinik-entl.		Nach-unters.			
	Männer N = 51		Männer N = 34				Frauen N = 44		Frauen N = 34				Gesamt N = 95		Gesamt N =68			
+Kat.	M	s	M	s	t	sig.	M	s	M	s	t	sig.	M	s	M	s	t	sig.
1	7.22	3.71	7.18	3.31	o.398	ns	6.18	3.75	6.36	3.89	o.451	ns	6.74	3.75	6.76	3.64	o.393	ns
2	1.27	2.57	1.62	2.7o	o.155	ns	1.oo	2.17	2.42	3.32	o.o32	s	1.15	2.38	2.o3	3.o6	o.o15	s
3	.59	1.39	1.44	2.17	o.o11	s	.48	.98	1.78	2.33	o.o1o	ss	.54	1.21	1.61	2.26	o.ooo	ss
4	.29	.88	.56	1.21	o.o46	s	.o7	.25	.31	.77	o.145	ns	.19	.67	.43	1.o1	o.o13	s
5	5.61	1.84	5.56	1.59	o.427	ns	5.11	1.91	4.78	2.14	o.338	ns	5.38	1.88	5.16	1.93	o.337	ns
6	.67	1.62	1.oo	1.95	o.212	ns	.75	1.43	1.58	2.49	o.o32	s	.71	1.53	1.3o	2.26	o.oo9	ss
7	2.22	1.81	2.35	1.89	o.147	ns	1.66	1.68	1.94	1.91	o.14o	ns	1.96	1.77	2.14	1.91	o.o64	ns
8	2.47	3.37	3.38	3.94	o.oo9	ss	3.34	4.51	4.33	4.18	o.187	ns	2.87	3.94	3.87	4.o9	o.o13	s
9	1.oo	1.47	1.38	1.6o	o.o57	ns	1.32	1.49	1.72	1.57	o.o36	s	1.15	1.48	1.56	1.6o	o.oo8	ss
1o	3.88	2.89	4.41	2.73	o.1o7	ns	3.27	2.76	4.o8	2.95	o.o22	s	3.6o	2.83	4.24	2.85	o.oo9	ss
11	.65	1.49	.91	1.78	o.212	ns	1.23	1.79	1.33	1.78	o.385	ns	.92	1.65	1.13	1.79	o.o86	ns
12	1.25	3.o6	2.24	3.94	o.oo4	ss	1.48	3.26	2.42	4.2o	o.151	ns	1.36	3.14	2.33	4.o8	o.oo7	ss
13	7.33	4.22	6.71	4.16	o.166	ns	6.45	4.16	6.61	4.o5	o.241	ns	6.93	4.19	6.66	4.11	o.394	ns
14	.41	1.12	.41	.84	o.o55	ns	.39	1.13	.5o	.95	o.387	ns	.4o	1.11	.46	.9o	o.o67	ns

+ Kategorien s. vorher. Tabelle 24

Tabelle: 52 EWL - Mittelwertvergleich UG : KG 3 a Geschlechtsgruppen und Gesamt beim UT 3 (Katamnese)

	UG/Männer		KG/Männer			UG/Frauen		KG/Frauen			UG/Gesamt		KG/Gesamt		
+Kat.	M	s	M	s	Sign	M	s	M	s	Sign	M	s	M	s	Sign
1	7.09	3.38	6.39	4.09	ns	6.44	3.95	6.77	3.72	ns	6.76	3.67	6.56	3.90	ns
2	1.62	2.74	2.28	2.87	ns	2.42	3.38	1.94	3.26	ns	2.03	3.09	2.12	3.04	ns
3	1.47	2.21	2.00	2.16	ns	1.75	2.37	1.59	2.22	ns	1.61	2.28	1.81	2.18	ns
4	0.56	1.24	0.36	0.78	ns	0.31	0.79	0.32	0.68	ns	0.43	1.03	0.34	0.73	ns
5	5.47	1.73	4.72	2.31	ns	4.86	2.13	5.00	1.94	ns	5.16	1.95	4.85	2.13	ns
6	1.24	2.31	1.54	1.88	ns	1.36	2.30	1.27	1.69	ns	1.30	2.29	1.41	1.79	ns
7	2.41	1.88	1.95	1.41	ns	1.89	1.97	2.53	1.67	ns	2.14	1.93	2.22	1.56	ns
8	3.18	4.00	3.33	3.50	ns	4.53	4.20	3.29	3.96	ns	3.87	4.13	3.32	3.70	ns
9	1.38	1.63	1.59	1.55	ns	1.72	1.60	1.50	1.50	ns	1.56	1.61	1.55	1.52	ns
10	4.56	2.72	4.46	2.60	ns	3.94	3.02	4.06	2.24	ns	4.24	2.88	4.27	2.43	ns
11	0.91	1.82	0.82	1.45	ns	1.33	1.81	1.53	1.76	ns	1.13	1.81	1.15	1.63	ns
12	2.21	4.02	1.26	2.47	ns	2.44	4.25	1.38	2.84	ns	2.33	4.11	1.32	2.63	ns
13	6.71	4.23	6.05	4.22	ns	6.61	4.12	7.24	3.55	ns	6.66	4.14	6.60	3.94	ns
14	0.41	0.86	0.72	1.21	ns	0.50	0.97	0.62	1.23	ns	0.46	0.91	0.67	1.21	ns
	N=34		N=39			N=36		N=34			N=70		N=73		

+Kategorien s.vorher.Tab.24

Tab.: 53

Überblick über die Anzahl der aufgenommenen und behandelten Alk.-Pat. auf der PSA

	Aufnahmen				Durchschnitts-alter			Todesfälle
Jahr	Gesamt	Männer	Frauen	%	Gesamt	Männer	Frauen	
1965	48	42	6	(12,5)	53,7	55,0	44,1	3
1966	130	96	34	(26,2)	44,9	46,4	41,6	5
1967	271	204	67	(24,7)	43,1	42,4	45,2	2
1968	426	285	141	(33,1)	42,4	41,8	43,2	5
1969	493	300	193	(39,1)	42,7	42,1	43,7	1
1970	512	313	199	(38,9)	42,2	41,5	32,2	4
1971	460	281	179	(38,9	40,3	40,1	40,8	1
1972	452	246	206	(45,6)	39,3	38,9	39,8	-
	2792	1767	1025					21

Anhang III: Verzeichnis der Tabellen im Text

Anhang IV: Verzeichnis der Abbildungen im Text

A n h a n g V : Verzeichnis der Abkürzungen

Abb.:	Abbildung
A.-gruppe:	Alkoholkrankengruppe
Alk.:	Alkoholiker, Alkoholkranker
AFB:	Angenommenes Fremdbild
ASB:	Angenommenes Selbstbild
AT:	Autogenes Training
Besk:	Beliebtheitsskala
FB:	Fremdbild
Gst.:	Gesamtstichprobe
Gpsth.:	Gruppenpsychotherapie
Gdl.:	Gruppendynamisches Laboratorium
Hsk:	Häufigkeitsskala
gd Kth:	Gruppendynamische Konvergenztherapie
JKH	Jüdisches Krankenhaus Berlin
Kat	Kategorie
KG, KGn:	Kontrollgruppe; Kontrollgruppen
NA:	Nicht-Alkoholiker, "Gesunder"
NU:	Nachuntersuchung; 6 Monate nach Klinikentlass.
Pat:	Patient
Pb, Pbn:	Proband, Probanden
PP:	Polaritäten-Profile
PSA:	Psychosom. Abteilung des Jüd. Krankenh. Berlin
PSB:	Psychosomatische Beschwerdeliste
RF:	Rating Freizeit
SB:	Selbstbild
Tab.:	Tabelle
UG:	Untersuchungsgruppe (bzw. Behandlungsgruppe) (Gesamt)
UL:	Untersuchungsleiter
UT1:	Untersuchungstermin 1 = Klinikaufnahme
UT2:	" 2 = Klinikentlassung
UT3:	" 3 = Katamnese; Nachunt. nach 6 Mon.
WB:	Wunschbild
WHO:	World-Health-Organization
ZNS	Zentralnervensystem

Helmut Waldmann / Wolfgang Zander (Hrsg.)
Zur Therapie der Drogenabhängigkeit
1975. 117 Seiten, kartoniert
(Beiheft 14 zu „Praxis der Kinderpsychologie und Kinderpsychiatrie")

Inhalt: H. Waldmann, Stadieneinteilung und Typologie jugendlicher Drogenabhängiger / W. Zander, Psycholanalytische Gesichtspunkte zum Drogenproblem / H. Waldmann, P. S. Schönhöfer, H. E. Hasse, Therapeutische Prinzipien bei jugendlichen Drogenabhängigen / R. Nell, Erfolge und Mißerfolge in der Rehabilitation Drogensüchtiger und Drogengefährdeter in den USA / H. E. Hasse, Behandlung akuter Krankheitsbilder bei jugendlichen Drogenkonsumenten.

Ilse Rechenberger · Tiefenpsychologisch ausgerichtete Diagnostik und Behandlung von Hautkrankheiten
1976. 133 Seiten, kartoniert
(Beiheft 5 zur „Zeitschrift für Psychosomatische Medizin und Psychoanalyse")

Die Pathogenese vieler Hautkrankheiten ist nach wie vor unklar. In dieser Arbeit wird versucht, die bisherige Diagnostik und Therapie der Hautkrankheiten um die Dimension des Psychischen zu erweitern. Die Verfasserin zeigt die Verflochtenheit diagnostischer und therapeutischer Schritte innerhalb der psychosomatischen Dermatologie auf und setzt die erhobenen Befunde in Beziehung zur psychoanalytischen Theorie.

Klaus Bosse / Peter Hünecke (Hrsg.)
Psychodynamik und Soziodynamik bei Hautkranken
1976. 132 Seiten, kartoniert
(Erweiterte Sonderausgabe des Heftes 1/76 der „Zeitschrift für Psychosomatische Medizin und Psychoanalyse")

Der Band enthält Berichte einer interfakultativen Arbeitstagung, die im April 1975 in Göttingen zum Thema „Psychologische und psychosomatische Ansätze in der Diagnostik und Therapie Hautkranker" stattgefunden hat. Die einzelnen Themen betreffen: 1. Selbstbild und Fremdbild von Hautkranken als Problem sozialer Wahrnehmung und die Ergebnisse empirischer Untersuchungen über die soziale Beurteilung von Hautkranken, 2. Psychodynamik, Psychodiagnostik und Psychotherapie bei Atopikern, 3.Problematik der perioralen Dermatitis in psychosomatischer Sicht, 4. Psychodynamik der Trichotillomanie.
